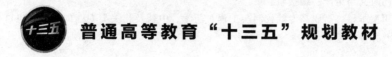

普通高等教育"十三五"规划教材

天然药物化学

杨俊杰 吕平 主编

化学工业出版社

·北京·

本书体现了培养具有较强社会适应能力和竞争能力的高素质应用型人才的教学目标,重点突出实践能力的培养。其内容包括绪论、天然药物化学成分的提取与分离、糖类和苷类、醌类、苯丙素类、黄酮类、萜类和挥发油类、皂苷类、强心苷类、生物碱类、其他类、植物提取物、天然药物活性成分的研究等内容。根据当前天然药物化学的发展趋势,在传统教学内容中增添了海洋天然药物、中药标准提取物等内容,紧跟学术研究前沿,同时又与生产一线接轨。

本书可作为应用型本科、高职高专院校制药工程、药学、中药及相关类专业的教材,也可供执业药师考试、自学、成人教育等参考。

图书在版编目(CIP)数据

天然药物化学/杨俊杰,吕平主编. —北京:化学工业出版社,2018.7
ISBN 978-7-122-32120-6

Ⅰ.①天… Ⅱ.①杨…②吕… Ⅲ.①生物药-药物化学 Ⅳ.①R284

中国版本图书馆 CIP 数据核字(2018)第 096820 号

责任编辑:蔡洪伟　　　　　　　　　　文字编辑:陈　雨
责任校对:边　涛　　　　　　　　　　装帧设计:王晓宇

出版发行:化学工业出版社(北京市东城区青年湖南街13号　邮政编码100011)
印　　刷:北京市振南印刷有限责任公司
装　　订:北京国马印刷厂
787mm×1092mm　1/16　印张16¾　字数444千字　2018年9月北京第1版第1次印刷

购书咨询:010-64518888(传真:010-64519686)　售后服务:010-64518899
网　　址:http://www.cip.com.cn

凡购买本书,如有缺损质量问题,本社销售中心负责调换。

定　价:42.00元　　　　　　　　　　　　　　　　　版权所有　违者必究

编写人员名单

主　　编　　杨俊杰（信阳农林学院）
　　　　　　吕　平（天津职业大学）
副 主 编　　白润娥（河南农业大学）
　　　　　　史文玉（天津职业大学）
　　　　　　姜　华（河南科技大学）
参　　编
　　　　　　孙　萌（信阳师范学院）
　　　　　　吴汉夔（安阳师范学院）
　　　　　　陈　重（信阳农林学院）
　　　　　　丁　辉（黄河科技学院）
　　　　　　郝鹏飞（南阳理工学院）
　　　　　　曹卫忠（天津渤海职业技术学院）

前言

随着高等教育进入以结构调整、质量提升为核心的内涵式发展阶段,以本科教育为主,面向区域经济社会,以学科为依托,以应用型专业教育为基础,以社会人才需求为导向,培养高层次应用型人才的应用型本科教育应运而生。为了适应制药类专业应用型本科教育的快速发展和教学改革的需要,加强教材建设,提高教材质量,由化学工业出版社策划组织,由全国多所高等院校合作编写本书,供制药技术及其相关专业使用,也可供教学科研参考。

本书共有13个部分,包括绪论、天然药物化学成分的提取与分离、糖类和苷类、醌类、苯丙素类、黄酮类、萜类和挥发油类、皂苷类、强心苷类、生物碱类、其他类、植物提取物、天然药物活性成分的研究。

本书在内容编写方面紧扣应用型本科教育制药类专业培养目标,以"应用型"为需求,以岗位为导向,突出实用性。编写过程中紧跟天然药物化学研究前沿。在原有天然药物化学成分分类的基础上,增加海洋类药物。针对目前中药标准提取物的兴起和不断发展壮大,专门增加中药标准提取物章节,弥补了传统教学对新兴产业的不足。

本书绪论、项目1由杨俊杰编写,项目2由吕平、史文玉和曹卫忠共同编写,项目3由白润娥编写,项目4和项目9由姜华编写,项目5由陈重编写,项目6由吴汉夔编写,项目7和项目8由孙萌编写,项目10由丁辉编写,项目11和项目12由郝鹏飞编写。

由于编者水平有限,本书不足之处在所难免,真诚希望读者批评指正。

编者
2018年2月

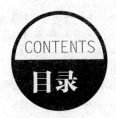

CONTENTS 目录

绪论 …………………………………………… 1
  任务 0.1 　天然药物化学研究的目的
           与意义 ………………………… 2
    0.1.1 　促进天然药物的开发和利用 …… 2
    0.1.2 　控制天然药物及其制剂的质量 … 3
    0.1.3 　探索天然药物预防、治疗
         疾病的机理 ………………………… 3
  任务 0.2 　天然药物化学发展沿革 ………… 4
    0.2.1 　初步形成时期 …………………… 5
    0.2.2 　快速发展时期 …………………… 5
    0.2.3 　全面飞跃发展时期 ……………… 5
    0.2.4 　高速发展全盛时期 ……………… 6
    0.2.5 　我国天然药物化学研究
         的发展概况 ………………………… 6
  任务 0.3 　天然药物化学各类成分简介 …… 7
    0.3.1 　天然药物化学成分的分类 ……… 7
    0.3.2 　天然药物化学成分的简介 ……… 7
  技能实训 　天然药物化学实验的基本要求 …… 9
  项目小结 ……………………………………… 10
  复习思考题 …………………………………… 10

项目 1 　天然药物化学成分的提取与分离 … 11
  任务 1.1 　天然药物化学成分的提取 ……… 11
    1.1.1 　溶剂提取法 …………………… 11
    1.1.2 　水蒸气蒸馏法 ………………… 14
    1.1.3 　超声波提取法 ………………… 14
    1.1.4 　微波提取法 …………………… 15
    1.1.5 　超临界萃取技术 ……………… 16
  任务 1.2 　天然药物化学成分的分离 ……… 17
    1.2.1 　系统溶剂法 …………………… 17
    1.2.2 　两相溶剂萃取法 ……………… 17
    1.2.3 　结晶法 ………………………… 19
    1.2.4 　沉淀法 ………………………… 20
    1.2.5 　膜分离法 ……………………… 21
    1.2.6 　升华法 ………………………… 21
    1.2.7 　分馏法 ………………………… 21
  任务 1.3 　色谱分离法 ……………………… 22
    1.3.1 　吸附色谱 ……………………… 22
    1.3.2 　分配色谱 ……………………… 29
    1.3.3 　凝胶色谱 ……………………… 32
    1.3.4 　大孔树脂色谱 ………………… 34
    1.3.5 　离子交换色谱 ………………… 35
    1.3.6 　高效液相色谱 ………………… 38
    1.3.7 　气相色谱 ……………………… 39
  技能实训 1.1 　薄层色谱练习 ……………… 40
  技能实训 1.2 　纸色谱练习 ………………… 41
  技能实训 1.3 　柱色谱练习 ………………… 41
  项目小结 ……………………………………… 42
  复习思考题 …………………………………… 42

项目 2 　糖类和苷类 ……………………… 43
  任务 2.1 　糖类 ……………………………… 43
    2.1.1 　结构与分类 …………………… 44
    2.1.2 　理化性质 ……………………… 48
    2.1.3 　检识 …………………………… 49
  任务 2.2 　苷类 ……………………………… 50
    2.2.1 　分类 …………………………… 50
    2.2.2 　理化性质及检识 ……………… 52
  任务 2.3 　糖类和苷类的提取分离 ………… 55
    2.3.1 　糖类的提取分离 ……………… 55
    2.3.2 　苷类的提取分离 ……………… 56
  任务 2.4 　苷类的结构研究 ………………… 57
    2.4.1 　组成苷的苷元和糖的鉴定 …… 57
    2.4.2 　确定苷键的构型 ……………… 58
    2.4.3 　确定糖和糖之间、糖与苷元之
         间的连接位置 …………………… 61
    2.4.4 　苷中糖与糖之间连接
         顺序的确定 ……………………… 61
  任务 2.5 　苷类实例——氰苷 ……………… 62
    2.5.1 　主要化学成分的结构、性质 …… 62
    2.5.2 　苦杏仁苷的提取分离方法 …… 62
  技能实训 　黄芪多糖的提取分离 …………… 63
  项目小结 ……………………………………… 65
  复习思考题 …………………………………… 65

项目 3 　醌类 ……………………………… 66
  任务 3.1 　醌类的生物活性及结构类型 …… 67
    3.1.1 　生物活性 ……………………… 67

3.1.2 结构类型 …… 67
任务 3.2 醌类的理化性质 …… 71
　3.2.1 一般性状 …… 71
　3.2.2 升华性 …… 71
　3.2.3 溶解性 …… 71
　3.2.4 酸碱性 …… 72
任务 3.3 醌类的提取与分离技术 …… 73
　3.3.1 提取技术 …… 73
　3.3.2 分离技术 …… 74
任务 3.4 醌类的检识技术 …… 75
　3.4.1 化学检识技术 …… 75
　3.4.2 色谱检识技术 …… 78
　3.4.3 波谱检识技术 …… 78
　3.4.4 检识实例——大黄酚的结构测定 …… 82
任务 3.5 醌类中药实例 …… 82
　3.5.1 大黄 …… 82
　3.5.2 丹参 …… 84
技能实训　虎杖中蒽醌的提取分离与检识 …… 85
项目小结 …… 87
复习思考题 …… 87

项目 4　苯丙素类 …… 88
任务 4.1 简单苯丙素 …… 89
　4.1.1 结构分类 …… 89
　4.1.2 提取分离 …… 90
任务 4.2 香豆素 …… 90
　4.2.1 概述 …… 90
　4.2.2 结构与分类 …… 91
　4.2.3 理化性质 …… 93
　4.2.4 提取分离 …… 96
　4.2.5 检识 …… 97
　4.2.6 中药实例 …… 97
任务 4.3 木脂素类 …… 99
　4.3.1 结构类型 …… 100
　4.3.2 理化性质 …… 104
　4.3.3 提取分离 …… 104
　4.3.4 检识 …… 104
　4.3.5 中药实例 …… 105
技能实训 4.1　秦皮中七叶苷、七叶内酯的提取、分离和鉴定 …… 106
技能实训 4.2　补骨脂中补骨脂素和异补骨脂素的提取、分离和鉴定 …… 107
项目小结 …… 108
复习思考题 …… 108

项目 5　黄酮类 …… 109
任务 5.1 黄酮类的生物活性及结构类型 …… 110
　5.1.1 生物活性 …… 110
　5.1.2 结构类型 …… 111
　5.1.3 存在形式 …… 114
任务 5.2 黄酮类的理化性质 …… 114
　5.2.1 性状 …… 114
　5.2.2 溶解性 …… 115
　5.2.3 酸碱性 …… 116
　5.2.4 显色反应 …… 116
任务 5.3 黄酮类的提取与分离技术 …… 118
　5.3.1 提取技术 …… 118
　5.3.2 分离技术 …… 119
任务 5.4 黄酮类的检识与结构测定 …… 122
　5.4.1 色谱技术检识黄酮类化合物 …… 122
　5.4.2 波谱技术测定黄酮类化合物结构 …… 123
任务 5.5 黄酮类实例 …… 128
　5.5.1 黄芩 …… 128
　5.5.2 银杏 …… 129
　5.5.3 葛根 …… 130
技能实训　槐米中芸香苷及槲皮素的提取分离与检识 …… 131
项目小结 …… 133
复习思考题 …… 133

项目 6　萜类和挥发油类 …… 134
任务 6.1 萜类 …… 134
　6.1.1 结构和分类 …… 135
　6.1.2 理化性质 …… 143
　6.1.3 提取分离 …… 145
　6.1.4 检识与结构测定 …… 146
　6.1.5 提取分离实例 …… 146
任务 6.2 挥发油类 …… 148
　6.2.1 概述 …… 148
　6.2.2 组成与分类 …… 148
　6.2.3 理化性质 …… 149
　6.2.4 提取分离技术 …… 150
　6.2.5 鉴定 …… 153
　6.2.6 中药实例 …… 154
技能实训　丁香中挥发油的提取分离与检识 …… 156
项目小结 …… 158
复习思考题 …… 158

项目 7　皂苷类 …… 159
任务 7.1 概述 …… 159
　7.1.1 生物活性 …… 160
　7.1.2 结构类型 …… 161
任务 7.2 皂苷类的理化性质 …… 164

7.2.1	性状及溶解性	164
7.2.2	表面活性作用	164
7.2.3	溶血作用	164
7.2.4	沉淀反应	165
7.2.5	水解反应	165
7.2.6	颜色反应	165

任务 7.3　皂苷类的提取分离 …… 166
　　7.3.1　提取技术 …… 166
　　7.3.2　分离技术 …… 167
　　7.3.3　检识技术 …… 168
任务 7.4　中药实例 …… 170
　　7.4.1　甘草 …… 170
　　7.4.2　人参 …… 172
技能实训　穿山龙中甾体皂苷元的提取分离与检识 …… 174
项目小结 …… 176
复习思考题 …… 176

项目 8　强心苷类 …… 177

任务 8.1　强心苷类的结构与分类 …… 178
　　8.1.1　强心苷元部分 …… 178
　　8.1.2　糖部分 …… 178
任务 8.2　强心苷类的理化性质 …… 180
　　8.2.1　性状 …… 180
　　8.2.2　溶解性 …… 180
　　8.2.3　水解性 …… 181
任务 8.3　强心苷类的提取分离 …… 181
　　8.3.1　提取技术 …… 182
　　8.3.2　分离技术 …… 182
任务 8.4　强心苷类的检识 …… 183
　　8.4.1　化学检识技术 …… 183
　　8.4.2　色谱检识技术 …… 184
任务 8.5　中药实例——毛花洋地黄 …… 185
　　8.5.1　成分介绍 …… 185
　　8.5.2　提取工艺 …… 185
技能实训　夹竹桃强心苷的提取分离与鉴定 …… 186
项目小结 …… 187
复习思考题 …… 188

项目 9　生物碱类 …… 189

任务 9.1　概述 …… 189
　　9.1.1　定义 …… 190
　　9.1.2　分布与存在形式 …… 190
　　9.1.3　生物活性 …… 190
任务 9.2　生物碱的分类 …… 190
　　9.2.1　有机胺类生物碱 …… 190
　　9.2.2　吡咯烷类生物碱 …… 191
　　9.2.3　吡啶衍生物 …… 191
　　9.2.4　莨菪烷衍生物 …… 192
　　9.2.5　喹啉类生物碱 …… 193
　　9.2.6　异喹啉类生物碱 …… 193
　　9.2.7　吖啶酮类生物碱 …… 194
　　9.2.8　喹唑啉类生物碱 …… 194
　　9.2.9　咪唑类生物碱 …… 194
　　9.2.10　吲哚类生物碱 …… 195
　　9.2.11　嘌呤类生物碱 …… 195
　　9.2.12　大环类生物碱 …… 195
　　9.2.13　萜类生物碱 …… 195
　　9.2.14　甾体类生物碱 …… 196
任务 9.3　生物碱的理化性质 …… 196
　　9.3.1　性状 …… 196
　　9.3.2　旋光性 …… 197
　　9.3.3　溶解性 …… 197
　　9.3.4　酸碱性 …… 198
　　9.3.5　沉淀反应 …… 201
　　9.3.6　显色反应 …… 201
任务 9.4　生物碱的提取与分离技术 …… 202
　　9.4.1　提取技术 …… 202
　　9.4.2　分离技术 …… 203
任务 9.5　生物碱的检识与结构测定 …… 205
　　9.5.1　检识 …… 205
　　9.5.2　结构测定 …… 207
任务 9.6　生物碱实例 …… 208
　　9.6.1　麻黄 …… 208
　　9.6.2　喜树 …… 210
　　9.6.3　黄连 …… 211
　　9.6.4　苦参 …… 213
　　9.6.5　川乌 …… 214
　　9.6.6　洋金花 …… 216
　　9.6.7　防己 …… 218
技能实训 9.1　盐酸小檗碱的提取分离与检识 …… 218
技能实训 9.2　防己中粉防己碱的提取分离与检识 …… 221
项目小结 …… 223
复习思考题 …… 223

项目 10　其他类 …… 224

任务 10.1　有机酸 …… 224
　　10.1.1　结构与分类 …… 225
　　10.1.2　理化性质 …… 225
　　10.1.3　提取分离 …… 226
　　10.1.4　检识方法 …… 226
　　10.1.5　中药实例——金银花 …… 226
任务 10.2　鞣质 …… 227

10.2.1　结构与分类 ································ 228
　10.2.2　理化性质 ···································· 229
　10.2.3　提取分离 ···································· 229
　10.2.4　检识方法 ···································· 230
　10.2.5　中药实例——五倍子 ·················· 231
任务 10.3　氨基酸和蛋白质 ························ 231
　10.3.1　氨基酸 ······································· 231
　10.3.2　蛋白质 ······································· 232
任务 10.4　海洋天然药物 ···························· 232
　10.4.1　简介 ·· 232
　10.4.2　海洋天然药物研究概况 ··············· 232
　10.4.3　海洋天然药物的主要
　　　　　化学类型 ································· 233
任务 10.5　动物药 ·· 235
　10.5.1　基本概况 ····································· 235
　10.5.2　常用动物药举例 ·························· 235
任务 10.6　矿物药 ·· 237
　10.6.1　简介 ·· 237
　10.6.2　矿物药的成分及检测 ·················· 237
项目小结 ·· 238
复习思考题 ·· 238

项目 11　植物提取物 ···························· 239
任务 11.1　植物提取物概述 ························ 239
　11.1.1　植物提取物的定义 ······················ 239
　11.1.2　植物提取物的分类 ······················ 240
任务 11.2　植物提取物发展状况 ················ 240
　11.2.1　行业发展概况 ····························· 240
　11.2.2　提取技术 ····································· 241

　11.2.3　分析检测技术 ····························· 241
　11.2.4　植物提取物标准化的现状 ········· 241
任务 11.3　植物提取物实例 ························ 242
　11.3.1　银杏提取物 ································· 242
　11.3.2　大豆异黄酮 ································· 243
　11.3.3　当归提取物 ································· 244
　11.3.4　贯叶连翘提取物 ·························· 244
　11.3.5　月见草提取物 ····························· 245
项目小结 ·· 246
复习思考题 ·· 246

项目 12　天然药物活性成分的研究 ······ 247
任务 12.1　天然药物活性成分的研究过程 ··· 247
任务 12.2　天然药物活性成分的研究方法 ··· 247
　12.2.1　选定目标 ····································· 247
　12.2.2　天然药物化学成分的预试验 ······ 249
　12.2.3　中药活性成分的筛选 ·················· 250
任务 12.3　天然药物有效成分结构测定
　　　　　和结构修饰 ································· 252
　12.3.1　天然药物有效成分结构测
　　　　　定的一般步骤 ····························· 252
　12.3.2　天然药物有效成分结构测
　　　　　定的主要方法 ····························· 252
　12.3.3　结构改造 ····································· 253
技能实训　天然药物化学成分预试验 ········ 255
项目小结 ·· 257
复习思考题 ·· 257

参考文献 ·· 258

绪 论

知识目标

- 熟悉天然药物化学的研究对象、任务和目的，天然药物化学成分种类；
- 了解国内外研究天然药物化学有效成分的概况和发展趋势；
- 掌握有效成分、无效成分、有效部位、有效部位群的概念。

技能目标

- 能够正确区分天然药物化学中的有效成分和无效成分。

知识点

- 天然药物化学； 有效成分； 无效成分； 天然药物化学成分的分类。

案例导入

疟疾与青蒿素

2015 年，我国科学家屠呦呦获得诺贝尔生理学或医学奖，以表彰她在青蒿素（arteannuin）上的伟大贡献，成为我国首位获得该奖的科学家。斯坦福大学教授露西·夏皮罗在评价屠呦呦教授的贡献时说："屠呦呦的这一发现，在 100 多个国家拯救了无数人的生命，尤其是儿童的生命！" 据世界卫生组织最新的统计数据，世界上约有 2.5 亿人感染疟疾，将近 100 万人因感染疟原虫而死亡。如果没有屠呦呦发现的青蒿素，那么 2.5 亿疟疾感染者中将有更多的人无法幸存下来。而这一发现的灵感起源于我国古代东晋时期名医葛洪所著的《肘后备急方》，是古老的中医药给人类的一份礼物。青蒿素是天然药物化学研究的杰出成果，是我国科学家在疟疾治疗上对人类的巨大贡献。

天然药物化学是运用现代科学理论与方法研究天然药物化学成分的一门学科。其研究对象是天然药物中具有生物活性或者能够预防、治疗疾病的化学成分，即有效成分。研究内容包括各类天然药物化学成分的化学结构、理化性质、提取、分离、检识以及结构鉴定。

天然药物是药物的一个重要组成部分。自古以来，人类在长期与疾病作斗争的过程中，对天然药物的应用积累了丰富的经验。在我国，天然药物主要指中药，是我国民族医学的重要组成部分，也是全人类的宝贵财富。

天然药物来自植物、动物、矿物等自然界中存在的有药理活性的天然产物，并以植物来源为主，种类繁多。我国明代李时珍所著《本草纲目》中记载1892种，现代出版的《中药大辞典》中记载中药多达 6008 种。随着科学技术的进步和人们对天然药物研究的不断深入，天然药物的种类也在不断增加。在过去的几十年间，大约 1 万多种海洋天然产物被发现，其中有重要生物活性并已申请专利的新化合物约 300 多种。伴随生命科学的发展，许多内源性生理活性物质也正在不断地揭示出来，同时人们运用细胞、酶、受体等分子水平以及基因调控等现代手段构建的新的生物活性测试体系被广泛应用，将来会有更多天然药物被发现和应用。

天然药物化学成分复杂，其中具有生物活性的称为有效成分，无生物活性的称为无效成分，如普通的蛋白质、糖类、油脂、树脂以及叶绿素等。但是有效成分和无效成分的划分不是一成不变的。一些过去认为是无效成分的化学物，如多糖、多肽、鞣质等，现代研究发现具有新的生物活性，而过去认为的有效成分，经过进一步的深入研究，其用途和药效发生了改变。例如，麝香中抗炎的有效成分过去认为是麝香酮（musk ketone），所以人工麝香的主要成分是化学合成麝香酮，而近些年研究发现，抗炎的有效成分是多肽（polypeptide）。天然药物中的有效成分很少是单一成分，大多是同一类型的多种成分，或者多个成分类型。人们把主要有效成分或者结构近似的一类成分称为"有效部位"，如总黄酮、总皂苷、总生物碱等。主要有效部位合称为"有效部位群"。

任务 0.1　天然药物化学研究的目的与意义

0.1.1　促进天然药物的开发和利用

（1）扩大药源，寻找替代品

天然药物来源于天然产物的提取和分离，而天然产物往往会受到土壤、气候、生长环境等多种因素制约，直接影响到天然药物的开发和推广。通过天然药物化学成分的研究，可以确定其有效成分的结构、理化性质和鉴别方法，可以从近缘关系的科属植物或者其他植物中寻找替代品，从而扩大药源。例如小檗碱（berberine）最初从毛茛科黄连中提取，后来从小檗科、芸香科、防己科等植物中分离得到，目前小檗碱提取物主要来自小檗科的三颗针和芸香科的黄柏，而不是黄连。具有抗癌活性的石蒜碱（galanthidine）、伪石蒜碱（pseudolycorine）及抗胆碱酯酶药加兰他敏（galanthamine）最初从石蒜科石蒜属几种植物的鳞茎中提取，后来发现水仙属水仙中也含有此成分，后者成为新的原料来源。

（2）结构改造或合成，降低毒副作用并提高疗效

古柯叶中有效成分古柯碱（erythroxyline）具有很强的局部麻醉作用，但毒性大，容易成瘾。后来经过结构改造，合成了普鲁卡因（procaine），其结构比古柯碱简单，毒性远低于古柯碱，成为目前临床广泛使用的麻醉药。山油柑碱（acronine）来源于瑞香科植物山油柑或包瑞山油柑等植物，对目前临床使用的化疗药物不敏感的髓性白血病 C-1498、浆细胞骨髓瘤 X-5563 等多种肿瘤均有抑制作用，但溶解性差，采用胶囊给药后，药效不稳定。后来将其做成乙酰山油柑碱过氯酸盐，溶解度增加 100 倍，药效也比原来稳定很多。由秋水仙碱（colchicine）结构改造得到的秋水仙酰胺，抗癌效果不变，但毒性仅为原来的 1/10～1/20。

（3）制备制药原料和中间体，开发新药

从天然药物中提取制备制药的原料和中间体，可以缩短生产周期，降低生产成本。例如从薯蓣科多种植物中提取的薯蓣皂苷类成分是合成甾体类药物的原料。

从天然药物中筛选生物活性成分和先导物用于研制新药是世界各国新药研究中公认的有效途径之一，已经取得许多重大成果。

从天然药物中筛选具有生物活性的成分是国内外新药研发的重要途径之一。有些有效成分由于生物活性不太强，或者毒副作用较大，或者结构复杂，或者药用资源太少等因素，不能直接开发成新药，可以通过结构改造、化学合成等方法来完成。例如，抗癌活性显著的紫杉醇（paclitaxel），最初发现存在于美国太平洋西北沿岸的红豆杉树皮中，但是生长得十分缓慢，数量有限且其中有效成分的含量非常低，治疗一个病人需要 6 棵百年树龄的红豆杉，且美国严禁砍伐。后来在我国云南发现了具有同样药用价值的中国红豆杉，由于保护不力，滥砍盗伐严重，几乎造成原始红豆杉林灭绝。现在紫杉醇以及它的抗癌同源衍生物可以通过其前体进行化学半合成制得。

0.1.2 控制天然药物及其制剂的质量

（1）天然药物及其制剂的质量控制

天然药物特别是植物药，其质量受到品种、产地、栽培条件、采收、贮藏、加工等因素影响，所含有效成分含量差异很大，例如甘肃产的当归和云南产的当归，山西产的黄花蒿和广西产的黄花蒿等。即使同一品种，采收季节、采收时期不同，含量也不同，例如麻黄中的麻黄碱（ephedrine）在春季含量较低，8～9 月含量最高，随后又逐渐降低；曼陀罗中的莨菪碱（hyoscyamine），清晨叶片中含量最高，傍晚根中含量最高。因此，只有对天然药物中有效成分进行有效控制，才能确保药物的有效性。如果能确定其有效成分，则应以其有效成分为指标，建立定性鉴别和含量测定的方法，以此来控制质量；如果其有效成分还不清楚，可以采用该主要化学成分或标志性化学成分为指标进行。

天然药物制剂中，除了可以控制有效成分外，如果有效成分含量过低，还可以控制有效部位，例如总皂苷、总生物碱等。

由于天然药物成分复杂，单一的指标难以全面控制其质量，近些年，我国逐步采用指纹图谱来控制天然药物和制剂的质量。常用的有红外指纹图谱、高效液相指纹图谱、气相指纹图谱等。制剂中注射剂首先采用了气相指纹图谱技术来控制质量。

（2）天然药物制剂过程质量监控

天然药物制剂过程中采取的提取、分离、浓缩、干燥、灭菌等步骤都和其化学成分的理化性质密切相关。只有在原料药的化学成分性质清楚的情况下，才能有针对性地进行制剂工艺、剂型的设计，参数的优化。

0.1.3 探索天然药物预防、治疗疾病的机理

（1）揭示天然药物的药物代谢及疗效作用机理

通过采用科技手段对天然药物有效成分在人体内进行吸收、分布、代谢等过程进行追踪，可以揭示其药效学机理。如芍药中主要有效成分为芍药苷（paeoniflorin），具有镇痛、镇静、解痉等作用，经人肠道厌氧型细菌代谢，产生芍药苷代谢素（paeonimetabolin）-Ⅰ以及微量的芍药苷代谢素-Ⅱ和芍药苷代谢素-Ⅲ等。现代药理学试验表明主要发挥生物学效应的为芍药苷代谢素-Ⅰ。研究证明含有白芍的药物，如芍药甘草汤、四物汤以及单品芍药苷等，经口服给药后，发挥疗效的主要活性成分均为芍药苷代谢素-Ⅰ。

传统中药人参，药理学研究已经证明其主要有效成分人参皂苷（ginsenoside）具有增强免疫力、延缓衰老、抗肿瘤等多种生物活性。但早期的研究表明人参皂苷等在体内的生物利用度非常低，和其药效作用不相符。后来研究证明：原人参三醇型皂苷经过肠道代谢降解为 M8 和 M11，后又代谢为 M4，原人参二醇型皂苷先代谢为 M1，后转化成 M12，这些代谢产物能够进入血液中发挥生物活性。从而证实了人参的药理作用机理。

（2）探索中药防病治疗疾病的原理、阐明中药的药效物质基础及复方配伍机理

近些年关于中医药的争议不断，焦点就是中医药是如何治疗疾病的。如何用现代科学手段来阐述中医药治病救人的机理，是关系到中医药存亡的关键所在。通过对中药进行有效成分的研究，不仅可以阐明中药产生功效的究竟为何物，也为探索中药防治疾病的原理提供了前提和物质基础。

① 迄今为止一些常用中药的药效物质基础已经基本阐明。中医认为麻黄具有发汗解表、宣肺平喘、利水消肿的功效。现代研究表明，其发汗散寒的有效成分是挥发油成分 α-松油醇（α-terpineol），其平喘的有效成分是麻黄碱（ephedrine）和去甲麻黄碱（norpseudo-ephedrine），其利水的有效成分则是伪麻黄碱（pseudoephedrine）。车前子具有利水通淋、渗湿止泻、清肝明目、清热化痰的功效，现代研究发现，其主要有效成分是类叶升麻苷（acteoside），它具有血管紧张素酶抑制活性和利尿作用。

② 对于中药的化学成分与中药药性之间的关系的探讨。研究发现，温热药附子、吴茱萸、细辛、丁香等都含有消旋去甲乌药碱，此成分为 β-受体激动剂，具有加强心肌收缩力、加快心率、促进脂肪、糖代谢等一系列作用，这些作用与热性药的药性基本一致，故推测去甲乌药碱可能是"热性"中药的物质基础。

③ 复方配伍是中医用药的特点之一。中药配伍中可能存在着一种中药有效成分与它种中药有效成分在药理作用方面的相互作用，也可能存在着一种中药有效成分与它种中药有效成分之间产生物理的或化学的相互作用。一般来说，后者常发生在中药方剂的煎煮或其他剂型制备过程中，从而使方剂中的有效成分无论在质的方面还是在量的方面都与单味药有所改变。

生脉散为中医古典精方，古代医家用于抢救热伤元气、脉微欲绝等危重病人。经研究，其三味药单用均不如复方。以红参-麦冬-五味子（1∶3∶1.5）水煎，发现生成一种新物质，经结构测定为 5-羟甲基糠醛（5-HMF），该物质在三味药中只有五味子少量含有，药效试验表明 5-HMF 具有抗心肌缺血作用，可代表生脉散的疗效。

甘草与甘遂属于中药"十八反"之一。现代研究表明，煎煮过程中，甘草的有效成分甘草皂苷（glycyrrhizin）能够增加甘遂毒性成分的溶出，使其毒性增加。人参白虎汤中人参或知母单用都可降低血糖，而两者同用降糖作用不如单用，但与无降糖作用的石膏配伍反而能增强降糖作用。

目前，尚有许多复方配伍机理未能说明，还需要进一步深入研究。

任务 0.2 天然药物化学发展沿革

人类对天然药物的发现和利用有着相当长的历史，在寻觅和利用天然产物的过程中，发现了天然药物。伴随着人类的进步，人们逐渐有意识地对天然药物进行加工和利用。早在2000多年前，人们就利用大米或其他粮食为原料，煮熟后加麦芽作为糖化剂制造出饴糖。我国明代医书《医学入门》（1575）就记载了用发酵法从五倍子中制备没食子酸，明代《本草纲》（1596）中记载了升华法提纯樟脑的过程。

西方国家对有机化学成分的研究起源于 18 世纪。瑞典药剂师卡尔·威尔海姆·舍勒（Carl Wilhelm Scheele）是近代有机化学的奠基人之一。1768 年，他从植物中发现酒石酸，并于 1769 年化学合成得到，成为现代有机化学研究的开端。19 世纪初，法国药学家 Derosone（1804）和德国药学家 Serturner（1805）先后自鸦片中提取分离得到镇痛有效成分吗啡（morphine），拉开了天然药物化学现代研究的序幕。

经过 200 多年的发展，天然药物化学的发展取得了显著的进步，取得了众多重大成果。

人们对天然药物化学的研究，可划分为以下几个阶段。

0.2.1 初步形成时期

18世纪初到19世纪末，是天然药物化学研究的初步形成时期。此时期的研究技术简单、设备简陋，分析所需要样品量大，发展缓慢。

（1）提取分离技术简单

此时期内主要采用的是基本的化学分离手段，如简单的萃取、蒸馏、结晶和升华等。例如，从尿液中提取尿素和尿酸（1775），从葡萄汁中分离酒石酸（1776），从酸奶中提取乳酸（1780），从甘蔗中提取蔗糖（1780），从鸦片中提取吗啡（1805），从金鸡纳树皮中提取奎宁（1820），从类脂中提取胆固醇（1825）等。

（2）分析鉴定方法简单、精确度差

此时期的化学家创建元素分析法，能够测定天然药物的组成和含量，进而确定分子式和分子量，并通过化学降解和人工合成方法确定其分子结构。

（3）实现了简单天然产物的人工合成

人们通过化学反应，能够合成简单的天然产物。如尿素（1828）、乙酸（1845）、油脂（1854）、糖类（1861）。

0.2.2 快速发展时期

20世纪的前50年，是天然药物化学研究的快速发展时期。新概念、新理论、新技术不断地被建立和完善。这门学科得到了划时代的发展。

（1）提取分离技术有了重大进展

此时期内，天然药物化学的分离技术有了重大进展，理论日臻成熟。蒸馏原理、精馏原理、相似相溶原理、分配定律、离子交换、酸碱理论、络合理论、电泳等理论和技术已经广泛应用于天然药物化学研究中。

（2）仪器设备先进、精密，分析微量化

此时期内，渗漉、蒸馏、精馏装置更加先进，吸附色谱、分配色谱、离子交换色谱、电泳和电渗析等技术开始应用于天然产物的提取和纯化；红外、紫外、核磁共振、X射线衍射、质谱等分析测试手段开始应用于分子结构的鉴定。例如，用柱色谱分离胡萝卜素和叶绿素（1931），流动液相色谱、吸附色谱、薄层色谱和纸色谱（1938）以及气相色谱（1952）陆续问世。

过去在测定一个化合物结构时，往往需要用化学的方法进行降解或制成适当的衍生物进行比较才有可能予以确认，一般需要至少几百毫克甚至几克的纯物质，这给含量普遍很低的天然化合物的研究带来了很大的不便。到了1930年，由于微量元素分析法的导入，试样量降至毫克水平，推进了天然成分的分析工作。随着红外光谱、核磁共振、质谱等新技术问世，结构研究工作趋向微量、快速和正确。新技术的应用使研究中药化学成分的周期大大缩短。

（3）大量新的天然药物化学成分被发现

此时期内，天然药物化学研究取得了众多成果。如发现了青霉素（1929），并且确定了其结构式（1954）；发现了性激素（1929~1935）、副肾上腺素（1932）、胆酸（1932）、胆固醇（1932）、链霉素（1944）、引诱激素（1939）、β-蜕皮素（1943）、甲壳脱皮激素（1943）、链霉素（1939）、保幼激素（1944）等。

0.2.3 全面飞跃发展时期

20世纪70年代末，天然药物化学研究进入全面飞跃发展时期。

(1) 提取分离技术更加完善、效率显著提高

各种先进仪器配套联用,如高效液相色谱、气质联用、液质联用等先进技术应用于天然药物研究中。分析水平从微量级(百万分之一)降低到超微量级(千万分之一)。过去鉴定一种新的化学成分需要数月甚至数年,现在缩短为数天或数小时,研究周期大大缩短。

(2) 大量微量成分被发现

从水稻中发现了细胞分裂素(1963),并确定了其结构(1966);发现了酵母酶抑制剂(1969)、植物激素(1970,含量仅为百万分之一)、活性激素(1979)等。

0.2.4 高速发展全盛时期

自20世纪80年代以来,天然药物化学研究进入高速发展全盛时期。

(1) 分析检测仪器更为先进

随着计算机技术的飞速发展,各种先进的分离技术被应用于天然药物化学研究中。如提取分离中应用到各类精密先进的制备气相色谱、制备液相色谱、超临界萃取技术等;结构鉴定中,四大波谱技术档次更高、精密度更好。样品仅需数毫克,分析时间只需要数小时乃至数分钟就可完成。

(2) 研究对象更为广泛

人们将研究对象扩大到地球的各个角落,从平原到高寒高海拔地区,从陆地到海洋,从近海区到深海区。目前全世界37万多种植物中,开发的仅有5%;150多万种动物中,开发的仅有2%~4%;200多万种海洋生物中,开发的仅有1%~2%。近些年,海洋药物研究逐渐兴起,潜力巨大。

(3) 现代科技手段极大地推动了天然药物化学的研究与发展

特异性有机金属试剂的合成和高选择性反应的研究与开发,促使了高生物活性、高选择性及具有特殊功能的天然药物化学成分的全面人工合成。例如,新型碱(NaH,$BuLi$)、金属有机催化剂($Pa-Ph_3$,$Cu-Li$)、Corey 氧化剂(PCC)、2-碘酰基苯甲酸(2-iodoxybenzoic acid,IBX)、高效还原剂(H_3BLi)等。

生物合成和仿生合成等现代技术的应用,极大地促进了天然药物化学成分的合成途径开发。构效与活性关系的深入研究,使活性成分的筛选更具有针对性。

0.2.5 我国天然药物化学研究的发展概况

我国近现代对中药化学成分研究,开始于20世纪20年代,以麻黄碱的研究为代表。30年代从延胡索中分离出延胡索乙素(消旋四氢帕马汀,*dl*-四氢掌叶防己碱,*dl*-tetrahydropalmatine)、丁素(*l*-四氢黄连碱,*l*-tetrahydrocoptisine)、戊素(*dl*-四氢黄连碱 *dl*-tetrahydrocoptisine)等止痛成分。50年代建立大型天然麻黄素提取工业。据统计,我国科技工作者在80年代从中药中分离出800余个新成分,90年代以来每年约有100多种新成分被分离发现。例如:从陈皮中筛选出平喘作用的川陈皮素(nobiletin);橙皮苷(hesperidin);从紫金牛中分离出的岩白菜素(bergenin)可以替代磷酸可待因(codeine phosphate);在五味子化学结构的基础上合成出的联苯双酯(bifendate),是我国首创的一种治疗肝病的新药;从青蒿中分离出的青蒿素是一种新型的速效、低毒抗疟新药,为人类做出巨大贡献;从马桑寄生中分离出的马桑毒素(coriamyrtin)、羟基马桑毒素(tutin)可以治疗精神分裂症。从中药中筛选出一批对肿瘤具有显著疗效的药物,如从喜树根和果实中分离出的喜树碱(camptothecin)对肠胃道和头颈部癌等有较好的疗效;存在秋水仙属植物的鳞茎和种子中的秋水仙碱(colchicine)对乳腺癌具有一定疗效;莪术挥发油中分离出的莪术醇(curcumenol)和莪术二酮(curdione)对治疗宫颈癌有效;从青黛分离出的靛玉红(indirubin)可治疗慢性粒细胞白血病；斑蝥中提取的斑蝥素可延长原发性肝癌患者的生存期。对于至今人类还无法攻克的艾滋病（HIV），有科学家把希望寄托在中药上。研究发现，天花粉中的提取物 GLQ223 不会损伤健康细胞，但能选择性地杀伤已被 HIV 感染的细胞，并有抑制病毒复制的作用；羊栖菜中所含褐藻硫酸酯多糖（fucoidan）对 HIV 具有明显的抑制作用；中科院昆明研究所在中药抗艾滋病的研究中发现 150 多种中药具有抗艾滋病活性，选用其各自的有效部位，组成了"SH 复方"制剂，经过临床应用，取得了良好的效果。

综上所述，天然药物化学成分的研究，为人类的健康事业做出了巨大的贡献，发展前景非常广阔。

任务0.3 天然药物化学各类成分简介

植物在生长时期，受到环境等因素的影响，在自身新陈代谢过程中，形成和积累不同的化学物质。下面就已知的天然药物化学成分做简单介绍。

0.3.1 天然药物化学成分的分类

天然药物化学可划分为有效成分和无效成分。有效成分按照酸碱性可分为酸性成分、碱性成分、两性成分、中性成分。无效成分按照极性可分为脂溶性杂质和水溶性杂质。

0.3.1.1 有效成分

（1）酸性成分

酸性成分包括：结构中含有酚羟基的化合物，如黄酮、醌类、苯丙素（香豆素、木脂素）及其苷类等；结构中含有羧基的化合物，如有机酸、葡萄糖醛酸等。

（2）碱性成分

碱性成分主要指生物碱。

（3）中性成分

中性成分指分子结构中既无碱性基团也无酸性基团的化合物，如萜类和挥发油、甾体等。

（4）两性成分

两性成分结构中既有碱性基团也有酸性基团，例如氨基酸、蛋白质等。

0.3.1.2 无效成分

（1）脂溶性杂质

脂溶性杂质包括：蜡，一种高级不饱和脂肪酸（$C_{16} \sim C_{30}$ 碳）和高级一元醇结合的酯；脂肪油，不饱和脂肪酸（链长短不一）与丙三醇形成的甘油酯，通常称为混合甘油酯；叶绿素及胡萝卜素；等等。

（2）水溶性杂质

水溶性杂质包括：多糖类，如淀粉、纤维素、树胶、果胶、黏液质等；多元酚类化合物，如鞣质。

0.3.2 天然药物化学成分的简介

（1）糖类

糖类是中药中普遍存在的成分类型，包括单糖、低聚糖、多糖。单糖是糖的基本单位；低聚糖是由 2～9 个单糖脱水缩合而成的化合物。多糖是由 10 个至上千个单糖脱水缩合而成的高聚物。

（2）苷类

苷是中药化学成分的一种存在状态。经水解后可产生糖和非糖两个部分。非糖部分叫苷元。苷具亲水性，苷元具亲脂性。

（3）醌类

醌类化合物是中药中一类具有醌式结构的化学成分，主要分为苯醌、萘醌、菲醌和蒽醌四种类型。在中药中以蒽醌及其衍生物尤为重要。

（4）苯丙素类

苯丙素是天然存在的一类苯环与三个直链碳连接（C_6-C_3 基团）构成的化合物。包括简单苯丙素、香豆素、木脂素类、黄酮类等。

（5）黄酮类

以黄酮（2-苯基色原酮）为母核而衍生的一类黄色色素。其中包括黄酮的同分异构体及其氢化的还原产物，即以 C_6-C_3-C_6 为基本碳架的一系列化合物。黄酮类化合物在植物界分布很广，在植物体内大部分以与糖结合成苷类或碳糖基的形式存在，也有以游离形式存在的。天然黄酮类化合物母核上常含有羟基、甲氧基、烃氧基、异戊烯氧基等取代基。由于这些助色团的存在，该类化合物多显黄色。又由于分子中 γ-吡酮环上的氧原子能与强酸成盐而表现为弱碱性，因此黄酮类曾被称为黄碱素类化合物。

（6）萜类和挥发油类

萜类化合物就是指存在于自然界中、分子式为异戊二烯单位的倍数的烃类及其含氧衍生物。这些含氧衍生物可以是醇、醛、酮、羧酸、酯等。萜类化合物广泛存在于自然界，是构成某些植物的香精、树脂、色素等的主要成分。如玫瑰油、桉叶油、松脂等都含有多种萜类化合物。另外，某些动物的激素、维生素等也属于萜类化合物。

挥发油为一类可随水蒸气蒸馏出来的与水不混溶的油状液体的总称。具有香味或特殊气味的中药往往都含有挥发油。挥发油具亲脂性。

（7）生物碱类

生物碱为一类存在于生物体内分子中含有氮原子的有机化合物的总称；一般具有碱性，可与酸成盐。游离生物碱具亲脂性；生物碱盐具亲水性。

（8）甾体类

甾体是以环戊烷并多氢菲为基本母核的化合物。母核有四个环（A、B、C、D），像"田"字，并且 C^{10} 和 C^{13} 处各有一个角甲基，在 C^{17} 处有一侧链，这样在母核上的三个侧链像"巛"字，"甾"字十分形象地表示了这类化合物。

（9）三萜类

三萜类化合物是由数个异戊二烯去掉羟基后首尾相连构成的物质，是大部分含 30 个碳原子、少部分含 27 个碳原子的萜类化合物。三萜类成分（又叫灵芝酸）在自然界分布很广，鲨鱼油、甘草、五味子的有效成分中都有三萜类物质。

（10）有机酸

广义的有机酸泛指分子中有羧基的化合物。在植物中多以金属离子或生物碱盐的形式存在。按分子大小又分为小分子有机酸和大分子有机酸。前者极性大，具亲水性；后者极性小，具亲脂性。

（11）树脂

树脂为植物组织中树脂道的分泌物。性脆，受热时先软化而后变为液体，燃烧时发生浓烟并有明火。树脂具亲脂性。按结构又分为树脂酸（主要为二萜酸、三萜酸及其衍生物）、树脂醇（分子中具羟基）、树脂烃（为一类结构复杂的含氧中性化合物）。

（12）氨基酸、蛋白质和酶

① 氨基酸　分子中含有氨基的羧酸。构成蛋白质的多为α-氨基酸，为亲水性。在等电点时，溶解度最小。

② 蛋白质、多肽　蛋白质为20多种α-氨基酸通过肽键首尾相连而成的高分子化合物，多肽亦为。但二者分子量不同，一般将分子量在 5×10^3 以下称为多肽，在 $5\times10^3 \sim 1\times10^7$ 称为蛋白质。蛋白质在冷水中溶解且成胶体，在热水、60%以上乙醇及其他有机溶剂中变性沉淀。

③ 酶　是有机体内具有催化作用的蛋白质，其催化作用具有专属性，如特定的酶可催化水解特定的苷。酶的性质和蛋白质相同。

（13）鞣质

鞣质又称单宁或鞣酸，为一类分子较大、结构复杂的多元酚类化合物的总称。可与蛋白质结合成难溶于水的鞣酸蛋白。为亲水性物质。

（14）植物色素

植物色素为植物中具有颜色的成分的总称。依溶解性又分为水溶性和脂溶性色素；前者主要指一些有颜色的苷、花青素，后者主要包括叶绿素、胡萝卜素等。

（15）油脂和蜡

油脂为一分子甘油和三分子脂肪酸脱水结合形成的酯，主要在植物种子中，常温下为液体。蜡为高级不饱和脂肪酸和一元醇生成的酯。主要在植物茎、叶的表面。常温下为固体。均为亲脂性成分。

天然药物化学成分的溶解度见表0.1。

表0.1　天然药物化学成分的溶解度

成分类型		溶剂		
		水	醇类	亲脂性有机溶剂
生物碱类	游离	-	+	+
	盐	+	+	-
苷类		+	+	-
苷元		-	+	+
挥发油类		-	+	+
糖类	单、低聚	+	±	-
	多	+	±	-
树脂		-	+	+
氨基酸		+	+	-
蛋白质、酶		±	+	-
鞣质		+	+	-
色素	亲水	+	+	-
	亲脂	-	+	+
油脂、蜡		-	+	+

注：单糖，无水醇难溶；多糖对醇60%以上难溶。蛋白质、酶，对热水沉淀，对醇60%以上沉淀。

技能实训　天然药物化学实验的基本要求

【实验目的】

天然药物化学实验课是药学类专业一门重要的专业实验课程，其主要目的是通过设计、

绪论

验证等方式来强化理论教学内容，培养学生思维与动手能力，提高学生独立思考、解决实验问题的能力，培养学生严谨求实的科学态度和作风。

【实验室基本要求】

1. 实验前必须提前预习，熟悉实验的操作原理和程序。
2. 实验开始前先检查器皿是否齐全、仪器是否正常、装置是否正确，确认准确无误后，经老师批准，方可开始。
3. 实验过程中要随时注意实验情况，观察实验现象，并随时做好记录。
4. 实验过程要保持实验室内清洁、安静，公共仪器或药品，不要随意挪动，只能在原地使用，使用后不要盖错瓶塞，以免污染。
5. 实验结束后，及时清场，仪器规整到位，待老师确认后，才能离开。

【注意事项】

1. 使用明火时，周围不得放置易燃有机溶剂，倾倒和存放易燃挥发性溶剂时要远离火源。
2. 不得在烘箱内干燥带有机溶剂的器皿或物品。
3. 回流或蒸馏有机溶剂时，不得明火加热，要根据沸点选择水浴、油浴或电热套。注意有机溶剂量不能超量，必要时，加热前加入沸石。
4. 蒸馏乙醚时，由于乙醚闪燃点低，遇火易爆炸，并且在蒸馏过程中本身产生的过氧化物增多，也易引起爆炸，所以不要蒸干，或先用 $FeSO_4$ 的酸性水溶液洗涤，再经过水洗，脱水，然后再蒸馏。
5. 存放在冰箱里的有机溶剂要密闭，乙醚、石油醚等闪燃点低的溶剂不能置于冰箱保存。
6. 实验室应通风良好，产生有毒气体的操作应在通风橱中完成。
7. 实验中，使用氯仿、氯化钡等有毒、有刺激性试剂或药品时，不要和身体裸露部位接触，以免发生意外。
8. 使用电器时要先了解操作规程，不要湿手触摸电器。

项目小结

通过本项目的学习，能够熟悉天然药物化学的研究对象、目的与意义，熟悉天然药物化学的分类，掌握天然药物化学的相关概念，了解天然药物化学的发展历史及趋势，为以后项目的学习奠定理论基础。

复习思考题

一、名词解释

天然药物化学；有效成分；有效部位；有效部位群；无效成分。

二、问答题

1. 有效成分和无效成分之间有什么关系？
2. 简述天然药物化学研究的目的与意义。

项目1 天然药物化学成分的提取与分离

Chapter 01

知识目标

- 熟悉各类天然药物化学成分提取、分离方法的原理及分类;
- 了解各类天然药物化学成分提取、分离方法的应用;
- 掌握各类提取、分离方法的操作。

技能目标

- 熟练掌握各类提取、分离方法的操作技能;
- 学会利用各类技术提取、分离天然药物化学成分。

知识点

- 溶剂极性; 提取方法; 分离方法; 色谱法。

案例导入

金鸡纳树与奎宁

金鸡纳树是茜草科(Rubiaceae)金鸡纳属常绿灌木或小乔木。又名鸡纳树、奎宁树、金鸡勒。金鸡纳树皮含30多种生物碱,其中主要为奎宁,其次为奎尼丁、辛可尼丁、辛可宁等。此外还含有金鸡纳鞣酸、奎宁酸和金鸡纳红等。奎宁为抗疟特效药,制剂能消灭多种疟原虫的裂殖体,终止疟疾的发作,对间日疟疗效尤好。奎宁于1820年被著名的法国科学家(P. Pelletier)分离得到,成为人类得以治疗疟疾的重要转折点。

任务1.1 天然药物化学成分的提取

天然药物化学成分的提取是天然药物研究与开发的基础环节。根据被提取成分的主要理化性质,选择合适的方法,使目标成分能充分地被提取出来。

1.1.1 溶剂提取法

1.1.1.1 基本原理

溶剂提取法是根据被提取成分的极性,选用合适的溶剂和方法提取。其作用原理是溶剂渗透至药材内部，溶解溶质，形成内外的浓度差，由内向外渗透，直至内外浓度趋于平衡。

1.1.1.2 溶剂的选择

溶剂按照极性可分为三类：亲脂性有机溶剂（非极性溶剂）、亲水性有机溶剂（中等极性溶剂）、水（极性溶剂）。常用提取溶剂按照极性从弱到强的顺序排列如下：

石油醚＜四氯化碳＜苯＜二氯甲烷＜三氯甲烷＜乙醚＜乙酸乙酯＜正丁醇＜丙酮＜甲醇（乙醇）＜水。

根据"相似相溶"原理，选择与天然药物化学成分极性相似的溶剂来进行提取。同时还要考虑所选择的溶剂对有效成分溶解度大而对其他成分溶解度小，沸点适中易回收，低毒安全。

天然药物化学成分的极性可根据其结构来判断。影响化合物极性的因素如下：

① 化合物分子母核大小（碳数多少）：分子大、碳数多，则极性小；分子小、碳数少，则极性大。

② 取代基极性大小：在化合物母核相同或相近情况下，化合物极性主要取决于取代基极性大小。

常见基团极性大小顺序如下：酸＞酚＞醇＞胺＞醛＞酮＞酯＞醚＞烯＞烷。

溶剂的极性可根据介电常数的大小来判断。介电常数表示溶液将相反电荷分开的能力，能反映出溶剂分子的极性大小。溶剂的极性增加，介电常数增大。非极性溶剂介电常数小于15，这类溶剂给不出质子，与溶质的作用力弱。

常用溶剂的介电常数见表1.1。

表1.1 常用溶剂的介电常数

溶剂名称	介电常数 ε	溶剂名称	介电常数 ε
石油醚	1.8	正丁醇	17.5
苯	2.3	丙酮	21.5
无水乙醚	4.3	乙醇	26.0
三氯甲烷	5.2	甲醇	31.2
乙酸乙酯	6.1	水	80.0

常用溶剂选择如下：

水是一种强极性溶剂，对细胞的穿透能力较强。无机盐、糖类、分子不太大的多糖、鞣质、氨基酸、蛋白质、有机酸盐、生物碱盐和极性苷类等都能被水不同程度溶出。但缺点是溶出的杂质较多。

亲水性有机溶剂有甲醇、乙醇、丙酮等。其中以乙醇最为常用，具有经济、安全、无毒，对细胞的穿透能力强，大多数化学成分都可溶解等多种优点，被称为万能溶剂。

亲脂性溶剂有石油醚、苯、乙醚、三氯甲烷、乙酸乙酯等。特点为沸点低，浓缩回收方便，但穿透能力差，有毒，易燃，价格昂贵，同时对设备要求高，大量使用有一定局限性。

1.1.1.3 提取方法

（1）浸渍法

浸渍法是将原料粗粉装入适当容器中，加入水或乙醇浸渍十多个小时，滤出浸渍液后反复2～3次，合并浸渍液，减压浓缩。此法适用于含淀粉、树胶等成分较多的药材以及含挥发性成分、遇热不稳定易分解或被破坏成分的提取。但是提取时间长，溶剂用量大，提取效率不高。若用水为溶剂易发霉、变质，必要时需加适当的防腐剂。

（2）渗漉法

渗漉法由浸渍法发展而来，将药材装入渗漉装置内，加入水或乙醇浸渍数小时，然后由下部接收渗滤液，上部不断补充新溶剂，装置见图1.1。该法可以保持浓度差，提取效率高于浸渍法。

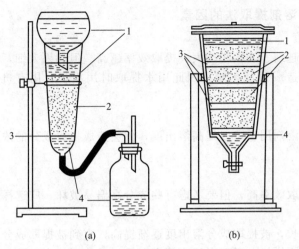

图 1.1 渗漉装置示意图
（a）实验室渗漉装置；（b）工业生产渗漉装置（可倒翻倒料）
1—溶剂；2—药材颗粒；3—筛孔板；4—渗滤液

（3）煎煮法

将原料粗粉加水煮沸，过滤浓缩。煎煮法操作简便，各种成分都能不同程度地提取出来，但不适用于含挥发性及遇热不稳定成分以及含糖类、淀粉类多的药材。

（4）回流提取法

用有机溶剂作提取剂，将药材装入回流装置中，热回流一定时间，滤出提取液，药渣再添加新溶剂回流 2~3 次，合并滤液，回收有机溶剂后得浓缩提取液。该法提取效率高于渗漉法，但由于受热时间长，不适用于热不稳定成分的提取。

（5）连续回流提取法

连续回流提取法是在回流法基础上发展而来，特点是可用少量溶剂循环提取，提取液和药材分离。操作原理见图 1.2（a）。工业上多采用提取浓缩一体化生产线，见图 1.2（b）。

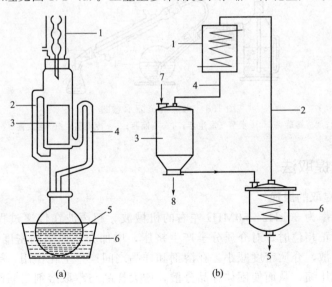

图 1.2 连续回流示意图
（a）索氏提取器；（b）工业提取浓缩一体化生产线
1—冷凝系统；2—蒸汽管道；3—药材；4—虹吸管（回流管）；5—提取液；6—加热装置；7—物料入口；8—药渣出口

1.1.1.4 影响溶剂提取法的因素

（1）药材粉碎度

一般而言，药粉越细、表面积越大，提取效率越高。但如果太细，药粉对提取成分的吸附也越强，同时还会造成过滤困难。因此用水提取时用粗粉，用有机溶剂提取时以 20 目为宜。

（2）溶剂用量

通常情况，增加溶剂用量可以提高溶出度，但会造成提取成分的浓度降低，回收浓缩困难，应综合考虑。

（3）提取温度

一般来说，热提取效率高，但要考虑有些成分高温易破坏，应选择适宜温度。

（4）提取时间

随着提取时间增长，被提取成分溶出度逐渐提高，直到被提取成分在细胞内外浓度差逐渐接近后，溶出度不再增加，反而会溶出更多杂质。一般用热水提取每次 0.5～1h 为宜，用乙醇提取每次 1h 为宜。

1.1.2 水蒸气蒸馏法

水蒸气蒸馏法是将水蒸气通过原料成分，使挥发性成分随水蒸气蒸馏出来。适用于能随水蒸气蒸馏而不被破坏的难溶于水的成分。一些挥发性生物碱如麻黄碱和槟榔碱亦可用此法提取。根据与水的接触状态，可分为共水蒸馏、隔水蒸馏、水蒸气蒸馏三种类型。常用的水蒸气蒸馏装置包括水蒸气发生器、蒸馏瓶、冷凝管，装置如图 1.3 所示。提取中药挥发油，实验室常用挥发油提取器，装置如图 1.4 所示。

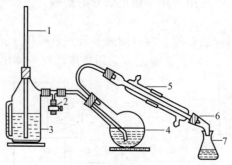

图 1.3 水蒸气蒸馏示意图

1—玻璃管；2—螺旋夹；3—水蒸气发生器；4—蒸馏瓶；5—冷凝器；6—连接管；7—收集瓶

1.1.3 超声波提取法

（1）超声波提取的原理

超声波是指频率为 20kHz～50MHz 左右的机械波。超声波在传递过程中存在着正负压强交变周期，处于正相位时，对介质分子产生挤压，增加介质原来的密度；处于负相位时，介质分子稀疏、离散，介质密度减小。在溶剂和样品之间产生空化作用，导致溶液内气泡的形成、增长和爆破压缩，从而使固体样品分散，增大样品与萃取溶剂之间的接触面积，提高目标物从固相转移到液相的传质速率。

（2）超声波提取的特点

超声波提取通常在 40～50℃进行，不需高温加热，不会破坏热不稳定、易水解或易氧

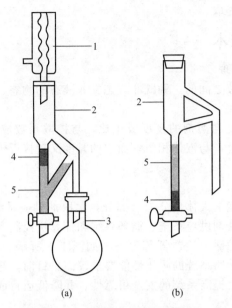

图 1.4 挥发油提取器示意图
（a）相对密度小于 1；（b）相对密度大于 1
1—冷凝管；2—挥发油提取器；3—烧瓶；4—挥发油；5—水层

化的药效成分。提取在常压下进行，操作简单易行，设备维护保养方便。萃取时间短，萃取充分，萃取量是传统方法的 2 倍以上。适用性广，绝大多数的药材成分均可超声萃取。药材原料处理量大，且杂质少，有效成分易于分离、净化。另外超声波能促使植物细胞破壁，提高药物的疗效。

（3）应用

超声波提取广泛应用于苷类、生物碱类、黄酮类、蒽醌类、有机酸类、多糖类等多种成分的提取浓缩。提取溶剂可选用水、乙醇、石油醚等。

1.1.4 微波提取法

（1）微波提取的原理

微波提取（MAE）是用微波能加热与样品相接触的溶剂，将所需化合物从样品基体中分离，进入溶剂中的一个过程。

微波是一种频率在 300MHz～300GHz 的电磁波，具有波动性、高频性、热特性和非热特性四大基本特性。微波加热是利用被加热物质的极性分子（如 H_2O、CH_2Cl_2 等）在微波电磁场中快速转向及定向排列，从而产生撕裂和相互摩擦而发热。传统加热法的热传递方式为：热源→器皿→样品。而微波加热则是能量直接作用于被加热物质，其模式为：热源→样品→器皿；能量传递效率大幅度提高。空气及容器对微波基本上不吸收和反射，这从根本上保证了能量的快速传导和充分利用。

（2）微波提取的特点

微波对极性分子选择性加热，从而使其选择性地溶出，杂质相对溶出减少。提取时间短，只需几秒到几分钟，提取速率高。可供选择的溶剂较多，溶剂的用量少。

（3）应用

1986 年，在 Ganzler 等发表的关于微波萃取的第一篇文献中报道了用微波从玉米、大豆、棉籽、胡桃中提取原油，从蚕豆中提取蚕豆嘧啶核苷和伴蚕豆嘧啶核苷，从棉籽中提取棉酚等。现在微波萃取广泛应用于生物碱类、蒽醌类、黄酮类、皂苷类、多糖类、挥发油类、色素类等多种成分的提取。

1.1.5 超临界萃取技术

（1）超临界萃取的原理

超临界流体是介于气液之间的一种既非气态又非液态的物态，这种物质只能在其温度和压力超过临界点时才能存在。

溶质在溶剂中的溶解度与溶剂的密度成正比，与扩散系数成正比，与溶剂的黏度成反比。超临界流体的密度较大，与液体相仿，而它的黏度又较接近于气体。因此超临界流体是一种十分理想的萃取剂。

（2）萃取装置

超临界萃取装置从功能上大体可分为八部分：萃取剂供应系统、低温系统、高压系统、萃取系统、分离系统、改性剂供应系统、循环系统和计算机控制系统。具体包括高压泵、预热器、萃取器、分离器、贮罐、冷凝器等设备，如图1.5所示。由于萃取过程在高压下进行，所以对设备以及整个管路系统的耐压性能要求较高。目前，超临界萃取生产过程已实现计算机自动监控，可以大大提高系统的安全可靠性，并降低运行成本。

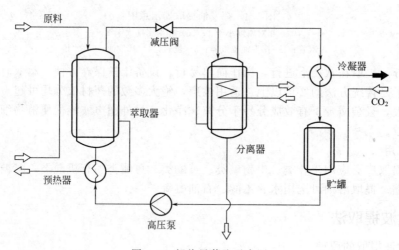

图1.5 超临界萃取示意图

（3）超临界萃取的特点

超临界萃取可以在接近室温（35～40℃）及 CO_2 气体笼罩下进行提取，有效地防止了热敏性物质的氧化和逸散。因此，在萃取物中保持着药用植物的有效成分，而且能把高沸点、低挥发性、易热解的物质在远低于其沸点温度下萃取出来。由于全过程不用有机溶剂，因此萃取物无有机溶剂残留。萃取和分离合二为一，安全性非常好。CO_2 气体价格便宜，纯度高，容易制取，且在生产中可以重复循环使用。压力和温度都可以成为调节萃取过程的参数，工艺简单。在超临界流体中加入少量其他溶剂（夹带剂）也可改变它对溶质的溶解能力，可以使超临界萃取技术的适用范围进一步扩大到极性较大化合物。

（4）应用

德国、美国、日本等国已将超临界萃取技术应用于食品、香料工业并具相当的规模。例如在德国，用超临界提取啤酒花，年处理量50000t以上；在美国和欧洲，用超临界萃取进行茶叶处理和脱咖啡因，年生产能力上万吨。超临界萃取技术在医药工业领域也有广泛的应用。美国科学家从20世纪70年代开始用超临界从植物中提取抗癌药物。我国近几十年来在超临界萃取分离研究、药理毒理研究及新药的开发研究等方面取得了众多重要的科技成果。

如超临界提取青蒿素、贯叶连翘提取物、红豆杉中紫杉烷类成分、姜黄油、丹参酮II_A、大蒜油、蛇床子素等，均取得成功，具有巨大的发展潜力。

任务1.2 天然药物化学成分的分离

天然药物化学成分可以根据物质的溶解度差别、在两相溶剂中的配比不同、吸附性能差别、分子大小差别、离解程度不同等因素进行分离。

1.2.1 系统溶剂法

1.2.1.1 原理

系统溶剂法是根据不同化学成分的极性差异，选用几种不同极性的溶剂组成溶剂系统，由低极性到高极性逐步对浓缩后的总提取物进行提取分离。常用的溶剂见表1.2。

表1.2 中药成分及其较适用的提取溶剂

中药成分的极性		中药成分的类型	适用的提取溶剂
强亲脂性(极性小)		挥发油、脂肪油、蜡、脂溶性色素、甾醇类、某些苷元	石油醚、己烷
亲脂性		苷元、生物碱、树脂、醛、酮、醇、醌、有机酸、某些苷类	乙醚、三氯甲烷
中等极性	小	某些苷类(如强心苷等)	三氯甲烷-乙醇(2:1)
	中	某些苷类(如黄酮苷等)	乙酸乙酯
	大	某些苷类(如皂苷、蒽醌苷等)	正丁醇
亲水性		极性很大的苷、糖类、氨基酸、某些生物碱盐	丙酮、乙醇、甲醇
强亲水性		蛋白质、黏液质、果胶、糖类、氨基酸、无机盐类	水

1.2.1.2 适用范围

系统溶剂法是早年研究天然药物化学有效成分的一种最主要的方法，主要用于分离提纯含有不同极性的各种化学成分的提取，目前仍用于不明化学成分的分离。但此法在微量成分、结构性质相似成分的分离纯化上有很大局限性。

1.2.2 两相溶剂萃取法

两相溶剂萃取法又称"萃取法"。在提取液中加入一种与其不混溶的溶剂，充分振摇以增加相互接触的机会，使原提取液中的某种成分逐渐转溶到加入的溶剂中，而其他成分仍留在原提取液中，从而实现分离。

1.2.2.1 原理

在一定的温度和压力下，某物质在两种互不相溶的溶剂中溶解，达到动态平衡时，该物质在两种溶剂相中的浓度之比为一常数，称为分配系数（K）。可用下式表示：

$$K = c_U / c_L$$

式中，K为分配系数；c_U为溶质在上相溶剂中的浓度；c_L为溶质在下相溶剂中的浓度。

混合物中各种成分在同一两相溶剂系统中分别有各自不同的分配系数。萃取时混合物中各种成分在两相溶剂中分配系数差异越大，则分离效果越好。分离的难易可用分离因子（β）来表示。分离因子为A、B两种溶质在同一溶剂系统中分配系数的比值。可用下式表示：

$$\beta = K_A / K_B \quad (K_A > K_B)$$

$\beta \geqslant 100$,一次萃取就可实现基本分离;$100 > \beta \geqslant 10$,需萃取10~12次;$\beta \leqslant 2$,需萃取100次以上;$\beta \approx 1$,无法实现分离。

因此在实际工作中,应选择 β 值大的溶剂系统,以简化分离过程,提高分离效果。也可根据 β 大小选择合适的分离方法。

1.2.2.2 萃取方法

（1）简单萃取法

实验室用分液漏斗或下口瓶,一般选择容积较被萃取液大1~2倍的分液漏斗。工业上可用大型密闭的萃取缸。适用于分配系数差异较大的成分的分离。萃取中常产生乳化现象,可通过静置、加热、盐析、改变表面张力等方式解决。

（2）pH梯度萃取法

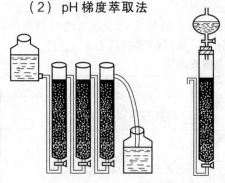

pH梯度萃取法的操作同简单萃取法。将待分离成分溶于与水不相溶的有机溶剂,依次选用pH值由低到高的碱水溶液作萃取剂进行萃取,可使不同成分按照酸性由强至弱的顺序分离出来。若选用pH值由高至低的酸性缓冲溶液作萃取剂顺次萃取,可使碱性由强到弱的生物碱分别萃取出来。

（3）逆流连续萃取法

逆流连续萃取法利用两溶液密度不同自然分层,分散相液滴穿过连续相溶剂时发生传质。此法可避免用分液漏斗多次萃取操作造成的麻烦和乳化现象

图1.6 逆流连续萃取法示意图

的发生。其原理如图1.6所示,高槽内放密度小的有机溶剂,管子内装入水提取液,柱子内部填充瓷圈或玻璃填充物,萃取就可以连续进行。

① 逆流分溶法（counter current distribution,CCD）是一种高效、多次、连续的两相溶剂萃取分离方法,亦称逆流分配法、逆流分布法或反流分布法。如图1.7所示,将提取物加入到第一管中,在流动相和固定相之间达到分配平衡,然后由流动相带入第二管中完成分配平衡,反复重复操作,混合物中各成分根据在两相的分配系数的不同,以一定速率迁移到各管中,直至最后,在各管中保留在固定相中分配比由大到小的各物质。

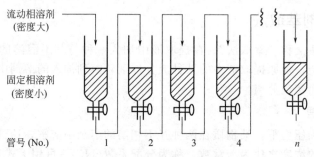

图1.7 逆流分溶法示意图

逆流分溶法具有很强的分离混合物各组分的能力,特别适合于分离中等极性、分离因子较小及不稳定的物质,甚至对一些用色谱法不能分离的高分子化合物如多肽、蛋白质等都已进行成功分离。但此法不适于分离微量成分、试样极性过大或过小,以及分配系数受温度或浓度影响过大及易于产生乳化现象的溶剂系统。

② 液滴逆流分配法（droplet counter current chromatography,DCCC）又称液滴逆流色谱法,是在逆流分溶法基础上改进的新方法。其原理与逆流分溶法相似,利用混合物中各

成分在两液相间的分配系数的差异,使流动相形成液滴,通过作为固定相的液柱实现逆流分配,从而达到分离目的。此法使用溶剂较少,可定量回收溶剂,不需振荡,不会产生乳化现象,分离效果好于 CCD 法,广泛应用于皂苷、生物碱、蛋白质、糖类等中药化学成分的分离与精制,特别是分离皂苷,效果良好。

③ 高速逆流色谱法(high speed counter current chromatography,HSCCC)是一种不用任何固态载体的液-液色谱技术,其原理是基于组分在旋转螺旋管内的相对移动时在互不混溶的两相溶剂间分布不同而获得分离,其分离效率和速度可以与 HPLC 法相媲美。HSCCC 法分离效率高,产品纯度高;不存在载体对样品的吸附和污染;制备量大和溶剂消耗少;操作简单,能从极复杂的混合物中分离出特定的组分。该法已广泛用于皂苷、酚类、生物碱、蛋白质、糖类等中药化学成分的分离精制,效果良好。

1.2.3 结晶法

天然药物化学成分在常温下多半呈固态,都具有结晶的通性,可以根据溶解度的不同,用结晶法来达到分离精制的目的。研究天然药物化学成分时,一旦获得结晶,就能有效地进一步精制成为单体纯品。纯化合物的结晶有一定的熔点和结晶学的特征,有利于鉴定。

(1) 基本原理

结晶法是利用不同温度可引起物质溶解度的改变的性质来分离混合物中的不同成分。非结晶状态的物质通过温度的改变出现结晶的操作称为结晶。不纯的结晶物进一步结晶处理得到较纯的结晶的操作称为重结晶。结晶后的液体称为母液。

(2) 溶剂的选择

溶剂的沸点要适中;与结晶物不发生反应;对所需要的成分冷时溶解度较小,而热时溶解度较大;对杂质冷热均溶,或冷热均不溶;能给出很好的晶型。溶剂一般常用甲醇、丙酮、三氯甲烷、乙醇、乙酸乙酯等。除选用单一溶剂外,也常采用混合溶剂。一般是将化合物溶于易溶的溶剂中,在室温下滴加适量的难溶的溶剂,直至溶液微呈浑浊,并将此溶液微微加温,使溶液完全澄清后,放置结晶。例如 β-细辛醚重结晶时,可先溶于乙醇,再滴加适量水,即可析出很好的结晶。又如从虎杖中提取水溶性的虎杖苷时,可在已饱和的水溶液上加上一层乙醚,既可溶出脂溶性杂质,又可降低水的极性,促使虎杖苷的结晶化。自秦皮中提取七叶苷(秦皮甲素)也可运用这样的办法。

(3) 结晶法操作

通常将需结晶物质置于锥形瓶中,加入少量的溶剂,于水浴上加热至微沸,逐步添加溶剂,直至所需结晶物质刚好完全溶解,趁热过滤,静置,冷却析晶。然后采用减压抽滤,把结晶从母液中分离出来。晶体需用少量溶剂洗涤,以除去表面的母液。上述得到的结晶为粗晶,仍含有杂质,需反复进行重结晶后才可得到较纯晶体。结晶后的母液,再经处理又可分别得到第二批、第三批结晶,这种方法则称为分步结晶法或分级结晶法。

(4) 结晶纯度的判定

化合物的结晶都有一定的结晶形状、色泽、熔点和熔距,可以作为鉴定的初步依据。结晶的形状和熔点往往因所用溶剂不同而有差异。原托品碱在三氯甲烷中形成棱柱状结晶,熔点 207℃;在丙酮中则形成半球状结晶,熔点 203℃;在三氯甲烷和丙酮混合溶剂中则形成以上两种晶形的结晶。所以在化合物的晶形、熔点之后需注明所用溶剂。一般单体纯化合物结晶的熔距较窄,要求在 0.5℃ 左右,如果熔距较长则表示化合物不纯。

(5) 注意事项

结晶过程中,溶液浓度高,降温快,析出结晶的速度快。但是其结晶的颗粒较小,杂质多。有时自溶液中析出的速度太快,超过化合物晶核的形成和分子定向排列的速度,往往只能得到无定形粉末。有时溶液太浓，黏度大反而不易结晶化。如果溶液浓度适当，温度慢慢降低，有可能析出结晶较大而纯度较高的结晶。有的化合物其结晶的形成需要较长的时间，例如铃兰毒苷等，有时需放置数天或更长的时间。如果放置一段时间后没有结晶析出，可以加种晶诱导晶核形成。

1.2.4 沉淀法

1.2.4.1 基本原理

沉淀法是在药物提取液中加入某些试剂，生成沉淀或降低其溶解性而从溶液中析出，从而获得有效成分或去除杂质的方法。采用沉淀法分离化合物，若生成沉淀的是有效成分，则要求沉淀反应必须可逆，以便化合物再生。

1.2.4.2 沉淀法操作

（1）酸碱沉淀法

利用某些成分在酸或碱中溶解，继而又在碱或酸中生成沉淀的性质达到分离的方法。这种方法是可逆的，可使有效成分与杂质分离。常用的有酸提取碱沉法、碱提取酸沉法、等电点沉淀法等。

（2）改变极性，降低溶解度沉淀法

改变溶剂的极性，让某些成分沉淀。例如在水提浓缩液中加入乙醇达60%，可使多糖、蛋白质、树胶等逐步沉淀出来。于醇提取浓缩液中加入10倍量以上水，可沉淀亲脂性成分，如油脂、叶绿素、色素等。在药材浓缩的乙醇提取液中加入数倍量乙醚（醇提醚沉法）或丙酮（醇提丙酮沉淀法），可使皂苷沉淀析出。

（3）专属试剂沉淀法

例如在生物碱盐的溶液中，加入某些生物碱沉淀试剂生成不溶性复盐而析出。水溶性生物碱难以用萃取法提取分出，常加入雷氏铵盐使生成生物碱雷氏盐沉淀析出。此外，还可以用明胶、蛋白溶液沉淀鞣质，胆甾醇也常用于沉淀洋地黄皂苷等。

（4）铅盐沉淀法

乙酸铅及碱式乙酸铅在水及醇溶液中，能与多种天然药物化学成分生成难溶的铅盐或络盐沉淀，故可利用这种性质使有效成分与杂质分离。常用中性乙酸铅和碱式乙酸铅。中性乙酸铅可沉淀酸性物质或某些酚性物质，碱式乙酸铅沉淀范围更广。

铅盐沉淀可悬浮于新溶剂中，通以硫化氢气体，转为不溶性硫化铅而沉淀。溶液中可能存有多余的硫化氢，须通入空气或二氧化碳带出多余的硫化氢气体。也可用硫酸、磷酸、硫酸钠、磷酸钠等除铅，但生成的铅盐在水中仍有一定的溶解度，除铅不彻底。用阳离子交换树脂脱铅快而彻底，但要注意药液中某些有效成分也可能被交换上去，同时脱铅树脂再生也较困难。

（5）絮凝沉淀法

在提取浓缩液中加入一种絮凝沉淀剂，以吸附架桥或电中和方式与蛋白质果胶等发生分子间作用，使之沉降，除去溶液中的粗粒子，以达到精制和提高成品质量目的。絮凝剂的种类很多，有鞣酸、明胶、蛋清、101果汁澄清剂、ZTC澄清剂、壳聚糖等。

（6）盐析法

盐析法是在药物的水提液中加入无机盐至一定浓度，或达到饱和状态，可使某些成分在水中的溶解度降低沉淀析出。常用作盐析的无机盐有氯化钠、硫酸钠、硫酸镁、硫酸铵等。例如在三七的水提取液中加硫酸镁至饱和状态，三七皂苷即可沉淀析出；自黄藤中提取掌叶防己碱、自三颗针中提取小檗碱在生产上都是用氯化钠或硫酸铵进行盐析。有些成分如原白头翁素、麻黄碱、苦参碱等水溶性较大，在提取时，可先在水提取液中加入一定量的氯化钠，再用有机溶剂萃取。

1.2.5 膜分离法

膜分离法是利用天然或人工合成的高分子膜,以外加压力或化学位差为推动力,对混合液的化学成分进行分离、分级、提纯。提取液中小分子物质或能在水、乙醇提取液中解离成离子的物质可通过透析膜,而大分子物质(如多糖、蛋白质、鞣质、树脂等)不能通过透析膜,从而达到分离。目前膜分离法主要有反渗透、超滤、微滤、电渗析四种。

1.2.6 升华法

固态物质不经过液态过程,直接蒸发变成蒸气的过程叫作"升华"。某些天然药物化学成分具有升华性,如某些小分子生物碱、香豆素等均可用升华法进行纯化。但在升华过程中,往往伴随热分解情况,产率较低,不适宜大规模生产。

1.2.7 分馏法

分馏法是采用多次蒸馏的方法对沸点相近的混合物进行分离和提纯的方法。两种液态物质沸点相差100℃以上时,可用反复蒸馏法将其分开;沸点相差25℃以下时,用蒸馏的方法则难以达到分离目的,需用分馏柱;沸点相差越小,则需要的分馏装置越精细。

(1) 原理

分馏的原理跟蒸馏基本相同,也是加热使混合液体汽化冷凝的连续操作过程。比常规蒸馏装置中增加一个分馏柱(工业上称为分馏塔盘),被加热的混合蒸气进入分馏柱,与内壁上已冷凝(空气冷却)回流液体发生对流而交换热量,使其中沸点较高的成分放热被液化,回流液体中沸点较低的成分吸热又汽化。在这种反复液化与汽化过程,沸点较低的蒸气成分上升进入冷凝器(水冷却)液化而分离出来。

(2) 分馏装置

分馏装置见图1.8,其中分馏柱的作用是增加上升蒸气在到达冷凝管以前与回流冷凝液的接触面积,以进行充分的热交换,在分馏柱内可装入特制的填料以提高分馏效率。实验室

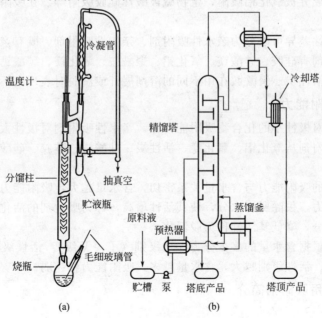

图1.8 分馏装置示意图
(a) 实验室常用的分馏装置;(b) 工业上应用的分馏装置

常用的分馏装置见图 1.8（a），有刺形分馏柱和填料分馏住。工业上应用的分馏装置见图 1.8（b），应用的分馏柱塔有板式和填料式两种。

任务1.3　色谱分离法

色谱法又称层析法、色层法及层离法，是一种现代的物理化学分离分析方法。按色谱原理不同可分为吸附色谱、分配色谱、离子交换色谱、凝胶过滤色谱和大孔树脂色谱等。按色谱的操作形式不同可分为平面色谱［薄层色谱（TLC）、纸色谱（PC）］、柱色谱（CC）（吸附柱色谱、分配柱色谱、离子交换柱色谱、凝胶柱色谱等）和毛细管电泳色谱（CE）等。按流动相的不同可分为液相色谱（LC）［液-固色谱（LSC）、液-液色谱（LLC）］、气相色谱（GC）［气-固色谱（GSC），气-液色谱（GLC）］和超临界流体色谱（SFC）。

1.3.1　吸附色谱

1.3.1.1　吸附色谱原理

吸附色谱是利用吸附原理，即利用吸附剂对天然药物化学中各种成分吸附能力的差异，而使混合物中各成分得以分离的色谱方法。吸附剂的吸附作用主要由固体表面的吸附力、氢键络合、静电引力、范德华力等产生，吸附剂对各成分吸附能力的大小主要取决于吸附剂本身的结构和性质、被吸附成分的结构和性质以及展开剂的极性大小。

1.3.1.2　吸附色谱分类

按照吸附剂吸附差异可以分为物理吸附、半化学吸附、化学吸附。物理吸附有硅胶、活性炭、氧化铝、氧化镁、硅酸镁、碳酸钙和硅藻土等。半化学吸附利用被分离物质与吸附剂之间的氢键吸附能力差异进行分离，吸附能力介于一般的物理吸附和化学吸附之间，常用的吸附剂是聚酰胺。化学吸附指吸附剂与固定相之间发生化学键合，从而破坏了色谱的展开。例如黄酮类等酸性成分被氧化铝吸附，生物碱被酸性硅胶吸附等。在吸附色谱操作中要避免化学吸附。

按照吸附剂极性差异可以分为亲水性吸附剂、亲脂性吸附剂、既有亲水性又有亲脂性吸附剂。亲水性吸附剂有硅胶、硅酸镁、氧化铝、聚酰胺、氧化镁、碳酸钙和硅藻土等。亲脂性吸附剂常用的是活性炭。聚酰胺在用不同的溶剂展开或洗脱时表现出不同的吸附性。

1.3.1.3　吸附能力

亲脂性吸附剂对极性小的化合物吸附能力强，亲水性吸附剂对极性大的化合物吸附能力强。一般来说，吸附剂从氧化铝、氧化镁、活性炭、硅酸镁、硅胶、硅酸钙到硅藻土吸附能力逐渐减弱。

亲水性吸附剂的吸附能力与含水量关系密切，含水量越大，吸附能力越弱。为提高亲水性吸附剂的吸附能力，去除所含水分，使其活性增高，称为吸附剂的活化。反之，在吸附剂中加入一定量的水分，降低其活性称为脱活化。

吸附剂的活性根据含水量的多少分为5个级别（Ⅰ～Ⅴ级）。活性级别越小，含水量越少，吸附能力越强；活性级别越大，含水量越多，吸附能力就越弱。

1.3.1.4　常用吸附剂简介

（1）硅胶

硅胶为亲水性吸附剂，极易吸水。吸附强弱与硅醇基（Si—OH）含量多少有关。硅醇基可以通过氢键吸附水分，因此硅醇基的吸附能力随着含水量的升高而降低。含水量在

17%以下才能作为吸附剂。活化一般是在105～110℃烘30min。常用硅胶有硅胶H（不含黏合剂）、硅胶G（含有黏合剂煅石膏）、硅胶GF_{254}（含煅石膏，另含有一种无机荧光剂）。

（2）氧化铝

氧化铝为亲水性吸附剂，吸附能力比硅胶稍强。氧化铝表面颗粒呈微碱性（可能混有碳酸钙成分），适宜分离碱性成分，如生物碱、胺类；不适宜分离醛、酮、酯、内酯等成分，因为碱性基团可能与上述化合物发生次级反应，如异构化、氧化、消除等反应。用稀硝酸或稀盐酸处理氧化铝，使氧化铝表面带有NO_3^-、Cl^-阴离子，从而具有离子交换的性质，适用于酸性成分的分离。色谱用氧化铝有碱性（pH 9.0）、中性（pH 7.5）和酸性（pH 4.0）三种。

（3）聚酰胺

聚酰胺是由酰胺聚合而成的一类高分子物质，不溶于水及常用的有机溶剂，对酸稳定性差，对碱较稳定。分子中的酰氨基可与酚羟基、羧基等形成氢键。主要用于分离蒽醌、类黄酮类、有机酸类、酚类、鞣质类等成分，也可用于分离萜类、生物碱、甾体、糖类等成分。目前普遍认为聚酰胺色谱具有"双重色谱"性能，以含水流动相（如甲醇-水）作洗脱剂，主要作用是氢键吸附，吸附能力强的后洗脱下来，而以有机溶剂作洗脱剂（如三氯甲烷-甲醇）时，类似于正相分配色谱，极性大的后洗脱下来。

（4）活性炭

活性炭是亲脂性吸附剂。使用前，需要先用稀盐酸洗涤，再用乙醇洗，然后以水洗净，于80℃干燥。色谱分离用的活性炭，最好选用颗粒型，若为细粉，则需加入适量硅藻土作为助滤剂混合装柱，以免流速太慢。活性炭主要用于分离水溶性成分，如氨基酸、糖类及某些苷类。活性炭对有机物有选择性吸附作用，在水溶液中最强，在有机溶剂中则较弱。故水的洗脱能力最弱，而有机溶剂则较强。

1.3.1.5 吸附色谱的操作

（1）吸附薄层色谱操作

吸附薄层色谱是把吸附剂均匀涂在玻璃板或其他片基上成一薄层，把欲分离的样品加到该薄层的一端，用合适的溶剂展开，由于吸附剂对不同成分吸附能力不同在板上移动速度有差异而分离。薄层色谱是一种简单快速的色谱法，它不仅用于成分的鉴定而且可以用于混合物的分离和纯化。

① 吸附薄层板的制备　首先根据欲分离成分的量选择薄层板的大小，如分离混合物的量在0.5g左右，一般采用20cm×20cm的大方板1～3块；如量少可以采用10cm×10cm小方板；如做微量分离鉴定，可采用3cm×15cm或2.5cm×7.5cm的载玻片。选好的玻璃板应先用清洁液或肥皂液浸泡，再用自来水冲洗，蒸馏水洗净，晾干备用。吸附薄层板按制备过程中是否加入黏合剂分为硬板和软板。加黏合剂制的板为硬板，不加黏合剂制的板为软板。

a. 软板制备

（a）干法铺板　将一定规格活化后硅胶或氧化铝的干粉直接铺在玻璃板上，用一根两端带有铜环套圈的玻璃棒在板的一端向前推移，铺成均匀的薄层板，如图1.9所示。套圈的厚度即是薄层板的厚度，定量分离时厚度约为1～3mm，定性鉴定时厚度在0.2～1mm。此种板容易损坏，展开时倾斜角度不

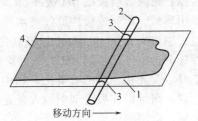

图1.9　干法铺板示意图
1—玻璃板；2—玻璃棒；3—铜环；4—涂层

能过大。

(b) 湿法铺板　将选择好的吸附剂称出一定量，加入适当溶剂（水、乙醇、乙酸乙酯、三氯甲烷等），搅拌成匀浆，取一定量倾注于玻璃板中间，轻轻摇动，使匀浆均匀布于玻璃板上，晾干，此种铺法称为倾注法，也可采用涂铺器涂铺。涂铺器分为手动和自动两种。涂铺器的底部有缝隙，缝隙的高度就是薄层的厚度。将玻璃板排列在铺板床上，涂铺器摆放在铺板床上，有缝隙一侧朝后，将吸附剂倒入涂铺器中，用手动或电动等手段匀速推动涂铺器在铺板床上移动，就可以得到一系列均匀的薄层。涂铺器铺板见图1.10。

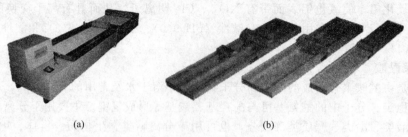

图1.10　涂铺器铺板
(a) 机械铺板器；(b) 手动铺板器

b. 硬板制备　硬板由于加有黏合剂，机械强度高于软板，应用范围广泛。硬板的制备一般采用湿法铺板。将吸附剂、黏合剂和水等溶剂按一定比例混合，均匀铺在一块玻璃板上形成薄层板。铺好的薄层板自然干燥后再活化备用。

常用的黏合剂有熟石膏（G）、羧甲基纤维素钠（CMC-Na）、淀粉等。

(a) 硅胶 G 板（G 的含量为 5%、10%、15%）的制备　取硅胶 G-1 份，加水 2～3 份，调成糊状铺板，晾干后110℃活化30min，放入干燥器中备用。注意事项：操作时糊状混合物太稠或太稀都会影响铺板效果。煅石膏遇水后很快就会凝固，所以铺板操作一定要迅速，否则糊状混合物变稠后很难铺均匀。如果要分离易被吸附的化合物可以不活化。

(b) 氧化铝 G 板（一般含 G-5%）的制备　取氧化铝 G-1 份，加水 1～2 份调匀铺板。注意事项同硅胶 G 板。

(c) 硅胶-CMC-Na 板的制备　取硅胶 1 份，加 0.7%～1% CMC-Na 的水溶液 2～2.5 份，调匀铺板，水平放置，待自然干燥硅胶颜色渐变白时，移烘箱110℃活化30min，放入干燥器中备用。

(d) 氧化铝-CMC-Na 板的制备　取氧化铝 1 份，加 0.7%～1% CMC-Na 的水溶液 1.5 份，调匀铺板。

(e) 硅胶淀粉板的制备　取硅胶 95 份与淀粉 5 份，加 2～3 倍量的水，于水浴上加热至糊状，立即铺板。

c. 特殊制板

(a) 酸碱薄层板或 pH 缓冲板　为了改变吸附剂原来的酸碱性，改进分离效果，在铺板时，用稀酸、稀碱或缓冲液代替水进行湿法制板。例如硅胶原本不能用于生物碱的分离，制版过程中加入 0.1～0.5mol/L 氢氧化钠溶液，制得碱性的硅胶板，可以用来分离生物碱等碱性成分。也可用不同 pH 的缓冲液代替水铺板，用来分离氨基酸、生物碱等。

(b) 荧光板　有的有机化合物本身不显色，在紫外灯光下也不显示荧光，又无适当的显色剂，则可以在吸附剂中加入荧光物质，制成荧光板。该板展开以后，在荧光背景上，出现暗斑。常用的荧光剂有 254nm 和 365nm 两种。制备时在吸附剂中加入 1.5% 的荧光物质，研细混匀，加水调成糊状铺板。有市售成品荧光板可以直接使用，如 GF_{254}。

(c) 络合薄层板　常用的有硝酸银板和硼酸板。硝酸银板是在吸附剂中加入一定量

10%的硝酸银溶液调成糊状制板,或将制好的硬板浸入10%硝酸银甲醇溶液中1min,取出阴干。适合分离碳数相同的饱和与不饱和化合物。不饱和化合物与硝酸银络合,展开速度减慢,从而与饱和化合物分离。硼酸薄层板是将制备好的硬板浸入硼酸的饱和甲醇溶液中1min,取出阴干,适用于分离糖类化合物。

(d) 烧结薄层板　将玻璃粉与硅胶或氧化铝、硅藻土等吸附剂按不同比例混合,经高温烧结而成。此种板抗摩擦性能好,不易磨损,而且使用后可以清洗活化反复使用。此种板有商品出售,可直接使用。

(e) 有浓缩区的薄层板　此板由上下两部分组成,下端是无活性的大孔二氧化硅浓缩区,厚度约0.5mm,高度约2.5cm,上端邻接活性硅胶层,厚度约0.25mm。两层虽有明显的界限,但展开时可以相通而没有阻力。点样在浓缩区,展开时点样溶液移动至浓缩区前沿,形成狭窄的线型,浓缩后移动到活性薄层区,才开始进行分离。此种薄层板可以避免因点样的斑点形状、大小和位置的水平高低带来的误差,并且样品在浓缩区进行了一次浓缩和纯化,分离效果好。此种板有商品出售,可直接使用。

(f) 高效薄层板（HPTLC）　所用吸附剂的粒度比一般薄层色谱所用吸附剂的粒度要小得多,直径为$5\sim10\mu m$。用喷雾法制成商品预制板,厚度均匀,使用方便,适用于定量测定,效果较好。

② 点样

a. 样品液的配制　将欲分离或鉴定的样品溶解在低沸点的溶剂或展开剂中,配成浓度为1%～2%的溶液。溶解样品的溶剂最好与展开剂极性相近,易挥发。分离样品量大或进行制备型薄层色谱分离时,样品溶液可达到5%～10%。

b. 操作　在色谱板底边1.5～2cm处用铅笔轻轻画一直线（软板可以做记号）作为起始线。用内径0.3mm的平口毛细管将样品溶液吸入管内,滴在薄板的起始线。如样品溶液浓度低,可反复点几次,每次点样时必须在上次点的溶剂干了以后再进行。样品点的直径以2～3mm为宜,每两个点之间应保持1.5～2cm的距离,且不能靠近薄层外缘,以避免边缘效应。点样时避免毛细管扎在薄层上造成空穴,如出现洞穴,当展开剂上升将绕着洞穴上升,使分离点出现三角形区带,影响分离效果。也可用微量注射器代替毛细管,或用大小相同的小圆形滤纸片分别浸泡样品液,贴在点样位置上,可以避免毛细管点样时大小不容易控制或定量不准确。

c. 点样量　点样量的多少直接影响薄层展开结果,量太少可能斑点模糊或完全显不出斑点,太多可能斑点过大或拖尾,使相似的斑点连在一起,或自原点开始一直连接在一起,分离失败。一般对吸附剂厚0.25～0.5cm的薄板,每点所含样品量5～10μg（浓度1%～2%的溶液点0.5～2μL即可）,对1mm左右厚的制备薄层色谱板,点样量可达到10～50μg,甚至可达到100μg。

③ 展开

a. 展开剂的选择　极性吸附色谱如硅胶、氧化铝色谱,对于同一种化合物而言,展开剂的极性越大,展开能力越强,在薄层上推得更远。如用一种展开剂展开某一化合物时,如果移动得太近,就要考虑更换一种极性较大的展开剂或加入一定量极性大的溶剂展开。如苯、苯-三氯甲烷、三氯甲烷、三氯甲烷-丙酮,依次改变展开剂中极性强弱溶剂的比例,增大展开剂的极性,使化合物可以推到适当的位置,也可以三种溶剂混合展开。相反如果展开剂移动太远,几乎到了前沿,就要考虑减小展开剂的极性。

在实际工作中可通过微量圆环技术选择展开剂。如图1.11所示,用毛细管吸取各种展开剂加到样品中心,展开剂自毛细管中流出而进行展开,展开后出现不同圆形色谱,从图可以看出点3展开效果最好,把样品展开几个同心圆,点2展开效果最差,基本未动。

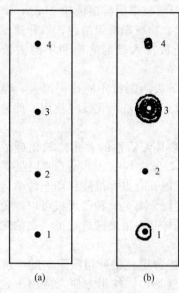

图 1.11 微量圆环技术示意图
(a) 展开前；(b) 展开后

b. 操作　展开操作需在密闭容器中进行，根据薄板的大小，选用适当的色谱缸或色谱槽。盛有展开剂的容器要密闭一段时间再放入薄层板；将薄层板的一端浸入展开剂中，不要淹没原点；取出后要立即标记溶剂前沿，挥掉溶剂。展开方式有以下几种：

(a) 上行展开　是最常用的展开方式。根据需要有斜上行和直立上行，展开剂由下向上展开。将展开剂倒入色谱缸中，将点好样的薄层板浸入展开剂约0.5cm。软板只能与水平呈 5°~10° 角上行展开，硬板可以直立上行。展开距离一般为 10~15cm。如果斑点展开距离很小，而且斑点没有分开，可采取连续展开，薄板上缘与外界相通，溶剂不断从薄层上缘挥去，而使展开连续进行，直至斑点分开。

(b) 下行展开　在色谱缸中，在薄层的上端放一个盛展开剂的槽，用厚滤纸将展开剂引到薄层板上端而使展开剂向下移动。下行法由于重力作用而流动较快，所以展开时间较短，连续下行比较容易，当展开剂流到下端以后，滴在底部贮集起来。

(c) 二次展开　一次展开后如两种物质不能分离，可以取出薄层板挥去展开剂，再放入色谱缸中用同样的展开剂或第二种展开剂二次展开，致使两种物质很好分离。

(d) 双向展开　在正方形的薄层板上，将样品点在薄层板的一角，先进行展开，然后挥去溶剂，将薄层板旋转 90°，更换第二种展开剂，再进行展开。第一次分开不彻底的成分经二次展开就能很好地分离。

(e) 径向展开　薄层板是圆形，中间有一小圆洞，样品点在圆洞周围。展开剂由圆洞径向展开。为了提高展开速度，可以离心旋转。有专门的离心旋转薄层色谱装置销售。

④ 定位　薄层展开以后，无论是定性鉴定还是制备分离或定量测定，都要确定样品展开后的位置，这样才能知道分离情况或化合物种类及含量情况。有色化合物可以直接确定，无色化合物就要通过特殊的方法确定。

a. 荧光定位　薄层展开以后，挥干溶剂后在紫外灯下观察。有荧光的样品薄层或荧光薄层板放在紫外灯 254nm 或 365nm 下直接观察，用铅笔描出荧光斑或暗斑的位置。有些样品需要喷某种试剂以后才能出现荧光，然后观察。

b. 显色定位

(a) 蒸气显色　有一些物质（如固体碘、液体溴、浓氨水等）的蒸气能与一些化合物作用显色。操作方法：挥干薄层板上的溶剂，然后放入装有上述物质的密闭容器中，就会显示不同颜色的斑点。取出后在斑点颜色未褪之前迅速用铅笔画出斑点范围。有些蒸气如碘蒸气是非破坏性试剂，放在空气当中就会慢慢褪去，不影响后面的定性定量分析。

(b) 喷显色剂　各类化合物大多都有专属的显色剂，如检测已知类型的化合物，可选用对应类型的专属显色剂。如果是未知类型的化合物，可选用通用显色剂或各类型的显色剂。将显色剂装入喷瓶内，距离薄层板约 30~50cm，喷洒要细而均匀，然后用吹风机吹干，按照显色剂要求进行显色处理，待斑点出现后用小针或铅笔描出斑点位置。若是软板要在溶剂未挥干之前喷洒，以免薄层被吹散；若是刺激性、毒性显色剂要在通风橱中进行。

⑤ 比移值　比移值（R_f 值）表示的是某一化合物经过展开后在薄层板上的相对位置。计算方法如图 1.12 所示，是原点到色斑中心的距离除以原点到溶剂前沿的距离，或为斑点

移动的距离与溶剂移动的距离之比。R_f 值越大表示该化合物展开的速度越快；反之，展开速度慢。一般来说 R_f 值与板的厚度成正比。

化合物 A 的 R_f 值 $=\dfrac{a}{c}$；化合物 B 的 R_f 值 $=\dfrac{b}{c}$

$$R_f 值 = \dfrac{起始线到斑点中心的位置}{起始线到溶剂前沿的位置}$$

计算出的 R_f 值可以与已知化合物的 R_f 对照，也可以与文献记载的 R_f 对照，来进行定性鉴定。

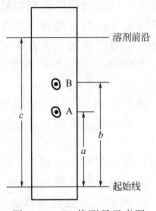

图 1.12　R_f 值测量示意图

⑥ 定量

a. 薄层板上直接测定

（a）目视法　样品薄层展开以后，直接观察色点的大小及颜色深浅，并与已知不同浓度的标准样品的色点比较，从而近似地判断样品中的浓度。此法又称半定量法。

（b）测斑点面积　展开后色点的面积与样品量之间存在一定的关系。可用测面仪或用透明方格纸复制计数等方法测定面积，进行定量。

（c）仪器测定法　用薄层扫描仪一定波长的光照射在薄层板上，对薄层色谱中有紫外或可见吸收的斑点或经照射能激发产生荧光的斑点进行扫描，将扫描得到的图谱及积分值与已知标准品对照，根据之间的对应关系，用计算机求出样品液中的浓度。

b. 洗脱测定　薄层上色点的位置确定以后，为了进一步定性鉴定和定量，可将斑点取下，选用适当的溶剂洗脱。洗脱液用紫外-可见分光光度计或其他方法测定样品的含量。

⑦ 应用

薄层色谱不仅在天然药物研究中是一种常用的分析手段，在基层药物生产、科研工作中也是一种最常用的分离分析方法。可用于成分的分离、定性、定量检查，同时为其他分析手段提供一定的分离依据。

（2）吸附柱色谱操作

吸附柱色谱是用适当的溶剂冲洗将被分离物质通过装有吸附剂（氧化铝、硅胶、聚酰胺等）的长玻璃柱，由于吸附剂对各组分吸附能力不同而出柱的先后顺序不同，通过分段定量收集洗脱液而使各组分分离。

① 柱色谱的制备

a. 柱的选用　色谱柱一般使用下端带有活塞的玻璃管，柱的直径与高度比为 1∶（10～40），柱的大小视分离样品量而定，一般能装样品的 30～50 倍量的吸附剂即可。在工业化生产中为了便于柱的切割分段，可采用尼龙柱或用聚乙烯薄膜做的柱筒，高度可根据需要调整。

b. 装柱

（a）干法　将吸附剂一次加入色谱柱，振动管壁使其均匀下沉，然后沿管壁缓缓加入洗脱剂；或在色谱柱下端出口处连接活塞，加入适量的洗脱剂，旋开活塞使洗脱剂缓缓滴出，然后自管顶缓缓加入吸附剂，使其均匀地润湿下沉，在管内形成松紧适度的吸附层。操作过程中应保持有充分的洗脱剂留在吸附层的上面。

（b）湿法　将吸附剂与洗脱剂混合，搅拌除去空气泡，徐徐倾入色谱柱中，然后加入洗脱剂将附着管壁的吸附剂洗下，使色谱柱面平整。等到填装吸附剂所用洗脱剂从色谱柱自然流下，液面和柱表面相平时，即加供试品液。

② 加样　除另有规定外，将供试品溶于开始洗脱时使用的洗脱剂中，再沿色谱管壁缓

缓加入，注意勿使吸附剂翻起。或将供试品溶于适当的溶剂中，与少量吸附剂混匀，再使溶剂挥发去尽使呈松散状，加在已制备好的色谱柱上面。如供试品在常用溶剂中不溶，可将供试品与适量的吸附剂在乳钵中研磨混匀后加入。

③ 洗脱　将选好的洗脱剂放在分液漏斗中，打开活塞慢慢连续不断滴加在柱顶，同时打开活塞，等份收集洗脱液，或用自动收集器收集，流速保持1~2滴/s。

操作注意：一般先选用洗脱能力弱的溶剂洗，逐步增加洗脱能力，如单一洗脱剂效果不好，可选用混合溶剂，成分复杂的常用梯度洗脱；洗脱剂的选用可通过薄层色谱筛选，一般TLC展开时R_f值为0.2~0.3的溶剂系统是最佳的洗脱系统；收集洗脱液，每份收集量大概与所用吸附剂的量相当；用薄层色谱、纸色谱或其他仪器做定性检查，合并同一组分溶液，回收溶剂得到单一成分；如果仍为混合物，可进一步采用色谱法或其他方法分离。

④ 应用　柱色谱分离能力比薄层分离能力更强，效果更好，尤其对结构相似、性质接近、采用薄层难以分离的成分分离效果好。例如用吸附柱色谱分离长春花中长春碱和醛基长春碱，采用氧化铝吸附柱，苯-三氯甲烷（1∶2）为洗脱液洗脱，可分离长春碱和醛基长春碱。

（3）聚酰胺色谱操作

聚酰胺色谱是以聚酰胺为吸附剂的吸附色谱法，分为聚酰胺薄层色谱和聚酰胺柱色谱两大类。

① 聚酰胺色谱的制备

a. 聚酰胺薄层色谱　聚酰胺粉容易随着玻璃棒滑动，不能用干法制板，湿法直接制板易干裂，多采用聚酰胺加10%~20%的纤维素粉作黏合剂，制板效果比较好。取3.2g聚酰胺粉加甲酸20mL，搅拌使完全溶解后，加纤维素0.8g和乙醇6mL，充分混合均匀，铺板，置水平位置任甲酸自然挥发，2~3h后，薄层变色至不透明时，浸入水中浸泡1h，中途换水1次，取出，用蒸馏水冲洗，沥干，置80℃以下烘20~30min即可使用。现有市售预制成型的聚酰胺板，可直接使用。

b. 聚酰胺柱色谱　聚酰胺柱色谱的制备操作与吸附柱色谱类似，常用湿法装柱，取聚酰胺粉用水浸泡1h后，搅匀装柱。

② 分离操作

a. 聚酰胺薄层色谱　聚酰胺薄层分离操作按薄层色谱操作方法进行。

b. 聚酰胺柱色谱　聚酰胺柱色谱分离操作按吸附柱色谱操作方法进行。洗脱液多以含水溶剂进行洗脱。

③ 聚酰胺色谱的分离原理　聚酰胺分离主要是靠聚酰胺中的酰胺基与化合物中的一些基团形成氢键吸附的能力不同，使化合物得以分离。影响聚酰胺吸附力的主要因素如下：

a. 形成氢键的能力与溶剂有关。一般聚酰胺在水中与化合物形成氢键的能力最强，在有机溶剂中较弱，在碱性溶剂中最弱。因此溶剂对聚酰胺的洗脱能力的次序为：水>30%乙醇>50%乙醇、>75%乙醇>95%乙醇>丙酮>稀氨水液或稀氢氧化钠水液>甲酰胺或二甲基甲酰胺>尿素水溶液。

b. 与被分离成分的结构有关。与聚酰胺形成氢键的基团越多，吸附力越强。如间苯三酚>间苯二酚>苯酚。

c. 形成氢键基团所处的位置不同，被聚酰胺吸附的强弱也不同。如对位及间位的吸附力大于邻位。

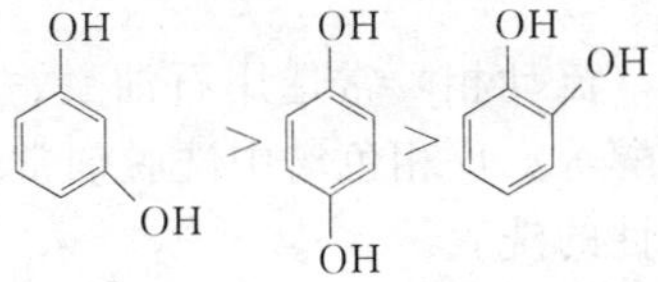

d. 芳香化程度越高，吸附能力越强。

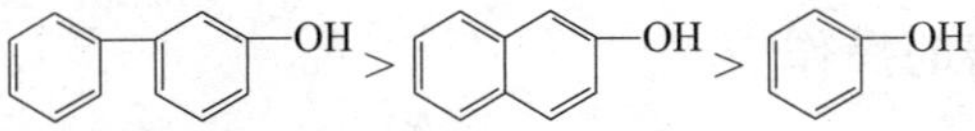

e. 能形成分子内氢键的化合物吸附力减弱。

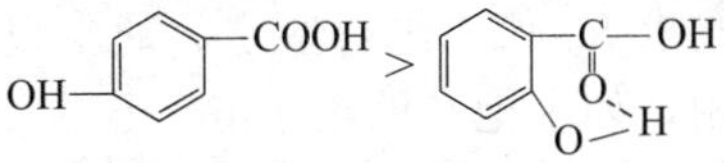

④ 聚酰胺色谱的应用　聚酰胺对黄酮类、醌类、酚类等成分的分离效果较好，也可用于生物碱、萜类、甾体、糖类等极性化合物与非极性化合物的分离。另外对鞣质的吸附几乎不可逆，吸附力强，因而特别适于植物粗提取液的脱鞣处理。聚酰胺薄层色谱适用范围较广，特别适用于分离含游离酚羟基的黄酮及苷类。

1.3.2 分配色谱

1.3.2.1 分配色谱原理

分配色谱是利用固定相与流动相之间对分离组分溶解度的差异来实现分离。过程本质上是组分分子在固定相和流动相之间不断达到溶解平衡的过程。

1.3.2.2 分配色谱的类型

① 按操作形式　分为纸色谱、分配薄层色谱和分配柱色谱。

② 按相的选择极性　分为正相分配色谱和反相分配色谱。

a. 正相分配色谱　固定相极性大于流动相，洗脱时极性小的化合物先出柱，极性大的化合物后出柱，适用于水溶性或极性较大的化合物。

b. 反相分配色谱　固定相极性小于流动相，洗脱时极性大的化合物先出柱，极性小的化合物后出柱，适用于脂溶性成分。

1.3.2.3 分配色谱基本构成

分配色谱由支持剂、固定相、流动相构成。

（1）支持剂

支持剂又称载体，在分配色谱中仅作为载负固定相的介质，为多孔的粉末，无吸附作用，不溶于所用的溶剂中，可吸收一定量的固定液，不影响流动液的通过，不影响溶剂的性质和组成。

① 硅胶　含水 17% 以上无吸附作用，可作为载体。吸水量可达 50% 以上仍呈不潮湿的粉末状态。

② 硅藻土　惰性，多用。可吸收其质量的 100% 的水分，仍呈粉末状态。

③ 纤维素　惰性，常用。能够吸收相当于本身重量的水，仍呈粉末状态。

（2）固定相

① 极性和亲水性溶剂固定相　水、各种水溶液（酸、碱、盐、缓冲液）、甲醇、甲酰

胺、二甲基酰胺。

② 亲脂性溶剂固定相　硅油、液体石蜡、石油醚等。

（3）流动相

在正相分配色谱中，洗脱剂（流动相）常选用石油醚、环己烷、苯-氯仿、氯仿、氯仿-乙醇、乙酸乙酯、正丁醇、异戊醇等。反相色谱中洗脱剂常选用水、甲醇、乙醇等，洗脱时先用极性大的，逐渐改为中等极性的洗脱。

一般情况下，若被分离成分的极性大，选用极性大的固定相和极性小的流动相（正相色谱）；若被分离成分的极性小，则选用极性小的固定相和极性大的流动相（反相色谱）。

1.3.2.4　分配色谱的操作

（1）纸色谱

纸色谱是将样品溶液点在色谱滤纸的一端，用一定的展开剂展开，不同成分的移动速度不同而分离，或根据移动的位置求 R_f 值，进行鉴定。通常以滤纸纤维中所含的水分作为固定相，含水的有机溶剂作流动相，如水饱和的正丁醇、正戊醇等，为正相色谱；但如果用酸水或盐水展开，为反相色谱。如果分离亲脂性很强的成分，用液体石蜡或凡士林作固定相，也为反相色谱。

① 色谱滤纸的选用　色谱滤纸应质地均匀、平整无折痕、边缘整齐。根据性能可分为快速、中速和慢速3种，根据质地有厚薄之分。应用时根据被分离的成分及采用的展开剂来选择。对 R_f 相差小的化合物，应采用慢速滤纸；对 R_f 相差较大的化合物，可采用快速滤纸。如展开剂中以正丁醇为主，黏度大，展开速度慢，可采用快速滤纸；展开剂中以石油醚、三氯甲烷为主，展开速度快，可采用慢速或中速滤纸。做定性检查时用薄滤纸，厚滤纸适用于定量检查和微量制备。选择滤纸的大小根据一次展开要分离样品的多少及展开方式选择。如点一个样品可用 2.5cm×15cm 的滤纸条；如点两个样品，可采用 5cm×20cm 的滤纸条；如点样更多可用各种方形滤纸；如双向展开，用正方形滤纸；如径向展开，用圆形滤纸。

② 展开剂的选择　要从欲分离物质在二相中的溶解度来考虑，在化合物定性时 R_f 值控制在 0.3～0.7，对各成分分离时 R_f 值控制在 0.05～0.85。各类成分在纸色谱中常用的展开剂见表1.3。

表1.3　各类成分在纸色谱中常用的展开剂

化合物	固定相	流动相(展开剂)
生物碱	水	正丁醇-乙酸-水(4:1:5)上层(BAW)
	不同pH缓冲溶液	正丁醇-水
	甲酰胺	苯、三氯甲烷、乙酸乙酯等
黄酮类	水	BAW、水饱和正丁醇、水饱和苯酚、2%~6%乙酸、3%NaCl、三氯甲烷-乙酸-水(13:6:1)、三氯甲烷-乙醇-水(8:2:1)
蒽醌类	水	石油醚-丙酮-水(1:1:3,上层)、三氯甲烷-甲醇-水(2:1:1,下层)、苯-丙酮-水(4:1:2,下层)
香豆素	水	水饱和三氯甲烷、水饱和异戊醇、BAW、乙酸乙酯-吡啶-水
	甲酰胺	己烷或石油醚
强心苷	水	水饱和丁酮、三氯甲烷-甲醇-水(2:1:1)、苯-甲醇-水(11:4:5)、苯-丁酮-水(6:4:1)
	甲酰胺	甲苯(苯、三氯甲烷)-四氢呋喃-乙酰胺(50:50:6.5)、乙酸乙酯-吡啶-水(3:1:3)、丁醇-乙醇-25%氨水(2:1:1)
皂苷	水	苯-乙酸乙酯(1:1)、甲苯-乙酸-水(5:5:1)、环己烷-三氯甲烷-丙酮(4:3:3)

续表

化合物	固定相	流动相(展开剂)
皂苷元	甲酰胺	己烷-苯、三氯甲烷、苯-三氯甲烷(6:4)、环己烷-苯(1:1)
	液体石蜡	甲醇-水(95:5)
糖类	水	水饱和苯酚、正丁醇-乙醇-水(4:1:2.2)(BEW)、乙酸乙酯-吡啶-水(2:1:7)、正丁醇-吡啶-水(45:25:40)
有机酸	水	BAW、正丁醇-乙醇-水(4:1:5)、异戊醇-三甲基吡啶-水(10:2:1)

③ 色谱操作 点样、展开、显色以及比移值的计算和吸附薄层色谱基本相同，只是显色剂的选用要注意，不能用有腐蚀性的显色剂。

④ 纸色谱应用 纸色谱广泛应用于化合物的分离和鉴定。分离亲水性和弱亲脂性成分用正相色谱，效果比薄层色谱更好。例如，分离秦皮提取液中的七叶树苷和七叶树内酯，展开剂为乙酸乙酯，紫外光下观察斑点的荧光，展开后七叶树苷和七叶树内酯的 R_f 值分别为 0.12 和 0.89，分离效果好。

（2）分配薄层色谱

分配薄层色谱是以硅胶或硅藻土为载体与固定相混铺在薄板上应用的平面分配色谱。通常以含水 17% 以上的硅胶及硅藻土作支持剂。固定相通常为水。流动相常用的是含水的有机溶剂。

① 铺板 在分配薄层色谱中，涂布固定相的方法有以下三种：

a. 浸渍法 把固定相溶在易挥发的有机溶剂中配成一定浓度的溶液，如 15%～25% 的甲酰胺的丙酮溶液或 30% 丙二醇的丙酮溶液，把薄层板浸入后迅速取出在空气中挥干溶剂，固定相就留在薄层板上。如用液体石蜡、硅酮油作固定相，可将薄层浸入 1% 液体石蜡的乙醚溶液或 5% 硅酮油的乙醚溶液，取出晾干即可。

b. 展开法 将薄层板放在含有固定相溶液中展开一次。

c. 喷雾法 将固定相溶液均匀喷到薄层板上。此法简单，但固定相的分布不易均匀。

② 展开剂的选择 分配薄层色谱展开剂的选择可参照纸色谱进行。

③ 其他操作 其他操作中除了薄层板不需活化外，其他操作均与吸附薄层色谱相同。

（3）分配柱色谱

分配柱色谱是将吸附有固定相的载体装入色谱柱中进行分离和检查混合物成分的柱色谱。支持剂为含水 17% 以上的硅胶、硅藻土和纤维素粉。固定相和流动相与分配薄层色谱相同。

① 分配柱色谱的类型

a. 按是否加压 分为常压柱色谱和加压柱色谱。根据对流动相加压从小到大顺序可分为快速色谱、低压液相色谱、中压液相色谱和高压液相色谱。加压柱色谱中所用的载体颗粒直径更小，小于常压柱色谱中所用载体颗粒直径的 1/10。

b. 按相极性不同 分为正相分配柱色谱和反相分配柱色谱。

② 色谱操作

a. 装柱 用湿法装柱。装柱时先将固定相溶剂（如水或其他极性溶剂）与支持剂搅拌混合均匀，然后上柱。在色谱柱中预先加入已用固定相溶剂充分饱和的流动相溶剂。

b. 上样及洗脱 加样量比吸附柱色谱少，样品量与支持剂量比为 1:(100～1000)。加样方法：样品溶于少量流动相中，加入柱的顶端。如样品难溶于流动相，易溶于固定相，可用少量固定相溶解，再加少量支持剂拌匀后装柱。如果样品在两相中均难溶，可用适量挥发性溶剂溶解样品，加入支持剂拌匀，挥去溶剂，再加入固定相装柱。

洗脱过程与吸附柱色谱相同。分配柱色谱所用的溶剂系统，可用相应的纸色谱或分配薄层色谱进行选择。所用的洗脱液必须事先用固定相饱和，否则会破坏分配系统，影响分离效果。

c. 检查 收集洗脱液检查结果与吸附柱色谱操作相同。

1.3.3 凝胶色谱

1.3.3.1 凝胶色谱原理

凝胶色谱（chromatography，又称凝胶柱色谱）中凝胶颗粒具三维的网状结构，在水中可膨胀，并有许多一定大小的网眼。用时将凝胶在适宜的溶剂中浸泡（一般用水），使其吸收大量的液体充分溶胀成柔软而有弹性的状态装入色谱柱中，加入样品液，再以洗脱液洗脱。当溶液通过凝胶颗粒时，溶液中分子直径小于网眼的成分可进入凝胶内部，而分子直径大于网眼的成分则被排阻在凝胶颗粒之外，按分子由大到小的顺序流出分离，此效应称为"分子筛效应"，见图1.13。因此凝胶色谱又称为分子排阻色谱、凝胶过滤色谱、凝胶渗透色谱等。以水溶液为流动相的叫凝胶过滤色谱（GFC），以有机溶剂为流动相的叫凝胶渗透色谱（GPC）。

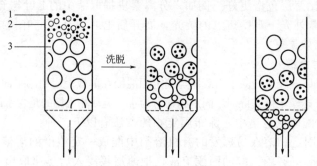

图1.13 凝胶色谱原理示意图

1—小分子；2—大分子；3—凝胶颗粒

1.3.3.2 凝胶色谱基本构成

（1）固定相

固定相是多孔凝胶。主要有葡聚糖凝胶（Sephadex G）和羟丙基葡聚糖凝胶（Sephadex LH-20），另有琼脂糖凝胶和聚丙烯酰胺凝胶。最常用的是葡聚糖凝胶。

① 葡聚糖凝胶

a. 葡聚糖凝胶的结构　葡聚糖凝胶也称交联葡聚糖凝胶，是由葡聚糖和甘油基通过醚桥相互交联而成的多孔性网状结构，其结构式如下：

b. 葡聚糖凝胶的性质　葡聚糖分子内含有大量羟基而具有极性，在水中即膨胀成凝胶粒子,是一种水不溶性的白色球状颗粒,由于醚键的不活泼性,因而具有较高的稳定性。不溶于水和盐溶液,在碱性和弱酸性溶液中性质稳定,但在酸性溶液中高温加热能促使糖苷键水解。和氧化剂接触会分解,长期不用宜加防腐剂。

c. 葡聚糖凝胶的型号　凝胶的商品型号用吸水量来表示。如 G-25 型号中 G 代表葡聚糖凝胶,后面的阿拉伯数值表示该型号的干凝胶 1g 所吸收水量的 10 倍值,即 G-25 型号每克干凝胶的吸水量为 2.5mL/g。商品型号有 G-10、G-15、G-25、G-50、G-75、G-100、G-150、G-200 等,见表 1.4。型号数字越大,吸水量越大,凝胶体积膨胀越大,孔隙也越大,可用于大分子物质的分离;反之,可用于小分子物质的分离。G 型凝胶用于流动相为水的色谱分离。适用于苷类、氨基酸、肽类、蛋白质、多糖等水溶剂成分。葡聚糖凝胶有不同的粒度。超细级的葡聚糖凝胶是用于需要极高分辨率的柱色谱和薄层色谱。粗级和中级的凝胶用于制备性色谱过程,可在较低的压力下获得较高的流速。另外,粗级也可用于批量工艺。

② 羟丙基葡聚糖凝胶　LH 型凝胶是在葡聚糖凝胶中引入羟丙基以代替分子中羟基中的氢,使葡聚糖具有一定的亲脂性,不仅能吸水膨胀,而且在许多有机溶剂中也能膨胀(表1.5),应用范围增大,适用黄酮类、蒽醌类、香豆素等成分的分离。

③ 琼脂凝胶　由 D-半乳糖和 3,6-脱水-L-半乳糖相间结合的链状多糖通过氢键交联的网状结构。网孔的大小可用琼脂糖的含量来控制。型号有 Sephorose 2B、4B、6B 等,分别表示琼脂糖的含量为 2%、4%、6%。含量越低,结构越松散,空隙越大。琼脂凝胶具有强亲水性,适用于特大分子(分子量百万以上)成分的分离。

④ 聚丙烯酰胺凝胶　用丙烯酰胺在水中与 N,N'-亚甲基二丙烯酰胺为交联剂聚合而得。使用情况与葡聚糖凝胶相似,但强酸强碱环境不稳定,使用范围 pH 2~11。

表 1.4　葡聚糖凝胶型号

型号	吸水量/(g/g)	膨胀体积/(mL/g)	分离范围(分子量)		最小溶胀时间/h	
			肽与蛋白质	多糖	20~25℃	90~100℃
G-10	1.0±0.1	2~3	<700	<700	3	1
G-15	1.5±0.2	2.5~3.5	<1500	<1500	3	1
G-25	2.5±0.2	5	1000~5000	100~5000	3	1
G-50	5.0±0.3	10	1500~3万	500~1万	3	1
G-75	7.5±0.5	12~15	3000~7万	1000~5万	24	3
G-100	10.0±1.0	15~20	4000~15万	1000~10万	72	5
G-150	15.0±1.5		5000~40万	1000~15万	72	5
G-200	20.0±2.0		5000~80万	1000~20万	72	5

表 1.5　羟丙基葡聚糖凝胶 LH-20 在各种溶剂中的膨胀度

溶剂	膨胀体积/(mL/g)	溶剂	膨胀体积/(mL/g)
二甲基亚砜	4.4~4.6	丁醇	3.5~3.8
吡啶	4.2~4.4	甲酰胺	3.6~3.9
水	4.0~4.4	四氢呋喃	3.3~3.6
二甲基甲酰胺	4.0~4.4	二氧六环	3.2~3.5
甲醇	3.9~4.3	丙酮	2.4~2.6
二氯甲烷	3.6~3.9	四氯化碳	1.8~2.2
氯仿(含10%乙醇)	3.8~4.1	苯	1.6~2.0
丙醇	3.7~4.0	乙酸乙酯	1.6~1.8
乙醇(含1%苯)	3.6~3.9	甲苯	1.5~1.6
异丁醇	3.6~3.9		

(2) 流动相

流动相必须能够溶解试剂,不能破坏凝胶的稳定性,能润湿凝胶并使其膨胀,黏度要低,能保持一定的流动性。分离水溶性样品选择极性溶剂和亲水性溶剂,分离脂溶性成分选择亲脂性溶剂。

1.3.3.3 凝胶色谱的操作

（1）凝胶的预处理

装柱前先量好柱的体积，再根据凝胶的吸水量计算出干重，在凝胶用选好的流动相充分浸泡膨胀后备用。

（2）装柱

一般选择短而稍粗的柱子。采用湿法装柱。凝胶装入后，待凝胶沉集后，再通过2～3倍柱体积的溶剂，使柱床稳定，并始终保持凝胶表面有一定的溶剂。

（3）加样、洗脱及收集

把需要分离的成分溶于选择的溶剂中，加样前为防止破坏柱床，表面放一张滤纸，上样方法同一般柱色谱。洗脱剂和浸泡凝胶所用的溶剂相同。分段收集，定性检查，合并同一组分，再进行精制。

（4）凝胶的再利用

凝胶柱可反复使用，无须再生处理。

1.3.3.4 凝胶色谱的应用

凝胶色谱是20世纪60年代发展起来的一种分离分析技术，主要用于分子大小不同的化合物的分离。凝胶色谱法不仅在分离大分子化合物方面广泛应用，在分离小分子化合物或其他方面如脱盐、吸水浓缩、除热原及粗略测定高分子物质的分子量方面也均可应用。

如用凝胶色谱分离多糖。先选用孔隙小的凝胶如G-25、G-50等，脱去无机盐及其他小分子化合物，再选用孔隙大的凝胶如G-150、G-200等分离大分子多糖类。洗脱液为各种浓度的盐溶液及缓冲液。

1.3.4 大孔树脂色谱

1.3.4.1 大孔吸附树脂色谱原理

大孔吸附树脂色谱（macroreticular resin）是以大孔吸附树脂为介质的柱色谱分离形式。具有吸附和分子筛双重作用。吸附性主要来源于范德华力和氢键，分子筛性来源于大孔树脂的多孔性结构产生的渗透和过滤作用。被分离的成分根据其分子的大小不同和吸附力的差异而分离。

1.3.4.2 大孔吸附树脂色谱基本构成

（1）固定相

为大孔网状结构的高分子吸附剂，不溶于酸、碱及有机溶剂，在溶剂中体积会发生膨胀。使用时可根据被分离成分的极性和分子大小来选择具有不同极性和大小的大孔吸附树脂，以及决定大孔吸附树脂体积膨胀大小不同的溶剂。如分离大分子的物质选择能使大孔吸附树脂体积膨胀大的溶剂；反之，选用使其体积膨胀小的溶剂。

大孔吸附树脂按其极性大小和所选用的单体分子结构不同，可分为非极性、中极性和极性三类。

① 非极性大孔吸附树脂　是由偶极矩很小的单体聚合得到。不带任何官能团，孔表的疏水性较强，可通过与小分子内的疏水部分的作用吸附溶液中的有机物，最适于极性溶剂中吸附非极性物质，也称为芳香族吸附剂，如苯乙烯、二乙烯苯聚合物。

② 中等极性大孔吸附树脂　是含酯基的吸附树脂，且多官能团的甲基丙烯酸酯作为交联剂。其表面兼有疏水和亲水两部分。既可由极性溶剂中吸附非极性物质，又可由非极性溶

剂中吸附极性物质，也称为脂肪族吸附剂，如聚丙烯酸酯型聚合物。

③ 极性大孔吸附树脂　是指含酰胺基、氰基、酚羟基等含氮、氧、硫极性官能团的吸附树脂，它们通过静电相互作用吸附极性物质，如丙烯酰胺。

（2）流动相

洗脱剂可用甲醇、乙醇、丙酮、乙酸乙酯等，应根据不同物质在树脂上吸附力的强弱，选择不同的洗脱剂和不同的洗脱剂浓度进行洗脱；通过改变洗脱剂的pH值可使吸附物改变分子形态，易于洗脱下来；洗脱流速一般控制在0.5～5mL/min。

1.3.4.3　影响分离的主要因素

通常，极性较大的分子适用中极性树脂上分离，极性较小的分子适用非极性树脂上分离；体积较大的化合物选择较大孔径树脂；上样液中加入适量无机盐可以增大树脂吸附量；酸性化合物在酸性液中易于吸附，碱性化合物在碱性液中易于吸附，中性化合物在中性液中易于吸附；一般上样液浓度越低越利于吸附；对于滴速的选择，则应保证树脂可以与上样液充分接触吸附为佳。

1.3.4.4　大孔吸附树脂色谱的操作

（1）树脂预处理

取市售大孔吸附树脂，用乙醇加热回流洗脱（或用改良索氏提取器加热洗脱），洗至洗脱液蒸干后无残留物。经乙醇洗净的树脂挥去溶剂后保存备用。

（2）装柱

以乙醇湿法装柱，继续用乙醇在柱上流动清洗，不时检查流出的乙醇，至与水混合不呈白色浑浊为止（取1mL乙醇液加5mL水）。然后以大量的蒸馏水洗去乙醇，备用。少量乙醇存在将会大大降低树脂的吸附力。

（3）加样与洗脱

将样品溶液加到树脂床，选择合适的洗脱液进行洗脱。分段收集洗脱液，定性检查合并同一组分。

（4）再生

树脂柱经反复使用后，树脂表面及内部残留许多非吸附性成分或杂质使柱颜色变深，柱效降低，因而需要再生，一般用95%乙醇洗至无色后用大量水洗去醇化即可。如树脂颜色变深可用稀酸或稀碱洗脱后水洗。如柱上方有悬浮物可用水、醇从柱下进行反洗将悬浮物洗出，经多次使用有时柱床挤压过紧或树脂颗粒破碎影响流速，可从柱中取出树脂，盛于一较大容器中用水漂洗除去小颗粒或悬浮物再重新装柱使用。

1.3.4.5　大孔吸附树脂色谱的应用

由于大孔树脂其本身组成与结构特点，具有吸附性和筛选性相结合的分离、纯化多种功能，已广泛应用于环境保护、冶金工业、化学工业、制药和医学卫生部门，特别适用于生物化学制品。

例如用大孔吸附树脂提取分离甜叶菊苷：甜叶菊苷提取液通过D101（D型非极性）树脂床，先用碱液洗，再用水洗，最后用95%乙醇洗脱，洗脱液处理后可得结晶。

1.3.5　离子交换色谱

1.3.5.1　离子交换色谱原理

离子交换色谱（ion-exchange chromatograph，IEC）中的固定相是一些带电荷的基团，这些带电基团通过静电相互作用与带相反电荷的离子结合。如果流动相中存在其他带相反电荷的离子，当样品进入色谱柱后，样品离子便与流动相离子相互竞争固定相表面的电荷位置，并因竞争力的差异使样品组分得到分离。离子交换剂的交换反应可用下式表示：

$$R-SO_3^- H^+ + Na^+ Cl^- \rightleftharpoons R-SO_3^- Na^+ + HCl$$

$$R\equiv N^+ -OH^- + Na^+ Cl^- \rightleftharpoons R\equiv N^+ \cdot Cl^- + NaOH$$

上述的交换反应是可逆的，但在色谱柱上进行时，由于连续加入新的被交换的溶液，而交换反应后的生成物又不断地从色谱柱下端流出，不同的离子与同一树脂交换能力不同，移动速度也不同。此时的反应主要按正反应方向进行，此过程为交换过程。利用反应的可逆性，选择适宜的带有阳离子或阴离子的溶液为洗脱剂，通过树脂柱，反应按逆方向进行，已交换的离子又可游离而被洗脱下来，此过程为树脂的再生。

1.3.5.2 离子交换色谱基本构成

（1）固定相

固定相是离子交换剂，有离子交换树脂和硅胶化学键合离子交换剂两类。常用的是离子交换树脂。根据交换离子的性能不同，离子交换树脂可分为阳离子交换树脂和阴离子交换树脂两大类。每类树脂又根据官能团不同分为强酸、弱酸、强碱、弱碱等类型。商品树脂的类型是钠型（阳离子型）和氯型（阴离子型），而交换时用的氢型和氢氧型。

阳离子交换树脂 $\begin{cases} \text{强酸型：}-SO_3H \\ \text{弱酸型：}-COOH、-PO_3H_2 \end{cases}$

阴离子交换树脂 $\begin{cases} \text{强碱型：} \begin{cases} -\overset{+}{N}(CH_3)_3 \cdot X^- \\ -\overset{+}{N}(CH_3)_2(C_2H_4OH) \cdot X^- \end{cases} \\ \text{弱碱型：} \begin{cases} -\overset{+}{N}HR_2 \cdot X^- \\ -\overset{+}{N}H_2R \cdot X^- \\ -\overset{+}{N}H_3 \cdot X^- \end{cases} \end{cases}$

① 离子交换树脂的组成　由树脂母体和交换基团组成。以聚苯乙烯树脂为例，它是以苯乙烯为单体、二乙烯苯为交联剂聚合而成的球形网状结构为母体，然后在母体上再连接上许多活性交换基团，这些基团的氢离子可被其他离子置换。如果在聚苯乙烯上引入一些碱性基团，如季铵基、伯氨基、仲氨基和叔氨基等基团，这类树脂为阴离子交换树脂。

② 离子交换树脂的性能

a. 交联度　表示离子交换树脂中交联剂的含量，以质量百分数表示。二乙烯苯常用来作为合成树脂的交联剂，交联度指二乙烯苯在原料总质量所占有的百分数。商品交联度 1%～16%的都有。例如型号732（强酸 1×7）的聚苯乙烯型强酸型阳离子交换树脂，其中 1×7 表示交联度为 7%。交联度与树脂的空隙大小有关：交联度大，网孔小，形成的网状结构紧密；交联度小，网孔大，形成的网状结构疏松。

b. 交换容量　每克干树脂所含交换基团的毫克当量数称为交换容量。树脂的交换容量一般为 1～10mmol/g，实际的交换容量受交联度和溶液 pH 值影响，都低于理论值。交换容量表示与某离子交换能力的大小。

③ 树脂选择的一般规律

a. 阳离子交换剂带有负电荷，用于阳离子的分离；阴离子交换剂带有正电荷，用于阴离子分离。被分离的离子吸附性强（交换能力强），选用弱酸或弱碱型离子交换树脂，如用强酸强碱型树脂，则由于吸附能力过强而使洗脱再生困难；被分离的离子吸附性弱，选用强酸或强碱型离子交换树脂，如用弱碱型则不能很好地交换或交换不完全。

b. 阳离子交换剂最常用的官能团是磺酸盐型，阴离子交换剂最常用的官能团是季铵型。除强离子交换剂外，还有弱离子交换剂，它们的交换官能团具有弱酸性或弱碱性。羧酸（—COOH）交换剂是一种弱阳离子交换剂，只能在pH高到使羧酸解离时才起交换作用。叔胺（—NR$_3$）基交换剂是弱阴离子交换剂，只有在酸性介质中才有交换作用。

c. 被分离物质分子量大，选用低交联度的树脂。分离生物碱、大分子有机酸及肽类，宜采用1%～4%交联度的树脂。分离氨基酸可用8%交联度的树脂。制备无离子水或分离无机成分，可用16%交联度的树脂。

d. 作色谱分离用的离子交换树脂，要求颗粒细，一般用200～400目；作提取离子型成分用的树脂，粒度可较粗，用100目左右；制备无离子水或分离无机成分的树脂可用16～60目。无论作什么用，都应选用交换大容量的。

（2）流动相

离子交换色谱的流动相通常是含盐的缓冲水溶液。为了适应不同的分离需要，有时添加适量的能与水相溶的有机溶剂，如甲醇、乙腈、四氢呋喃等，以改进样品的溶解性能，提高选择性，改善分离效果。

在以水溶液为流动相的离子色谱中，缓冲溶液的浓度直接影响着离子平衡。当缓冲液浓度增加时，流动相中反离子浓度的增加，增强了它与样品离子争夺离子交换官能团的能力，从而减弱样品组分与离子交换树脂的亲和性。流动相中的离子类型对样品分子的保留值产生显著的影响。流动相中不同的离子与离子交换树脂相互作用的能力不同。

在离子交换色谱中，还可以通过改变流动相的pH值来控制样品分子的保留值。pH值能影响样品分子的解离程度，从而影响它们与离子交换剂相互作用的强弱。在阳离子交换色谱中增加pH值，溶质分子的解离减少，降低了它们与离子交换剂上阳离子的竞争能力，从而降低了保留值。

1.3.5.3 离子交换树脂的操作

（1）树脂的预处理

新出厂的树脂，要用水浸泡，使之充分吸水膨胀，还要用酸碱处理除去不溶于水的杂质。一般步骤是先用水浸泡24h，倾出水后洗至澄清，加2～3倍的2mol/L盐酸搅拌2h，除酸后用水洗至中性，加4～5倍量2mol/L氢氧化钠搅拌2h，除碱后洗至中性，再用适当试剂处理，备用。

（2）装柱

离子交换用的柱子有玻璃、有机玻璃、塑料及不锈钢各种制品，要求都要耐酸碱，柱直径和长度比一般为1：（10～20），为了提高分离效果可采用较长的柱，装柱方法与吸附柱色谱的湿法装柱相同，用的溶剂是水。

（3）加样、洗脱与收集

将样品溶于水或酸碱溶液中配成样品溶液，加入柱内，溶液中的离子与树脂中的离子发生交换而被吸附在树脂上，为使交换反应进行完全，要把流速控制在1～2mL/（cm^2·min），待样品溶液流完，用蒸馏水冲洗树脂柱，用蒸馏水冲洗树脂柱，洗去残留液，再进行洗脱。对复杂的多组成分可采用梯度洗脱法，洗出液按体积分段收集，色谱分离检验，合并相同组分，回收溶剂即可得到单一成分。

（4）树脂的再生

树脂的再生是指离子交换树脂在使用后失去交换能力，通过处理恢复交换能力的过程。再生的方法基本与预处理相同

1.3.5.4 离子交换色谱的应用

离子交换色谱是20世纪70年代发展起来的分析技术。主要用于能产生离子型的成分如生物碱、有机酸、酚类、氨基酸、肽类等成分的分离,并广泛应用于医药、环保(如水质的测定)、食品等多种行业。

例如用阳离子交换树脂分离去除生物碱酸水液中非生物碱部分,主要流程如下:

生物碱酸水液→通过阳离子交换树脂→碱化交换后的树脂→有机溶剂洗脱→总生物碱。

1.3.6 高效液相色谱

1.3.6.1 高效液相色谱原理

高效液相色谱法(high performance liquid chromatography,HPLC)又称高压液相色谱、高速液相色谱、高分离度液相色谱、近代柱色谱等。高效液相色谱是色谱法的一个重要分支,以液体为流动相,采用高压输液系统,将具有不同极性的单一溶剂或不同比例的混合溶剂、缓冲液等流动相泵入装有固定相的色谱柱,在柱内各成分被分离后,进入检测器进行检测,从而实现对试样的分析。

1.3.6.2 高效液相色谱的类型

按分离原理不同分为分配色谱、吸附色谱、离子交换色谱和凝胶色谱。按固定相和流动相极性选择不同分为正相色谱和反相色谱(同分配色谱中的分类)。高效液相色谱中最常见的是化学键合相色谱(BPC),是以化学键合相作为固定相的色谱。按固定相极性不同分为正相化学键合相色谱和反相化学键合相色谱,分别简称为正相键合相色谱和反相键合相色谱。按固定相和流动相的聚集状态不同分为液-固色谱(LSC)和液-液色谱(LLC)。

1.3.6.3 高效液相色谱的主要组成

高效液相色谱的基本装置包括贮液槽、高压泵、进样器、色谱柱及高灵敏度的检测器、数据处理器等(图1.14)。

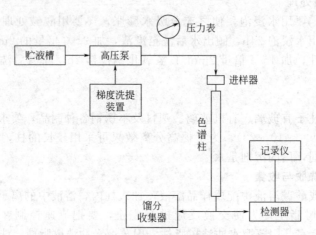

图1.14 高效液相色谱仪示意图

1.3.6.4 高效液相色谱的特点

(1)高压

液相色谱法以液体为流动相(称为载液),液体流经色谱柱,受到阻力较大,为了迅速地通过色谱柱,必须对载液施加高压。一般可达 $150\times10^5 \sim 350\times10^5$ Pa。

(2) 高速

流动相在柱内的流速较经典色谱快得多,一般可达 $0.1 \sim 10 \text{mL/min}$。高效液相色谱法所需的分析时间比经典液相色谱法少得多,一般少于 1h。

(3) 高效

近来研究出许多新型固定相,使分离效率大大提高。

(4) 高灵敏度

高效液相色谱已广泛采用高灵敏度的检测器,进一步提高了分析的灵敏度。用样量小,一般几微升。

(5) 适应范围宽

气相色谱法与高效液相色谱法的比较:气相色谱法虽具有分离能力好、灵敏度高、分析速度快、操作方便等优点,但是受技术条件的限制,沸点太高的物质或热稳定性差的物质都难以应用气相色谱法进行分析。而高效液相色谱法,只要求试样能制成溶液,而不需要汽化,因此不受试样挥发性的限制。对于高沸点、热稳定性差、分子量大(大于 400)的有机物(这些物质几乎占有机物总数的 75%~80%)原则上都可应用高效液相色谱法来进行分离、分析。据统计,在已知化合物中,能用气相色谱分析的约占 20%,而能用液相色谱分析的约占 70%~80%。

1.3.6.5 高效液相色谱的应用

高效液相色谱是目前中药化学分离检测的常规方法。除了作为分析检测手段外,制备型高效液相也得到了广泛应用。例如,用传统方法提取紫杉醇粗结晶后,采用制备型 HPLC 纯化重结晶,可得到更纯的紫杉醇结晶。

1.3.7 气相色谱

(1) 气相色谱原理

气象色谱法是指用气体作为流动相的色谱法。当一种不与被分析物质发生化学反应的被称为载气的永久性气体(例如 H_2、N_2、He、Ar、CO_2 等)携带样品中各组分通过装有固定相的色谱柱时,由于试样分子与固定相分子间发生吸附、溶解、结合或离子交换,使试样分子随载气在两相之间反复多次分配,使那些分配系数只有微小差别的组分发生很大的分离效果,从而使不同组分得到完全分离。原理如图 1.15 所示。

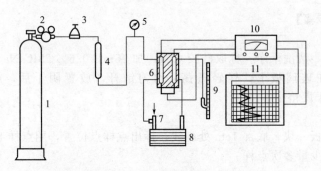

图 1.15 气相色谱原理示意图

1—高压气瓶(载气源);2—减压阀;3—精密调节阀;4—净化干燥管;5—压力表;
6—热导池;7—进样器;8—色谱柱;9—皂膜流速计;10—测量电桥;11—记录仪

(2) 气相色谱流程

载气由高压钢瓶中流出,经减压阀降压到所需压力后,通过净化干燥管使载气净化,再经稳压阀和转子流量计后,以稳定的压力、恒定的速度流经气化室与气化的样品混合,将样品气体带入色谱柱中进行分离。分离后的各组分随着载气先后流入检测器，然后载气放空。检测器将物质的浓度或质量的变化转变为一定的电信号，经放大后在记录仪上记录下来，就得到色谱流出曲线。

根据色谱流出曲线上得到的每个峰的保留时间，可以进行定性分析，根据峰面积或峰高的大小，可以进行定量分析。

（3）气相色谱仪

气相色谱由气路系统、进样系统、分离系统、温控系统、检测记录系统组成。组分能否分开，关键在于色谱柱；分离后组分能否鉴定出来则在于检测器，所以分离系统和检测系统是仪器的核心。

（4）气相色谱法的特点

由于样品在气相中传递速度快，因此样品组分在流动相和固定相之间可以瞬间达到平衡。另外加上可选作固定相的物质很多，因此气相色谱法是一个分析速度快和分离效率高的分离分析方法。近年来采用高灵敏选择性检测器，使得它又具有分析灵敏度高、应用范围广等优点。

（5）气相色谱法的应用

气相色谱用于测定易挥发或可以转化为易挥发的物质，如挥发性成分的定性定量、有机残留的检测，在天然药物的指纹图谱和农药残留分析等方面有很大的用途。

技能实训1.1 薄层色谱练习

【实验目的】

掌握薄层色谱板的制备方法和薄层色谱操作技术。

【实验原理】

硅胶薄层属于吸附薄层色谱，利用硅胶对不同化合物吸附能力的差异，进行分离。

【实验仪器和试剂】

1. 仪器：载玻片，烧杯，点样毛细管，色谱缸，圆形标本缸，吹风机，玻璃板10cm×20cm，研钵。

2. 试剂：硅胶 G，羧甲基纤维素钠，甲基橙0.1%乙醇溶液，正丁醇，95%乙醇，蒸馏水。

【实验方法与步骤】

1. 薄层板制备

取玻璃板1块，清洗干净。称取硅胶 G5g，加15mL 0.6%CMC-Na 溶液，倒入研钵中搅拌均匀，倾倒在玻璃板上，轻轻振荡，均匀铺开，放置阴干后，放入烘箱110℃烘30min，取出后置干燥箱中备用。

2. 点样

取铺好的薄层板一块，底部1cm处画线，标出点样点位置，用点样毛细管取1管0.1%甲基橙乙醇溶液，少量多次点样。

3. 展开剂配置

正丁醇：乙醇：水＝10：1：1体积比配置12mL。

4. 展开

将展开剂倒入色谱缸当中，盖上盖子饱和15min，将点好样的薄层板放入展开，溶剂展开至薄层板顶端后取出，用铅笔描出溶剂前沿，用吹风机吹干。

5. 计算 R_f 值。

【实验结果与分析】
1. R_f 记录。
2. 硅胶薄层色谱中化合物极性与 R_f 值之间的关系。

技能实训 1.2　纸色谱练习

【实验目的】
1. 了解用纸色谱法定性分析及提纯化合物的原理；
2. 熟悉并掌握纸色谱的基本操作。

【实验原理】
纸色谱属于分配色谱，利用不同化合物在流动相与滤纸吸附的固定相之前的分配比的差异进行分离。

【实验仪器和试剂】
1. 仪器：条形滤纸片，圆形滤纸，培养皿，色谱缸，吹风机，喷瓶，剪刀。
2. 试剂：1％乳糖，1％葡萄糖，正丁醇1瓶，95％乙醇，蒸馏水，苯胺-邻苯二甲酸-正丁醇（水饱和）（0.93g：1.66g：100mL）。

【实验方法与步骤】
1. 取滤纸，剪裁成 5cm×10cm 大小滤纸条，圆形滤纸按照前文纸色谱操作方法剪裁。
2. 滤纸条用铅笔在距下端点约 1cm 处画起始线，点样距约 1.8cm，试剂分别为 1％葡萄糖、1％乳糖的水溶液、两种等体积混合物。圆形滤纸在靠近圆心处点样，方法同上。
3. 展开剂为正丁醇：乙醇：水（4：1：2.2）（BEW），待展开剂上升约 7cm 时，取出作终点线后在红外灯下烘干。
4. 干燥后喷上显色剂显色。
5. 测出显色点与起始线的距离和展开剂上升距离，并计算比移值 R_f。

【实验结果与分析】
1. R_f 记录。
2. 实验纸色谱为正相还是反相？为什么？
3. 糖显色剂显色的原理是什么？

技能实训 1.3　柱色谱练习

【实验目的】
1. 了解用柱色谱法分离提纯化合物的原理；
2. 熟悉并掌柱色谱的基本操作。

【实验原理】
柱色谱根据填充成分的不同，可分为吸附、分配、大孔树脂、凝胶、离子交换等种类。

【实验仪器和试剂】
1. 仪器：15～20cm 色谱柱，分液漏斗，漏斗，洗耳球。
2. 试剂：硅胶 G（柱色谱分离用），含 0.5％甲基橙 0.5％亚甲基蓝混合液，95％乙醇。

【实验方法与步骤】
1. 装柱

色谱柱中，装入小量脱脂棉，轻轻压平。将干燥硅胶 G 经漏斗成一细流流入柱中，不要中断，用洗耳球或橡皮锤轻轻敲打柱子下端，使硅胶 G 填充均匀，紧密适度。然后经分液漏斗沿柱壁注入 95% 乙醇，使硅胶 G 全部润湿，同时打开下端活塞，控制流速为 1 滴/s，并用一烧杯收集乙醇。

2. 装样

用滴管将含 0.5% 甲基橙 0.5% 甲基蓝的混合液沿柱壁注入，装入柱顶部，待混合液刚好全部进入固定相中，打开滴液漏斗，流入流动相（95% 乙醇）。流动相进入速度应适当，即在固定相中顶部有 2cm 左右流动相即可。

3. 洗脱

95% 乙醇不断加入，甲基橙易溶于乙醇中而不易吸附在固定相中，随流动相往下洗脱较快，而甲基蓝易被吸附，洗脱速度慢。十几分钟后可见柱子中橙红色甲基橙处于柱子下端，而蓝色的甲基蓝在柱子上端。甲基橙、甲基蓝达到良好分离。

4. 收集

根据洗脱液颜色，分别收集乙醇（无色，回收）、甲基橙（橙色）、甲基蓝。

【实验结果与分析】

1. 记录甲基橙（橙色）、甲基蓝流出时间。
2. 甲基橙（橙色）、甲基蓝流出先后与极性的关系。

项目小结

通过本项目的学习，能够掌握基本的天然产物提取分离方法、天然化学成分分离方法和色谱分离技术。能够应用上述方法和技术来解决生产的实际问题。了解上述方法和技术的应用，为今后在制药企业的提取、分离、质检岗位等奠定理论基础。

复习思考题

一、名词解释

吸附色谱法；分配色谱法；重结晶。

二、问答题

1. 将下列溶剂按亲水性的强弱顺序排列：
乙醇、环己烷、丙酮、三氯甲烷、乙醚、乙酸乙酯
2. 沉淀法有哪些种类？各自的原理是什么？
3. 萃取法乳化现象如何消除？
4. 分离天然产物常用的吸附剂有哪些？各有何特点？
5. 比较硅胶与氧化铝在化学成分鉴别方面的特点。
6. 简述聚酰胺色谱的分离原理及在化学成分分离方面的特点。
7. 简述葡聚糖凝胶色谱的分离原理及适用范围。
8. 离子交换树脂包括哪些类型？在化学成分分离方面有何特点？
9. 大孔吸附树脂在化学成分的分离、纯化方面有何特点？
10. 高效液相色谱和气相色谱各自有哪些特点？

项目2 糖类和苷类

Chapter 02

知识目标

- 掌握糖类和苷类的定义、结构、分类和性质;
- 熟悉苷类化合物中糖的检识方法,苷键的酸催化水解法和酶水解法,苷类化合物提取的一般方法和注意事项;
- 了解糖的立体化学。

技能目标

- 学会应用苷的结构特点识别苷的结构类型;
- 能够应用糖类和苷类的性质,进行化学鉴别和色谱鉴别,并对苷类进行提取。

知识点

- 糖和苷的类型;糖和苷的理化性质;苷键的催化水解。

案例导入

灵芝多糖与癌症

灵芝在中国古代被认为是最珍贵的药物,关于灵芝的记载可追溯到公元前300年的古书如《礼记》和《吕氏春秋》。关于灵芝功效更详细的描述出现在公元前100年的《神农本草经》和明代的药典《本草纲目》。灵芝在当今仍被普遍尊为具有预防和治疗各种慢性疾病的颇具价值的健康补充剂和中药。从灵芝子实体中提取的灵芝多糖对肺癌和结肠癌具有相当强的抑制作用,并能增强正常小白鼠腹腔巨噬细胞的吞噬作用和荷瘤小鼠NK细胞活性,增强免疫力。除了灵芝多糖外,猪苓多糖、茯苓多糖等多种多糖均具有显著的抗肿瘤活性以及其他药理活性,成为人们关注的热门。

任务2.1 糖类

糖类(saccharides)是多羟基醛或多羟基酮及其聚合物或衍生物的总称。早期发现的糖中都含有碳、氢、氧三种元素,大多数糖分子中氢和氧的比例是2∶1,因此,又称为碳水化合物(carbohydrates)。

在自然界中,糖的分布极广,无论是在植物界还是动物界。糖可分布于植物的各个部位，植物的根、茎、叶、花、果实、种子等大多含有葡萄糖、果糖（fructose）、淀粉和纤维素（cellulose）等糖类物质。糖类与核酸、蛋白质、脂质一起合称为生命活动所必需的四大类化合物，糖还可和其他非糖物质结合，形成苷类（glycosides）等存在于生物体中。

现代研究表明，糖类在抗肿瘤、抗肝炎、抗心血管疾病、抗衰老等方面具有独特的生物活性，是天然药物的基本成分之一。

2.1.1 结构与分类

糖类物质可根据其能否水解和分子量的大小分为单糖（monosaccharides）、低聚糖（oligosaccharides）和多聚糖（polysaccharides）。

2.1.1.1 单糖

单糖是不能水解的最简单的糖类，是组成糖类物质及其衍生物的基本单位；从三碳糖到八碳糖都存在，但以五碳（戊）糖和六碳（己）糖最多。自然界中糖都以六元或五元氧环形式存在，五元氧环的糖称为呋喃型糖，六元氧环的糖则称为吡喃型糖。

单糖的结构常用的表示方式有 Fischer 投影式、Harworth 投影式和优势构象式三种。如葡萄糖的 Fischer 式、Harworth 式和构象式之间存在如下转变：

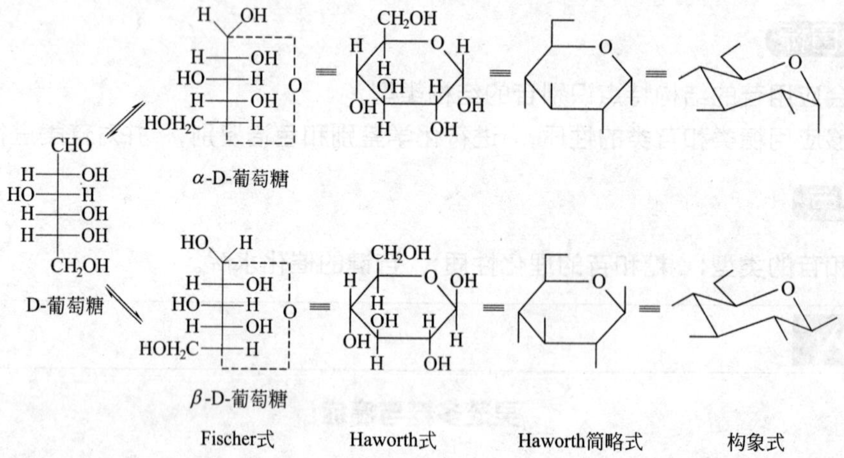

Fischer式　　Haworth式　　Haworth简略式　　构象式

单糖的绝对构型：在 Fischer 式中以编号最大的不对称碳原子的构型与 α-OH 甘油醛作比较，向右的为 D 型，向左的为 L 型。在哈沃斯（Haworth）式中，只要看六碳吡喃糖 C^5（五碳呋喃糖 C^4）上取代基的取向，向上的为 D 型，向下的为 L 型。

单糖的相对构型：单糖成环后形成的一个新的手性碳原子，形成的一对异构体称为端基碳差向异构体，用 α 和 β 来表示 C^1 羟基与六碳糖 C^5（五碳糖 C^4）上取代基的相对关系。相对构型的判断方法，在 Haworth 式中看 C^1 羟基与六碳糖 C^5（五碳糖 C^4）上取代基的相对关系，在环同侧的为 β 构型，异侧的为 α 构型。

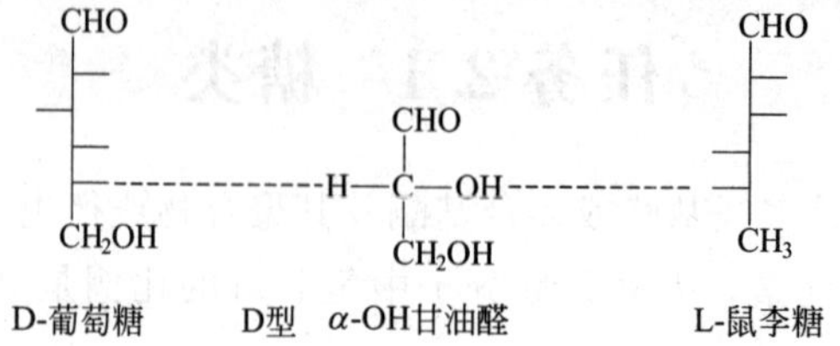

D-葡萄糖　　D型 α-OH甘油醛　　L-鼠李糖

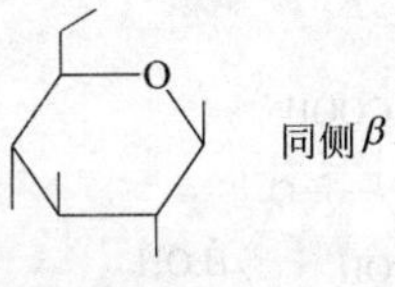

β-D-葡萄糖 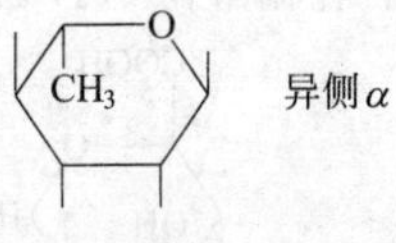 　　　　　　　　　α-L-鼠李糖

（1）常见的单糖

① 五碳醛糖　D-木糖（D-xylose）、D-核糖（D-ribose）、L-阿拉伯糖（L-arabinose）。

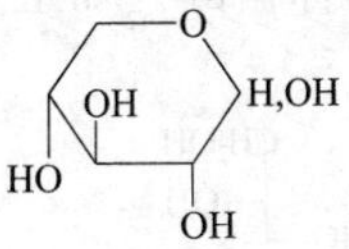

D-木糖 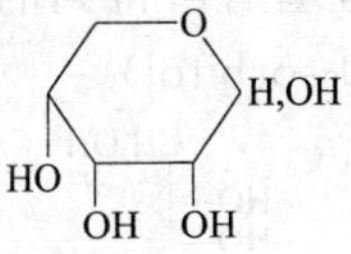　　　　　D-核糖 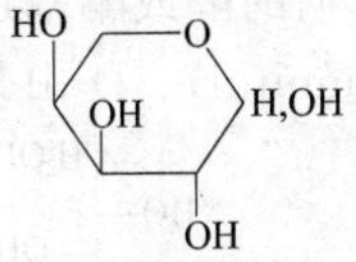　　　　　L-阿拉伯糖

② 甲基五碳糖　L-鼠李糖（L-rhamnose）、D-夫糖（L-fucose）、D-鸡纳糖（D-quinovose）。

L-鼠李糖　　　　D-夫糖　　　　　D-鸡纳糖

③ 六碳醛糖　D-葡萄糖（D-glucose）、D-甘露糖（D-mannose）、D-半乳糖（D-galactose）。

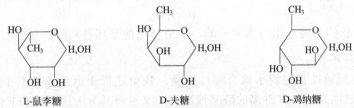

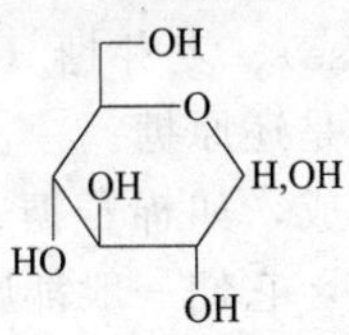

D-葡萄糖 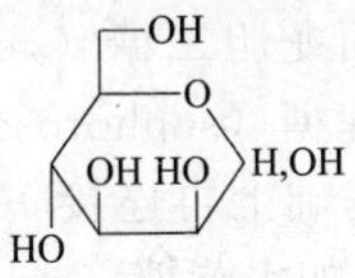　　　　D-甘露糖 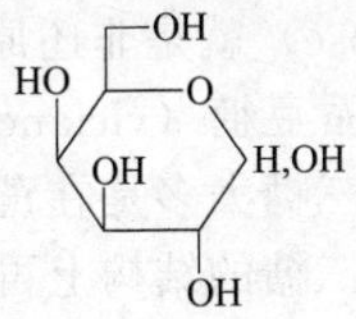　　　　D-半乳糖

④ 六碳酮糖　D-果糖（fructose）、L-山梨糖（L-sorbose）。

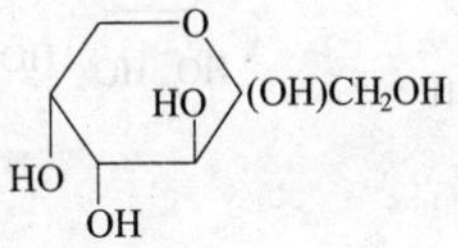

D-果糖 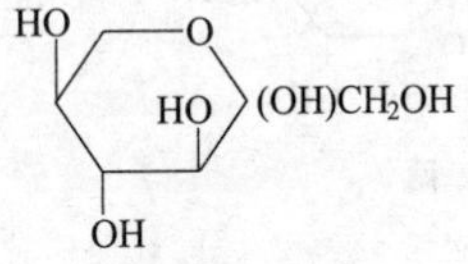　　　　　　L-山梨糖

（2）特殊的单糖

① 去氧糖　单糖分子中的一个或两个羟基被氢原子取代的糖。如 D-洋地黄毒糖（D-digitoxose），去氧糖主要存在于强心苷等成分中。

② 氨基糖　单糖上的一个或几个醇羟基被氨基置换后成为氨基糖。主要存在于动物和微生物中，如存在于龙虾甲壳中的 2-氨基-2-去氧-D-葡萄糖。

③ 支碳链糖　自然界中发现的一些有分支碳链的糖，如 D-芹糖（D-apiose，api）。

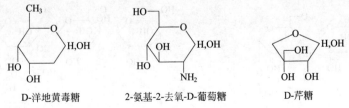

D-洋地黄毒糖　　2-氨基-2-去氧-D-葡萄糖　　D-芹糖

（3）单糖衍生物

① 糖醛酸　单糖中的伯羟基被氧化成羧基后形成的化合物。如 D-葡萄糖醛酸（D-glucuronic acid)、D-半乳糖醛酸（D-galacturonic acid）。

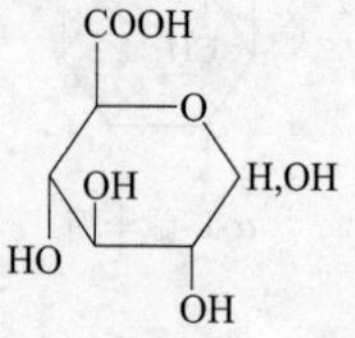

D-葡萄糖醛酸 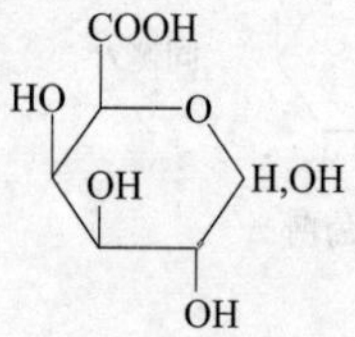　　　　　D-半乳糖醛酸

② 糖醇　单糖的醛或酮基还原成羟基后所得到的多元醇称糖醇。如卫矛醇（dulcitol）、D-甘露醇（D-mannitol）、D-山梨醇（D-sorbitol）。

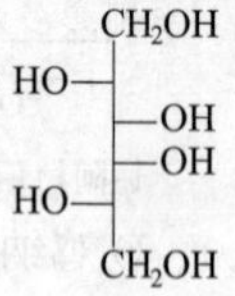

卫矛醇 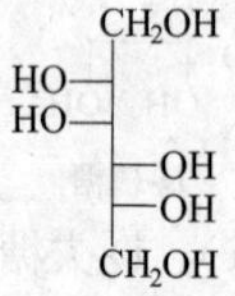　　　D-甘露醇 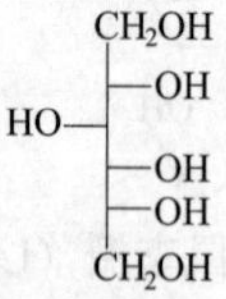　　　D-山梨醇

③ 环醇　环状的多羟基化合物叫环醇。如最常见的是环己六醇（肌醇）。

2.1.1.2 低聚糖

由 2～9 个单糖通过苷键脱水聚合而成的糖。按组成低聚糖的单糖基个数可分为二糖、三糖、四糖等，根据是否含有游离的醛基或酮基，又可将其分为还原糖和非还原糖。如果两个单糖均以端基碳上的羟基脱水缩合，形成的低聚糖就没有还原性，称为非还原糖。如二糖中的蔗糖（sucrose）就是非还原糖，而龙胆二糖（gentiobiose）、麦芽糖（maltose）、芸香糖（rutinose）、蚕豆糖（vicianose）、槐糖（sophorose）等都是还原糖。

天然存在的三糖大多是在蔗糖的基础上再连接一个糖而成，如棉子糖（raffinose）。四糖五糖又多是在三糖的结构上再延长，如水苏糖（stachyose），它们一般都属于非还原糖。

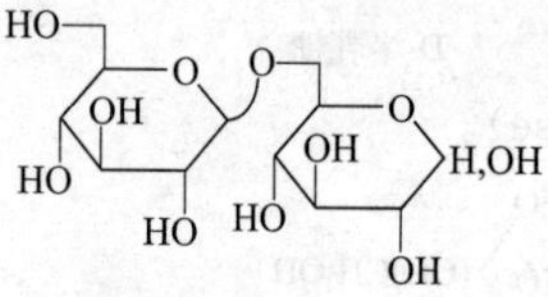

龙胆二糖 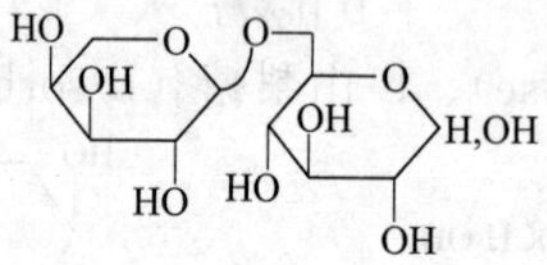　　　　　蚕豆糖 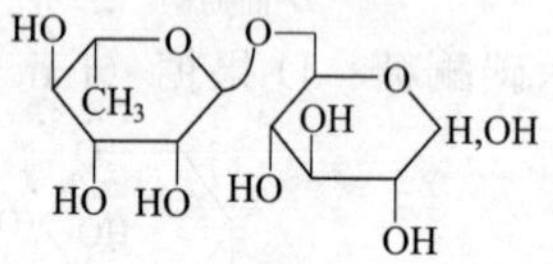　　　　　芸香糖

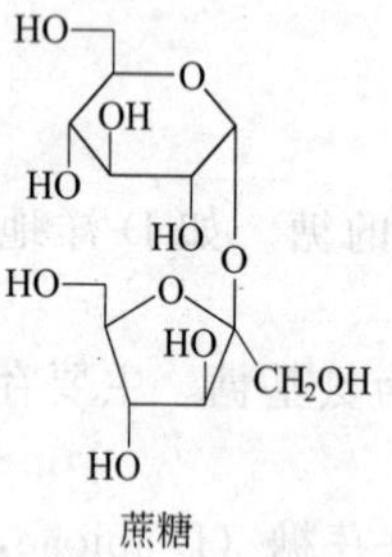

蔗糖 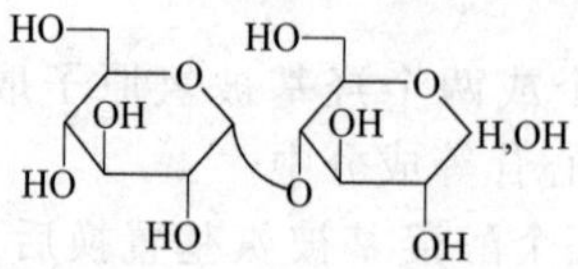　　　　　麦芽糖 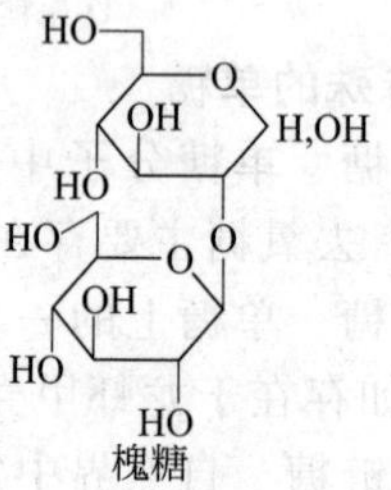　　　　　槐糖

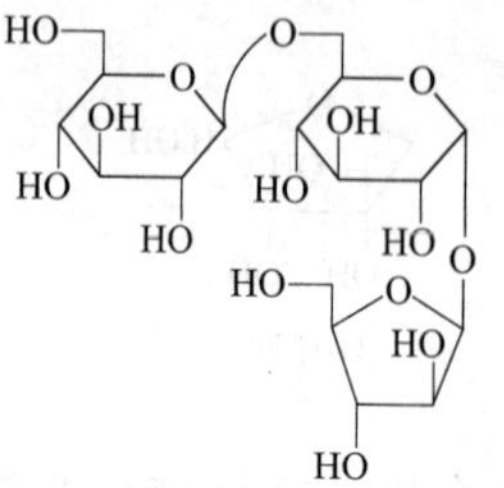

棉子糖 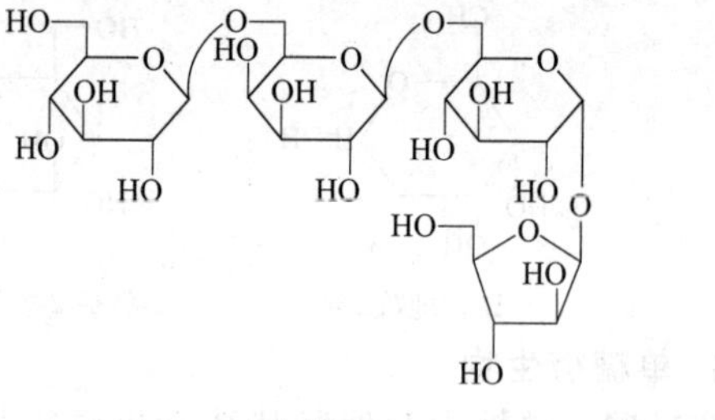　　　　　　　水苏糖

2.1.1.3 多聚糖

多聚糖又称多糖，是由 10 个以上的单糖分子通过苷键聚合而成，分子量较大，一般由几百甚至几万个单糖分子组成。由一种单糖组成的多糖为均多糖（homosaccharide），由两种以上不同的单糖组成的为杂多糖（heterosaccharide）。

多糖按其在生物体内的功能又可分为两类，一类为不溶于水的动植物体内的支持组织，如植物中的半纤维素和纤维素，动物甲壳中的甲壳素等，分子呈直链型。另一类为水溶物，如动植物体内贮藏的营养物质淀粉、菊糖、黏液质、果胶、树胶等，分子多呈支链型。许多多糖具有较强的生物活性，是该药的有效成分，如人参多糖、黄芪多糖、刺五加多糖、猪苓多糖、灵芝多糖等。

（1）**植物多糖**

① 纤维素（cellulose） 是一类聚合度为 3000～5000 的以 $\beta 1 \rightarrow 4$ 苷键结合的直链葡聚糖，是植物细胞壁的主要组成成分，不易被稀酸或碱水解。纤维素不能被人类和食肉动物消化利用，因为人类和食肉动物体内无水解纤维素的酶。

② 淀粉（starch） 广泛存在于植物体的根、茎及种子中。淀粉是葡萄糖的高聚物，约由 73% 以上的胶淀粉（支链淀粉）和 27% 以下的糖淀粉（直链淀粉）组成。糖淀粉是 $\alpha 1 \rightarrow 4$ 连接的 D-葡聚糖，聚合度为 300～350；胶淀粉聚合度 3000 左右，也是 $\alpha 1 \rightarrow 4$ 葡聚糖，但有 $\alpha 1 \rightarrow 6$ 的分支链。淀粉可溶于热水，胶淀粉还可溶于冷水，遇碘呈色，所呈色调与聚合度有关，糖淀粉遇碘呈蓝色，胶淀粉遇碘呈紫红色。淀粉通常无明显的生理活性在制剂中常用作赋形剂，在工业上常用作生产葡萄糖的原料。

③ 黏液质（mucilage） 是植物种子、果实、根、茎和海藻中存在的一类黏多糖。黏液质可溶于热水，冷后呈胶冻状。在植物中有保持水分的作用。

④ 菊糖（inulin） 又称菊淀粉。在菊科植物中分布较多，由 35 个 D-果糖以 $\beta 2 \rightarrow 4$ 苷键连接在 D-葡萄糖上构成，难溶于冷水，不溶于乙醇及其他有机溶剂，可作为植物显微鉴别的依据。

⑤ 树胶（gum） 是植物在受伤害或毒菌类侵袭后分泌的物质，干后呈半透明块状物，如中药没药内含 64% 树胶。树胶易溶于水，不溶于乙醇和其他有机溶剂，在水中能膨胀成极黏稠的胶体溶液。在医药工业中常用作乳化剂、赋形剂及混悬剂。

（2）**菌类多糖**

① 猪苓多糖（polyporus polysaccharide） 能显著提高荷瘤小鼠巨噬细胞的吞噬能力，促进抗体形成，是良好的免疫调节剂，具有抗肿瘤转移和调节机体细胞免疫功能的作用。此外，对慢性肝炎也有良好的疗效。

② 茯苓多糖（poria cocos mushroom polysaccharide） 本身无抗肿瘤活性，若切断其所含的 $\beta 1 \rightarrow 6$ 吡喃葡聚糖支链，成为单纯的 $\beta 1 \rightarrow 3$ 葡聚糖（称为茯苓次聚糖 pachymaran），则具有显著的抗肿瘤作用。

③ 灵芝多糖（ganoderma lucidum polysaccharide） 能提高机体免疫力，提高机体耐缺氧能力，消除自由基，抑制肿瘤，抗辐射，提高肝脏、骨髓、血液合成 DNA、RNA、蛋白质能力，延长寿命，还具有刺激宿主非特异性抗性、免疫特异反应以及抑制移植肿瘤生理活性的特性。

（3）**动物多糖**

① 肝素（heparin） 是一种含有硫酸酯的黏多糖，含硫量在 9%～12.9%，分子量 5000～15000，分子呈螺旋形纤维状。广泛分布于哺乳动物的内脏、肌肉和血液里，有很强的抗凝血作用，可用于预防血栓形成，并已形成了一种肝素疗法。

② 透明质酸（hyaluronic acid） 广泛存在于动物的各种组织中，在哺乳动物体内，以

玻璃体、脐带和关节滑液中含量最高，鸡冠的含量与滑液相似。透明质酸可用于视网膜脱离手术，并作为天然保湿因子，广泛用于化妆品中。

③ 硫酸软骨素（chondroitin sulfate） 是从动物的软骨组织中得到的酸性黏多糖，其中的硫酸软骨素A能增强脂肪酶的活性，使乳糜微粒中的甘油三酯分解成脂肪酸，使血液中乳糜微粒减少而澄清，还具有抗凝和抗血栓形成的作用。

④ 甲壳素（chitin） 是组成甲壳类昆虫外壳的多糖，其结构和安定性与纤维素类似。由 N-乙酰葡萄糖胺以 $\beta1\rightarrow4$ 反向连接成直线状结构。不溶于水，对稀酸和碱稳定。甲壳素经浓碱处理，可得脱乙酰甲壳素（chitosan）。甲壳素及脱乙酰甲壳素应用非常广泛，可制成透析膜、超滤膜，用作药物的载体具有缓释，持效的优点，还可用于人造皮肤、人造血管、手术缝合线等。

2.1.2 理化性质

2.1.2.1 性状

小分子单糖为无色结晶性固体，有甜味，分子结构中有若干个手性碳原子，具有旋光性。多糖随分子量的增大已失去一般单糖的性质，难结晶，多为无定形物质，甜味也随之消失。

2.1.2.2 溶解性

单糖为小分子极性化合物，易溶于水，可溶于含水乙醇，难溶于低极性有机溶剂。低聚糖与单糖类似。多聚糖随着聚合度增高，水溶性下降，一般难溶于冷水以及乙醇（70%乙醇即可形成沉淀）、丙酮等有机溶剂，可溶于热水成胶体溶液。

2.1.2.3 化学性质

糖的化学性质在普通有机化学中已有所涉及，以下介绍的主要是一些与糖的分离和结构测定密切相关的化学反应。

（1）氧化反应

单糖分子中有醛（酮）、醇羟基和邻二醇等结构，可以与一定的氧化剂发生氧化反应，一般都无选择性。如 Ag^+、Cu^{2+}、溴水可使醛氧化为羧基，硝酸可使醛酮及伯醇氧化为糖二酸。

以过碘酸为氧化剂，不仅能氧化邻二醇，而且能氧化 α-氨基醇、α-羟基醛（酮）、邻二酮和某些活性次甲基。通过测定反应中过碘酸的消耗量以及最终的降解产物，在推测糖的结构和连接位置上具有重要的意义。基本反应如下：

$$\begin{array}{c}
-\overset{|}{\underset{|}{C}}-\overset{|}{\underset{|}{C}}-\\ \overset{}{OH}\ \overset{}{OH}
\end{array} \xrightarrow{HIO_4} -CHO + -CHO$$

$$\begin{array}{c}
-\overset{|}{\underset{|}{C}}-\overset{|}{\underset{|}{C}}-\\ \overset{}{OH}\ \overset{}{O}
\end{array} \xrightarrow{HIO_4} -CHO + -COOH$$

$$\begin{array}{c}
-\overset{|}{\underset{|}{C}}-\overset{|}{\underset{|}{C}}-\overset{|}{\underset{|}{C}}-\\ \overset{}{OH}\ \overset{}{OH}\ \overset{}{OH}
\end{array} \xrightarrow{2HIO_4} -CHO + HCOOH + -CHO$$

$$\begin{array}{c}
-\overset{|}{\underset{|}{C}}-\overset{|}{\underset{|}{C}}-\\ \overset{}{NH_2}\ \overset{}{OH}
\end{array} \xrightarrow{HIO_4} -CHO + -CHO + NH_3$$

（2）糠醛形成反应

单糖在浓酸作用下失去三分子水，生成具有呋喃环结构的醛类化合物。由五碳糖生成的是糠醛，由甲基五碳糖生成的是5-甲基糠醛，由六碳糖生成的是5-羟甲基糠醛。这些糠醛衍生物和许多芳胺、酚类可缩合成有色物质，可借此反应来检识糖类和苷类化合物的存在。许多糖的显色剂就是根据这一原理配制而成的，如 Molish 反应试剂就是 α-萘酚和浓硫酸。

$$\text{单糖} \xrightarrow[\text{浓硫酸}]{-3H_2O} R\text{-}\underset{\text{O}}{\text{furan}}\text{-CHO} + 2\ \text{(naphthol)} \xrightarrow{[O]} \text{紫色}$$

（3）羟基反应

在糖及苷类化合物的分离和结构鉴定中，为了降低其亲水性、判断糖与糖以及糖与苷元连接位置的需要，往往要对糖上的羟基进行醚化、酰化等制备成衍生物。从糖的结构看，活性最高的是半缩醛羟基，但该羟基在苷类化合物中多已被苷化；其次是伯醇基；仲醇基更次。仲醇基中又以 C_2-OH 较活泼，糖的羟基反应包括醚化、酯化、缩醛缩酮化以及与硼酸的络合反应等。其中以乙酰化衍生物较为常见，常用的试剂有 Ac_2O-吡啶、Ac_2O-NaAc、Ac_2O-ZnCl 等。

2.1.3 检识

2.1.3.1 化学方法

（1）Molish 反应

取样品的提取液 1mL，加 5‰α-萘酚乙醇液 1~3 滴，摇匀后沿试管壁缓缓加入浓硫酸，若在两液面间有紫色环产生，说明样品组成中含有糖类或苷类。但 Molish 反应阳性仅能说明样品中含有游离或结合的糖，却不能判定是苷类还是游离糖或其他形式的糖。

（2）费林反应和多伦反应

样品与费林试剂或多伦试剂反应呈阳性，说明存在还原糖，而非还原糖和苷类则呈阴性反应。将反应液滤液酸水解后再进行费林反应或多伦反应，如果为阳性反应，说明存在多糖或苷类。

2.1.3.2 色谱法

糖类和苷类的色谱检识主要有薄层色谱和纸色谱，薄层色谱常用的吸附剂是硅胶、反相硅胶，也可用纤维素进行薄层色谱。

（1）薄层色谱

硅胶薄层色谱常用极性较大的含水溶剂系统为展开剂，如正丁醇-乙酸-水（4:5:1，上层）、氯仿-甲醇-水（65:35:10，下层）、乙酸乙酯-正丁醇-水（4:5:1，上层）等三元溶剂系统。由于糖的吸附性强，点样量不宜过多（一般小于 5μg），否则斑点拖尾会比较明显，R_f 值下降。若用硼酸溶液或一些无机盐的水溶液，如 0.3mol/L 的磷酸氢二钠或磷酸二氢钠的水溶液，代替水调制吸附剂进行铺板，就能显著提高点样量，并可改善分离效果。

（2）纸色谱

糖的极性较大，其纸色谱一般用水饱和的有机溶剂为展开剂，如正丁醇-乙酸-水（4:5:1，上层）、水饱和的苯酚等。其 R_f 值与溶剂的含水量有关，在含水量少的溶剂系统展

开时 R_f 值很小。因此在配制展开剂时特别是多元组分的展开剂时应特别注意，其混合比例力求准确，并须用标准品同时点样作为对照。单糖中，一般碳原子数目少的糖 R_f 值比碳原子多的大。碳原子数目相同，则酮糖比醛糖的大，去氧糖则更大。分子组成相同的糖，构象式中竖键羟基多的比横键羟基多的 R_f 值大。

（3）显色

糖的薄层色谱或纸色谱所用的显色剂其显色原理主要是利用糖的还原性或由于形成糖醛后引起的呈色反应。喷显色剂后一般要在 100℃ 左右加热数分钟至斑点显现。

常用的 PC 显色剂有苯胺-邻苯二甲酸试剂、三苯四氮盐试剂（TTC 试剂）、间苯二酚-盐酸试剂、双甲酮-磷酸试剂等，这些显色剂对不同的糖往往显不同的颜色。TLC 的显色剂除纸色谱应用的以外，常用的还有茴香醛-硫酸试剂、苯胺-二苯胺磷酸试剂、酚-硫酸试剂等。

任务 2.2 苷类

苷类（glycosides）亦称苷或配糖体，由糖或糖的衍生物与另一非糖物质（苷元或配基）通过糖的半缩醛或半缩酮羟基与苷元脱水形成的一类化学成分。连接苷元与糖之间的化学键称为苷键，形成苷键的原子称为苷键原子。由于单糖有 α 及 β 二种端基异构体，因此形成的苷类也有 α-苷和 β-苷之分。在天然的苷类中，由 D-型糖衍生而成的苷多为 β-苷，而由 L-型糖衍生而成的苷多为 α-苷。

2.2.1 分类

苷类涉及范围较广，苷元的结构类型差别很大，几乎各种类型的天然成分都可与糖结合成苷，且其性质和生物活性各异，在植物中的分布情况也不同。因此，从不同的研究角度苷也有多种分类方法。

2.2.1.1 按苷键原子不同分类

（1）氧苷

苷元通过氧原子和糖相连接而成的苷，是一类数量最多、最常见的苷类。根据形成苷键的苷元羟基类型不同，又有如下类别：

① 醇苷　是苷元的醇羟基与糖端基羟基脱水而成的苷。如具有致适应原作用的红景天苷（salidroside）、杀虫抗菌作用的毛茛苷（ranunculin）、解痉止痛作用的掉牙美苷等都属于醇苷。醇苷苷元中不少属于萜类和甾醇类化合物，其中强心苷和皂苷是醇苷中的重要类型。

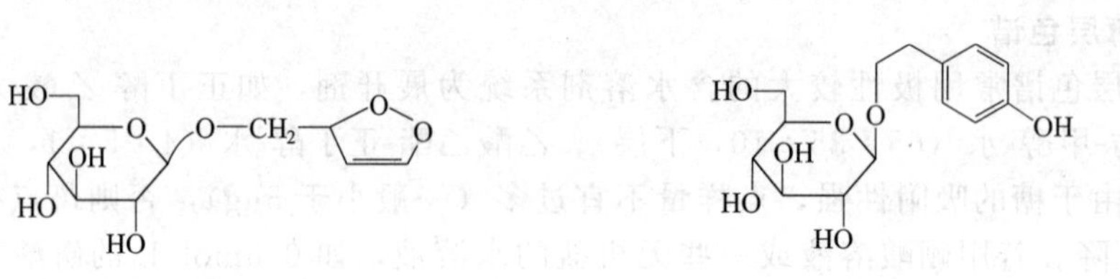

毛茛苷　　　　　　　　　　　　　　红景天苷

② 酚苷　苷元分子中的酚羟基与糖脱水而成的苷。如天麻中具有镇静作用的有效成分天麻苷（gastrodin）、丹皮中的丹皮苷（paeonolide）以及存在于柳树及杨树皮中的水杨苷（salicin）等。

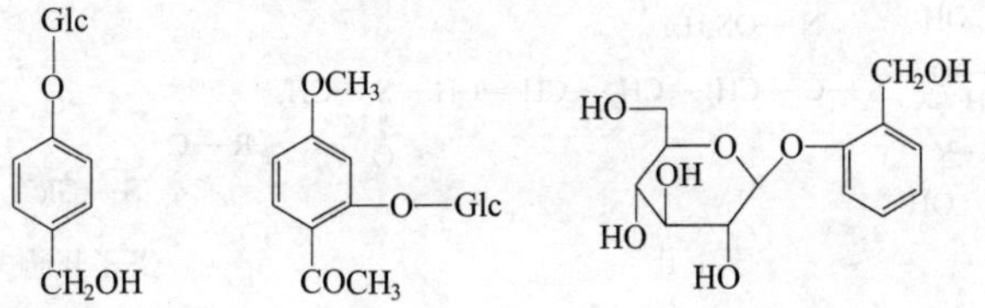

天麻苷　　丹皮苷　　水杨苷

③ **酯苷**　苷元中羧基与糖缩合而成的苷，其苷键既有缩醛性质又有酯的性质，易为稀酸和稀碱所水解。如山慈菇苷（tuliposide）A 和 B，是山慈菇中抗霉菌的活性成分，被水解后，苷元立即环合生成山慈菇内酯（tulipalin）A 和 B。某些二萜和三萜化合物的羧基也常与糖缩合成酯苷，尤其在三萜皂苷中酯苷更较多见。

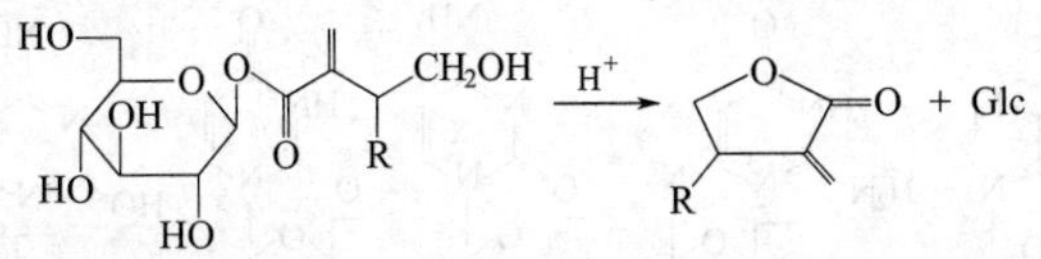

R=H　山慈菇苷 A　　　　　　R=H　山慈菇内酯 A
R=OH　山慈菇苷 B　　　　　R=OH　山慈菇内酯 B

④ **氰苷**　是指一类具有 α-羟基腈的苷。其特点是多数为水溶性，不易结晶、容易水解，尤其是在有稀酸和酶催化时水解更快，生成的苷元 α-羟腈很不稳定，立即分解为醛（酮）和氢氰酸；而在浓酸作用下，苷元中的—CN 基易氧化成—COOH 基，并产生 NH_4^+；在碱性条件下，苷元容易发生异构化而生成 α-羟基羧酸盐。

苦杏仁苷（amygdalin）属于 α-羟腈苷，小剂量口服时，由于释放少量氢氰酸，抑制呼吸中枢，产生镇咳作用，大剂量易引起中毒，甚至死亡。除 α-羟腈苷外还有 γ-羟腈苷，该类化合物水解后不产生氢氰酸，如垂盆草中具有降低血清转氨酶活性成分的垂盆草苷。

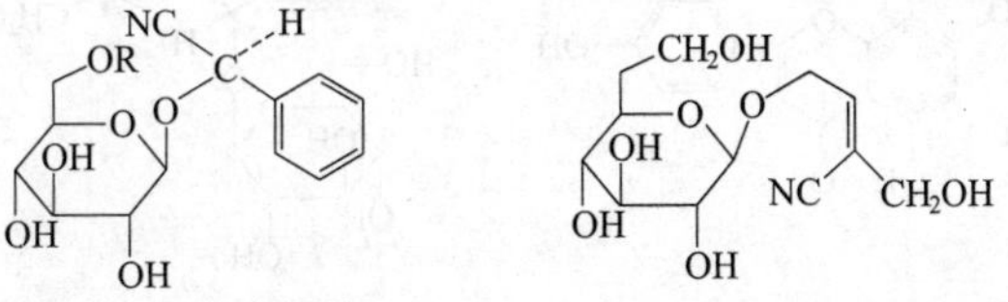

R=H　野樱苷
R=β-D-Glc　苦杏仁苷　　　　　垂盆草苷

⑤ **吲哚苷**　是由苷元吲哚醇的羟基与糖缩合而成的苷。如豆科木蓝属（*Indigofera*-L）植物属和蓼蓝（*Polygonum tinctorium*）中特有的靛苷是一种吲哚苷。其苷元吲哚醇无色，易氧化成暗蓝色的靛蓝。中药青黛就是粗制靛蓝，民间用以外涂治腮腺炎，有抗病毒作用。

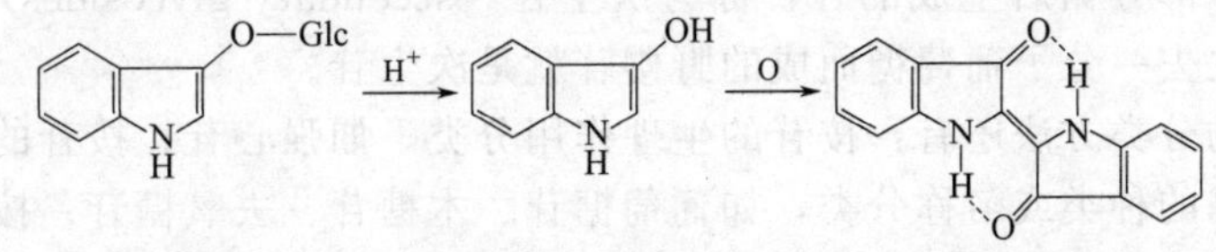

靛苷　　吲哚苷（无色，不稳定）　　靛蓝（暗蓝色）

（2）硫苷

糖端基羟基与苷元上巯基缩合而成的苷称为硫苷。常存在于十字花科植物中，如萝卜中的萝卜苷（glucoraphenin），煮萝卜时的特殊气味与含硫苷元的分解产物有关。黑芥子中的黑芥子苷（sinigrin）和白芥子中的白芥子苷（sinalbin）等也都是硫苷。芥子苷被其伴存的芥子酶水解，生成的芥子油含有异硫氰酸酯类、葡萄糖和硫酸盐，具有止痛和消炎作用。

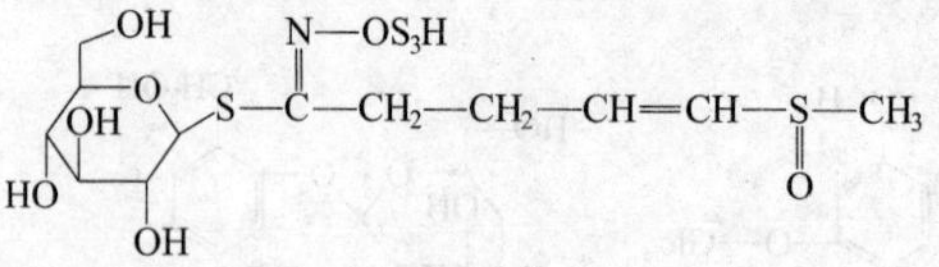

萝卜苷 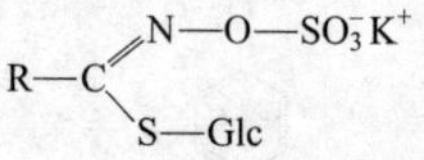　　　　　　　　　芥子苷通式

（3）氮苷

糖上的端基碳与苷元上氮原子相连接而成的苷称为氮苷。如生物化学中经常遇到的腺苷（adenosine）、鸟苷（guanosine）、胞苷（cytidine）、尿苷（uridine）等是核酸的重要组成部分。在中药巴豆中也存在与腺苷结构相似的N-苷，称为巴豆苷。巴豆苷水解后产生巴豆毒素具大毒，能抑制蛋白质的合成。

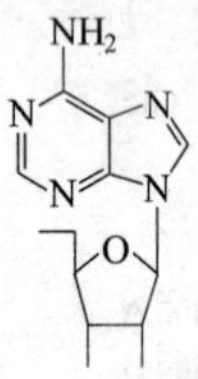

腺苷 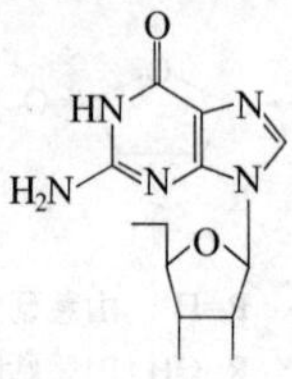　　鸟苷 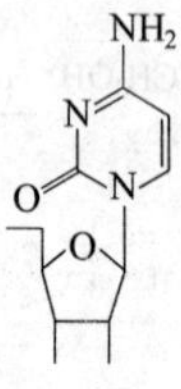　　胞苷 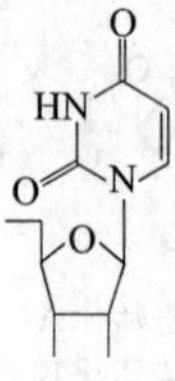　　尿苷 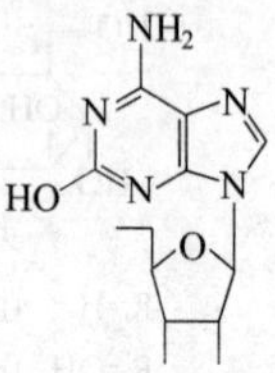　　巴豆苷

（4）碳苷

碳苷是一类直接以糖的端基碳原子与苷元碳原子相连接而成的苷类。碳苷在蒽醌及黄酮类化合物中最为常见，具有水溶性小，难于水解的共同特性。如牡荆素（vitexin）、芦荟苷（aloin）即是C-苷类。

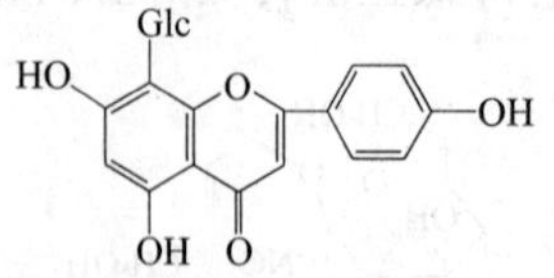

牡荆素 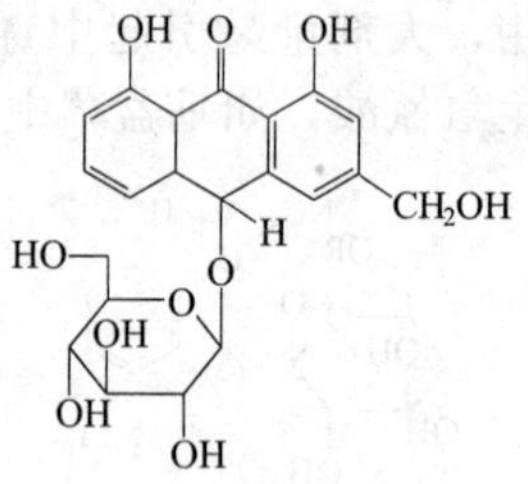　　　　　　　　　芦荟苷

2.2.1.2 其他分类方法

按苷元的化学结构类型，可以将苷类分为香豆素苷、蒽醌苷、黄酮苷、吲哚苷等。按苷类在植物体内的存在状况，可将原存在于植物体内的苷称为原生苷（primary glycosides），原生苷水解失去一部分糖后生成的苷，称为次生苷（secondary glycosides）。如苦杏仁苷是原生苷，水解后失去一分子葡萄糖而成的野樱苷就是次生苷。

此外，常见的分类方法还有：按苷的生理作用分类，如强心苷；按苷的特殊物理性质分类，如皂苷；按糖的种类或名称分类，如葡萄糖苷、木糖苷、去氧糖苷；按苷分子所含单糖的数目分类，可分为单糖苷、双糖苷、三糖苷等；按苷分子中的糖链数目分类，可分为单糖链苷、双糖链苷等；按其植物来源分类，有人参皂苷、柴胡皂苷等。

2.2.2 理化性质及检识

2.2.2.1 性状

苷类多数是固体，其中糖基少的苷类可形成结晶，糖基多的如皂苷多为具有吸湿性的无定形粉末状。多数苷类无色，苷类是否有颜色取决于苷元部分共轭系统的大小和助色团的存在与否。如黄酮苷、蒽醌苷、花色苷呈现一定的颜色。苷类一般是无味的，但也有很苦或很甜的苷，例如穿心莲新苷是苦味的，甜叶菊苷有强烈的甜味。有些苷类对黏膜具有刺激作用，如皂苷、强心苷等。

2.2.2.2 旋光性

苷类具有旋光性，天然苷类多呈左旋，苷水解后由于生成的糖是右旋的，因而使混合物呈右旋。苷类旋光度的大小与苷元和糖的结构，以及苷元和糖、糖和糖之间的连接方式均有关系，比较水解前后旋光性的变化，也可用以检识苷类的存在。但必须注意，有些二糖或多糖的分子中也都有类似的苷键，因此一定在水解产物中找到苷元，才能确认有无苷类的存在。

2.2.2.3 溶解性

一般讲苷与它的苷元比较。苷具有一定的亲水性，一般可溶于热水、甲醇、乙醇等极性有机溶剂。其分子的极性、亲水性随糖基数目的增加而增大，另外一些极性较小的大分子苷元（如甾醇、萜醇等）的单糖苷，由于糖基所占的比例相应变小，则亲脂性增加。而苷元一般极性较小成亲脂性，难溶于水。在用不同极性的溶剂提取时，提取部分中都有存在苷类的可能，但主要存在于极性大的部位。

无论是在水还是在其他溶剂中，碳苷溶解度一般都较小。

2.2.2.4 呈色反应及检识

苷类化合物由苷元和糖两部分组成，因此苷具有糖的一些呈色反应，并且是苷共有的反应。最常用的是 Molish 反应，可借此反应来检识糖和苷的存在。含有特殊的糖，如 α-去氧糖有专门的检识方法。含各种结构类型苷元的苷类还有其特别的、有针对性的检识方法。这些将在以后的项目中学习。

2.2.2.5 苷键的裂解

苷类化合物在稀酸或酶的作用下，苷键可发生断裂，水解成为苷元和糖。苷键的裂解是研究苷类的组成和结构的重要方法。通过苷键的裂解反应将有助于了解苷元的结构、糖的种类和组成，确定苷元与糖、糖与糖之间的连接方式。苷键裂解的方法主要有酸催化水解、碱催化水解、酶催化水解和氧化开裂法等。

（1）酸催化水解

苷键具有缩醛结构，易为稀酸催化水解。反应一般在水或稀醇溶液中进行。常用的酸有盐酸、硫酸、乙酸、甲酸等。苷发生酸催化水解反应的机理是：苷键原子首先发生质子化，然后苷键断裂生成苷元和糖的碳正离子或半椅型中间体，在水中碳正离子经溶剂化，再脱去氢离子而形成糖。如氧苷中的葡萄糖苷的稀酸水解反应历程：

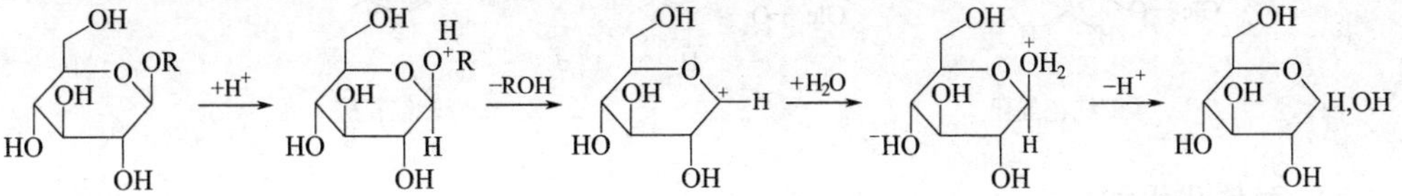

从上述反应机理可以看出，酸催化水解的难易与苷键原子的电子云密度及其空间环境有密切的关系，只要有利于苷键原子的质子化就有利于水解，因此水解难易的规律可从苷键原

子、糖、苷元三方面来讨论。

① 按苷原子的不同　苷类酸水解的易难顺序为：N-苷＞O-苷＞S-苷＞C-苷。氮原子上有一对孤对电子，易于接受电子，故氮苷最易发生酸水解。而碳原子上无游离电子对，不能质子化，故碳苷很难发生水解。但是，苷键氮原子处于酰胺氮或嘧啶环中时，因酰基的吸电子作用，使苷键氮原子的电子云密度降低，导致该氮苷亦难水解。

② 按糖的种类不同

a. 呋喃糖苷较吡喃糖苷容易水解。这是由于五元呋喃环的平面性使环上各取代基处于重叠位置，张力较大，形成水解中间体可使张力减小，故有利于水解。一般果糖、核糖等多为呋喃糖，葡萄糖、半乳糖、鼠李糖等都以吡喃糖存在，而阿拉伯糖则两种形式都有。

b. 酮糖苷较醛糖苷易于水解，因为酮糖大多为呋喃糖，而且酮糖端基上接有一个大基团—CH_3 可以减少分子中的立体障碍，使反应有利于水解的方向。

c. 吡喃糖苷中，吡喃环 C^5 上的取代基越大越难水解。其水解速率顺序是：五碳糖苷＞甲基五碳糖苷＞六碳糖苷＞七碳糖苷＞糖醛酸苷。

d. 氨基糖较羟基糖难于水解，羟基糖又较去氧糖难于水解。这是因为吸电子基的诱导效应，尤其是 C^2 上的取代基对质子的竞争性吸引使苷键原子的电子云密度降低，质子化困难所致。其水解的易难顺序是：2,6-去氧糖苷＞2-去氧糖苷＞6-去氧糖苷＞2-羟基糖苷＞2-氨基糖苷。

③ 按苷元的不同

a. 芳香族苷因苷元部分在苷键原子质子化时对苷键原子有一定的供电作用，其水解比脂肪族苷（如萜苷、甾苷）容易得多。某些酚苷、如蒽醌苷、香豆素苷不用加酸，只加热就可以水解。

b. 苷元为小基团者，苷键为横键的比苷键为竖键的易于水解，因为横键上原子易于质子化；苷元为大基团者，苷键为竖键的比横键的易于水解，因为苷的不稳定性促使水解。

对于难水解的苷类需要采用较为剧烈的条件，常常使苷元发生脱水等变化，而不能得到真正的苷元，为防止结构发生变化，可用二相酸水解法，即在反应混合液中加入与水不相混溶的有机溶剂（如苯、氯仿等），苷元一旦生成即刻进入有机相，避免与酸长时间接触，从而获得真正的苷元。

（2）碱催化水解

一般的苷键对稀碱是稳定的，不易被碱催化水解，故苷类多数是采用稀酸或酶水解的，很少用碱催化水解。但酯苷、酚苷、烯醇苷和 β-位吸电子基团的苷类易为碱催化水解。如藏红花苦苷、靛苷、蜀黍苷等都可为碱所水解。

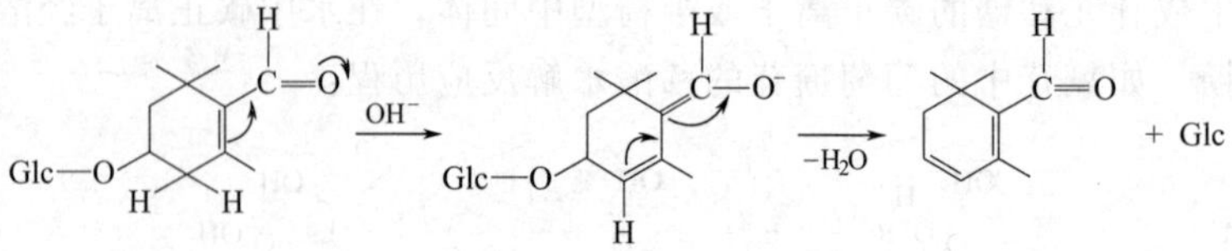

藏红花苦苷　　　　　　　　　　　　藏红花醛

（3）酶催化水解

酸碱催化水解总的说来比较剧烈，糖和苷元部分均有可能发生进一步的变化，使产物复杂化。与此相比，酶催化反应具有专属性高、条件温和的特点，不会破坏苷元的结构，可得到真正的苷元。同时酶的高度专属性和水解的渐进性，可以保留部分苷键得到次级苷或低聚糖，以便获知苷元和糖、糖和糖之间的连接方式，也为酸或碱催化反应所不及。因而酶水解已成为苷类水解的重要方法。

酶的专属性很强，特定的酶只能催化水解特定构型的苷键。如常用的麦芽糖酶（maltase）是一种 α-苷酶，它只能使 α-葡萄糖苷水解；转化酶（invertase）能水解 β-果糖苷键；苦杏仁酶（emulsin）主要水解 β-葡萄糖，但专属性较差，也能水解一些其他六碳糖的 β-苷键；纤维素酶（cellulase）也是一类水解 β-葡萄糖苷键的酶。

由于纯化酶很困难，且多数酶的确切作用至今尚不清楚，目前使用的多数仍为未提纯的混合酶，如粗陈皮苷酶（hesperidinase）、淀粉酶（takadiastase）、纤维素酶等。需要特别强调的是，含苷的中药往往也含水解相应苷的酶，但在未损伤的植物组织中，底物和水解酶是完全分隔开的，组织粉碎后酶才发生作用。因此，在中药的采收、加工、贮藏和提取过程中，必须特别注意中药内存的酶对所含苷的影响。

（4）**氧化开裂法**

Smith 裂解法是常用的氧化开裂法，它是一种在过碘酸氧化的基础上进行温和水解的方法，可避免用酸水解时苷元发生脱水或构型的变化易得到真正的苷元，这对苷元的结构研究具有重要的意义。此外，从降解得到的多元醇，还可确定苷中糖的类型。此法先将样品溶于水或稀醇液中，加入过碘酸，室温下将糖氧化开裂成二醛，然后用四氢硼钠将醛还原成伯醇，以防醛与醇进一步缩合，最后调节至 pH 2 左右，室温放置即可将其水解成苷元、多元醇和羟基乙醛等产物。但是此法不适用于苷元结构上有邻二醇结构的苷类。

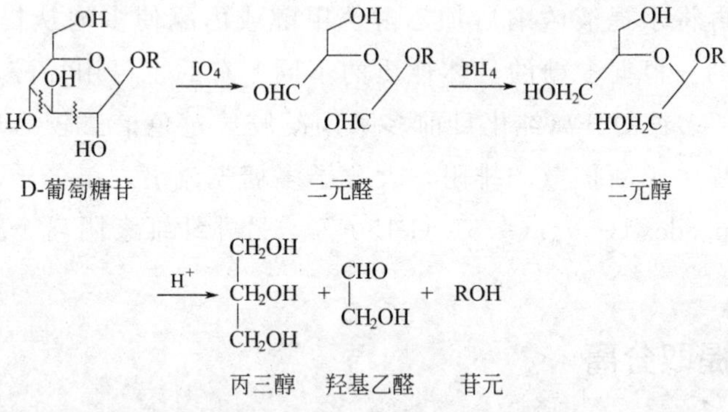

难水解的 C-苷常用此法进行水解，可获得连有一个醛基而其他结构保持不变的苷元。

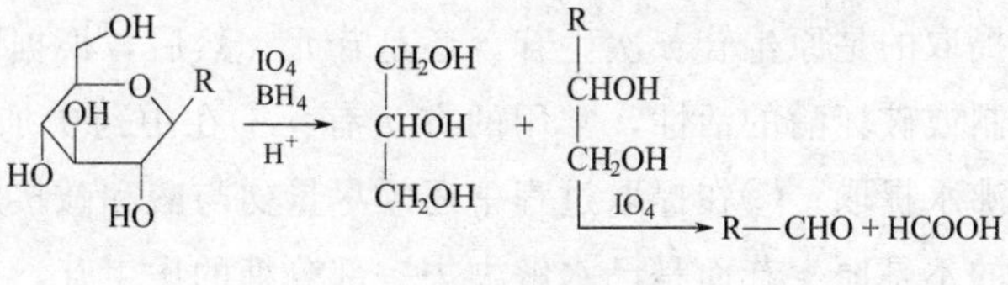

任务 2.3　糖类和苷类的提取分离

2.3.1　糖类的提取分离

糖类是极性较大的成分，能溶于水和稀醇，不溶于极性小的溶剂，从中药中提取单糖和低聚糖时,常用水或稀醇作为提取溶剂进行提取。由于多种物质共存的助溶作用,用乙醇(甲醇)回流提取也可提出单糖和一些低聚糖。若共存有酸性成分,还应用碳酸钙、碳酸钠等中和,尽量在中性条件下提取。

从中药中提取单糖及低聚糖的一般方法如下:

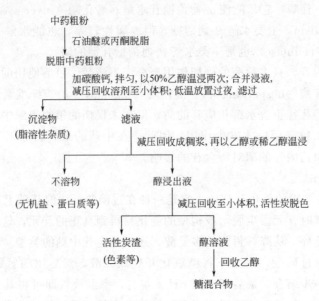

多糖常与其他成分共存于中药中,可利用多糖溶于水不溶于乙醇的性质,用水作提取溶剂加热提取,再将水提液浓缩后加乙醇、甲醇或丙酮使多糖从提取液中沉淀出来,达到初步纯化的目的。根据多糖的具体性质的不同,有的也可用稀醇、稀碱、稀盐溶液或二甲基亚砜提取。多糖的分离纯化目前多采用凝胶滤过色谱法较为理想,分子大小不同的多糖在分离过程中不断扩散和排阻,大分子多糖先流出,小分子多糖后流出。常用的葡聚糖凝胶有 Sephadex G-50、G-75、G-150 等。另外纤维素阴离子交换树脂法也是较为常用的方法。

2.3.2 苷类的提取分离

(1) 苷类的提取

在植物体内苷类常与能水解苷的酶共存于不同的细胞中,因此在提取苷时必须明确提取的目的要求,即要求提取的是原生苷、次生苷,还是苷元,然后,根据要求进行提取。若提取原生苷必须设法抑制或破坏酶的活性,常用的方法有:①在中药中加入一定量的碳酸钙;②采用甲醇、乙醇或沸水提取;③在提取过程中还须尽量勿与酸和碱接触,以免苷类为酸和碱水解,否则,得到的不是原生苷而是已水解失去一部分糖的次生苷,甚至是苷元。若提取次生苷,要注意保持酶的活性,可将原料用35℃左右的温水搅匀后放置24h,使其原生苷被酶水解。工业上也可用发酵的方法来达到酶解的目的。

各种苷类分子中,由于苷元结构的不同,所连接糖的数目和种类也不一样,很难有统一的提取方法,如果用极性不同的溶剂按极性由小到大次序进行提取,则在每一提取部分,都可能有苷的存在。苷类的系统溶剂提取流程如下:

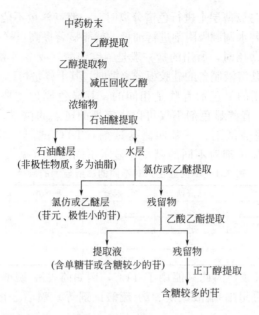

（2）苷类的分离

苷类是极性较大的成分类型，且基本上是非结晶性物质，分离较为困难，在提取后一般先经初步精制除去大量杂质，再用色谱法分离。

初步精制的方法有溶剂法和大孔树脂法。溶剂法是将粗提物溶于少量甲醇（水），再滴加丙酮（或乙醚），使苷类沉淀析出而精制。大孔树脂法是将粗提物溶于水，上孔树脂柱，先用水洗去无机盐、糖、肽类等水溶性成分，再用逐步增加浓度的稀醇洗脱苷类，此法也可用于苷类的分离。

苷类的分离一般要综合应用各种色谱法，包括高效液相色谱等，才能彼此分离。常用的有硅胶、反相硅胶、葡聚糖凝胶、活性炭、纤维素、聚酰胺、离子交换树脂等色谱材料。

任务2.4 苷类的结构研究

苷类多为固体化合物，其结构研究一般按照下面步骤进行。
第一步：物理常数的测定，如测定熔点、比旋度等。
第二步：分子式的测定。

经典的方法是进行元素的定性和定量分析，并测定分子量，确定分子的组成和分子式。近年来广泛应用质谱分析的方法测定分子量和分子式。苷类化合物一般极性较大，无挥发性，遇热汽化时易于分解，采用电子轰击质谱（FD-MS）、快原子轰击质谱（FAB-MS）等方法来获得分子离子峰，尤其是 FD-MS 及 FAB-MS 两种质谱法更是目前测定苷类分子量的常用方法，其中高分辨快原子轰击质谱法（HR-FAB-MS）还能够直接测定苷类化合物的分子量。

2.4.1 组成苷的苷元和糖的鉴定

将苷用稀酸或酶进行水解，使之生成苷元和各种单糖，然后再对这些水解产物进行鉴定。

将苷用稀酸进行水解，使生成苷元和各种单糖，分得苷元，测定质量，计算苷元在苷中所占的百分数，或进行糖的定量分析，计算糖在苷中所占的百分数。利用 PC 或 TLC 鉴定水解液中单糖的种类，并可进一步采用光密度扫描计测定各单糖斑点的含量，算出各单糖的分子比，以推测苷元与哪些单糖相连以及单糖的个数。

糖的极性强，因此在硅胶薄层上进行色谱分离时，一般点样量不能大于 $5\mu g$，而用硼酸溶液或一些无机盐的水溶液代替水调制吸附剂进行铺板，就能显著提高点样量，并改善分离效果。用这种盐的水溶液制备硅胶薄层时，所用的盐一般是强碱弱酸（或中强酸）盐，如 $0.3mol/L$ 的磷酸氢二钠水溶液。用这种盐溶液制备的硅胶板分离糖时，其上样量可达 $400\sim500\mu g$。

糖的 PC 或 TLC 所用的显色剂有些是相同的，其显色原理主要是利用其还原性或形成糖醛后引起的呈色反应。有些显色剂不仅可以决定糖的斑点的位置，尚可区分其类型。常用的显色剂有苯胺邻苯二甲酸试剂、三苯四氮盐试剂（TTC 试剂）、间萘二酚-盐酸试剂、双甲酮-磷酸试剂等。这些显色剂对不同的糖往往显示不同颜色（见表 2.1）。

表 2.1　不同显色剂对不同的糖所显示的颜色

显色剂	戊醛糖	己醛糖	己酮糖	糖醛酸	甲基戊醛糖	甲基己醛糖
苯胺邻苯二甲酸	红	棕	—	棕	红	棕
三苯四氮盐	红	红	红	—	—	—
间萘二酚-盐酸	蓝	紫	红	蓝	蓝	—
双甲酮磷酸	—	—	暗绿灰	—	—	—

有些显色剂中含有硫酸，因此只能用于 TLC，例如茴香醛-硫酸试剂、间萘二酚-硫酸试剂、α-萘酚-硫酸试剂、百里酚-硫酸试剂、酚-硫酸试剂等。喷后一般要在 $100℃$ 左右加热数分钟至斑点显出。

纤维素薄层色谱与纸色谱相似，也属分配色谱，可用于糖的分离和鉴定。纸色谱所用的展开剂和显色剂均能用于纤维素薄层色谱，但后者展开所需时间比前者显著缩短。

2.4.2　确定苷键的构型

2.4.2.1　利用酶水解进行测定

如麦芽糖酶只能水解 α-苷键，而苦杏仁酶能水解 β-苷键。但应注意并非所有的 β-苷键都能被杏仁酶所水解。

2.4.2.2　利用 Klyne 经验公式进行计算

Klyne 根据前人的经验，得出一个经验公式，可用以计算。即将未知苷键构型的苷及其水解所得的苷元，先测定其旋光度，再通过计算得到其分子比旋 $[M]_D$，然后再用苷的分子比旋 $[M]_D^{苷}$ 减去苷元的分子比旋 $[M]_D^{苷元}$，求得其差值为 $\Delta[M]_D$。公式如下：

$$\Delta[M]_D = [M]_D^{苷} - [M]_D^{苷元}$$

将此差值与形成该苷的单糖的一对甲苷分子比旋相比较，如果 α-甲苷的数值相近，可认为其苷键为 α-苷键，反之则可认为其苷键为 β-苷键。常见甲苷的分子比旋数值见表 2.2。

表 2.2　α 和 β 吡喃醛糖甲苷的分子比旋

苷的名称	$[M]_D^{\alpha}$	$[M]_D^{\beta}$	$[M]_D$
D-葡萄糖甲苷	+308.6	−66.4	
D-半乳糖甲苷	+380.5	0	
D-甘露糖甲苷	+153.8	−135.5	
D-来苏糖甲苷	+97.5	−210.3	
D-木糖甲苷	+252.6	−107.5	
D-阿拉伯糖甲苷	−28.4	+403.0	
D-鼠李糖甲苷	−111.4	+170.0	
D-葡萄糖醛酸甲苷	+95.7	−205.9	
β-D-葡萄糖醛酸甲苷+β-D-葡萄糖醛酸甲苷			−411.8
β-D-葡萄糖醛酸甲苷+α-D-葡萄糖醛酸甲苷			−110.2
α-D-葡萄糖醛酸甲苷+α-D-葡萄糖醛酸甲苷			+191.4

【例】 黄甘草皂苷 [glyeurysaponin] 的苷键构型的计算。

黄甘草皂苷是存在于黄甘草（*Glycyrrhiza eurycarpa* P. C. Li）中的一种三萜酸葡萄糖醛酸苷。其苷键构型利用 Klyne 经验公式，就可确定。

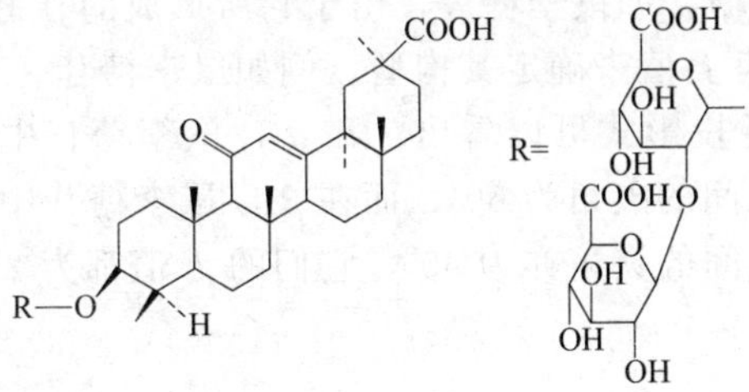

计算方法如下：
黄甘草皂苷　$[\alpha]_D = +22.5°$　分子量 822

$$[M]_D^{苷} = \frac{+22.5° \times 822}{100} = +184.95°$$

$$[M]_D^{苷元} = +622.2°$$

$$\Delta[M]_D = [M]_D - [M]_D^{苷元}$$
$$= +184.95° - (+622.2°) = -477.7°$$

查表 2.2，可知：
β-D-葡萄糖醛酸甲苷 + β-D-葡萄糖醛酸甲苷　$[M]_D = -411.8°$
β-D-葡萄糖醛酸甲苷 + α-D-葡萄糖醛酸甲苷　$[M]_D = -110.2°$
α-D-葡萄糖醛酸甲苷 + α-D-葡萄糖醛酸甲苷　$[M]_D = +191.4°$

由于计算值 -477.7° 与 -411.8° 较接近，因此可确定其苷键为 β 型。

2.4.2.3 根据核磁共振谱中糖的端基质子的耦合常数或端基碳原子的化学位移（或其耦合常数）进行判断

（1）^{1}H-NMR

利用 ^{1}H-NMR 谱中糖的端基质子的耦合常数判断苷键的构型是目前最常用的方法。一般是采用全甲基化物进行测定。当糖与苷元相连接时，糖上端基质子与其他质子相比较，常位于较低磁场。

凡是 H—2′ 为 a 键的糖，如木糖、葡萄糖、半乳糖等，当与苷元形成 β-苷键时，其 H—1′ 为 a 键，故 H—1′ 与 H—2′ 为 aa 键耦合系统，$J_{aa} = 6 \sim 9$ Hz 并呈现为 1 个二重峰。当形成 α-苷键时，其 H—1′ 为 e 键，故 H—1′ 与 H—2′ 为 ae 键耦合系统，$J_{ae} = 2 \sim 3.5$ Hz，故从 J 值可以确定苷键的构型。现以葡萄糖苷为例，从其透视式及部分纽曼投影式可以更清楚地看出以上的现象。

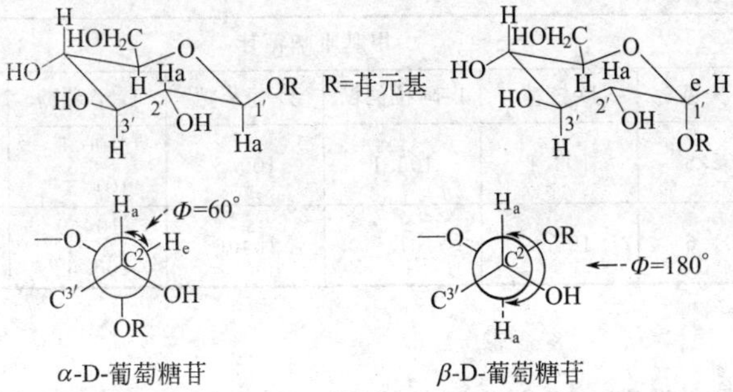

α-D-葡萄糖苷　　　β-D-葡萄糖苷

从纽曼投影式可以看出，在 α-D-葡萄糖苷中，其 C^1 上的 e 键氢（H_e）与 C^2 上的 a 键氢（H_a）之间的夹角 Φ 为 60°，J 值为 2~3Hz，而在 β-D-葡萄糖苷中，其 C^1 上的 a 键氢（H_a）与 C^2 上的 a 键氢（H_a）之间的夹角 Φ 为 180°，J 值为 6~9Hz。

C^2 上 H 为 e 键的某些糖，如鼠李糖等，由于它所形成的苷键的 α 构型与 β 构型的 J 值相近，因此也就无法利用其 J 值来确定其构型。例如鼠李糖苷。

从鼠李糖苷的部分纽曼投影式可以看出：在 α-L-鼠李糖苷中，其 $C^{1'}$ 上的 e 键氢（H_e）与 $C^{2'}$ 上的 e 键氢（H_e）之间的夹角为 60°，而在 β-L-鼠李糖苷中，其 $C^{1'}$ 上的 a 键氢（H_a）与 $C^{2'}$ 上的 e 键氢（H_e）之间的夹角亦为 60°，它们的 J 值都为 2Hz 左右，因此不能利用其 J 值确定其构型。

α-L-鼠李糖苷　　β-L-鼠李糖苷

（2）^{13}C-NMR

碳谱的化学位移值范围较大，因此一种苷的 α 构型和 β 构型中端基碳原子的化学位移常用以判断苷键的构型。糖和苷元连接后，糖中端基碳原子的化学位移明显增加，而其他碳原子的化学位移则变动不大（见表 2.3）。

表 2.3　葡萄吡喃糖及其甲苷中碳原子的化学位移

物质名称	C^1	C^2	C^3	C^4	C^5	C^6	OCH_3
α-D-葡萄吡喃糖	93.6	73.2	74.5	71.4	73.0	62.3	
α-D-甲基葡萄糖苷	100.6	72.7	74.7	71.2	73.0	62.2	56.5
β-D-葡萄吡喃糖	97.4	75.9	77.5	71.3	77.4	62.5	
β-D-甲基葡萄糖苷	101.4	74.6	77.4	71.2	77.3	62.4	58.5

在某些 α 和 β 构型的甲苷中，其端基碳原子的化学位移相差较大，常用以判断苷键的构型。表 2.4 是一些常见的 α- 和 β-甲基吡喃糖苷端基碳原子的化学位移。

从表 2.4 可以看出，除 D-甘露糖甲苷和 L-鼠李糖甲苷外，绝大多数单糖的甲苷，其 α 和 β 构型的端基碳原子的 δ 值都相差约 4，因此可以用其 δ 值来确定其构型。在实际应用中，因溶剂及苷元结构的不同，δ 值可有差别。

表 2.4　一些 α- 和 β-甲基吡喃糖苷端基碳原子的化学位移（D_2O）

构型	甲基吡喃糖苷							
	D-木糖①	D-夫糖	D-核糖	L-阿拉伯糖	D-葡萄糖	D-半乳糖	D-甘露糖	L-鼠李糖
α	100.6	105.8	103.1	105.1	100.6	100.5 101.3②	102.2 102.6②	102.6②
β	105.1	101.6	108.0	101.0	104.6	104.9 106.6②	102.3 102.7②	102.6②

① 呋喃糖甲苷。
② 溶剂为吡啶-d。

此外，也可利用耦合常数来确定苷键的构型，表 2.5 是几种甲苷的 $J_{C^1-H^1}$ 值。

表 2.5　几种甲苷的 α 构型和 β 构型的 J_{C1-H1} 值　　　　　　　　　　Hz

构型	甲苷		
	D-葡萄糖	D-甘露糖	L-鼠李糖
α	170	166	168
β	159	156	158

从表2.5可以看出：α-甲苷端基碳原子的 J_{1-H1} 值约为170Hz，而 β-甲苷端基碳原子的 J_{C1-H1} 值约为160Hz，两者相差较大，约10Hz，故可利用 J_{C1-H1} 值确定苷键的构型。

2.4.3　确定糖和糖之间、糖与苷元之间的连接位置

糖与糖之间连接位置的确定已在前节多聚糖内容中介绍过。对于糖和苷元键合位置的测定，苷元分子中如果有两个以上羟基，只通过水解反应就不能确定糖和苷元的结合位置，还必须结合其他方法。最常用的方法是先将苷进行全甲基化，然后用含6%～9%HCl的甲醇进行甲醇解，分解出甲基化的苷元，证明其结构式后，在其分子中唯一的羟基，就是和糖结合的位置。苷的甲基化反应常用的方法主要有以下四种，前两种为经典的方法，后两种是半微量的现代方法。

（1）Haworth法

用硫酸二甲酯和氢氧化钠（或碳酸钠、碳酸钾）可使醇羟基甲基化，其缺点是如果欲进行全甲基化反应，必须进行多次反应才能达到目的。

（2）Purdie法

用碘甲烷和氧化银为试剂（一般可在丙酮或四氢呋喃中进行），可使醇羟基甲基化，但因氧化银具有氧化作用，故只能用于苷的甲基化，而不能用于还原糖的甲基化。

（3）Kuhn改良法

在二甲基甲酰胺（DMF）溶液中，加入碘甲烷和氧化银或硫酸二甲酯及氢氧化钡（或氧化钡），在搅拌下进行甲基化，缺点是反应较为缓慢。

（4）箱守法（Hakomori）

在二甲基亚砜（DMSO）溶液中，加入氢化钠，以碘甲烷进行甲基化反应。其反应机理是二甲基亚砜与氢化钠先生成甲基亚磺酰碳负离子，然后在甲基亚磺酰碳负离子的存在下进行甲基化反应，因此氢化钠的二甲基亚砜溶液又称为甲基亚磺酰碳负离子溶液。

$$CH_3SOCH_3 + NaH \longrightarrow CH_3SOC^-H_2Na^+ + H_2$$
　　　DMSO　　　　　　　　　甲基压磺酰碳负离子

$$CH_3SOC^-H_2Na^+ + ROH \longrightarrow RO^-Na^+ + CH_3SOCH_3$$
　　　　　　　　　　　　　　苷

$$RO^-Na^+ + CH_3I \longrightarrow ROCH_3 + NaI$$
　　　　　　　　　　　甲基苷

但因二甲基亚砜和NaH的碱性较强，有酯键的苷类易被破坏，不宜使用该法，而应采用Kuhn改良法。

2.4.4　苷中糖与糖之间连接顺序的确定

决定苷中糖与糖之间连接顺序的方法同前面所述及的多聚糖中糖与糖之间连接顺序的确定一样。

任务2.5　苷类实例——氰苷

氰苷是氰醇的衍生物中羟基与糖的端基羟基脱水缩合而成的苷，一般是指一类具有α-OH腈的苷，是天然苷的一种，广泛存于自然界中，尤其是高等植物的种子和叶中，如桃、杏、樱桃等。苦杏仁苷是此类苷的代表。苦杏仁为蔷薇科植物山杏（*Prunus armeniaca* L. var. ansu Maxim.）、西伯利亚杏（*Prunus sibiri* L.）、东北杏［*Prunusmandshurica* (Maxim.) Koehne.］或杏（*Prunus-armeniaca* L.）的干燥成熟种子。有小毒；功能止咳、平喘、宣肺润肠，主治咳嗽气喘、大便秘结。

2.5.1　主要化学成分的结构、性质

苦杏仁种子含大量脂肪油约50%，苦杏仁苷约3%。此外，尚含苦杏仁酶、苦杏仁苷酶及樱苷酶。苦杏仁苷（amygdalin）又名扁桃苷，分子式 $C_{20}H_{27}NO_{11}$，分子量457.42，三水化合物为白色斜方柱状结晶，熔点200℃，无水物熔点220℃，易溶于沸水、沸乙醇，难溶于亲脂性有机溶剂，几乎不溶于乙醚。

苦杏仁苷是一种氰苷，易被酸和酶所催化水解。水解所得到的苷元α-羟基苯乙腈很不稳定，易分解生成苯甲醛和氢氰酸。其中苯甲醛具有特殊的香味。通常将此作为鉴别苦杏仁苷的方法。其具体操作为：取本品数粒，加水共研，发生苯甲醛的特殊香气。此外，苯甲醛可使三硝基苯酚试纸显砖红色的反应也可用来鉴定苦杏仁苷的存在。具体操作为：取苦杏仁数粒，捣碎，称取约0.1g，置试管中，加水数滴使湿润，试管中悬挂一条三硝基苯酚试纸，用软木塞塞紧，置温水浴中，10min后，试纸显砖红色（苦味酸钠试验）。其他方法：取样品粉末0.5g，置试管中，加水润湿，立即用氢氧化钠钾溶液润湿的滤纸将试管口包紧，水浴加热数分钟，于滤纸上滴加1滴硫酸亚铁溶液，并加稀硫酸1滴，再加三氯化铁试剂1滴，如显蓝色，说明含有氰苷（普鲁士蓝试验）。

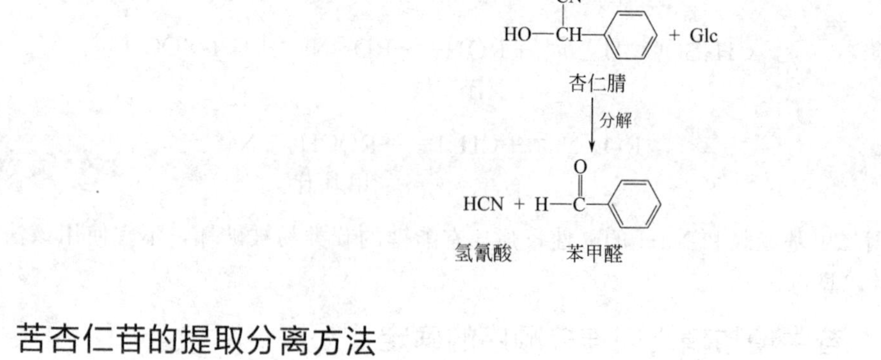

2.5.2　苦杏仁苷的提取分离方法

影响苦杏仁苷提取的主要因素为含有的大量脂肪油，故在提取前需设法将油脂去掉，常用压榨法去油脂。苦杏仁苷提取流程如下：

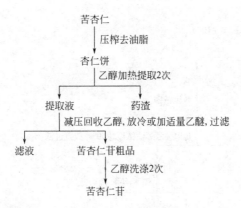

技能实训 黄芪多糖的提取分离

【实验目的】
1. 掌握水提醇沉法提取和精制分离多糖类化合物的原理、方法和操作要点。
2. 掌握用阴离子交换树脂对多糖类化合物进行精制的原理、方法和操作要点。
3. 掌握多糖类化合物的检识方法。
4. 熟悉用超滤法对多糖类化合物进行提取浓缩的原理、方法和操作要点。
5. 熟悉影响多糖提取的因素及注意事项。

【实验原理】
1. 主要化学成分的结构、性质

黄芪为豆科植物蒙古黄芪 [*Astragalus membranaceus var. mongholicus*（Bge.）Hsiao] 或膜荚黄芪 [*Astragalus membranaceus*（Fisch.）Bge.] 的根及根茎。具有益气固表、利水消肿、托毒、生肌等功能。

黄芪中主要的化学成分有单糖、多糖、皂苷（主为黄芪甲苷）、香豆素、黄酮、多种氨基酸等。最近研究报告，从黄芪水提取液中分得葡聚糖 AG-1、AG-2 及两种杂多糖 AH-1、AH-2，其中 AG-1、AH-1 两种多糖经药理试验证明能增强小鼠腹腔巨噬细胞吞噬功能和明显的体液免疫促进作用。AG-1 为水溶性多糖，水解后经确定为 α（1→4）（1→6）葡聚糖，α（1→4）与 α（1→6）糖基的组成比例为 5∶2；AH-1 为水溶性酸性多糖，水解后经纸色谱分析，检出半乳糖醛酸、葡萄糖醛酸、葡萄糖、鼠李糖和阿拉伯糖。

2. 实验原理

利用黄芪多糖易溶于水或酸碱盐溶液，难溶于醇、醚等有机溶剂的特点，用水煎法提取，提取液浓缩后用不同浓度的乙醇进行沉淀，使黄芪多糖沉淀析出，达到初步分离的目的。提取得到的多糖粗品中尚含有小分子杂质，可用交联葡聚糖阴离子交换色谱、透析法和多次醇沉等操作除去，达到进一步精制和分离的目的。

【实验仪器和试剂】
1. 仪器：电炉、减压浓缩装置、离心机、分析天平、抽滤装置、色谱柱、电泳装置、透析装置、真空干燥器、水浴锅等。
2. 试剂：黄芪药材、95%乙醇、无水乙醇、DEAE-Sephadex25A 阴离子交换树脂、透析膜（空隙小于 2~5nm）、中空纤维超滤膜（截留分子量 6000 以上）、五氧化二磷、α-萘酚、葡萄糖对照品、浓硫酸。

【实验方法与步骤】
1. 黄芪多糖的提取

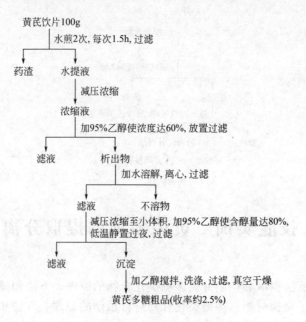

2. 黄芪多糖的精制

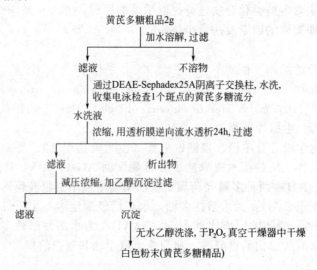

3. 黄芪多糖的检识与鉴定

① α-萘酚试验（Molisch 反应）：取黄芪多糖约 0.1g，加水 10mL 溶解，过滤，取滤液 2mL 于小试管中，加 5% 萘酚试液数滴振摇后，沿管壁加入约 1mL 浓硫酸，使成两液层，待 2～3min 后，观察两层液面交界处有什么现象。

② 多糖水解实验：另取上述滤液 1mL，加入稀盐酸 5 滴，置沸水浴中加热 10～15min，然后用 10% 氢氧化钠溶液中和至中性，再加新配制的碱性酒石酸铜试剂 4 滴，另取滤液 1mL，不加酸水解直接加入上述试液 4 滴，两管同置水浴上煮沸 5～6min。观察两管现象有何不同。

【实验说明及注意事项】

1. 黄芪药材含糖较多，提取前可切片或粗碎，不可粉碎得太细否则影响提取和过滤。

2. 不同性质或不同分子量的多糖沉淀所需的乙醇浓度不同。因此，乙醇沉淀要根据具体情况使用不同浓度的乙醇，其中要考虑多糖的浓度及盐的浓度；加入的方式应该缓慢加入,边加边搅拌,逐步提高含醇量,防止因黄芪多糖沉淀过快而将大量杂质带出。

3. 本实验醇沉前的浓缩操作可以减少乙醇用量,使沉淀完全。但应该控制好浓缩液的浓度,药液浓度太大,黏度过高,则乙醇难与药液充分接触,导致黄芪多糖不能充分沉淀进而影响得率;药液浓度过低又浪费大量乙醇和时间。因此建议本实验提取液浓缩至原体积的1/2~1/3为宜。

【实验结果与分析】

1. 记录上述实验结果。
2. 多糖类成分如何提取?

项目小结

通过本项目的学习,能够掌握糖和苷的定义、结构、分类和性质,苷键的酸催化水解法和酶水解法及苷类化合物提取的一般方法和注意事项。能够应用上述方法和技术来解决生产的实际问题,为今后在制药企业的提取、分离、质检岗位等奠定理论基础。

复习思考题

一、名词解释

单糖;低聚糖;多糖;苷;苷键。

二、问答题

1. 苷类的酸催化水解与哪些因素有关?水解难易有什么规律?
2. 苷类化合物按苷键原子不同分为哪几种类型,试举例说明。
3. 如何用费林试剂反应鉴定多糖或苷?

醌类

Chapter 03

知识目标

- 掌握蒽醌的基本结构、性质及提取分离方法；
- 熟悉大黄中游离蒽醌成分及醌的结构分类；
- 了解蒽醌类化合物的结构鉴定；
- 了解醌类化合物的光谱特征。

技能目标

- 熟练根据蒽醌成分的性质进行提取和分离；
- 学会蒽醌的定性鉴别方法。

知识点

- 不同酚羟基酸性比较； pH梯度萃取法； 色谱法。

案例导入

大黄存放2年后服用的原理

临床中使用大黄时发现，新鲜大黄入药后可引起人体胃部不适，有的病人甚至会出现恶心呕吐等症状。

经过对大黄中活性成分研究发现，大黄中主要含蒽醌类成分，新鲜大黄中含有蒽酚和蒽酮类成分，这类成分对食道和胃黏膜有强烈刺激性，需将大黄药材饮片贮存放置2~3年后，待蒽酚和蒽酮均逐步氧化成蒽醌后再入药使用，蒽醌对黏膜不产生任何刺激，增加了用药的安全性。

醌类化合物是指分子中具有不饱和环己二酮结构以及容易转变为具有醌式结构的化合物，以及在生物合成方面与醌类有密切联系的化合物。主要分为苯醌（benzoquinone）、萘醌（naphthoquinone）、菲醌（phenanthraquinone）、蒽醌（anthraquinone）等类型。分子中常连有—OH、—OCH$_3$等助色团而带有颜色。大部分醌类化合物存在于高等植物中，如蓼科、茜草科、芸香科、鼠李科、豆科、紫葳科、马鞭草科、玄参科及百合科等。代表药用植物有大黄、何首乌、虎杖、茜草、决明子、番泻叶、鼠李、芦荟、丹参、紫草等。醌类在一些低等植物（如地衣类、霉菌-曲霉属、青霉素）中也有存在，在动物及细菌中偶有发现。在植物中主要分布在根、皮、叶及心材中，多和糖结合成苷或以游离形式存在。具有多方面生物活性，是许多中药的主要有效成分。

任务 3.1　醌类的生物活性及结构类型

3.1.1　生物活性

（1）泻下作用

蒽醌及其苷类化合物具有较强的致泻作用，其中苷类的活性最强，许多常见植物如大黄、何首乌、决明子、芦荟等致泻的活性成分多为蒽醌中的大黄素苷，而番泻叶的致泻成分为二蒽酮类。

天然蒽醌的致泻强度与结构有一定关系。

① 蒽醌苷的致泻作用强于苷元，这可能是由于游离的羟基蒽醌衍生物内服后，未到达大肠前，绝大部分已经被分解破坏，所以致泻作用减弱。蒽醌苷类由于结合有糖分子，保护苷元不被破坏，并且蒽醌苷在胃酸中不易分解，只有到大肠中才被水解，所以表现出明显的致泻作用。

② 分子中含有羧基的蒽苷，其致泻作用最强，在含羧基的蒽苷中，二蒽酮苷强于蒽醌苷。

（2）抗菌作用

蒽醌类化合物常具有一定的抗菌活性，苷元的活性一般比苷类强。如大黄酸、大黄素等对葡萄球菌、淋球菌、链球菌等多种细菌具有抑制作用，并且对真菌、病毒、原虫也有效。有些蒽酚类成分，比如柯桠素（chrysarobin）具有较强的抗霉菌作用，是治疗某些皮肤病的有效药物。另外，库拉索芦荟中蒽醌类物质对枯草芽孢杆菌、大肠杆菌及金黄色葡萄球菌有一定抑菌性。

（3）其他作用

① 解痉作用　大黄素具有解痉作用，金丝桃素具有中枢神经的抑制作用。

② 抗癌作用　大黄素或大黄酸对小鼠黑色素瘤有明显的抑制作用，大黄素还能抑制小鼠乳腺癌。

③ 扩张冠状动脉作用　丹参醌Ⅱ用于治疗冠心病、心肌梗死，辅酶Q类用于治疗心脏病、高血压。

④ 活血止血作用　紫草中的萘醌、茜草素具有活血、止血作用。

3.1.2　结构类型

3.1.2.1　苯醌类

苯醌类化合物是醌类中最简单的一类化合物，从结构上分为邻苯醌和对苯醌两大类，前者结构不稳定，故天然存在的大多为对苯醌类化合物。

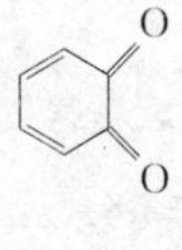

邻苯醌 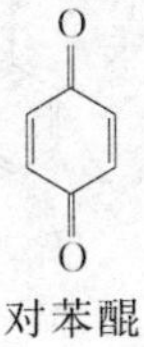　　对苯醌 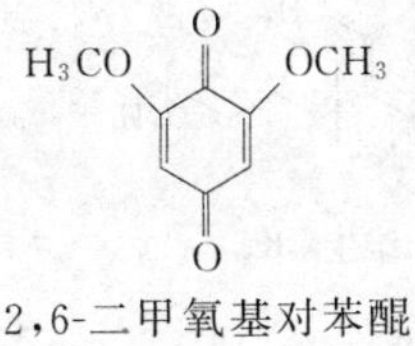　　2,6-二甲氧基对苯醌

天然存在的对苯醌类化合物醌核上常带有—OH、—CH$_3$、—OCH$_3$ 和碳链长短不一、饱和程度不同的烃基等取代基，因而该类物质多呈黄色或橙色。

苯醌类化合物主要分布于高等植物中，并具有广泛的生物活性。如中药凤眼草为苦木科植物臭椿的果实，其含有的2,6-二甲氧基对苯醌具有较强的抗菌作用，此外，该成分还分布于木兰科、桑科、菊科中。

紫金牛科植物白花酸藤果的果实中分离得到的信筒子醌（embelin）及同科植物朱砂根的根中分离得到的密花醌（rapanone），均有驱虫作用。

具有苯醌结构的泛醌（ubiquinone）类，又称辅酶 Q 类（coenzyme Q），是生物体内广泛存在的脂溶性醌类化合物。其中辅酶 Q_{10} 用于心血管疾病、肝炎、癌症等疾病的辅助治疗。

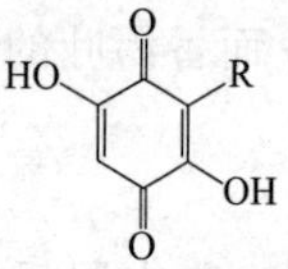

信筒子醌 R=$(CH_2)_{10}CH_3$
密花醌 R=$(CH_2)_{12}CH_3$

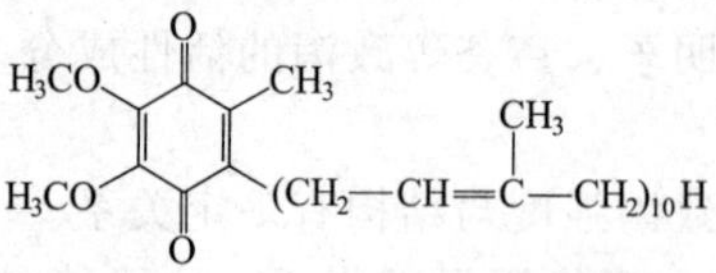

辅酶 Q_{10}

3.1.2.2 萘醌类

萘醌类化合物根据酮羰基取代位置可分为 α（1,4）、β（1,2）及 amphi（2,6）三种类型，但目前人们从自然界得到的几乎均为 α-萘醌类，其衍生物多为橙黄色或橙红色，个别呈紫色。

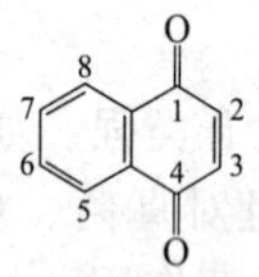

α-(1,4)萘醌　　β-(1,2)萘醌 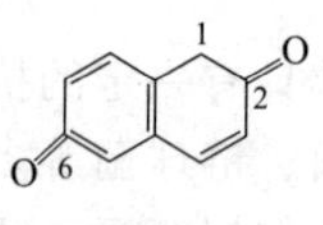　　amphi-(2,6)萘醌

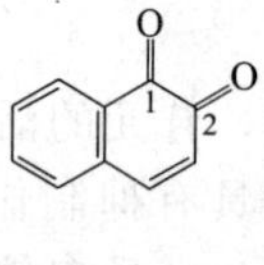

萘醌类分布在 20 科的高等植物中，较丰富的科为紫草科、柿科、紫葳科等，在低等植物地衣类、藻类也有分布。许多萘醌类化合物具有显著生物活性，柿科植物君迁子果实中含有的 7-甲基胡桃醌（7-methyljuglone）具有抗菌作用。

从中药紫草及软紫草中分得的一系列紫草素（shikonin）及异紫草素（alkannin）类衍生物具有止血、抗炎、抗菌、抗病毒及抗癌作用，为中药紫草中的主要有效成分。

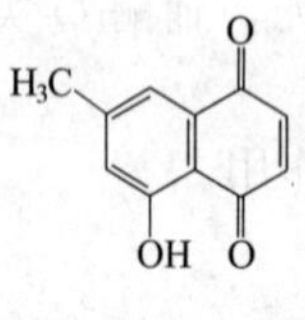

7-甲基胡桃醌

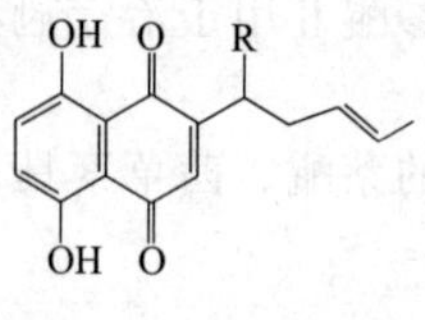

紫草素　R=⋯OH
异紫草素　R=—OH

维生素 K 类化合物，如维生素 K_1、维生素 K_2 也属于萘醌类化合物，不仅与凝血有关，还是一种多功能维生素，特别是对钙的代谢起着举足轻重的作用，可作用于成骨细胞，促进骨组织钙化，从而增加骨密度，防治骨质疏松。

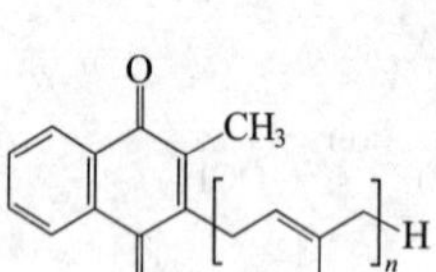

维生素 K_1 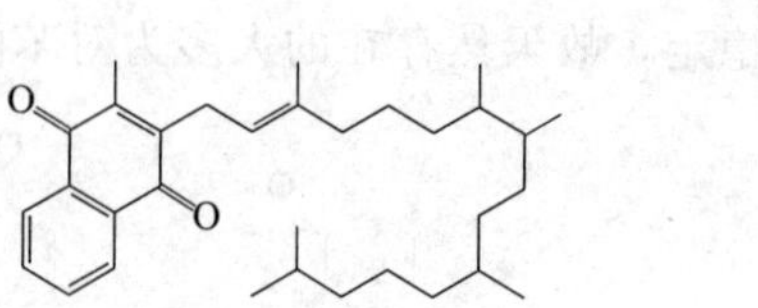　　　维生素 K_2

3.1.2.3 菲醌类

天然菲醌衍生物包括邻菲醌及对菲醌两种类型，主要分布在唇形科、豆科、兰科、等高等植物中，在地衣中也有分布。例如从唇形科植物丹参根中分离得到的多种菲醌衍生物，均属于邻菲醌和对菲醌类化合物。

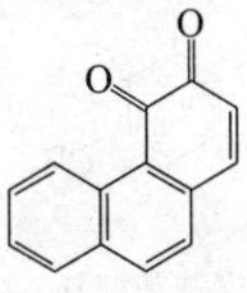

邻菲醌(I) 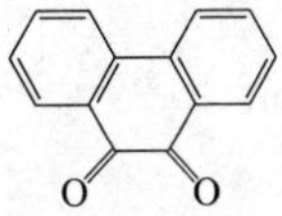　　　邻菲醌(II) 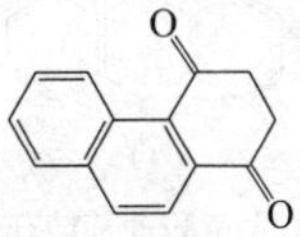　　　对菲醌

丹参具有活血化瘀、消炎抗肿等作用，其含有的丹参醌（tanshinone）类成分具有抗菌及扩张冠状动脉作用，由丹参醌Ⅱ$_A$制得的丹参醌Ⅱ$_A$磺酸钠注射液可增加冠脉流量，治疗冠心病、心肌梗死等疾病。

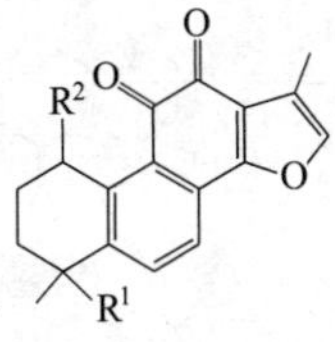

	R^1	R^2
丹参醌Ⅱ$_A$	CH$_3$	H
丹参醌Ⅱ$_B$	CH$_2$OH	H
羟基丹参醌Ⅱ$_A$	CH$_3$	OH

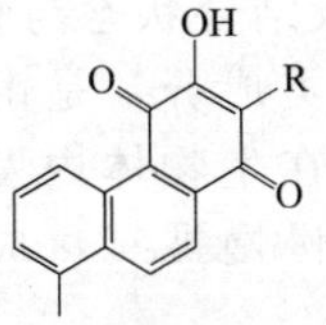

	R
丹参新醌甲	CH(CH$_3$)CH$_2$OH
丹参新醌乙	CH(CH$_3$)$_2$
丹参新醌丙	CH$_3$

3.1.2.4　蒽醌类

蒽醌类成分的基本结构母核为：

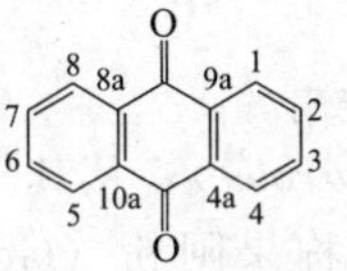

1-、4-、5-、8-位为α-位
2-、3-、6-、7-位为β-位
9-、10-位为meso-位

蒽醌母核上多有取代基，结构较其他醌类更为复杂，包括蒽醌衍生物及其不同还原程度的产物，如氧化蒽酚、蒽酚、蒽酮及二蒽酮等，并以多糖苷的形式存在于植物中。蒽醌类化合物大致分布在30科高等植物中，含量较多的有蓼科、鼠李科、茜草科、豆科、百合科、玄参科等。根据氧化型、还原型以及聚合型的不同，蒽醌化合物的结构类型及实例如下：

（1）蒽醌衍生物

天然存在的蒽醌类成分在蒽醌母核上常有羟基、羟甲基、甲基和羧基取代，其中以羟基蒽醌类化合物为主。多以游离或与糖结合成苷两种形式存在于植物体内，以糖苷为主，结合的糖常有葡萄糖。

根据羟基在蒽醌母核上的分布情况，可将羟基蒽醌衍生物分为大黄素型和茜草素型两类。

① 大黄素型　羟基分布在两侧的苯环上，是蒽醌衍生物中最多的一种类型，多数化合物呈黄色。常见的大黄素型苷元结构如下：

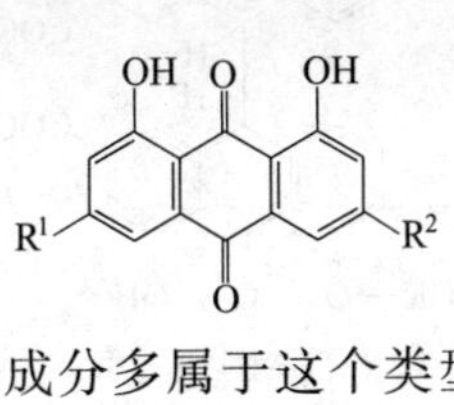

	R^1	R^2
大黄酸	H	COOH
大黄酚	CH$_3$	H
大黄素	CH$_3$	OH
大黄素甲醚	CH$_3$	OCH$_3$
芦荟大黄素	CH$_3$	CH$_2$OH

中药大黄中的有效成分多属于这个类型，并常与葡萄糖结合成单糖苷或双糖苷存在。

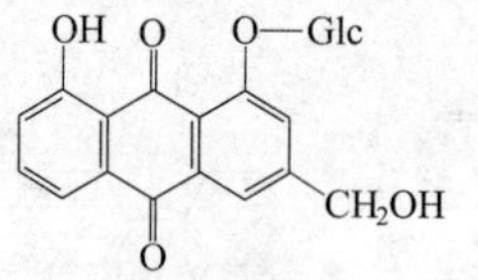

大黄酚葡萄糖苷 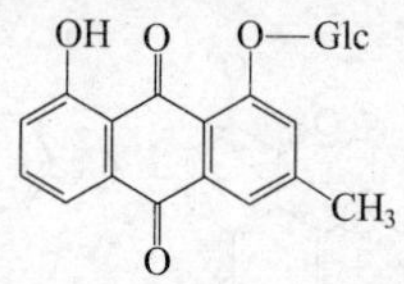　　　　　芦荟大黄素葡萄糖苷

② 茜草素型　茜草素型羟基蒽醌衍生物的羟基取代分布在一侧的苯环上，此类化合物颜色较深，多为橙黄色至橙红色。中药茜草中的茜草素（alizarin）等化合物即属于这种类型的蒽醌。茜草中除含有游离蒽醌苷元外，还含有与木糖或葡萄糖结合形成的蒽醌单糖苷或双糖苷类化合物。

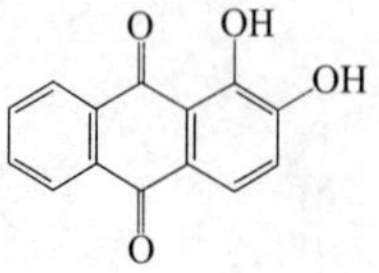

茜草素 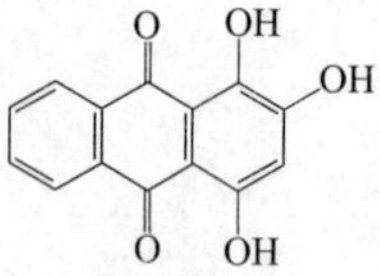　　　　　羟基茜草素 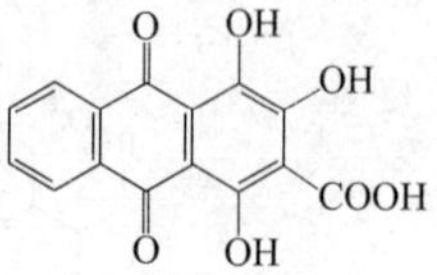　　　　　伪羟基茜草素

（2）蒽酚（或蒽酮）衍生物

蒽酚（或蒽酮）的羟基衍生物常以游离状态或结合状态与相应的羟基蒽醌共存于植物中，新鲜大黄贮存两年以上就很难检测到蒽酚类成分，是由于蒽酚及其互变异构体蒽酮易被氧化成蒽醌，上述氧化还原反应也可以在生物体内发生，大黄及鼠李果实等新鲜药材长时间贮存后，其含有的蒽酚、蒽酮类慢慢被氧化成蒽醌类，因而检测不到蒽酚的存在。

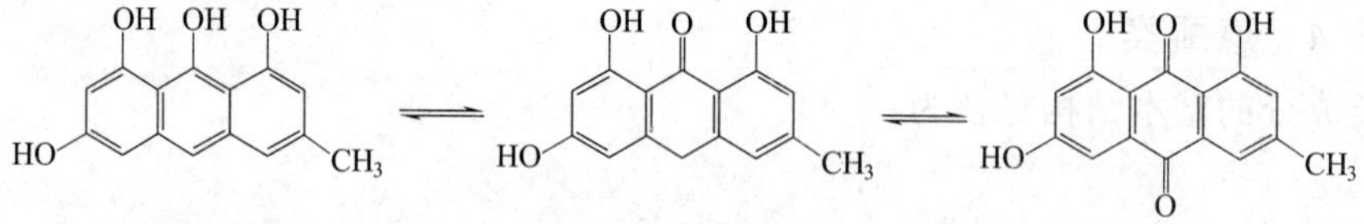

大黄素蒽酚　⇌　大黄素蒽酮　⇌　大黄素

在南美有一种植物叫巴西柯桠树（Andira raroba），从其干品渗出物中分离得到一些化学成分，其中有一种柯桠素（chrysarobin），又称果阿粉（Goa Powder），为剧烈的泻药，但少实用；一般外用以杀寄生虫。治疗各种皮肤病如癣疥的效果显著，但对皮肤的刺激性大，因而需慎用。

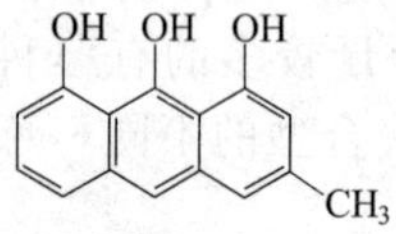

柯桠素

（3）二蒽酮类

该类成分可以看成是两分子蒽酮通过碳碳键结合而成的化合物，一般其两个蒽酮环的结合方式多为 C^{10} 与 $C^{10'}$ 连接（称为中位连接），也有其他位置连接。如大黄及番泻叶中致泻的主要有效成分番泻苷 A、B、C、D 均为二蒽酮衍生物。

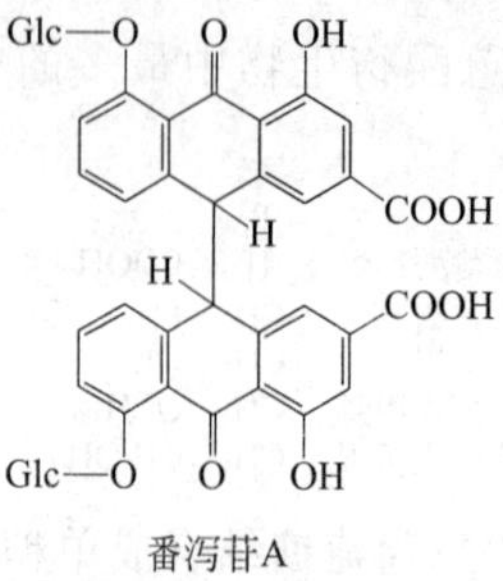

番泻苷A 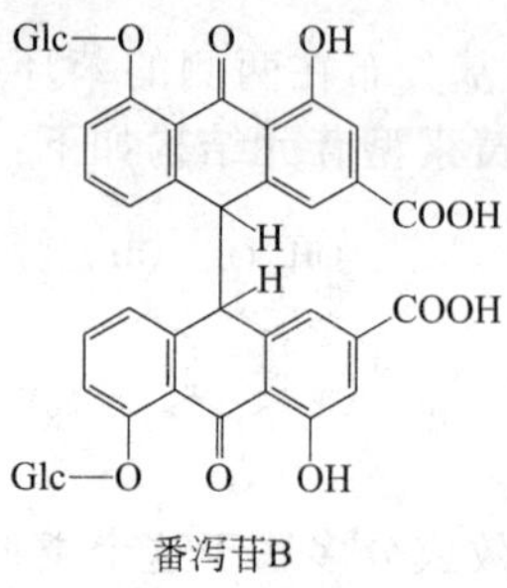　　　　　番泻苷B

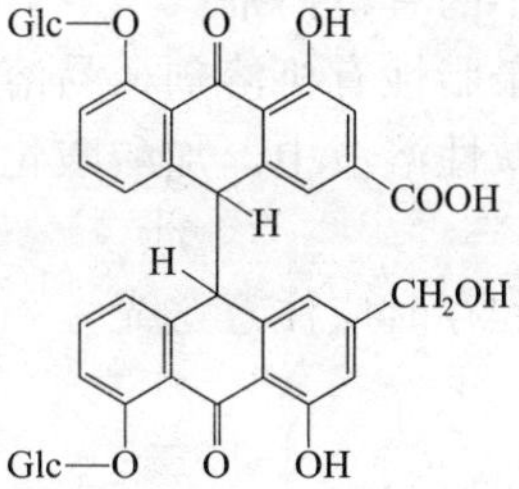

番泻苷C 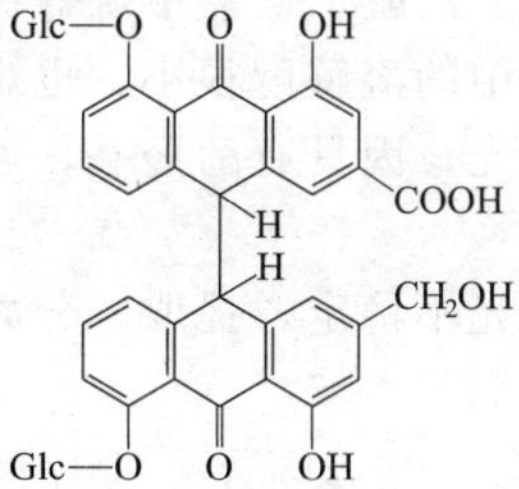　　　　　　　　番泻苷D

二蒽酮类化合物的 C^{10}—$C^{10}{}'$ 键与一般碳碳键不同，容易断裂生成稳定的蒽酮类化合物。如大黄及番泻叶中含有的番泻苷 A 的致泻作用是因其在肠内变为大黄酸蒽酮。

（4）二蒽醌类

蒽醌类脱氢缩合或者二蒽酮类氧化都可以生成二蒽醌类。天然二蒽醌类化合物中的两个蒽醌环都是相同而对称的，由于空间位阻的相互排斥，两个蒽环呈反向排列，如山扁豆双醌（cassiamine）。鼠李科植物翼核果（*Ventilago leiocarpa* Benth.）的干燥茎中也存在二蒽醌类化合物醌茜素（endothianine）。

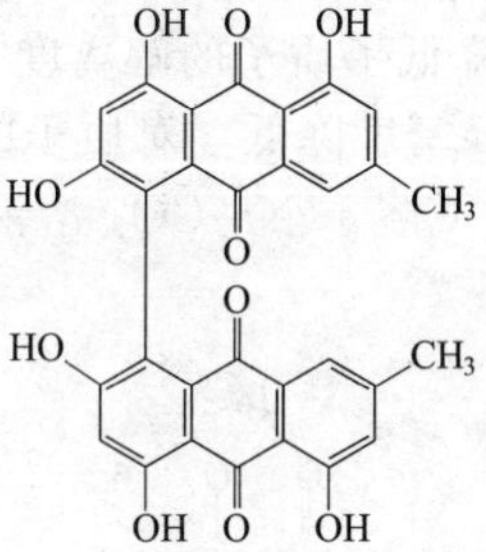

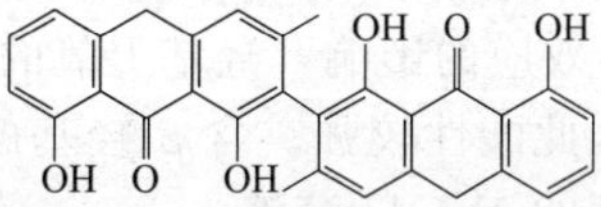

山扁豆双醌

醌茜素

任务3.2　醌类的理化性质

3.2.1　一般性状

醌类化合物多为黄色至橙红色结晶，颜色的深浅随酚羟基等助色团数目的增多而加深，可呈现出黄、橙、棕红色以至紫红色。一般都具荧光，并在不同 pH 时显示不同的颜色。苯醌和萘醌多以游离态存在，游离蒽醌多有完好的晶形，蒽醌多以苷的形式存在，因极性较大难以得到完好的结晶。

3.2.2　升华性

游离的醌类化合物大多具有升华性，常用于鉴别。大黄酚与大黄酚甲醚的升华温度为124℃，芦荟大黄素185℃，大黄素 206℃，大黄酸 210℃，一般升华温度随酸性增强而提高。小分子的苯醌及萘醌还具有挥发性，能随水蒸气蒸馏，此性质可用于该类成分的提取和精制。

3.2.3　溶解性

游离醌类极性较小，易溶于甲醇、乙醇、丙酮、三氯甲烷、乙醚和苯等有机溶剂中，难溶于水。与糖结合成苷后极性增大，易溶于甲醇、乙醇，也可溶于热水，但在冷水中溶解度较小，几乎不溶于苯、乙醚、三氯甲烷等极性较小的有机溶剂。

蒽醌的碳苷在水中的溶解度很小，也难溶于亲脂性有机溶剂，易溶于吡啶。

羟基蒽醌苷及苷元，因具有酚羟基，可溶于碱性溶液中，加酸酸化后又可析出沉淀，常用于提取分离。

有些醌类成分对光不稳定，提取、分离以及贮存时应注意避光。

3.2.4 酸碱性

（1）酸性

醌类化合物结构中多具有酚羟基，故表现出一定的酸性。在碱性水溶液中可成盐溶解。加酸酸化后游离而从水中重新沉淀析出。故常用"碱提酸沉法"从中药中提取醌类化合物。

醌类化合物酸性强弱与分子结构中羧基、酚羟基的数目及位置有关。

① 具有羧基的醌类化合物酸性较强。

② 具有羧基的醌类、2-羟基苯醌或在醌核上有羟基的萘醌酸性较强，后者实际上为插烯酸的结构，受到邻近醌式羰基的影响，故表现出与羧基相似的酸性，可溶于 $NaHCO_3$ 水溶液中。

③ β-羟基蒽醌的酸性大于 α-羟基蒽醌。这是由于 α-羟基蒽醌中 α-羟基上的氢和相邻的羰基上有孤对电子的氧原子容易形成分子内氢键，降低了质子的解离度，而使酸性减弱。而 β-羟基受羰基吸电子效应的影响，羟基上氧的电子云密度降低，对质子的吸引能力降低，质子的解离度增大，因此酸性较强。含 β-羟基的蒽醌可溶于 Na_2CO_3 溶液，而含 α-羟基的蒽醌只能溶于一定浓度的 NaOH 溶液。

β-羟基蒽醌 > α-羟基蒽醌

④ 随着酚羟基数目的增多，酸性增强，与位置也有关。1,8-二羟基蒽醌上的两个酚羟基与同一羰基形成氢键，而 1,5-二羟基蒽醌上的酚羟基分别与不同的羰基氧形成分子内氢键，因此 1,8-二羟基蒽醌酸性强于 1,5-二羟基蒽醌；1,2-二羟基蒽醌由于在分子内形成连续内氢键，尽管其羟基数目多于 β-羟基蒽醌，但其酸性要小于 β-羟基蒽醌。

利用醌类化合物结构中取代基种类、数量、位置的不同，其酸性强弱也不同的规律，可用碱性强弱不同的碱水，采用 pH 梯度萃取法分离酸性不同的蒽醌类化合物。例如用碱性强弱不同的水溶液顺次提取，酸性较强的蒽醌类化合物（含—COOH 或两个 β-酚羟基）则能被 5％$NaHCO_3$ 溶液提出，酸性较弱的蒽醌类化合物（含一个 β-酚羟基）则能被 5％ Na_2CO_3 溶液提出，酸性更弱的蒽醌类化合物（含两个或两个以上 α-酚羟基）则能被 1％ NaOH 溶液提出，酸性最弱的蒽醌类化合物（含一个 α-酚羟基）则只能被 5％的 NaOH 溶液提出。

（2）碱性

蒽醌类化合物羰基上的氧原子有微弱的碱性，能溶于浓硫酸中生成𨦡盐，再转成碳正离子，同时颜色显著加深，羟基蒽醌在浓硫酸中一般呈红色至红紫色。如大黄酚为暗黄色，溶于浓硫酸中转为红色，大黄素由橙红色变为红色。生成的𨦡盐不稳定，加水即分解（颜色褪去）。

任务 3.3　醌类的提取与分离技术

3.3.1　提取技术

自然界中的醌类化合物存在形式不固定，有些以游离苷元形式存在，有些以糖苷的状态存在，有些以盐的形式存在。因此，提取时应根据其存在形式选取不同的提取方法。

（1）醇提取法

蒽醌类化合物常以游离状态及苷的形式共存于植物中，提取时，常选用乙醇或甲醇作为提取溶剂，可以把不同类型、不同存在状态、性质各异的蒽醌类成分都提取出来，所得的总蒽醌混合物再进一步纯化和分离。需要注意的是，对于蒽醌苷类的提取应注意酶、酸、碱的作用，防止其被水解；对于游离的羧基、多羟基蒽醌类应注意他们有时以盐的形式存在，提取时应预先用酸酸化使之转化为游离形式再提取。

（2）有机溶剂提取法

苯醌和萘醌多呈游离状态，极性较小。故常用三氯甲烷、苯等亲脂性有机溶剂提取，提取液进行浓缩，如果有效成分在提取液中浓度较高，杂质较少，容易从溶液中结晶析出，必要时可继续进行重结晶等精制处理。如中药紫草中的紫草素的提取，先用苯、石油醚处理后，再用碱溶酸沉法分离出紫草素，如图 3.1 所示。

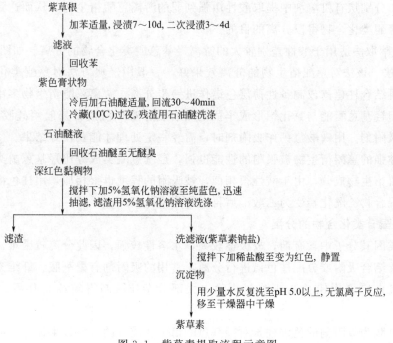

图 3.1　紫草素提取流程示意图

(3) 碱提酸沉法

结构中含有游离酚羟基或羧基的蒽醌类化合物,能与碱成盐而溶解于碱水溶液中,提取液加酸酸化后酚羟基或羧基游离而沉淀析出。

(4) 其他方法

小分子苯醌类及萘醌类化合物具有挥发性,可用水蒸气蒸馏法将其从药材中提出。有些游离的醌类化合物具有升华性,常压下加热即能升华而不分解,故可用升华法进行提取。近年来,超临界流体萃取法和超声提取在醌类成分提取中也有一定应用,如大黄蒽醌超临界流体萃取、紫草色素超临界萃取、CO_2超临界流体萃取丹参中的有效成分等。既提高了提取效率,又避免了长时间加热对醌类结构产生的破坏。

3.3.2 分离技术

(1) 蒽醌苷与游离蒽醌衍生物的分离

游离蒽醌与蒽醌苷类极性相差较大,在有机溶剂中溶解度差异大,可以据此将两者进行分离。将含有醌类化合物的乙醇提取液浓缩后,用水溶解,再选用与水不相混溶的有机溶剂反复萃取,游离蒽醌转溶于有机溶剂中,而苷仍留于水溶液中。常用的有机溶剂是三氯甲烷、苯、乙醚。水溶液若再以正丁醇萃取,苷类可转移至正丁醇中而与水溶性杂质分离。也可将浓缩液减压蒸干,置回流提取器中,用三氯甲烷等有机溶剂提取游离蒽醌衍生物,蒽醌苷则留在残渣内。

(2) 游离蒽醌衍生物的分离

分离游离醌类衍生物一般采取溶剂分步结晶、pH梯度萃取法和色谱法。对于结构差别大的醌类混合物,可利用不同极性的溶剂分别萃取分离。

① pH梯度萃取法 是分离游离蒽醌衍生物最经典的方法。即可用碱性强度由弱至强的不同水溶液,分别从有机溶剂中提取酸性由强到弱的游离蒽醌衍生物,从而达到使酸性强弱不同的羟基蒽醌类化合物得以分离的目的。

pH梯度萃取法适用于酸性差别较大的游离羟基蒽醌类化合物的分离。如图3.2所示。

② 色谱法 该法对蒽醌衍生物的分离效果好,一般用经典方法对蒽醌类化合物进行初步分离后,再结合柱色谱或制备性薄层色谱作进一步分离。游离蒽醌衍生物多用吸附柱色谱加以分离,但羟基蒽醌能与氧化铝形成牢固的螯合物,难以洗脱,一般用硅胶、磷酸氢钙、聚酰胺等为吸附剂。用磷酸氢钙作吸附剂时,需经一定处理才能获良好结果。

一般酸性强的蒽醌衍生物被吸附的性能也强,羟基蒽醌类成分比羟基蒽酚类成分容易吸附。某些蒽醌衍生物成分,由于酸性很相似,被吸附的程度也很相似,用柱色谱也难以完全分离,可将混合物乙酰化转变为乙酸酯后再进行色谱分离。

(3) 蒽醌苷类化合物的分离

蒽醌苷类因其分子中含有糖,故极性较大,水溶性较强,因此分离较困难,一般不易得到纯品。需要结合吸附或分配柱色谱进行分离,常用的吸附剂有聚酰胺、纤维素及葡聚糖凝胶等。在分离前需要用铅盐法或溶剂法除去大部分杂质,制得较纯总苷后,再上柱色谱分离。

应用聚酰胺为吸附剂的色谱柱,对羟基蒽醌衍生物成分的分离效果良好。应用葡聚糖凝胶分子筛结合色谱法分离蒽醌苷也能获得满意的效果。

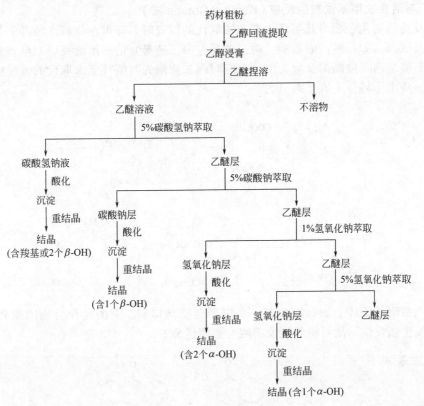

图 3.2 pH 梯度萃取法分离游离羟基蒽醌的流程示意图

任务 3.4 醌类的检识技术

3.4.1 化学检识技术

(1) 菲格尔 (Feigl) 反应

醌类衍生物（包括苯醌、萘醌、菲醌及蒽醌）在碱性条件下加热能迅速被醛类还原，再与邻二硝基苯反应，生成紫色化合物，这是鉴别醌类化合物的主要反应。醌类在反应前后实际上并无变化，仅起传递电子的作用，促进反应迅速进行，故醌类成分含量越高，反应速度也就越快。显色反应时可取醌类化合物的水或苯溶液 1 滴，加入 25% Na_2CO_3 水溶液、4% HCHO 及 5% 邻二硝基苯的苯溶液各一滴，混合后置水浴上加热，1～4min 内产生显著的紫色。

(2) 无色亚甲蓝显色反应

无色亚甲蓝 (leucomethylene blue) 溶液常用作纸色谱与薄层色谱的显色剂，此法专用于检识苯醌及萘醌。含有苯醌及萘醌的样品显色后在白色背景上呈现出蓝色斑点，可与蒽醌类化合物相区别。

(3) 与活性次甲基试剂的反应(Kesting-Craven 法)

苯醌及萘醌类化合物当其醌环上有未被取代的位置时，即可在氨碱性条件下与一些含有活性次甲基试剂（如乙酰乙酸乙酯、丙二酸酯、丙二腈等）的醇溶液反应，呈现蓝绿色或蓝紫色。以萘醌与丙二酸酯的反应为例，反应时丙二酸酯先与醌环上未取代的氢反应生成产物Ⅰ，再进一步电子转位生成Ⅱ而显色。

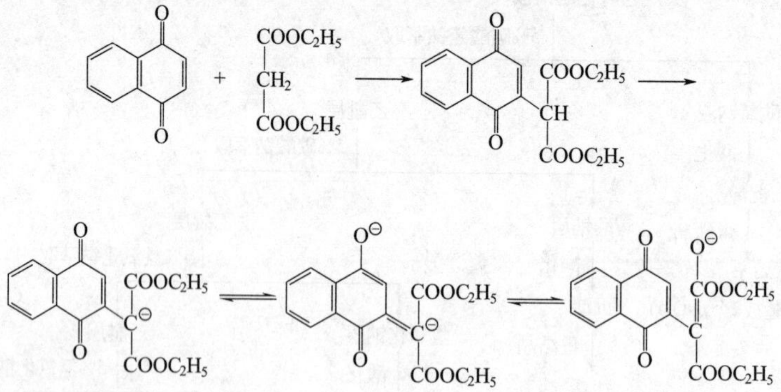

苯醌及萘醌的醌环上如有取代基，反应即会受到抑制。蒽醌类化合物因醌环两侧有苯环，不能发生该反应，故可将苯醌及萘醌与蒽醌区分开。

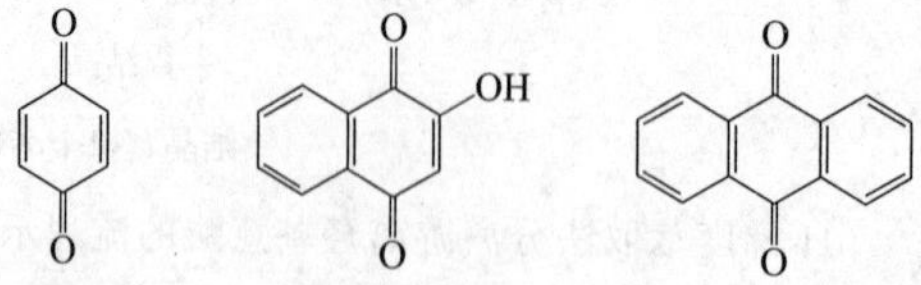

反应　　受抑制　　不反应

(4) 碱液显色反应(Borntraäger's 反应)

羟基蒽醌衍生物遇碱性溶液（NaOH、Na_2CO_3、NH_4OH 等）显红色或红紫色等，是最常用的检识中药中羟基蒽醌成分存在的方法之一。酚羟基在碱性溶液中形成酚氧负离子，酚氧原子的电子在羰基影响下，通过共轭效应转移到羰基氧原子上，形成新的共轭体系，因而发生颜色变化。显然，该显色反应与形成共轭体系的酚羟基和羰基有关。因此，羟基蒽醌以及具有游离酚羟基的蒽醌苷均可显色。

α-羟基蒽醌　　红色

β-羟基蒽醌　　红色

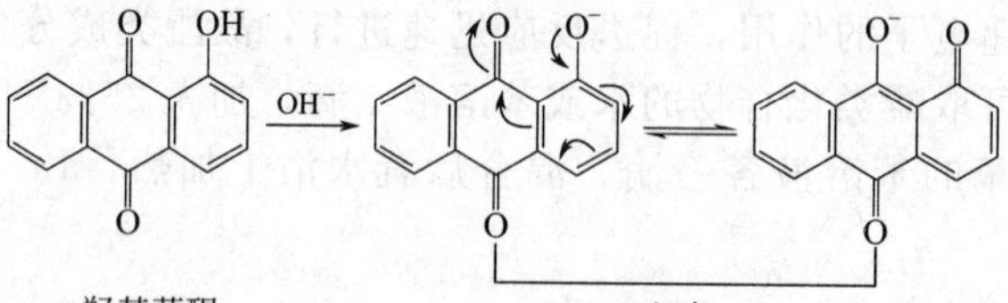

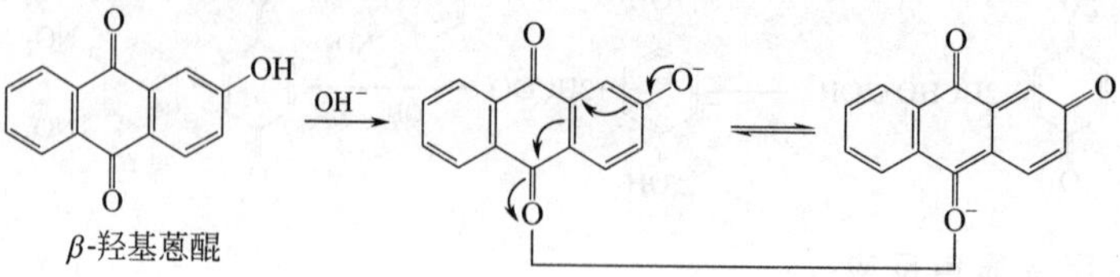

羟基蒽酚、蒽酮、二蒽酮类化合物遇碱呈黄色，且往往带有绿色荧光，需在空气中放置或先行氧化成蒽醌后，才显示特征的颜色。常用3%过氧化氢作为氧化剂，过强的氧化剂会

导致羟基蒽醌分解。

用本反应检查中药中是否含有蒽醌类成分时，可取样品粉末约 0.1g，加 10%硫酸水溶液 5mL，水浴加热 2~10min，待冷却后加 2mL 乙醚，振摇，静置后分取醚层溶液，加入 5%氢氧化钠水溶液 1mL 振摇。如有羟基蒽醌存在，则醚层由黄色褪为无色，而水层显红色。

（5）乙酸镁反应

羟基蒽醌与 0.5%乙酸镁甲醇或乙醇溶液生成稳定的橙红色、紫红色或紫色的络合物，反应很灵敏，生成的颜色随分子中羟基的位置不同而有所不同，可借此帮助识别羟基在蒽醌环中的结合位置，并可作为蒽醌类成分色谱显色、定性定量的试剂。显色反应条件是蒽醌母核上至少有一个 α-羟基或有邻二酚羟基，反应机制是羟基蒽醌和镁离子产生络合物所致。

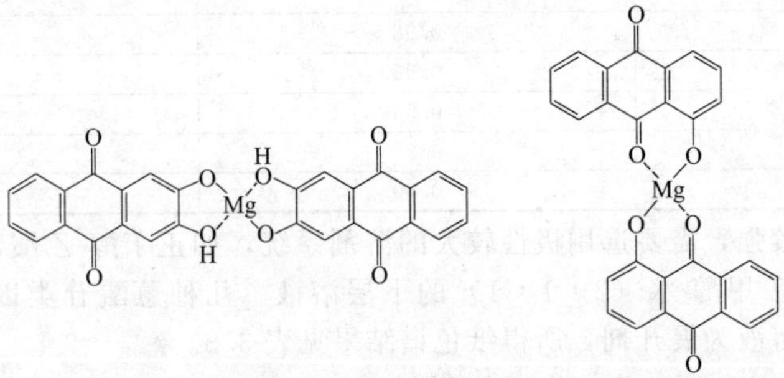

羟基的位置和数量不同，与乙酸镁反应结果的颜色不同，见表 3.1。

表 3.1 羟基蒽醌结构与乙酸镁反应关系

羟基的位置和数量	与乙酸镁反应的颜色
只有一个 α-OH	橙色
每个苯环上各有一个 α-OH 或还有间位酚羟基	橙红-红色
对二酚羟基	红-紫红色
邻二酚羟基	蓝-蓝紫色

试验时可将羟基蒽醌滴于滤纸上，干燥后喷 0.5%乙酸镁甲醇溶液，并在 90℃条件下，加热 5min 即可显色。

（6）对亚硝基-二甲苯胺反应

蒽酮类化合物尤其是 1,8-二羟基蒽酮及其衍生物，其羰基对位亚甲基上的氢很活泼，可与 0.1%对亚硝基-二甲苯胺吡啶溶液反应缩合而成共轭体系较长的化合物，呈现各种颜色，如紫、绿、蓝、灰等颜色。缩合物的颜色随结构不同而异，1,8-二羟基蒽酮类均为绿色。此反应可用作蒽酮化合物的定性检查，通常用作 PC 法的喷雾显色。

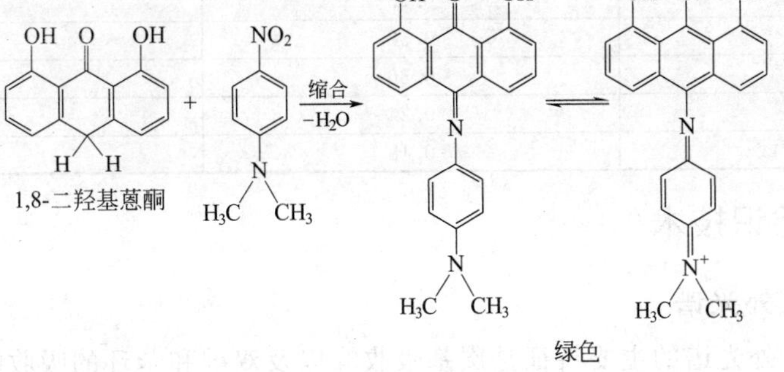

3.4.2 色谱检识技术

（1）纸色谱

游离蒽醌的纸色谱一般在中性溶剂系统中进行，常用水、乙醇、丙醇等饱和的石油醚、苯等，如石油醚-丙酮-水（1∶1∶3，上层）、97％甲醇饱和的石油醚；也可用酸性溶剂系统，如正丁醇-乙酸-水（4∶1∶5，上层）；也可用非水溶剂系统，如以10％甲酰胺的乙醇液处理滤纸，石油醚-三氯甲烷（94∶6）为展开剂，羟基蒽醌苷元可获得较好的色谱效果。几种常见游离蒽醌纸色谱的 R_f 值见表3.2。

表3.2 几种常见游离蒽醌纸色谱的 R_f 值

蒽醌名称	石油醚-丙酮-水(1∶1∶3)上层	石油醚-97％甲醇(1∶1)上层
大黄酚	0.98	0.98
大黄素甲醚	0.98	0.98
大黄素	0.56	0.30
芦荟大黄素	0.26	0.07
大黄酸	0.00	0.00

蒽醌苷类极性较强，需要选用极性较大的溶剂系统，如正丁醇-乙酸乙酯-水（4∶3∶3）上层溶液，三氯甲烷-甲醇-水（2∶1∶1）的下层溶液。几种蒽醌苷类以三氯甲烷-甲醇-水（2∶1∶1）的下层溶液为展开剂，所得纸色谱结果见表3.3。

表3.3 几种蒽醌苷类纸色谱的 R_f 值

种类	大黄酚葡萄糖苷	大黄素甲醚葡萄糖苷	大黄素葡萄糖苷	芦荟大黄素葡萄糖苷	大黄酸葡萄糖苷
R_f 值	0.79	0.79	0.26	0.06	0.00

（2）薄层色谱

蒽醌及其苷的薄层色谱，一般用硅胶、聚酰胺作为吸附剂，展开剂多采用混合溶剂系统。若游离蒽醌的极性较弱可选用亲脂性溶剂系统展开，如苯-乙酸乙酯（75∶25）、石油醚-甲酸乙酯-甲酸（15∶5∶1）的上层溶液、甲苯-二氯甲烷-冰醋酸（6∶3∶1）、石油醚-乙酸乙酯（8∶2）等；蒽醌苷可采用极性较大的溶剂系统，如三氯甲烷-甲醇（3∶1）、正丁醇-丙酮-水（10∶2∶1）等。

蒽醌及其苷类本身具有颜色，在日光下多显黄色，在紫外光下则显黄棕、红、橙色荧光，若再用氨熏或喷碱溶液，颜色加深或变红。亦可用0.5％乙酸镁甲醇溶液喷后90℃加热5min，再观察颜色。几种常见的游离蒽醌薄层色谱的 R_f 值见表3.4。

表3.4 几种常见游离蒽醌薄层色谱的 R_f 值

蒽醌名称	硅胶板 苯-乙酸乙酯-乙酸(75∶24∶1)	聚酰胺板 甲醇-苯(4∶1)
大黄酚	0.76	0.53
大黄素甲醚	0.75	0.42
大黄素	0.52	0.18
芦荟大黄素	0.36	0.53
大黄酸	0.24	0.03
6-羟基大黄酸	0.18	0.00

3.4.3 波谱检识技术

3.4.3.1 红外光谱

醌类化合物红外光谱的主要特征是羰基吸收峰以及双键和苯环的吸收峰。羟基蒽醌类化

合物的红外区域有 $\nu_{C=O}$（1675~1653cm^{-1}）、ν_{OH}（3600~3130cm^{-1}）、ν_{Ar}（1600~1480cm^{-1}）的吸收。其中 $\nu_{C=O}$ 吸收峰与分子中 α-酚羟基的数量及位置具有较强的规律性，对推测结构中 α-酚羟基的取代情况有重要的参考价值。

当蒽醌母核上无取代时，两个羰基的化学环境相同，在石蜡糊中，1675cm^{-1} 处只显示一个羰基吸收峰，当 α-位有羧基取代基时，能与羰基形成氢键缔合，则出现缔合羰基峰，其频率低于正常峰。

① 具有 1 个 α-羟基的蒽醌　IR 光谱有两个吸收峰，一个为未缔合的正常羰基峰，频率在 1675~1647cm^{-1} 区间，另一个是缔合的羰基峰，频率在 1637~1621cm^{-1}，两峰相距约 24~38cm^{-1}。

② 具有 2 个 α-羟基的蒽醌　1,8-二羟基蒽醌，有 2 个 C=O 峰，一个是正常的 C=O 峰，出现在 1678~1661cm^{-1}，吸收强度较低，另一个是缔合峰，出现在 1626~1616cm^{-1}，两峰相距 40~57cm^{-1}；1,4-二羟基或 1,5-二羟基蒽醌，只出现一个缔合 C=O 峰，但频率更低些，约 1645~1608cm^{-1}。

③ 有多个 α-羟基的蒽醌　具有 3 个 α-羟基蒽醌，只出现一个缔合的吸收峰，频率为 1616~1592cm^{-1}；具有 4 个 α-羟基蒽醌，只出现一个缔合的吸收峰，频率为 1592~1572cm^{-1}，并与苯环的 C=C 骨架吸收峰重叠，难以分辨。

上述规律的概括见表 3.5。

表 3.5　羟基蒽醌衍生物羰基红外光谱数据

α-羟基数目	羟基位置	游离 C=O 频率 /cm^{-1}	缔合 C=O 频率 /cm^{-1}	C=O 频率 /cm^{-1}
0	无 α-OH	1678~1653	—	—
1	1-OH	1675~1647	1637~1621	24~38
2	1,4 或 1,5-二 OH	—	1645~1608	—
2	1,8-二 OH	1678~1661	1626~1616	40~57
3	1,4,5-三 OH	—	1616~1592	—
4	1,4,5,8-四 OH	—	1592~1572	—

羟基蒽醌的羟基伸缩振动谱常随取代位置不同而有很大变化，一般 α-羟基因与相邻的羰基缔合，其吸收频率均在 3150cm^{-1} 以下；β-羟基振动频率比 α-羟基高得多，在 3600~3150cm^{-1}，若只有一个 β-羟基（包括一个 —CH$_2$OH）则大多数在 3390~3300cm^{-1} 有一个吸收峰，若在 3600~3150cm^{-1} 有几个吸收峰则可能有两个以上的 β-羟基。

3.4.3.2　紫外光谱

（1）苯醌类化合物的紫外光谱特征

醌类化合物由于存在较长的共轭体系，在紫外区域均出现较强的紫外吸收。苯醌的紫外光谱呈现 3 组吸收带。λ_{max}（lgε）：Ⅰ：—240nm（4.26），强峰；Ⅱ：—285nm（2.6），中强峰；Ⅲ：—434nm，454nm（1.26，1.22），弱峰。吸收带随取代基性质和位置不同而移动。

（2）萘醌类化合物的紫外光谱特征

天然萘醌分子中多有羟基、烷基及不饱和基团取代，使得共轭体系进一步加长，萘醌分子由苯环和醌环生色体系组成，其紫外光谱如下：

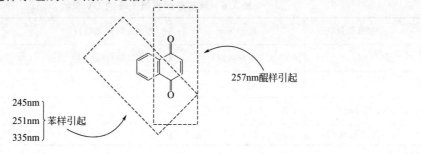

当分子中放入—OH、—OCH$_3$等助色团时,可引起分子中相应的吸收峰红移,醌环上引入助色团主要影响257nm吸收峰,使其红移(不影响苯环引起的吸收)。例如1,4-萘醌,当醌环上2-位或2,3-位有取代基时,一般会使257nm峰红移10~20nm;而当苯环上引入α-OH时,主要影响335nm的吸收峰,使其红移至427nm。

(3) 菲醌的紫外光谱特征

天然菲醌衍生物主要包括邻菲醌及对菲醌两大类,其紫外吸收光谱各有特点,比较容易区分。邻菲醌类化合物如丹参醌I有4个吸收带:λ_{max}245nm,260nm,325nm,417nm。菲醌类化合物若被氢化为氢菲醌,其共轭体系将发生变化,紫外吸收光谱也随之改变,呈现5个吸收带:λ_{max}218nm,239nm,288nm,330nm,450nm。

(4) 蒽醌的紫外光谱特征

羟基蒽醌的UV光谱主要由a、b两个部分引起。

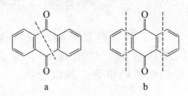

a部分具有苯样结构(苯甲酰基),可给出两组吸收峰;b部分具有醌样结构(苯醌基),也给出两组吸收峰。此外羟基蒽醌多在230nm附近有一强大的吸收峰,五个主要吸收峰如下:

第Ⅰ峰:230nm左右。

第Ⅱ峰:240~260nm(由苯甲酰基结构引起)。

第Ⅲ峰:262~295nm(由对醌结构引起)。

第Ⅳ峰:305~389nm(由苯甲酰基结构引起)。

第Ⅴ峰:400nm以上(由对醌结构中C═O引起)。

以上各吸收谱带的具体峰位与吸收强度与蒽醌母核上的取代基性质、数目及位置有关,大致规律如下:

① 第Ⅰ峰与羟基数目的关系 羟基蒽醌母核上羟基数目越多则峰带Ⅰ越向长波方向移动,与羟基的位置无关。如蒽醌母核上带有一个、两个、三个、四个α-酚羟基或β-酚羟基时,峰带Ⅰ位置分别出现在222.5nm、225nm、(230±2.5)nm、236nm处。

② 第Ⅲ峰与β-羟基的关系 峰带Ⅲ的峰位及吸收强度主要与β-羟基有关。由于p-π共轭的原因,具有β-羟基能通过蒽醌母核向羰基供电子,因而使吸收峰波长向长波方向移动,吸收强度也增加。一般情况下,峰带Ⅲ的吸收强度lgε值均在4.1以上,则推测有β-羟基,若低于4.1,则表明无β-羟基。

③ 第Ⅴ峰与α-酚羟基的关系 峰带Ⅴ主要与α-酚羟基数目有关,羟基数目越多,峰带Ⅴ的吸收峰波长向长波方向移动就越明显,规律见表3.6。

表3.6 羟基蒽醌类第Ⅴ峰的UV吸收

α-酚羟基数目	λ_{max}/nm	α-酚羟基数目	λ_{max}/nm
0	356~362.5	2(1,4-二羟基)	470~500(靠500nm处有一肩峰)
1	400~420	3	485~530(2至多个吸收)
2(1,5-二羟基)	418~440	4	540~560(多个重峰)
2(1,8-二羟基)	430~450		

3.4.3.3 核磁共振谱

（1）氢谱

① 醌环上的质子 苯醌及萘醌在醌环上有质子，在无取代时 δ 值分别在 6.72（s，对苯醌）和 6.95（s，1,4-萘醌）左右。当醌环上有供电子基取代时，将使醌环上其他质子向高场位移。在 1,4-萘醌中位移顺序为 —OCH_3、—OH、—$OCOCH_3$、—CH_3。

② 芳环质子 醌类芳环质子分为 α-氢及 β-氢两类。α-氢因处于 C=O 的负屏蔽区，受影响较大，共振信号出现在较低场。β-氢受 C=O 影响较小，共振信号出现在较高场。如果有取代基，峰的数目及峰位都会发生变化。

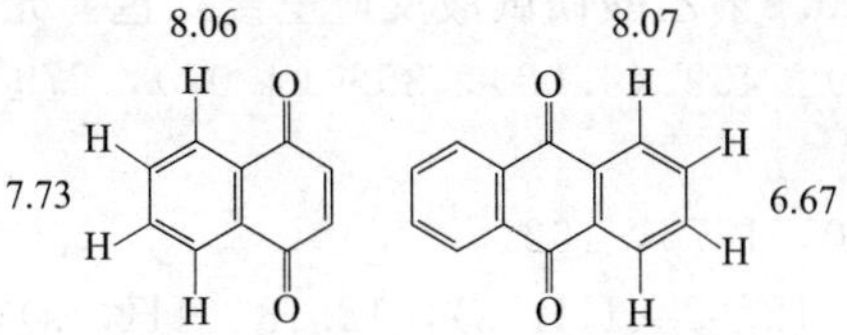

（2）碳谱

① 1,4-萘醌类 1,4-萘醌母核的 ^{13}C-NMR 化学位移值如下：

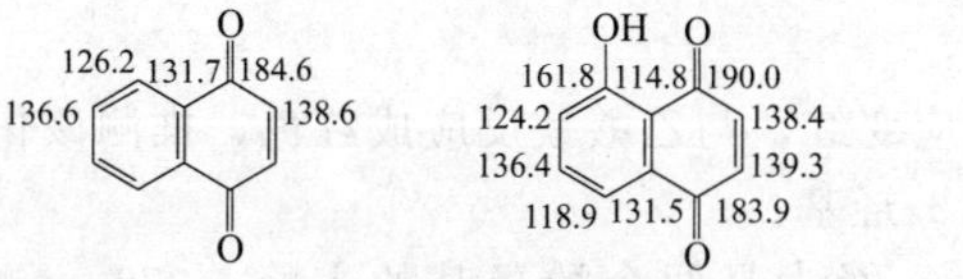

② 9,10-蒽醌类 蒽醌母核中各碳原子的化学位移值如下：

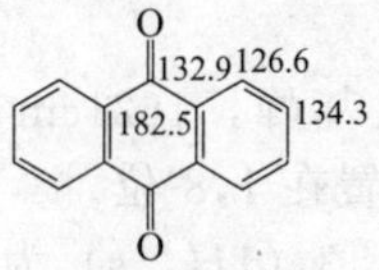

当蒽醌母核上有 —OH、—OCH_3、—CH_3 等供电子取代基时，常使与其直接相连的碳原子化学位移偏向低场，而使邻位碳原子处于较高场。以 1-羟基蒽醌为例，其化学位移值变化如下：

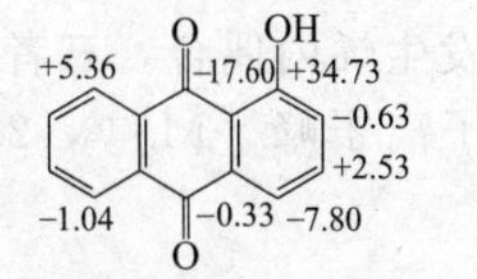

3.4.3.4 质谱

（1）1,4-萘醌类的质谱特征

当苯环无取代时，将出现特征离子峰 m/z 104 及其碎片离子峰 m/z 76 和 m/z 50。当苯环有取代时，上述各峰将相应移至较高 m/z 处。例如 2,3-二甲基萘醌的开裂方式如下：

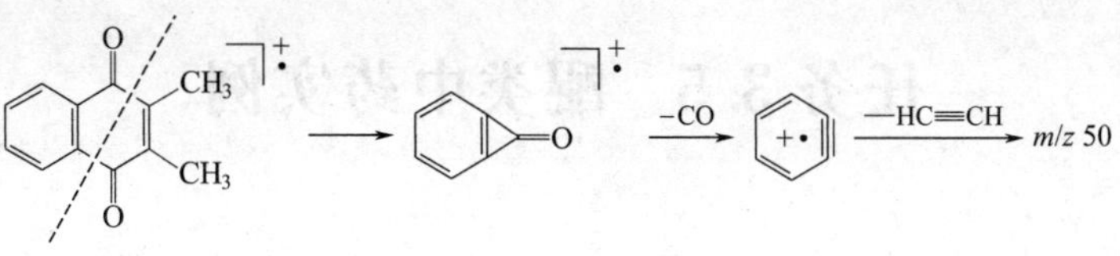

（2）9,10-蒽醌的质谱特征

游离蒽醌苷元裂解时相继脱去两分子 CO，形成 m/z 180（M-CO）及 152（M-2CO）的

强峰。蒽醌衍生物经同样的裂解方式,得到相应的碎片离子峰。裂解过程如下:

$$m/z\ 208 \xrightarrow{-CO} m/z\ 180 \xrightarrow{-CO} m/z\ 152$$

3.4.4 检识实例——大黄酚的结构测定

从大黄中提取分离出一橙色针状结晶,熔点 195~196℃,分子式为 $C_{15}H_{10}O_4$,与 2% NaOH 溶液反应呈红色,与 0.5%乙酸镁试液反应呈樱红色。光谱数据如下:

UV。λ_{max} (nm)（lgε）:432 (4.08),356 (4.07),279 (4.01),258 (4.33),225 (4.37)。

IR。ν_{max}^{KBr} (cm^{-1}):3100,1675,1621。

^{1}H-NMR (CDCl$_3$)。δ:12.02 (1H, s),12.13 (1H, s),7.82 (1H, dd, $J=1.5$, 8.5Hz),7.67 (1H, t, $J=8.5$Hz),7.30 (1H, dd, $J=1.5$, 8.5Hz),7.66 (1H, brs),7.11 (1H, brs),2.47 (3H, brs)。

EI-MS。m/z (%):254 (100),239 (5.2),226 (23),198 (10.2)。

结构推测步骤如下:

根据化合物与碱反应变红,与乙酸镁反应成红色,推测该化合物为羟基蒽醌衍生物,且至少每个苯环各有一个 α-羟基。

紫外光谱中的 225nm 峰为具两个酚羟基的Ⅰ峰;279nm 峰为Ⅲ峰,其 lgε 值 4.01＜4.1,表明分子中无 β-酚羟基。432nm 峰为第Ⅴ峰,说明有两个 α-酚羟基,位置可能是 1,5-位或 1,8-位。

IR 光谱中 1675cm^{-1} 为游离的羰基峰,1621cm^{-1} 为缔合的羰基峰,两峰频率相差 54cm^{-1},进一步证明两个 α-酚羟基位置在 1,8-位。

^{1}H-NMR 中 12.02 (1H, s),12.13 (1H, s) 为两个 α-酚羟基的 H;7.82 (1H, dd, $J=1.5$, 8.5Hz)、7.67 (1H, t, $J=8.5$Hz)、7.30 (1H, dd, $J=1.5$, 8.5Hz) 为一个偶合系统,归属于 H-5、H-6、H-7,其中,H-6 与 H-5、H-7 邻偶,出现三重峰;H-5、H-7 除互相间位偶合外,又分别与 H-6 邻位偶合,各出现双二重峰。2.47 处是甲基峰,7.11、7.66 两个单峰位于甲基的两侧,因发生烯丙偶合,三者均为宽峰,所以甲基只能在 3-位。

EI-MS 谱中,254 (100) 为分子离子峰 [M]$^+$,239 为 [M-CH$_3$]$^+$,226 和 198 分别为 [M-CO]$^+$ 和 [M-2CO]$^+$。

综上所述,该化合物的结构为:

任务 3.5 醌类中药实例

3.5.1 大黄

大黄为蓼科多年生草本植物掌叶大黄（*Rheum palmatum* L.）、唐古特大黄（*Rheum tanguticum* Maxim. ex Balf.）、药用大黄（*Rheum officinale* Baill.）的干燥根及根茎。具有

清热泻下，活血化瘀等多种作用。

3.5.1.1 有效成分

大黄中化学成分复杂，常见的有以下几种：

（1）游离蒽醌

大黄中的主要游离成分见表3.7。

表 3.7 大黄中的游离蒽醌成分

游离蒽醌名称	结晶及熔点/℃	游离蒽醌名称	结晶及熔点/℃
大黄酸	黄色针晶（升华法），321～322	大黄素甲醚	砖红色结晶，203～207
大黄酚	橙黄色针晶（乙醇），256～257	芦荟大黄素	橙黄色结晶（甲苯），223～224
大黄素	橙黄色片状结晶（苯），198		

（2）蒽醌苷类

上述游离蒽醌均有葡萄糖苷。此外还有少量的番泻苷A、B、C、D，土大黄苷等。

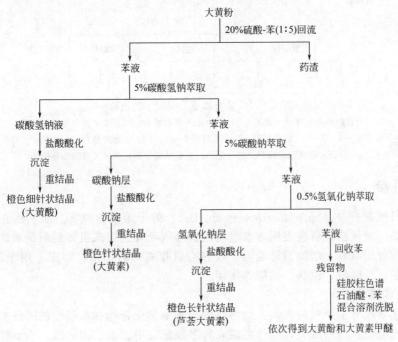

3.5.1.2 提取与分离方法

（1）游离蒽醌类成分的提取分离

从大黄中提取分离5种游离蒽醌化合物的工艺流程见图3.3。

图 3.3 从大黄中提取分离5种游离蒽醌化合物的工艺流程

流程分析：

① 本流程为从大黄中提取分离游离蒽醌类成分，因此，首先用 H_2SO_4 进行水解，再根据羟基蒽醌化合物酸性强弱不同，采用pH梯度萃取法分离。大黄中所含蒽醌化合物酸性强弱顺序是：大黄酸＞大黄素＞芦荟大黄素＞大黄素甲醚与大黄酚。

② 苯液以 $5\%NaHCO_3$ 振摇萃取数次，大黄酸的酸性较强，即被萃取出。提取液酸化，

析出黄色沉淀，过滤、水洗，再以小量丙酮和乙醇混合液洗去杂质，最后用吡啶或冰醋酸重结晶，得黄色细针状结晶大黄酸。

③ 5%$NaHCO_3$萃取后的苯液，以 5%Na_2CO_3溶液振摇萃取数次，大黄素可被萃取出。提取液酸化，析出黄色沉淀，过滤，水洗，再以小量丙酮洗去杂质，最后用吡啶或苯重结晶，得橙色针状结晶大黄素。

④ 5%Na_2CO_3萃取后的苯液，以 0.5%NaOH 溶液振摇萃取数次，芦荟大黄素可被萃取出。提取液酸化，析出橙色沉淀，过滤，水洗，干燥后溶于三氯甲烷，静置 2~3d，得橙黄色析出物。过滤，滤液再以 0.5%NaOH 提取数次。提取液酸化，又可得部分芦荟大黄素沉淀。合并两次芦荟大黄素溶液，用乙酸乙酯重结晶数次，得橙黄色长针状结晶芦荟大黄素。

⑤ 苯溶液中尚含酸性相当的大黄酚和大黄素甲醚，很难用萃取分得，必须用硅胶柱色谱分离。用石油醚和苯的混合溶剂洗脱，可分别得到大黄酚、大黄素甲醚。

（2）蒽醌苷类的提取分离

大黄苷类成分提取工艺流程见图 3.4。

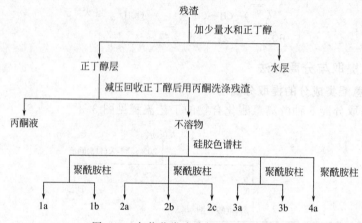

图 3.4　大黄苷类成分提取工艺流程

1a—大黄酚葡萄糖苷和大黄酚 1-O-β-D-葡萄糖苷；1b—大黄素甲醚葡萄糖苷；
2a—芦荟大黄素-w-β-D-葡萄糖苷；2b—大黄素 1-O-β-D-葡萄糖苷；2c—大黄素葡萄糖苷；
3a—芦荟大黄素葡萄糖苷；3b—量小，未做结构分析；4a—大黄酸葡萄糖苷

3.5.2　丹参

为唇形科植物丹参（*Salvia miltiorrhiza* Bge）的干燥根和根茎。能祛瘀止痛，活血通经，清心除烦。现代药理研究表明丹参具有改善外周循环、提高机体的耐缺氧能力，具有扩张冠状动脉与外周血管，增加冠脉流量，改善心肌收缩力的作用，临床上用于治疗冠心病。另外具有抗菌、抗肿瘤、镇痛、镇静等作用。

（1）化学成分

丹参的化学成分主要有两大类：脂溶性的丹参酮类化合物和水溶性的酚酸类化合物。

脂溶性成分有：丹参醌类，隐丹参醌，丹参新醌（甲、乙、丙）等。水溶性的酚酸类化合物有：丹参酸 A、B、C，丹参酚酸 A、B、C、D、E、G，迷迭香酸，迷迭香酸甲酯，紫草酸草酸单甲酯，紫草酸二甲酯，紫草酸乙酯，紫草酸 B，原儿茶醛，咖啡酸，异阿魏酸等。

（2）取与分离方法

丹参化学成分提取流程见图 3.5。

流程说明：

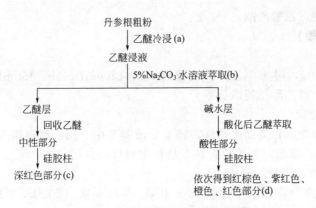

图 3.5 丹参化学成分提取流程图

(a) 丹参中菲醌类成分属脂溶性成分,根据其溶解性,可用乙醚提取。

(b) 丹参新醌类结构中有酸性羟基,可溶于碳酸钠中,借此可与其他菲醌类成分分离。

(c) 此部分为酸性成分,用硅胶柱色谱,苯-甲醇(10∶1)洗脱收集深红色部分,再用制备性薄层分离,可获得丹参新醌甲、乙、丙。

(d) 此部分为丹参菲醌中性部分,用硅胶色谱,苯洗脱可获得丹参醌Ⅰ、隐丹参醌、丹参醌Ⅱ$_A$、丹参醌Ⅱ$_B$等。

技能实训 虎杖中蒽醌的提取分离与检识

【实验目的】

1. 能根据实训指导从虎杖中提取和分离大黄素。
2. 能熟练进行回流、减压蒸馏、萃取、抽滤、色谱等操作。
3. 能正确判断薄层色谱、显色反应的结果。

【实验原理】

虎杖为蓼科植物虎杖(*Polygonum cuspidatum* Sieb. et Zucc.)的干燥根茎和根。具有祛风利湿、散瘀定痛、止咳化痰的功效。虎杖中的成分主要含蒽醌的大黄素、大黄酚、大黄素甲醚等游离蒽醌,大黄素甲醚 8-d-葡萄糖苷、大黄素 8-d-葡萄糖苷等。尚含非蒽醌成分,主要是白藜芦醇葡萄糖苷,又称虎杖苷、云杉新苷,用于防止细胞癌变和恶性肿瘤的扩散,对艾氏腹水瘤有抑制作用。白藜芦醇苷还具有扩张血管降压、抗血栓形成、降血脂等方面的作用。此外,还有鞣质等成分。

白藜芦醇葡萄糖苷

本实验根据游离蒽醌和苷类均可溶于乙醇而提取,因两类在水和乙醚中的溶解度不同采用萃取方法进行分离,进一步分离游离蒽醌是利用他们酸性不同,用 pH 梯度萃取法完成。

【实验仪器和试剂】

1. 仪器:回流装置,分液漏斗,常压蒸馏装置,抽滤装置。
2. 试剂:硅胶,CMC-Na,虎杖粗粉,95% 乙醇,乙醚,5% NaHCO$_3$ 溶液,5% Na$_2$CO$_3$ 溶液,1% NaOH,溶液,盐酸,甲醇,氯仿,活性炭,30% 甲醇溶液,0.5% 乙酸

镁乙醇溶液，石油醚，乙酸乙酯。

【实验方法和步骤】

1. 提取

称取虎杖粉末 50g，用 95％乙醇回流提取 2 次（200mL，1h；150mL，30min。），减压回收乙醇至无醇味，得乙醇总提取物。

2. 苷与苷元的分离

取乙醇提取物加 20mL 蒸馏水稀释转移至分液漏斗中，用乙醚萃取 6 次（25mL，2 次；20mL，4 次），合并乙醚层，原水层转移至烧杯中封口，备用。

3. 大黄素与大黄素甲醚的分离

① 大黄素的分离　将乙醚层用 5％$NaHCO_3$ 萃取 4 次（20mL，2 次；15mL，2 次），弃去 $NaHCO_3$ 溶液。乙醚层再用 5％Na_2CO_3 萃取 8 次（25mL，2 次；20mL，2 次；15mL，4 次），合并 Na_2CO_3 层，置水浴锅上蒸发掉残留的乙醚，放置至室温，搅拌，缓慢滴加盐酸 6mol/L 盐酸，调 pH 值至 2，静置，抽滤，沉淀用水洗至中性，干燥，用环己烷-丙酮（7:3）混合液 40～50mL 溶解，置硅胶柱色谱（柱色谱分离用硅胶，160～200 目，15g，干法装柱）中，用上述混合液洗脱，收集洗脱液约 100mL，回收溶剂至干。残留物用 5mL 左右丙酮结晶，即为大黄素。

② 大黄素甲醚　萃取后的乙醚层，用 2％NaOH 萃取（10mL，5 次），合并萃取液，于水浴锅上蒸发乙醚层，放置至室温，缓慢滴加盐酸 6mol/L 盐酸，调 pH 值至 2，静置，抽滤，沉淀用水洗至中性，干燥，即为大黄素甲醚粗品。

4. 白藜芦醇苷的分离

① 取虎杖水提液置水浴锅上，挥去乙醚，加水至水 50mL，搅拌均匀，加热 10min，抽滤，滤液加活性炭 2g，煮沸 20min，趁热过滤。

② 滤液放冷以后，转移至分液漏斗中，用乙酸乙酯萃取（30mL，2 次；20mL，4 次），合并乙酸乙酯层，回收溶剂。残留物加 80％乙醇 10mL 溶解。

③ 称取 15g 中性氧化铝粉，取一小团脱脂棉用玻璃棒压入色谱柱底端，压平，将氧化铝粉通过漏斗加入色谱柱当中，用橡皮球轻轻敲打，使之均匀分布，无空隙，剪取滤纸片，直径与色谱柱内径相当，盖在色谱柱内氧化铝层上，加 80％乙醇冲洗，备用。

④ 将乙醇提取液，加入色谱柱，80％乙醇洗脱，收集洗脱液约 100mL 后停止。回收溶剂至干。残留物加水 1mL，95％乙醇 5mL，加热溶解，趁热过滤，滤液放置，析晶，即为白藜芦醇苷。

5. 蒽醌的鉴别

① 显色反应　将上述分离得到的提取物各少许，加 1mL 乙醇溶解，分别加下列试剂，观察颜色变化，记录。

a. 碱液反应：加数滴 10％氢氧化钠溶液，观察颜色变化，羟基蒽醌应显红色。

b. 乙酸镁试验：滴加 0.5％乙酸镁乙醇溶液，观察颜色变化，羟基蒽醌应显橙红色。

② 薄层色谱鉴别

a. 样品：上述分离得到的提取物各少许，分别加少量乙醚溶解，制成样品溶液。

b. 对照品：大黄素、大黄酚、大黄素甲醚的乙醚溶液。

c. 薄层板：硅胶 CMC-Na 板。

d. 展开剂：石油醚-乙酸乙酯（8:2）。

e. 显色剂：在可见光下观察，记录黄色斑点的位置，然后，再用浓氨水熏，斑点显红色。

【实验结果与分析】

1. 记录上述实验结果。
2. 虎杖化学成分提取顺序与所用碱液碱性大小的关系如何？如何选择？

项目小结

通过本项目的学习，掌握苯醌、萘醌、蒽醌和菲醌类化合物的结构类型与理化性质，提取与分离技术以及检识技术，熟练掌握连续回流、萃取、抽滤、薄层色谱等技能，为后续黄酮类化合物的学习奠定理论和实验基础。

复习思考题

1. 某中药粉末 0.5g 置试管中，加入稀硫酸 10mL，置水浴中加热煮沸 10min，放冷后，加入 2mL 乙醚振摇，则醚层显黄色。取出醚层加 0.5% NaOH 水溶液振摇，此时水层显红色，则醚层退至无色。试问：
(1) 中药材可能含有哪类成分？
(2) 为何加酸煮沸？
(3) 碱水层为何显红色？
2. 为何《药典》规定新采集的大黄必须贮存两年以上才可药用？
3. 将大黄中的蒽醌苷用 Sephadex LH-20 色谱分离，以 70% 甲醇溶液洗脱，指出蒽醌二糖苷、二蒽酮苷、游离蒽醌苷元及蒽醌单糖苷流出的先后顺序，并说明理由。
4. 比较下列蒽醌的酸性强弱，并利用酸性的差异分离他们，写出流程。
① 1,4,7-三羟基蒽醌　② 1,5-二 OH-3-COOH 蒽醌
③ 1,8-二 OH 蒽醌　　④ 1-CH_3 蒽醌

苯丙素类

Chapter 04

知识目标

- 掌握香豆素的基本结构、性质、颜色反应；
- 掌握木脂素的性质、检识；
- 理解香豆素的提取、分离原理及在实例中的应用；
- 理解木脂素的结构、分离原理；
- 了解苯丙素类成分的分布、生物活性。

技能目标

- 学会根据结构特征识别香豆素类、木脂素类化合物；
- 学会根据化合物的性质设计提取分离工艺流程；
- 学会根据成分性质对成分进行检识鉴定。

知识点

- 苯丙素；香豆素；木脂素。

案例导入

杜仲的抗癌作用

药用杜仲，即杜仲科植物杜仲的干燥树皮，是我国名贵的滋补药材。其味甘，性温。有补益肝肾、强筋壮骨、调理冲任、固经安胎的功效。可治疗肾阳虚引起的腰腿痛或酸软无力，肝气虚引起的胞胎不固、阴囊湿痒等症。在《神农本草经》中被列为上品。现代药理实验证明杜仲有抗癌和抑癌的功效，其有效成分与其所含的木脂素、苯丙素及环烯醚萜类化合物有关。杜仲所含的丁香脂素双糖苷在淋巴细胞白血病 P388（Ps）系统中有较好的活性，日本学者研究了杜仲茶的抗变异作用（anti-mutagenicity），发现该作用与绿原酸等抗变异性成分有关。丁香脂素和绿原酸都是由苯丙素衍生而来。

苯丙素类（phenylpropanoids）是一类苯环和 3 个直链碳连在一起为单位（C_6-C_3）构成的化合物。这类化合物多在苯核上有酚羟基或烷氧基取代，成分可单独存在，也有以两到多个单元聚合而成，包括简单苯丙素类、香豆素、木脂素。

任务 4.1　简单苯丙素

简单苯丙素根据 C_3 侧链的结构变化，可分为苯丙烯、苯丙醇、苯丙醛、苯丙酸等。

4.1.1　结构分类

（1）苯丙烯类

此类成分多数具有挥发性，亲脂化较强，常为挥发油的组成分。如丁香挥发油的主要成分丁香酚（eugenol），八角茴香中挥发油的主要成分茴香脑（anethole），石菖蒲挥发油的主要成分 α-细辛醚（α-asarone）、β-细辛醚（β-asarone）等。

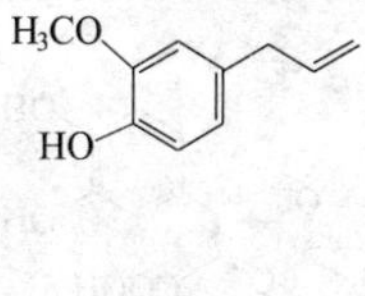

丁香酚 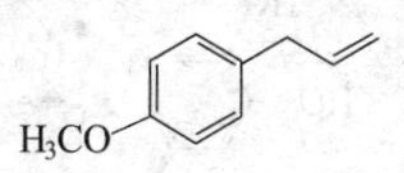　　　茴香脑　　　α-细辛醚　　　β-细辛醚

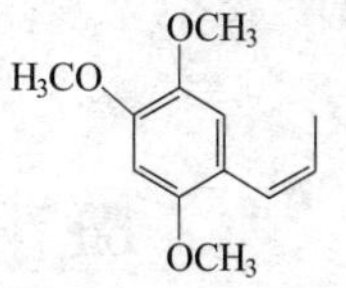

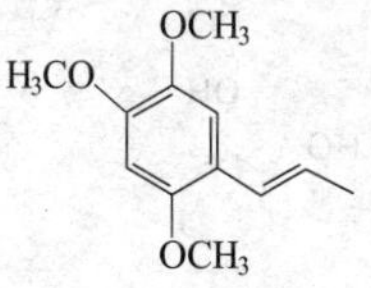

（2）苯丙醇类

松柏醇（coniferyl alcohol）是植物常见的苯丙醇类化合物，植物体内木质部含有大量由多分子松柏醇聚合而成的木质素。刺五加中提取出的紫丁香酚苷也属于此类化合物。

（3）苯丙醛类

桂皮的主要成分桂皮醛（cinnamaldehyde）属于此类成分。

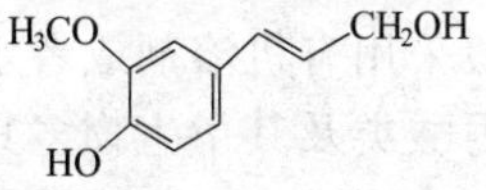

松柏醇 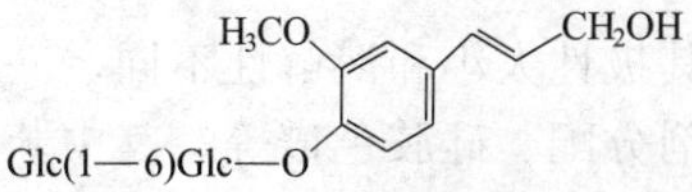　　　紫丁香酚苷 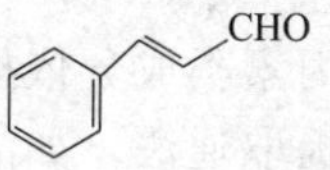　　　桂皮醛

（4）苯丙酸类

酚酸类成分广泛存在于植物界中，它们的基本结构是酚羟基取代的芳香环和丙烯酸构成。其中不少属于具有 C_6-C_3 结构的苯丙酸类，常见的苯丙酸类成分有桂皮酸、对羟基桂皮酸、咖啡酸、阿魏酸和异阿魏酸。如：

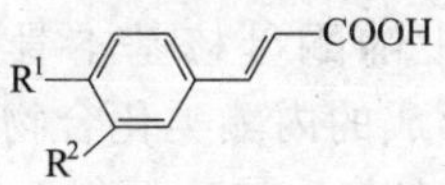

	R^1	R^2
桂皮酸	H	H
对羟基桂皮酸	OH	H
咖啡酸	OH	OH
阿魏酸	OH	OCH_3
异阿魏酸	OCH_3	OH

苯丙酸类在植物中常与不同的糖、氨基酸、醇和有机酸结合，以苷或酯的形式存在于植物中。如绿原酸（chlorogenic acid）是咖啡酸与奎宁酸（quinic acid）形成的酯，它存在于杜仲、金银花和茵陈等常用中药中，具有抗菌利胆作用；从紫锥菊中分到的菊苣酸（cichoric acid）是咖啡酸与酒石酸形成的酯，具有抗病毒活性。

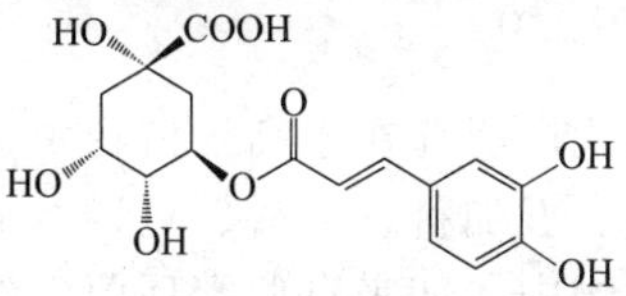

绿原酸 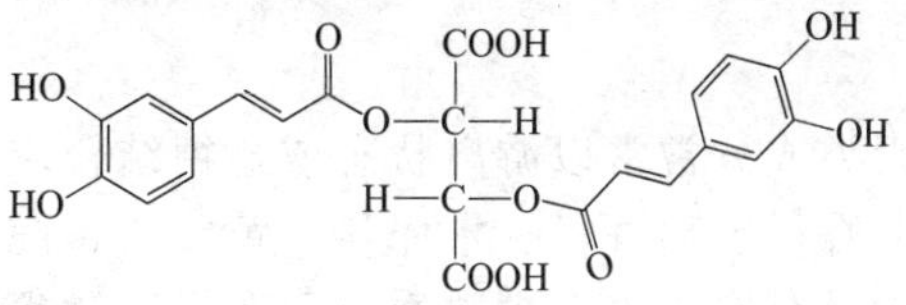　　　菊苣酸

此外，苯丙酸衍生物还可以经过分子间的缩合形成多聚体，粗糠树（ehretia macrophylla wall）中的苯丙酸二聚体迷迭香酸（rosmarinic acid）具有止泻作用。丹参（salvia miltiorrhiza）中水溶性主要成分丹酚酸 A、丹酚酸 B 均是由两个或两个以上苯丙酸衍生物缩合而成，具有抗氧化、抗冠状动脉硬化、增加冠脉流量、抑制凝血的作用，是丹参治疗心脑血管疾病的有效成分。

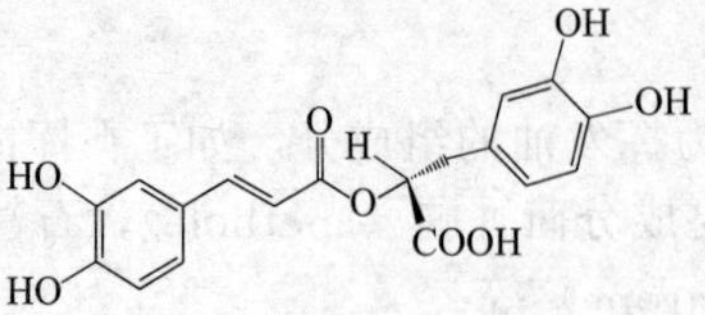

迷迭香酸

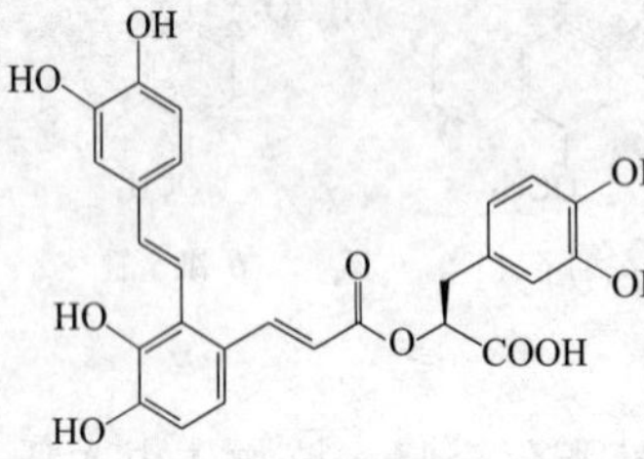

丹酚酸 A

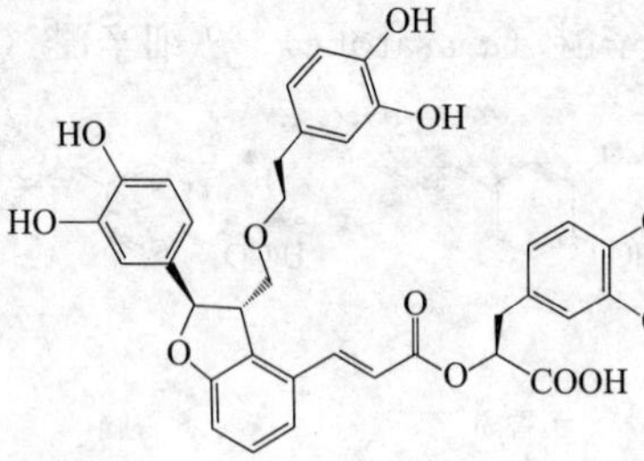

丹酚酸 B

4.1.2 提取分离

简单苯丙素类成分依据其极性大小和溶解性不同，一般采用有机溶剂或者水提，按照中药化学成分提取通法，如溶剂分配、硅胶色谱等。其中苯丙酸类及其衍生物多具有一定的水溶性，常与一些酚酸、鞣质、黄酮苷等混在一起，分离有一定困难。一般要采用纤维素、硅胶、大孔树脂或聚酰胺树脂等色谱法反复色谱分离才能纯化。

任务 4.2 香豆素

4.2.1 概述

香豆素（coumarin）类成分是具有苯并 α-吡喃酮母核基本骨架的一类化合物的总称，在结构上可以看成是顺式邻羟基桂皮酸脱水而形成的内酯类化合物。因最早从豆科植物香豆（*coumarouna ordorata* Aubl.）中分离得到，具有芳香气味而得名。大多数香豆素类成分都具有在 7-位连接含氧官能团的特点，因此，7-羟基香豆素（伞形花内酯，umbelliferone）被认为是香豆素类化合物的母体。

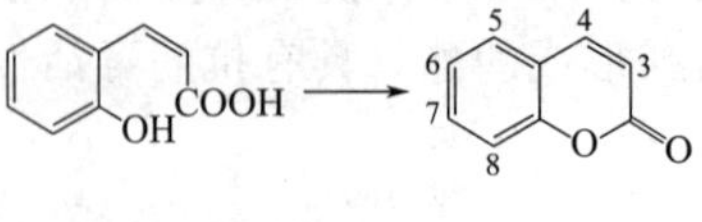

香豆素类成分常常以游离状态或与糖结合成苷的形式广泛存在于高等植物中，特别是在伞形科、芸香科、瑞香科、木犀科、黄藤科、虎耳草科、五加科、菊科、豆科、茄科和兰科等植物中大量存在。也有少数香豆素存在于微生物和动物中，如来自假蜜环菌中的亮菌甲素（armillarisin A）等。中药白芷、前胡、蛇床子、茵陈、补骨脂、秦皮等都含有香豆素类成

分。植物体内，香豆素类成分可分布于花、叶、茎、皮、果（种子）、根等部位，通常在幼嫩的叶芽中含量较高。

香豆素类成分具有多方面的生理活性。例如，秦皮中七叶内酯和七叶苷是治疗细菌性痢疾的主要成分；茵陈中滨蒿内酯、假密环菌中亮菌甲素具有解痉、利胆作用；蛇床子中蛇床子素可用于杀虫止痒；补骨脂中呋喃香豆素类具有光敏活性，用于治疗白斑病；前胡中的香豆素具有血管扩张作用；某些双香豆素具有抗维生素 K 样作用，可作为抗凝血药物；胡桐（*Calophyllum lanigerum*）中香豆素（＋）calanolide A 是强大的 HIV-1 反转录酶抑制剂，目前正作为抗艾滋病药物进行研制。

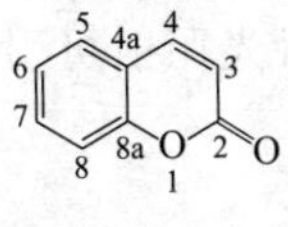

香豆素母核 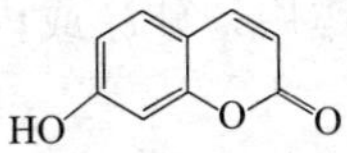　　　　　伞形花内酯

4.2.2 结构与分类

香豆素类化合物的基本母核为苯并 α-吡喃酮的结构，大多香豆素类成分只在苯环一侧有取代，也有部分香豆素在 α-吡喃酮环上有取代。常见的有—OH、—OCH$_3$、异戊烯氧基及其衍生物等。在 α-吡喃酮环一侧，3-位、4-位均可能有取代，常见的取代基是小分子烷基、苯基、羟基、甲氧基等。

香豆素类成分的结构分类，主要依据在 α-吡喃酮环上有无取代，7-位羟基是否和 6-位、8-位取代异戊烯基缩合形成呋喃环、吡喃环来进行，通常将香豆素类化合物分为简单香豆素、呋喃香豆素、吡喃香豆素、其他香豆素四类。

（1）**简单香豆素类**

简单香豆素类是只在苯环上有取代，且 7-位羟基与 6-位或者 8-位没有形成呋喃环或吡喃环的香豆素类。常见的取代基包括羟基、甲氧基、亚甲二氧基和异戊烯基等。如七叶内酯（esculetin）、七叶苷（aesculin）、当归内酯（angelica lactone）、滨蒿内酯（scoparone）、瑞香内酯（daphnetin）等。侧链异戊烯基有时也有一个、两个或三个相连的，如柚皮中的葡萄内酯（aurapten）、欧前胡中的王草质（ostruthin）等。其中七叶内酯和七叶苷是秦皮的主要成分，用于治疗痢疾；滨蒿内酯是茵陈的主要有效成分，具有解痉、利胆的作用；王草质则具有抗细菌和抗真菌作用。

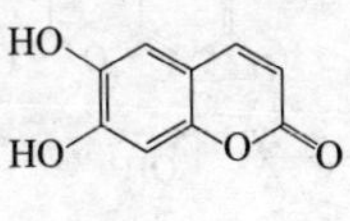

七叶内酯 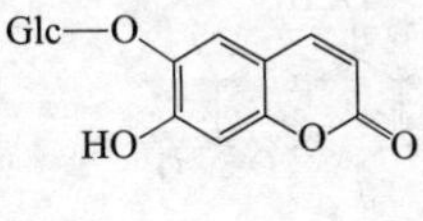　　　　　七叶苷 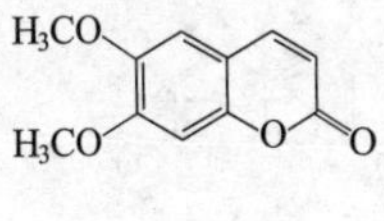　　　　　滨蒿内酯

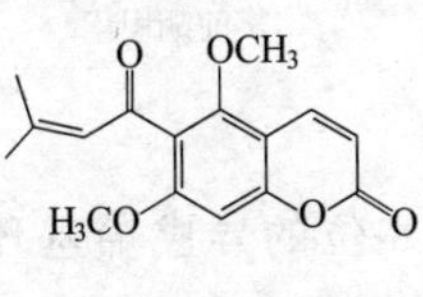

当归内酯 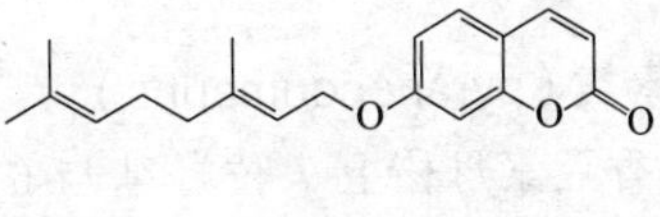　　　　　葡萄内酯

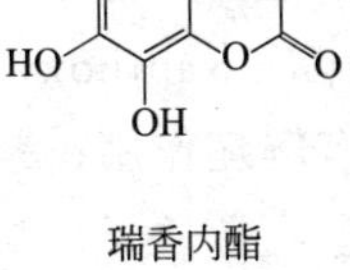

瑞香内酯 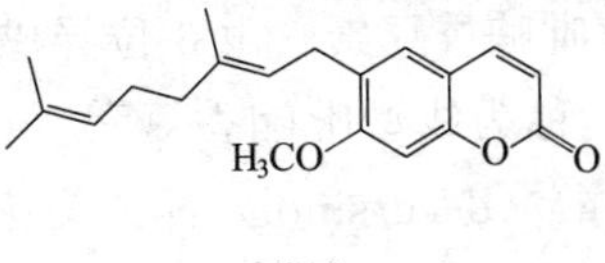　　　　　王草质

（2）呋喃香豆素类（furocoumarins）

呋喃香豆素类是指其母核苯环上的 7-位羟基与 6-位或者 8-位的异戊烯基环合形成呋喃环的一类化合物，成环后常伴随失去异戊烯基上的 3 个碳原子。根据呋喃环与苯环的稠合位置不同，呋喃香豆素分为两种类型：

① 线型（linear）呋喃香豆素　由 6-位异戊烯基与 7-位羟基环合而形成的呋喃环与香豆素母核在同一直线上，称为线型呋喃香豆素。如补骨脂中的补骨脂内酯（psoralen）、牛尾独活中的佛手柑内酯（bergapten）、白芷中的欧芹属素乙（imperatorin）均属于线型呋喃香豆素。紫花前胡中的紫花前胡内酯（nodakenetin）属于线型二氢呋喃香豆素类。补骨脂内酯可作为皮肤用药，有光敏作用，外涂或内服后经日光照射可引起皮肤色素沉着，适用于白癜风、牛皮癣及斑秃。

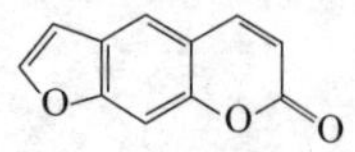

补骨脂内酯 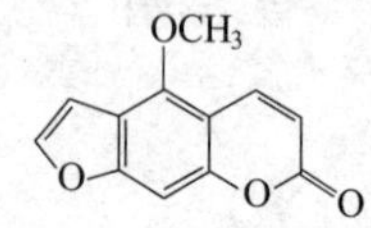　　　　　佛手柑内酯

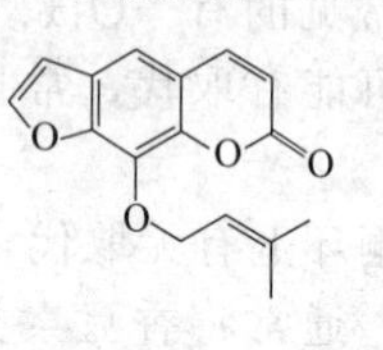

欧芹属素乙 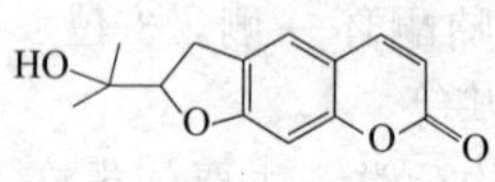　　　　　紫花前胡内酯

② 角型（angular）呋喃香豆素　由 8-位异戊烯基与 7-位羟基环合而形成的呋喃环与香豆素母核在一条折线上，称为角型呋喃香豆素。如存在于当归中的当归素（angelin）有活血化瘀作用，主要用于偏头痛和冠心病的治疗；伞形科植物中果实中的茴芹内酯（pimpinellin）为结核菌抑制剂，可抑制结核分支杆菌的生长。旱前胡中的旱前胡甲素（daucoidin A）属于角型二氢呋喃香豆素，对气管平滑肌和心肌细胞有保护作用，用于高血压及心血管疾病的治疗。

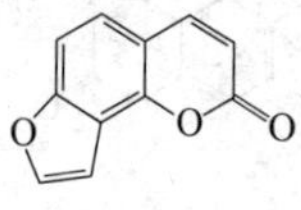

当归素 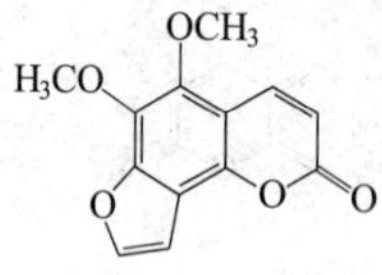　　　　　茴芹内脂 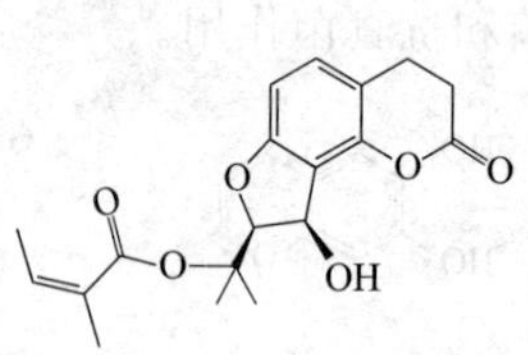　　　　　旱前胡甲素

（3）吡喃香豆素类（pyranocoumarins）

吡喃香豆素类是香豆素母核上 7-位羟基与 6-位或者 8-位的异戊烯基环合形成吡喃环的一类化合物，根据吡喃环与苯环的稠合位置不同，吡喃香豆素也分为两种类型：

① 线型（linear）吡喃香豆素　由 6-位异戊烯基与 7-位羟基环合而形成的吡喃环与香豆素母核在同一直线上，称为线型吡喃香豆素。如美花椒内酯（xanthoxyletin）、紫花前胡素（decursin）、紫花前胡醇（decursinol）等。美花椒内酯具有解痉作用；紫花前胡素、紫花前胡醇属于线型二氢吡喃香豆素类，具有抗血小板凝集活性。

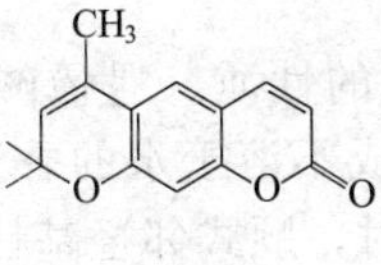

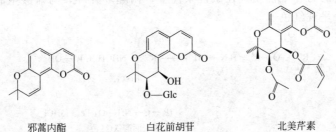

美花椒内酯 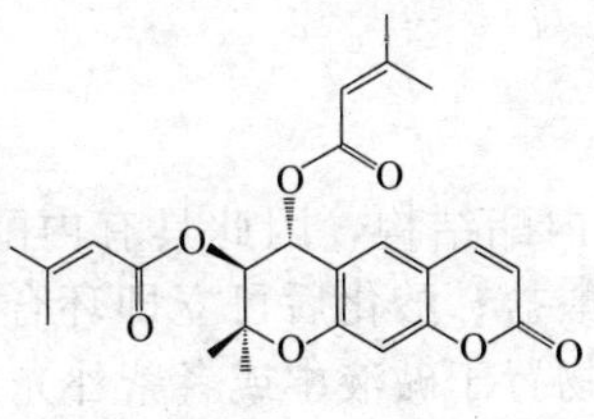　　　　　紫花前胡素 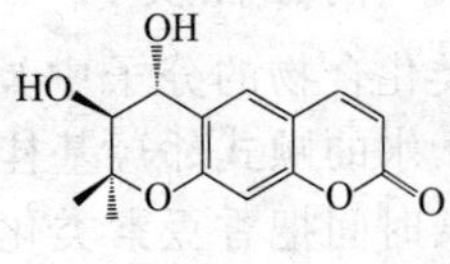　　　　　紫花前胡醇

② 角型（angular）吡喃香豆素　由8-位异戊烯基与7-位羟基环合而成的吡喃环与香豆素母核在一条折线上，称为角型吡喃香豆素。如邪蒿内酯（seselin）、白花前胡苷（praeroside Ⅱ）、北美芹素（pteryxin）等。其中白花前胡苷和北美芹素是白花前胡中的主要成分，具有抗血小板凝聚、扩张冠状动脉的活性。

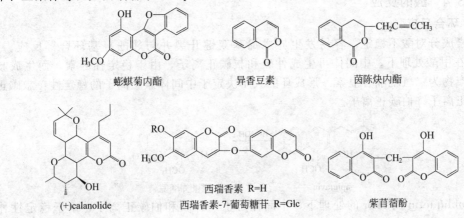

邪蒿内酯　　　　　白花前胡苷　　　　　北美芹素

（4）其他香豆素类

自然界中的香豆素类成分，有的化合物结构不能归属于上述三个类型，主要包括在α-吡喃酮环上有取代的香豆素类，如墨旱莲中的蟛蜞菊内酯（wedelolactone），从胡桐中得到的（+）calanolide A；异香豆素（isocoumarin）类，如茵陈炔内酯（capillarin）；香豆素二聚体、三聚体等，如西瑞香素（daphnoretin）、紫苜蓿酚（dicoumarol）。

蟛蜞菊内酯　　　异香豆素　　　茵陈炔内酯

(+)calanolide　　西瑞香素 R=H　　紫苜蓿酚
　　　　　　　　西瑞香素-7-葡萄糖苷 R=Glc

4.2.3　理化性质

4.2.3.1　性状

游离的香豆素多数有较好的结晶，淡黄色或无色，且大多有香味。香豆素中分子量小的有挥发性，能随水蒸气蒸馏，并能升华。香豆素苷多数无香味和挥发性，呈粉末状，也不能升华。香豆素类在可见光下多为无色，紫外光（365nm）下显蓝色或紫色荧光，碱性环境荧光增强。

4.2.3.2　溶解性

游离香豆素类成分易溶于三氯甲烷、乙酸乙酯、丙酮、甲醇等有机溶剂，也能部分溶于热水，但不溶于冷水。香豆素苷类成分易溶于甲醇、乙醇，可溶于水，但难溶于苯、乙醚和三氯甲烷等低极性有机溶剂。

4.2.3.3 内酯性质

香豆素类化合物的分子中具有内酯结构,因此具有内酯环的性质。遇稀碱溶液可以开环,形成溶于水的顺式邻羟基桂皮酸盐;酸化后可立即环合形成不溶于水的香豆素类成分。但是,如果长时间把香豆素类化合物置于碱液中或者紫外光照射,顺式邻羟基桂皮酸盐就会转化为稳定的反式邻羟基桂皮酸盐,再酸化时就无法发生环合。

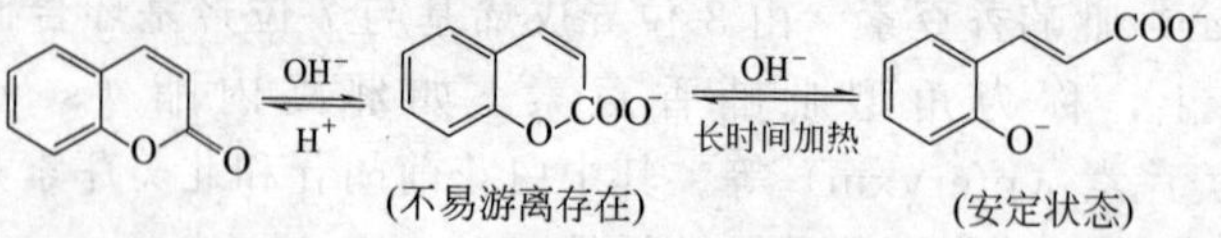

香豆素内酯环的另一个性质是在碱性条件下,内酯环开环,与盐酸生成异羟肟酸,在酸性条件下与铁络合呈现红色。

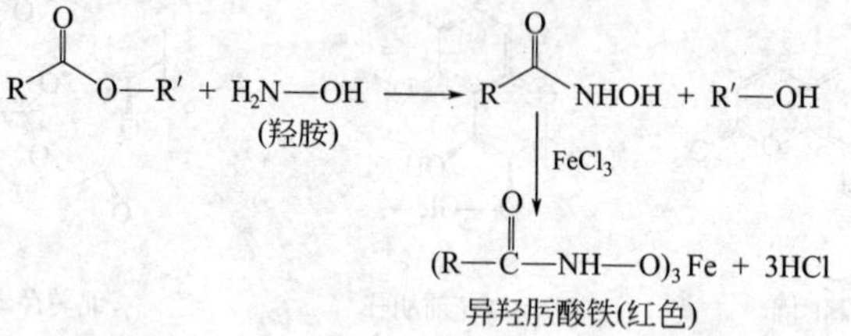

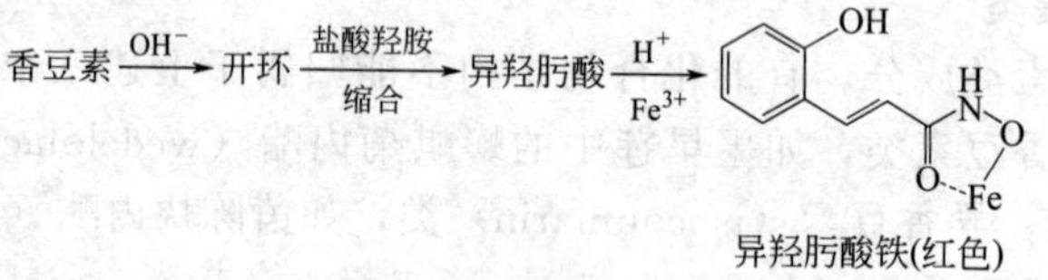

4.2.3.4 酸的反应

(1) 环合反应

香豆素成分对酸不稳定,容易发生异戊烯基双键开裂并与邻酚羟基环合等反应。如:apigravin 在甲酸处理下,中间体可生成仲碳和叔碳正离子,由于稳定性因素,而生成叔碳正离子,产物为二氢吡喃香豆素。形成环的大小决定于中间体碳正离子的稳定性:叔碳正离子>仲碳正离子>伯碳正离子。

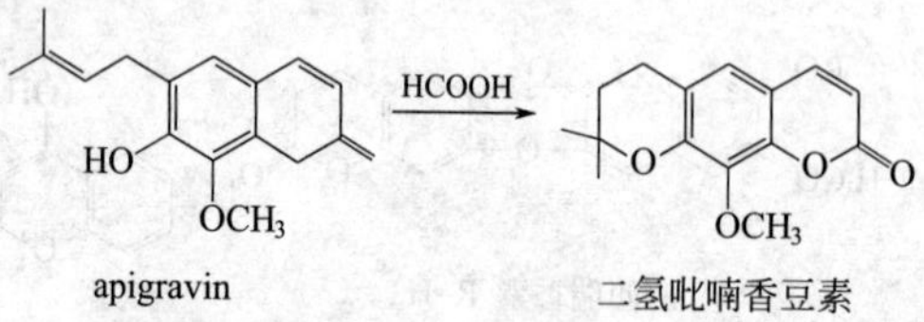

再如 obliquetin 在 HBr 的处理下,中间体可生成仲碳和伯碳正离子,由于稳定性仲大于伯,因而,生成产物为二氢呋喃香豆素。反应如下:

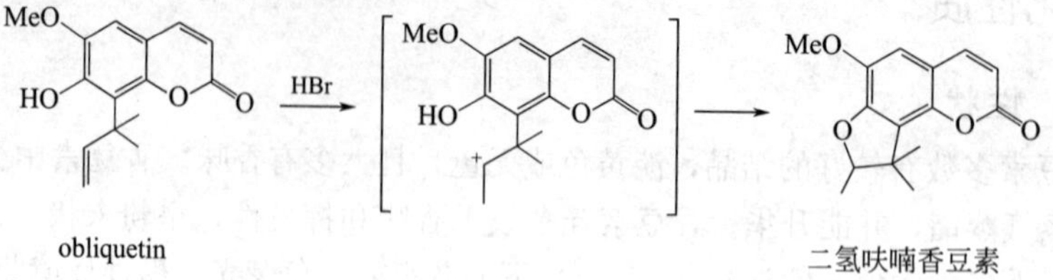

环合试验可以决定酚羟基和异戊烯基间的相互位置,但要注意,不宜使用浓酸,否则会发生重排反应。

(2) 醚键开裂

烯醇醚遇酸易水解,如东莨菪内酯的烯醇醚,室温稀硫酸作用下生成东莨菪内酯。

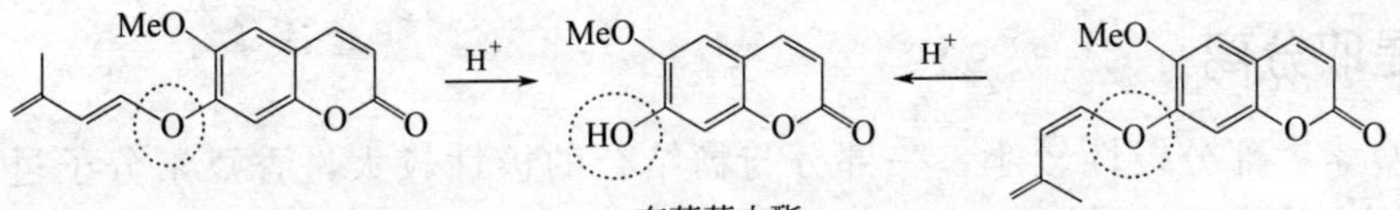

东茛菪内酯

（3）双键加水反应

酸接触下可使双键加水。如高毒性黄曲霉素 B_1 酸接触后生成无毒黄曲霉素 B_2。

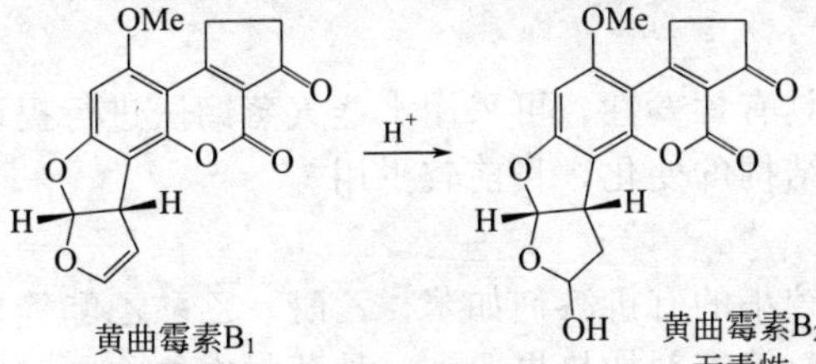

黄曲霉素B_1 高毒性　　黄曲霉素B_2 无毒性

4.2.3.5　C^3、C^4 双键性质和加成反应

由于香豆素的 C^3、C^4 双键与羰基和苯环形成共轭体系，因此双键不饱和性表现较弱，不易被氢化，如果某些香豆素衍生物的侧链有双键，则一般侧链上的双键先被氢化，若继续进行氢化，则 C^3、C^4 双键也可被氢化，生成二氢香豆素衍生物。

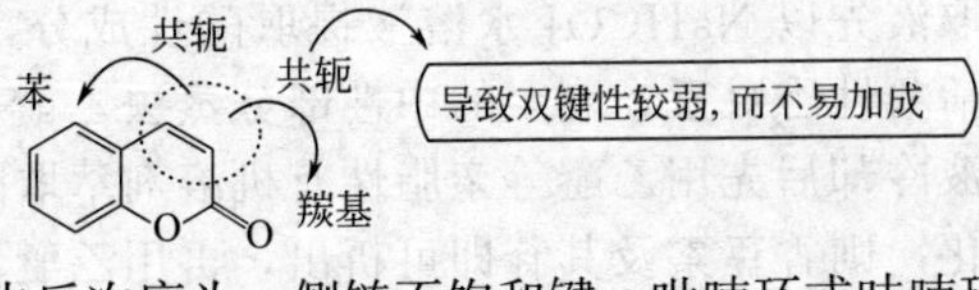

苯　共轭　共轭　羰基　导致双键性较弱,而不易加成

在控制条件下氢化的先后次序为：侧链不饱和键→吡喃环或呋喃环上的双键→C^3、C^4 双键。溴可与香豆素加成，生成 3,4-二溴衍生物，再经氢氧化钠处理后，可脱去一分子溴化氢，而生成 3-溴香豆素，此反应可以证明香豆素的结构。

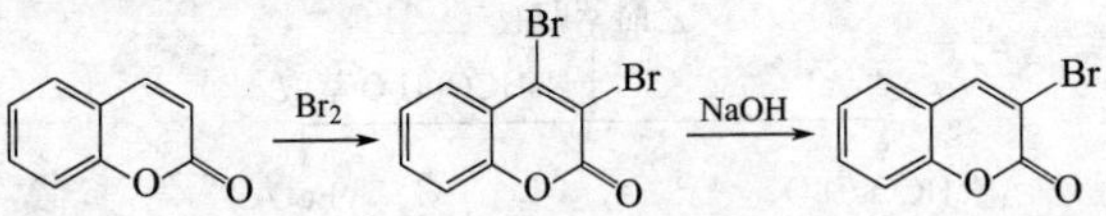

4.2.3.6　呈色反应

具有酚羟基取代的香豆素类化合物可以与三氯化铁等多种酚类试剂产生颜色反应。酚羟基的对位无取代或者 6-位碳上无取代的香豆素衍生物，可以与 Gibb's 试剂及 Emerson 试剂反应。

Gibb's 反应：

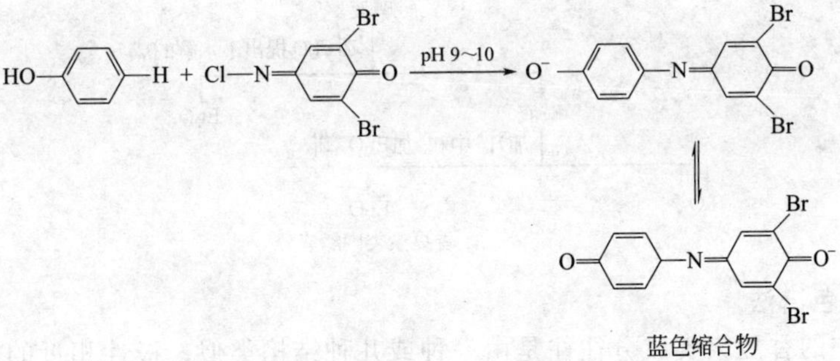

蓝色缩合物

Emerson 反应：

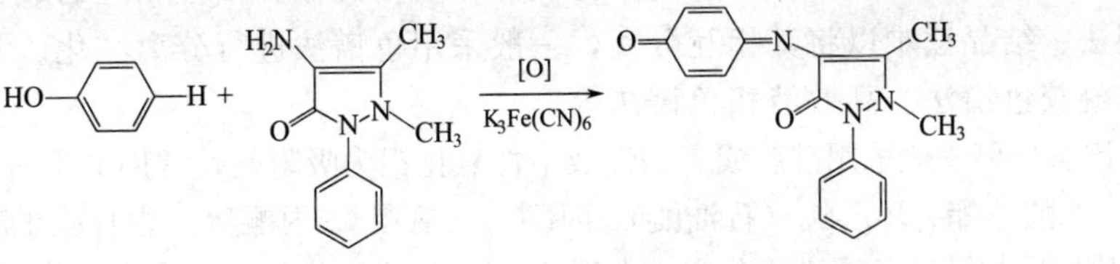

红色缩合物

4.2.4 提取分离

游离香豆素大部分极性较小,一部分与糖结合的极性较大,香豆素分子过去认为较稳定,因此利用它的内酯性质以酸碱处理,或利用它的挥发性以真空升华或水蒸气蒸馏的方法来分离纯化。研究逐渐证明香豆素并不稳定,遇酸、碱、热、色谱分离时的吸附剂,甚至重结晶的溶剂都有使之发生变化的可能。香豆素的提取分离通常有以下几种方法:

(1) 水蒸气蒸馏法

小分子的香豆素类因具有挥发性,可采用水蒸气蒸馏法进行提取。但由于该法需长时间加热,可能会引起香豆素结构的变化,目前较少用。

(2) 溶剂提取法

游离香豆素可用极性较小的有机溶剂如苯、乙醚、乙酸乙酯等提取;香豆素苷极性较大,亲水性强,可用水、醇等溶剂加热提取。一种药材中往往同时含有多种香豆素,也可以采用系统溶剂法提取,常用石油醚、苯、乙醚、乙酸乙酯、丙酮、甲醇顺次提取。香豆素在乙醚中溶解度较好,但同时溶出脂溶性杂质亦较多。

(3) 碱溶酸沉法

根据香豆素的内酯化结构,在热碱溶液中内酯环开环成羧酸盐溶于水中,加酸又重新闭合成内酯而析出。乙醚萃取液先以 $NaHCO_3$ 水溶液提取酸性成分,再以稀和冷的氢氧化钠水溶液提取酚性成分,包括酚性香豆素,剩余的中性部分蒸去乙醚后,一般用 0.5% 氢氧化钠水溶液加热提取,提取液冷却后先乙醚等亲脂性有机溶剂萃取除去杂质,然后加酸调节到中性,适当浓缩,再酸化,则香豆素及其苷即可析出,再用乙醚萃取香豆素内酯成分。但需要注意加碱液浓度不宜过长,温度不宜过高,以免破坏内酯环。

提取流程如下:

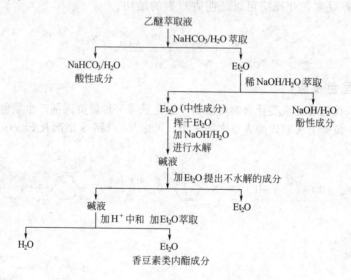

(4) 色谱法

植物中的香豆素类成分往往是由一种或几种结构类似、极性相近的成分所组成,采用常规的溶剂法、结晶法难以将其相互分离,一般采用色谱法进行分离纯化。常用的色谱法有柱色谱法、凝胶色谱法、高效液相色谱法等。

柱色谱法分离一般采用硅胶或者酸性及中性氧化铝为吸附剂,常用的洗脱溶剂系统为环己烷(石油醚)-乙酸乙酯、环己烷(石油醚)-丙酮、三氯甲烷-丙酮等。香豆素的苷类成分由于极性较大需要使用反相硅胶色谱进行分离,常用的洗脱溶剂系统为甲醇-水、乙腈-水等。

香豆素的分离也常用葡聚糖凝胶色谱，常用的是 Sephadex LH-20 或 G-25 凝胶，如用 Sephadex LH-20 柱，极性小的香豆素类成分可用三氯甲烷-甲醇系统作为洗脱溶剂，极性大的香豆素苷类成分可用甲醇-水系统作为洗脱溶剂。此外用 Sephadex G-25 柱，以 0.01mol/L 氢氧化铵为洗脱剂，可以分离亮菌甲素。

高效液相色谱法也常用于香豆素的分离，如果是极性小的香豆素类成分，可以用正相高效液相色谱法，流动相用石油醚-乙酸乙酯、石油醚-丙酮系统；而对于极性较大的香豆素苷类成分的分离纯化则用反相高效液相色谱法，流动相选择甲醇-水等。

除此之外，由于香豆素类成分在薄层色谱上显示荧光斑点，则可用制备薄层色谱的方法对香豆素类成分进行分离，常用的展开系统可参考柱色谱。

4.2.5 检识

4.2.5.1 理化检识

（1）荧光

香豆素母核本身无荧光，羟基香豆类在紫外光下多显出蓝色荧光，碱溶液中荧光更为显著。分子中取代基的种类和位置影响香豆素类荧光性质：C^7 位引入羟基有强烈的蓝色荧光，加碱后可变为绿色荧光；C^8 位再引入一羟基，则荧光减至极弱，甚至不显荧光。呋喃香豆素多显蓝色或褐色荧光，但较弱。荧光性质也常用于色谱法检识香豆素。

（2）显色反应检识

利用香豆素类成分内酯环、酚羟基以及酚羟基的位置来检识。异羟肟酸铁显色试剂用来识别内酯环，Gibb's 试剂、Emerson 试剂、三氯化铁试剂、重氮化试剂用来识别酚羟基。

4.2.5.2 色谱检识

（1）薄层色谱

香豆素化合物多具有酚羟基结构，常用的吸附剂是硅胶，并用一定 pH 的缓冲溶液处理，可以得到较好的分离效果。酸性氧化铝也可选作吸附剂用。展开后的斑点除在紫外灯下观察荧光外，还可喷三氯化锑等显色剂。

（2）纸色谱

由于香豆素分子中多含有酚羟基显弱酸性，故其在进行纸色谱时，在碱性溶剂系统中的 R_f 值相对较大，在中性溶剂系统中则易产生拖尾现象。常用的溶剂系统为含水有机溶剂系统，色谱后的滤纸可先在紫外灯下观察香豆素特有的荧光，再喷以 10% 氢氧化钾醇溶液或 20% $SbCl_3$。

4.2.6 中药实例

4.2.6.1 秦皮

（1）结构与性质

秦皮为植物木犀科苦枥白蜡树（*Fraxinus rhynchophylla* Hance）和小叶白蜡树（*F. bungeane* DC.）的干燥树皮。为常用中药，具有清热燥湿、清肝明目、止痢等功效，用于痢疾、泄泻、赤白带下、目赤肿痛等症。其有效成分为香豆素类，其中七叶内酯和七叶苷是抗痢疾杆菌的有效成分。具有清热、燥湿、解毒、明目等功效。此外，秦皮中还含有大量的鞣质、树脂及脂溶性色素等。

七叶内酯为黄色针晶熔点 276℃，七叶苷为白色或淡黄色结晶熔点 206℃（165℃变软），具有内酯通性，符合一般苷及苷元的溶解规律。七叶内酯和七叶苷结构如下：

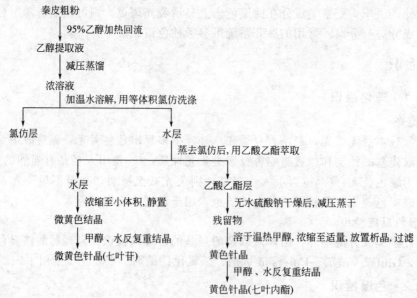

| 七叶内酯 | R=H |
| 七叶苷 | R=Glc |

| 秦皮素 | R=H |
| 秦皮苷 | R=Glc |

（2）提取方法
① 溶剂提取法

```
秦皮粗粉
  │ 95%乙醇加热回流
乙醇提取液
  │ 减压蒸馏
浓溶液
  │ 加温水溶解，用等体积氯仿洗涤
  ├─────────────────┐
氯仿层              水层
                    │ 蒸去氯仿后，用乙酸乙酯萃取
          ┌─────────┴─────────┐
        水层                乙酸乙酯层
         │ 浓缩至小体积,静置   │ 无水硫酸钠干燥后,减压蒸干
       微黄色结晶            残留物
         │ 甲醇、水反复重结晶   │ 溶于温热甲醇,浓缩至适量,放置析晶,过滤
       微黄色针晶(七叶苷)    黄色针晶
                              │ 甲醇、水反复重结晶
                            黄色针晶(七叶内酯)
```

② 碱溶酸沉法提取

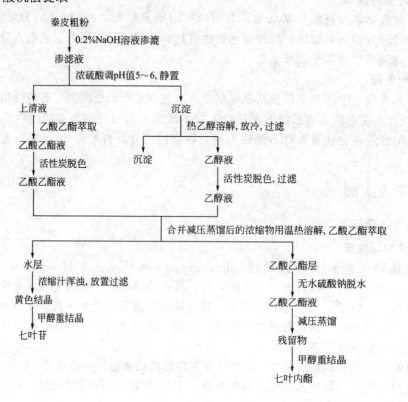

4.2.6.2 蛇床子

（1）结构与性质

蛇床子为伞形科植物蛇床 [Cnidium monnieri (L.) Cuss] 的干燥成熟果实。具有温肾壮阳、燥湿、祛风、杀虫的功效。

蛇床子中的主要成分为香豆素类化合物，主要含有蛇床子素、欧芹属素乙、异茴芹内酯、佛手柑内酯等。另外，还含有蒎烯、异龙脑等挥发油类成分。

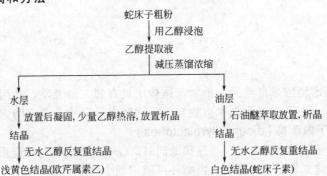

蛇床子素　　欧芹属素乙(欧前胡素)

异茴芹内酯　　佛手柑内酯

蛇床子素为棱柱状结晶（乙醚），熔点 83～84℃，溶于甲醇、乙醇、不溶于水和石油醚。佛手柑内酯为白色带丝光的针状结晶，熔点 188～190℃，易溶于氯仿、微溶于苯、乙酸乙酯和乙醇，不溶于水，具有升华性。欧芹属素乙为棱状结晶（乙醚），熔点 102℃，微溶于沸水，易溶于氯仿，溶于苯、乙醇、乙醚、石油醚等。异茴芹内酯为淡黄色结晶，熔点 189～191℃等。

（2）提取分离和方法

```
                    蛇床子粗粉
                      │用乙醇浸泡
                    乙醇提取液
                      │减压蒸馏浓缩
          ┌───────────┴───────────┐
         水层                     油层
          │放置后凝固,少量乙醇热溶,放置析晶    │石油醚萃取放置,析晶
         结晶                     结晶
          │无水乙醇反复重结晶           │无水乙醇反复重结晶
     浅黄色结晶(欧芹属素乙)        白色结晶(蛇床子素)
```

任务 4.3　木脂素类

木脂素（lignans）是一类由苯丙素氧化聚合而成的天然产物。因其早期多在植物树脂或木质部中存在较为广泛或含量较大，故命名为木脂素。木脂素结构繁多，生物活性多种多样。

木脂素作为苯丙素氧化聚合物，通常指其二聚物，少数为三聚物和四聚物。二聚物碳架多数由侧链由侧链 β-C（8-8'）连接而成。木脂素早期是指两分子苯丙素以侧链中 β-C（8-8'）连接而成的化合物，而侧链中以非 β-C 相连（如 3-3'、8-3'）的两分子苯丙素化合物称为新木脂素。木脂素还有一些新类型：

① 苯丙素低聚体：包括三聚体、四聚体等，其中三聚体称为倍半木脂素（sesquilignan），四聚体称为二木脂素（dilignan）。

② 杂木脂素：由一分子苯丙素与黄酮、香豆素或萜类等结合而成的天然化合物。根据结合分子的不同称为黄酮木脂素（flavonolignan）、香豆素木脂素等。

③ 去甲木脂素（norlignan）：这类木脂素的基本母核只有16～17个碳原子，比一般的木脂素少1～2个碳原子。

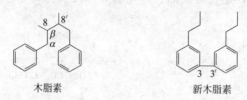

木脂素　　　　　　新木脂素

4.3.1　结构类型

组成木脂素的组成单体主要有四种：桂皮醇、桂皮酸、丙烯基酚、烯丙基酚。

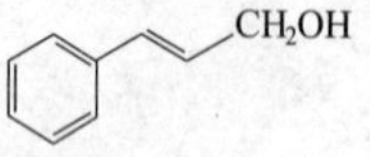

桂皮醇 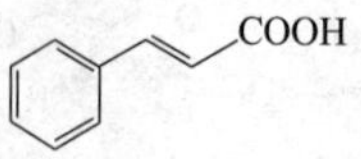　　　桂皮酸 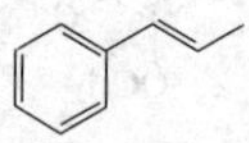　　　丙烯基酚 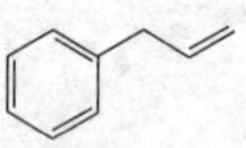　　　烯丙基酚

木脂素类化合物由双分子苯丙素缩合成各种碳架后，侧链 γ-C 上的含氧官能团如羟基、羰基、羧基等相互脱水缩合，再形成半缩醛、内酯、四氢呋喃等环状结构，使木脂素的结构类型更加多样。本节主要介绍如下几种：

（1）二芳基丁烷类（dibenzylbutanes）

去甲二氢愈创木脂酸　　　叶下珠脂素

去甲二氢愈创木脂酸来自蒺藜科植物，结构中具有邻二酚羟基，常用作抗氧化剂。叶下珠脂素来自珠子草。去甲二氢愈创木脂酸与叶下珠脂素是其他类型木脂素的生源前体。

（2）二芳基丁内酯类（dibenzyltyrolactones）

指结构中两分子苯丙素通过 C^8-$C^{8'}$ 连接的同时，C^9 和 $C^{9'}$ 被氧化环合形成五元内酯环结构的一类化合物，又称二苄基丁内酯类。内酯环可能"朝上"也可能"朝下"。多数天然产物此类化合物中的 C^8 和 $C^{8'}$ 位的两个苄基为反式构型，如（-）-扁柏脂素［(-)-hinokinin］，也有少数为顺式构型，如 7-methoxy-epi-matairesinol。本类中还包括 7-位去氢和 7,7'-双去氢类衍生物。

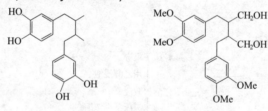

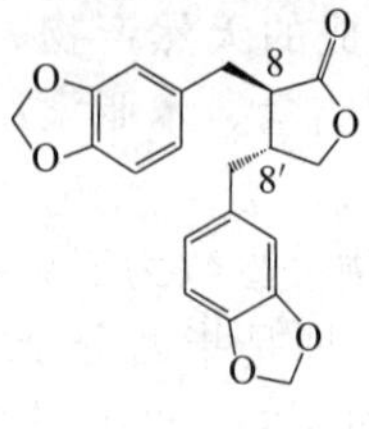

(-)-hinokinin
扁柏脂素　　　　　　7-methoxy-epi-matairesinol

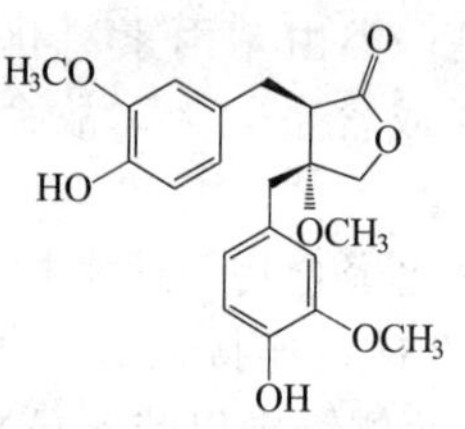

（3）芳基萘类（arylnaphthalenes）

其结构特点是两分子苯丙素通过 C^8-$C^{8'}$ 连接的同时，一个苯丙素单元的 C^6 位与另一个苯丙素单元的 $C^{7'}$ 环合而成，可进一步分为苯代四氢萘、苯代二氢萘及苯代萘等结构类型，自然界以苯代四氢萘居多。例如，从中国紫杉（*Taxus cuspidata*）中分得到的异紫杉脂素（isotaxiresinol）具有苯代四氢萘结构，而 thomasic acid 具有苯代二氢萘结构。

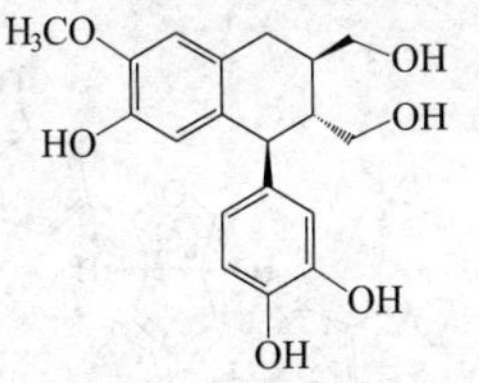

异紫杉脂素 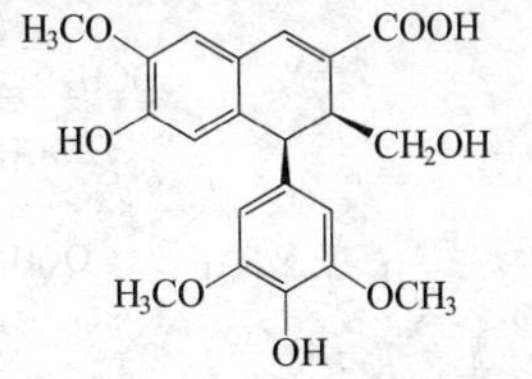　　　　　　thomasic acid

环木脂素内酯是在环木脂素形成的基础上 C^9-$C^{9'}$ 间也进一步环合形成内酯环，又称芳基萘木脂素内酯类。按其内酯环上羰基的取向可分为向上和向下两种类型。上向的称为 4-苯代-2,3-萘内酯，下向的称为 1-苯代-2,3-萘内酯。如从美洲鬼臼中分离得到的鬼臼毒素（podophyllotoxin）被发现具有较强的抗肿瘤活性，台湾脂素 C（taiwanin C）也属于此类化合物。

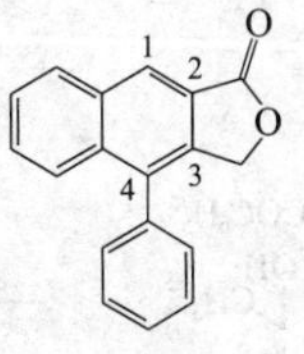

4-苯代-2,3-萘内酯 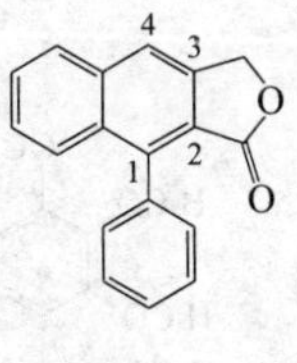　　1-苯代-2,3-萘内酯 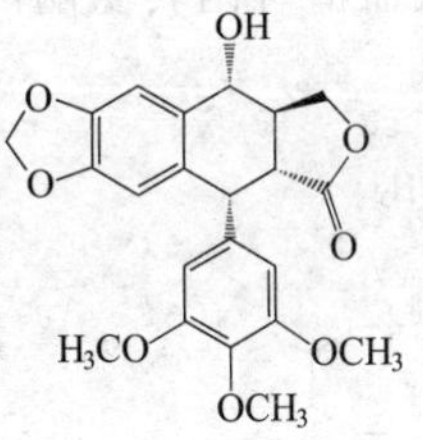　　鬼臼毒素 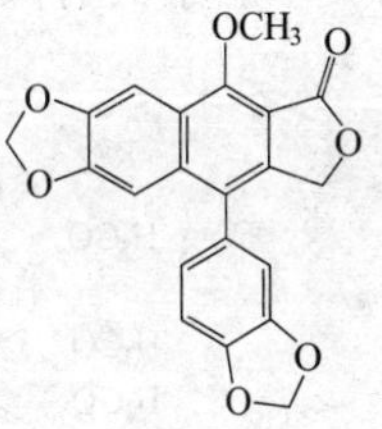　　台湾脂素C

（4）四氢呋喃类（tetrahydrofurans）

它是在简单木脂素的基础上还存在 7-*O*-7′ 或 9-*O*-9′ 或 7-*O*-9′ 等四氢呋喃结构。如从 *Himantondra baccata* 树皮中分离得到的加尔巴星，从辛夷（*Flos Magnolia*）中分离得到的赫耳酮（hernone）和从荜澄茄（*Piper cubeba*）果实中得到的荜澄茄脂素（cubebin）。因氧原子连接位置的不同，可形成 7-*O*-7′、7-*O*-9′ 和 9-*O*-9′ 三种四氢呋喃结构。

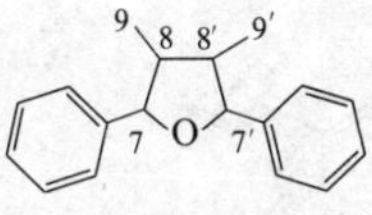

7-*O*-7′型 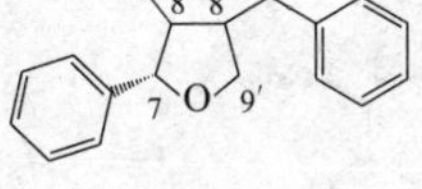　　　　　　7-*O*-9′型 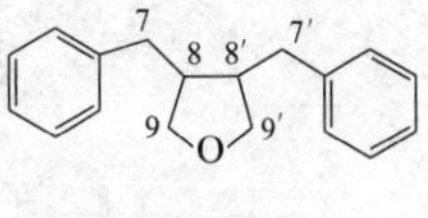　　　　　　9-*O*-9′型

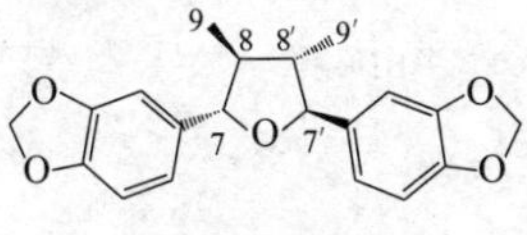

加尔巴星 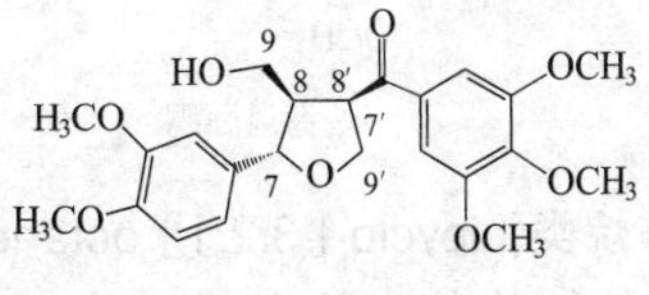　　　　　　赫耳酮

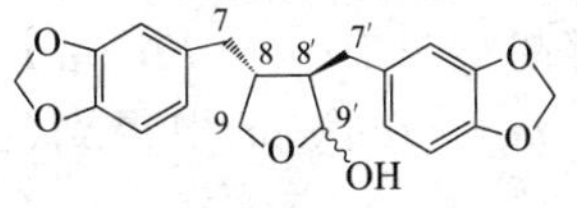

荜澄茄脂素

（5）双四氢呋喃类（furofurans）

双环氧木脂素又称双四氢呋喃类木脂素，是指结构中两个苯丙素单元相互之间存在 C^8 和 $C^{8'}$ 碳碳键连接的同时，C^7 和 $C^{9'}$ 以及 $C^{7'}$ 和 C^9 同时被氧化环合形成双四氢呋喃类木脂素。如从银蒿（*Artemisia argentea* L.）根皮中分离得到的阿斯堪素（aschantin），从麻油的非皂化物中得到的(+)-芝麻脂素[(+)-sesamin]。

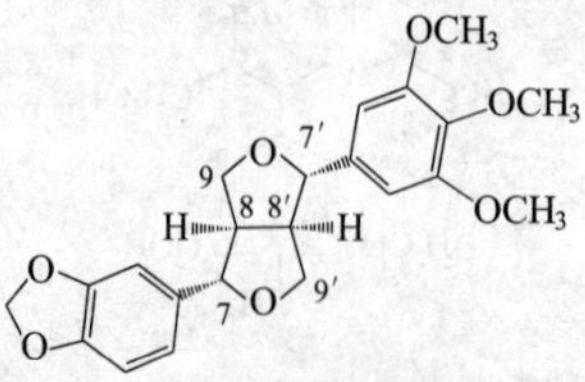

阿斯堪素 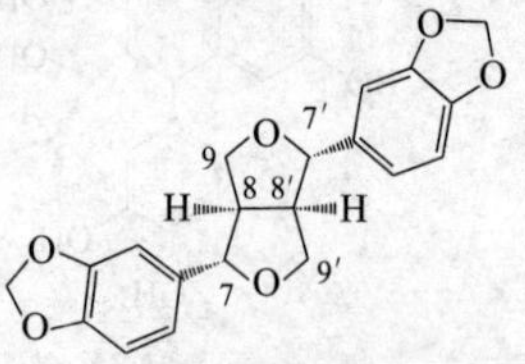　　　　　　　(+)-芝麻脂素

（6）联苯环辛烯类（dibenzocyclooctenes）

此类木脂素集中存在于木兰科五味子属和南五味子属植物中，具有联苯并环辛二烯结构。代表物质：从五味子中获得的五味子甲素，从华中五味子中获得的五味子酯甲。这一类联苯环辛烯类木脂素具有降低血清谷丙转氨酶的活性作用，其合成类似物联苯双酯已用于肝炎治疗。

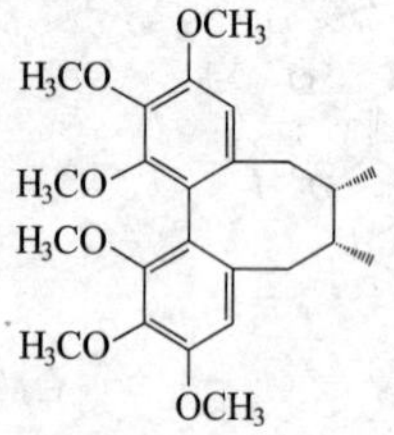

五味子甲素 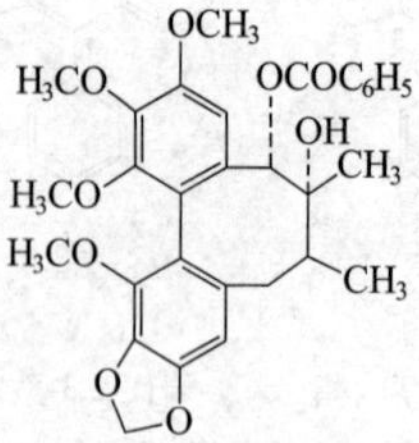　　　　　　五味子酯甲

（7）苯并呋喃类（benzofurans）

包括苯并呋喃及其二氢、四氢和六氢衍生物。代表物质：从海风藤和山蒟中得到的海风藤酮和山蒟素（他们具有抑制血小板活化因子 PAF 的作用）。

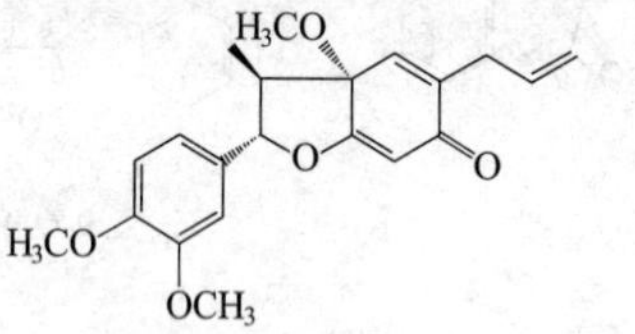

海风藤酮 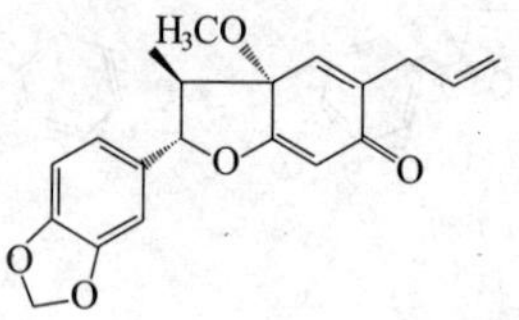　　　　　　山蒟素

（8）双环辛烷类(bicyclo[3,2,1]octanes)

该类木脂素的结构特点为其中一个 C_6-C_3 单元的 C^7 和 C^8 位分别与另一苯丙素单元六元环结构上相邻的两个碳连接形成的环新木脂素，具有典型的双环[3.2.1]辛烷母核结构。如从胡椒科植物钩瓣胡椒（*Piper clarkia*）中得到的钩瓣胡椒环新木脂醇（clarkinol），从樟科植物 *Licaria macrophylla* 中得到的大叶斜蕊樟环新木脂素（macrophyllin）。

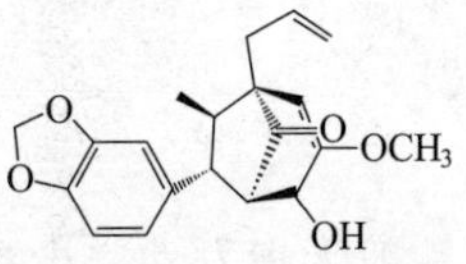

钩瓣胡椒环新木脂醇 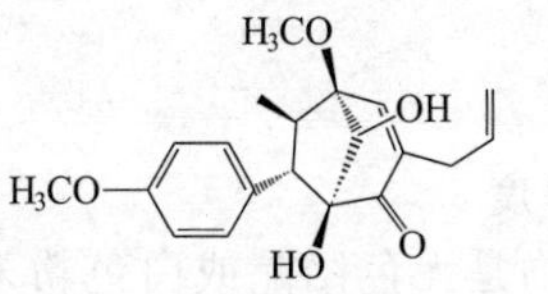　　　　　大叶斜蕊樟环新木脂素

（9）苯并二氧六环类

由两分子苯丙素通过氧桥连接，形成二氧六环结构。猫眼草素与水飞蓟素均含有苯并二氧六环结构，分别属于香豆素木脂素和黄酮木脂素。

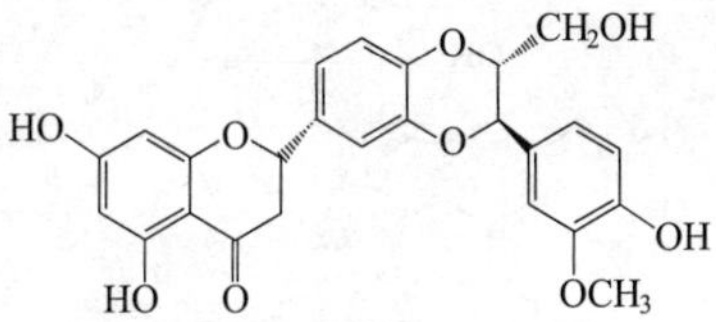

猫眼草素 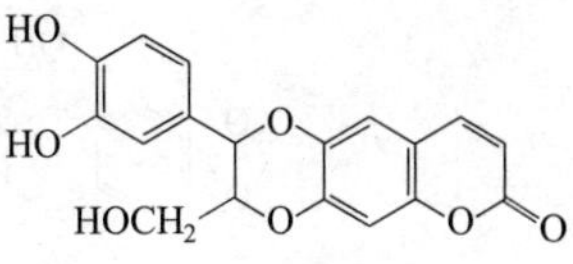　　　　　　　　　水飞蓟素

（10）螺二烯酮类（spirodienones）

例如呋胡椒脂酮。

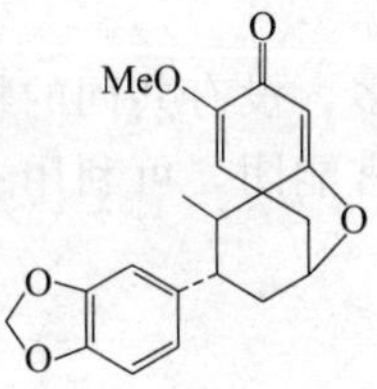

呋胡椒脂酮

（11）联苯类（biphenylenes）

厚朴酚是从厚朴树皮中获得；和厚朴酚是厚朴酚的异构体，日本厚朴树皮中得到。厚朴酚与和厚朴酚是两个苯环 3-3′直接相连而成。

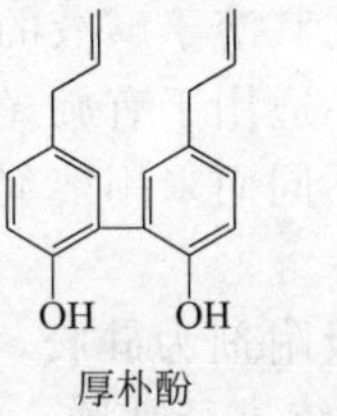

厚朴酚 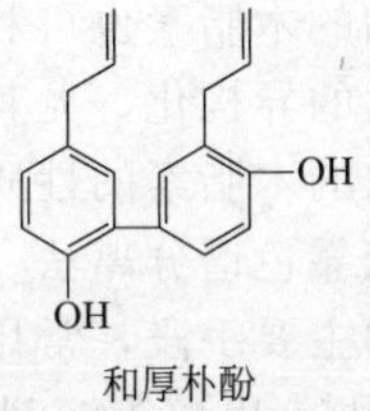　　　　　　　和厚朴酚

此外，有些木质素有由 3 或 4 分子苯丙素聚合而成。例如：牛蒡子中的拉帕酚 A（lappaol A）、拉帕酚 B（lappaol B）是由 3 分子苯丙素单体聚合而成。

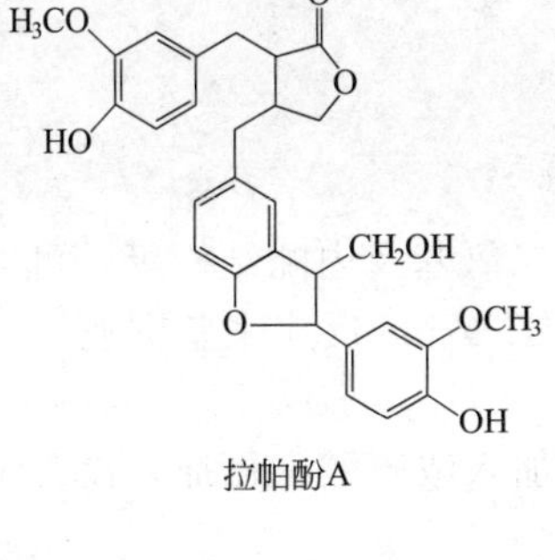

拉帕酚A 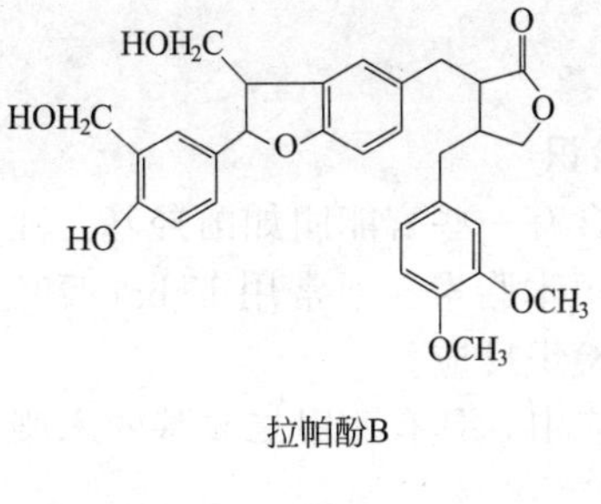　　　　　　　拉帕酚B

项目 4　苯丙素类

4.3.2 理化性质

（1） 性状及溶解度

多数木脂素化合物是无色结晶或白色粉末，一般无挥发性，少数具升华性。游离木脂素多具有亲脂性，一般难溶于水，能溶于苯、氯仿、乙醚、乙醇等。具有酚羟基的木脂素类可溶于碱性水溶液中。木脂素苷类水溶性增大。

（2） 光学活性和异构化作用

木脂素化合物大都具有光学活性，木脂素在提取过程中遇到酸碱条件易发生分子结构的立体异化，光学活性发生改变。如：

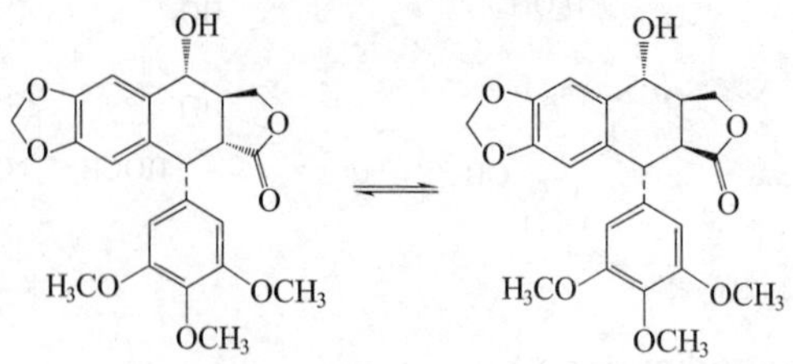

(−)-鬼臼毒素$[\alpha]_D$ −133°　　(+)-苦鬼臼毒素$[\alpha]_D$ +9°

（3） 显色反应

木脂素类化合物结构母核类型较多，没有共同的特征反应。但木脂素结构中常含有醇羟基、酚羟基、亚甲二氧基及内酯环等官能团，可利用这些官能团的性质和反应来进行木脂素的检识。

4.3.3 提取分离

游离的木脂素是亲脂性的，能溶于乙醚等低极性溶剂，可用低极性有机溶剂直接提取，或用乙醇（或丙酮）提取，提取液浓缩后，用石油醚或乙醚溶解，经过多次溶出，即可得到纯品。

木脂素苷亲水性强，可以按苷类的提取方法进行提取，由于苷元分子相对较大，应采用中低极性的溶剂。具内酯结构的木脂素也可利用其溶于碱液的性质，而与其他非皂化的亲脂性成分分离，但要注意木脂素的异构化，尤其不适用于有旋光活性的木脂素。

木脂素的分离可因被提取的木脂素的性质不同而采用溶剂萃取法、分级沉淀法、重结晶等方法，进一步分离还需要依靠色谱分离法。

吸附色谱是分离木脂素的主要手段，常用吸附剂为硅胶，以石油醚-乙酸乙酯、石油醚-丙酮、三氯甲烷-丙酮、三氯甲烷-甲醇等溶剂系统进行洗脱，中性氧化铝也可用于木脂素的吸附色谱。葡聚糖凝胶 LH-20 也可用于木脂素类成分的纯化，常用的溶剂系统为三氯甲烷-甲醇（1:1）或纯甲醇。对于结构相近的难以分离的木脂素类成分或极性较大的苷类成分可以用反相填料 RP-18 进行分离纯化。

4.3.4 检识

（1） 理化检识

木脂素中常含有一些官能团如酚羟基、亚甲二氧基及内酯结构等，可以用这些官能团的性质和反应来检识木脂素。通常用 Labat 反应或 Ecgrine 反应来鉴别亚甲二氧基。木脂素没有特征性的理化检识反应。

在 Labat 反应中，具有亚甲二氧基的木脂素加入浓硫酸，再加入没食子酸，可产生蓝绿色颜色变化。Ecgrine 反应用变色酸代替没食子酸，并保持温度 70~80℃20min，可产生蓝紫色颜色变化。

（2）色谱检识

木脂素类成分一般具有较强的亲脂性，在色谱检识中采用吸附色谱法可获得较好的分离效果。

① 常用的展开剂　常用硅胶薄层色谱，展开剂一般以亲脂性的溶剂如苯、氯仿、氯仿-甲醇（9∶1）、氯仿-二氯甲烷（1∶1）、氯仿-乙酸乙酯（9∶1）和乙酸乙酯-甲醇（95∶5）等系统。

② 常用的显色剂　茴香醛浓硫酸试剂：110℃加热 5min。5％或 10％磷钼酸乙醇溶液：120℃加热至斑点明显出现。10％硫酸：110℃加热 5min。三氯化锑试剂：100℃加热 10min，在紫外光下观察。碘蒸气：熏后观察应呈黄棕色或置紫外灯下观察荧光。

4.3.5　中药实例

4.3.5.1　厚朴

厚朴是木兰科植物厚朴（*Magnolia officinalis* Rehd. Et Wils.）或凹叶厚朴（*Magnolia officinalis* Rehod. Et Wils. Var. biloba Rehd. et. Wils.）的干燥皮、根皮及枝皮。厚朴中的木脂素成分主要为厚朴酚和和厚朴酚。厚朴酚及和厚朴酚具有明显的、持久的中枢性肌肉松弛、中枢神经抑制，抗炎，抗菌，抗病原微生物，抗溃疡，抗氧化，可抑制血小板聚集等药理作用，用于治疗急性肠炎、细菌性或阿米巴痢疾、慢性胃炎等。

（1）结构特征

厚朴酚及和厚朴酚为联苯型新木脂素。

（2）提取分离

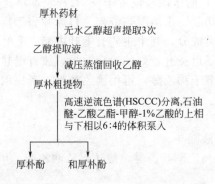

4.3.5.2　南五味子

南五味子是木兰科植物华中五味子（*Schisandra sphenanthera*）的干燥成熟果实。其中含有的大量的联苯环辛烯类木脂素，主要有五味子酯甲、乙、丙、丁、戊和去氧五味子素，其中五味子酯甲含量较高。木脂素成分除五味子酯戊外，结构式在 B 环上都有亚甲二氧基，都可与变色酸反应。药理实验证明南五味子中存在的木脂素类成分均具有肝保护和降低血清丙氨酸氨基转移酶的作用，如五味子酯甲（schisantherin A）及其相似物已在我国成为治疗肝炎的药物，其结构中含有的亚甲二氧基是其主要活性官能团。联苯双酯和双环醇是我国研究五味子中木脂素的过程中合成开发的两个治疗肝病的新药。

五味子酯甲：分子式 $C_{30}H_{32}O_9$，长方形结晶（乙醇），熔点 122~124℃（116~118℃），易溶于苯、氯仿和丙酮，可溶于甲醇、乙醇，难溶于石油醚，不溶于水。

从南五味子中提取分离五味子酯甲的一般方法如下：

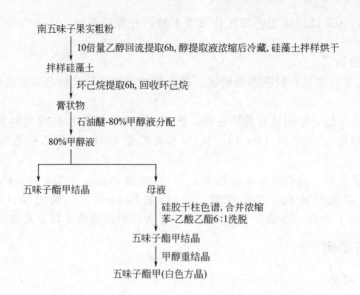

技能实训4.1 秦皮中七叶苷、七叶内酯的提取、分离和鉴定

【实验目的】
掌握香豆素的提取分离原理操作技术。

【实验原理】
秦皮为木樨科白蜡树属植物苦枥白蜡树（*Fraxinus rhynchophylla* Hance）、白蜡树（*Fraxinus chinensis* Roxb.）、尖叶白蜡树（*Fraxinus szaboana* Lingelsh.）或宿柱白蜡树（*Fraxinus stylosa* Lingelsh.）的干燥枝皮或干皮。《神农本草经》中秦皮列为上品，具有清热燥湿、清肝明目、收涩的功效。主治湿热痢疾，目赤肿痛等症。

秦皮中含有多种香豆素类成分，其中主要有七叶内酯、七叶苷、秦皮素和秦皮苷等。七叶内酯对细菌性痢疾、急性肠道炎有较好的治疗效果，兼有退热作用，适用于小儿服用。

七叶苷、七叶内酯均能溶于沸乙醇，可用沸乙醇将二者提取出来，再利用二者在乙酸乙酯中的溶解性不同而分离。

【实验仪器和试剂】
1. 仪器：回流装置，分液漏斗。
2. 试剂：秦皮粗粉，95%乙醇，乙醚，氯仿，乙酸乙酯，甲醇。

【实验方法与步骤】
1. 提取

取秦皮粗粉150g于索氏提取器中，加400mL乙醇回流10~12h，得乙醇提取液，减压回收溶剂至浸膏状，即得总提取物。

2. 分离

在上述浸膏中加40mL水加热溶解。移于分液漏斗中，以等体积氯仿萃取二次，将氯仿萃取过的水层蒸去残留氯仿后加等积乙酸乙酯萃取二次，合并乙酸乙酯液，以无水硫酸钠脱水，减压回收溶剂至干，残留物溶于温热甲醇中，浓缩至适量，放置析晶，即有黄色针状结晶析出。滤出结晶。甲醇、水反复重结晶，即得七叶内酯。

将乙酸乙酯萃取过的水层浓缩至适量，放置析晶，即有微黄色晶体析出。滤出结晶。以甲醇，水反复重结晶，即得七叶苷。

3. 鉴定

(1) 化学检识

取七叶苷、七叶内酯各少许分别置试管中,加乙醇 1mL 溶解。加 1% $FeCl_3$ 溶液 2~3 滴,显暗绿色,再滴加浓氨水 3 滴,加水 6mL,日光下观察显深红色。

(2) 薄层鉴定

吸附剂:硅胶 G。

样品:七叶苷、七叶内酯标准品及自制七叶苷、七叶内酯的醇溶液。

展开剂:甲醇-甲酸乙酯-甲苯 (1:4:5)

显色:①UV_{254} 灯下观察,七叶苷为灰色荧光,七叶内酯为灰褐色。②以重氮化对硝基苯胺喷雾显色,七叶苷和七叶内酯均呈玛瑙色。

结果:七叶苷 $R_f=0.04$,七叶内酯 $R_f=0.28$。

【实验结果与分析】

1. 记录上述实验结果。
2. 分析香豆素荧光现象与结构的关系。

技能实训 4.2　补骨脂中补骨脂素和异补骨脂素的提取、分离和鉴定

【实验目的】

掌握溶剂提取法提取分离香豆素类化合物方法。

【实验原理】

补骨脂为豆科植物补骨脂(*Psoralea corylifolia* L.)的成熟种子,味苦性温,具有补肾助阳、温中止泻的功效。主治肾虚早泄、遗精遗尿及腰膝酸软。

补骨脂中含有多种香豆素和黄酮类成分,主要有补骨脂素、异补骨脂素、补骨脂次素、补骨脂黄酮、补骨脂次素等。补骨脂素和异补骨脂素有光敏作用,配合日光和紫外光照射,可以外用治疗白癜风。

根据内酯类化合物在有机溶剂中溶解度大,在水中溶解度小的性质,利用乙醇从补骨脂中提取补骨脂素。

【实验仪器和试剂】

1. 仪器:圆底烧瓶,烧杯,点样毛细管,色谱缸,硅胶板,锥形瓶。
2. 试剂:95%乙醇,蒸馏水,甲醇,异羟肟酸铁。

【实验方法与步骤】

1. 提取

取补骨脂粗粉 150g,用适量 75%乙醇拌湿装入渗漉筒中浸泡过夜,次日开始渗漉,收集渗漉液,并减压回收至无醇味,放置过夜。次日倾去上清液,得黑色稠膏物。将黑色稠膏物用 20 倍量甲醇加热溶解,趁热过滤,滤液放热析晶,得补骨脂素粗品。

2. 分离

取上述补骨脂素粗品,加少量氯仿热溶(刚溶为度),用滴管加到 3 倍量硅胶上拌匀,水浴上蒸干,研细,即为上柱样品。取 20 倍硅胶用石油醚湿法装柱,将上柱样品通过一个长颈漏斗小心加在柱顶,轻轻垂直顿击,待样品表面平整不拌动时,上面再盖约 1~2cm 高的空白硅胶,压紧。用滴管顺色谱柱柱壁仔细加入少量洗脱剂(石油醚-乙酸乙酯 5:1),控制流速 1mL/min,每 10mL 左右一管,收集 12~15 份,洗脱全过程约 3h。然后通过 TLC 检查,合并相同组分,分别浓缩后获得补骨脂素、异补骨脂素。

3. 鉴定

（1）理化检识
① 观察荧光：取样品分别滴于滤纸上，于 254nm 的紫外灯下观察荧光的颜色。
② 异羟肟酸铁反应：取样品少许溶于乙醇中，加异羟肟酸铁试剂，观察颜色。
（2）薄层鉴定
样品：补骨脂素、异补骨脂素及其对照品。
色谱板：硅胶板。
展开剂：石油醚-乙酸乙酯（3∶1）。
显色：UV_{254} 灯下观察荧光。

【实验结果与分析】
1. 记录上述实验结果。
2. 香豆素的提取方法有哪些？香豆素的检识方法有哪些？

项目小结

通过本项目的学习，掌握常见苯丙素类化合物的种类、理化性质，常用的提取、分离、检识方法及原理。为以后含苯丙素类成分提取分离工作及天然药物成分探寻工作奠定坚实的理论基础。

复习思考题

一、综合分析题

用化学方法比较下列化合物。

1. 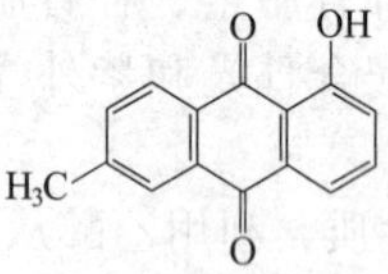 (A) 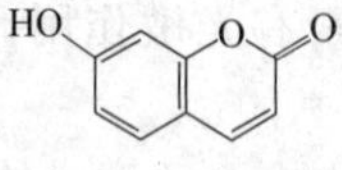 (B) 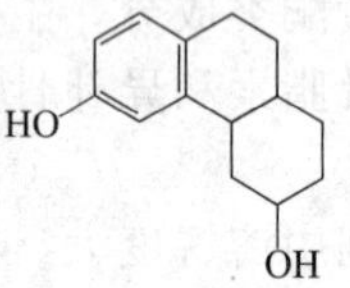 (C)

2. 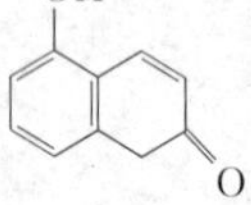 (A) 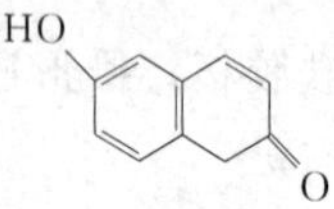 (B)

3. 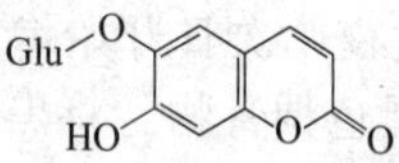 (A) 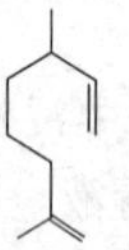 (B)

二、问答题
1. 组成简单苯丙素的单体有哪些？
2. 组成木脂素的单体有哪些？
3. 如何判断香豆素 C_6 是否有羟基取代？

黄酮类

Chapter 05

知识目标

- 掌握黄酮类化合物的结构类型，了解其生物活性；
- 掌握黄酮类化合物的理化性质及不同类型的化学鉴别方法；
- 掌握黄酮类化合物的提取、分离方法的原理以及结构关系和检识方法；
- 熟悉黄酮类的波谱特征及其在结构测定中的应用。

技能目标

- 能熟练应用黄酮类化合物的提取与分离技术；
- 能熟练运用显色反应、色谱方法检识黄酮类化合物；
- 能学会黄酮类化合物的波谱特征分析。

知识点

- 黄酮化合物结构；理化性质；色谱法；紫外特征。

案例导入

大豆异黄酮与女性健康

大豆异黄酮是近年来热门的保健话题之一，更与女性的健康相关联，备受关注。研究证实，大豆异黄酮对更年期妇女与激素减退有关的疾病（如骨质疏松、动脉硬化、血脂升高等）都有一定的防治作用。还有研究表明，大豆异黄酮作为植物雌激素样物质，具有双相调节作用：对高激素水平的动物呈现抗激素活性，对低激素水平的动物呈现激素活性。在绝经前妇女膳食中添加大豆异黄酮后，可延长月经周期，抑制月经周期中促性腺黄体激素和滤泡激素的升高，并可能预防乳腺癌。在绝经后妇女的研究中，有报道认为，食用富含植物激素的（如黄豆食品）膳食，每天摄入异黄酮总量260mg，连续12周，绝经症状记分减低60%，"潮热"记分减低54%，阴道干燥记分减低60%。由于卵巢功能衰退后激素水平下降，骨代谢出现负平衡，骨量减少，更年期及老年妇女易发生骨质疏松。大鼠实验表明，大豆异黄酮与雌二醇一样，能阻止卵巢切除后骨密度降低。研究表明，大豆异黄酮可优先结合雌激素受体Erβ，该受体分布于骨、脑、血管内皮、膀胱，异黄酮是该受体特异性培基，在防治骨质疏松中发挥作用。大豆异黄酮可以延衰美容，可使皮肤光滑、细腻、柔嫩、富有弹性，焕发青春风采；还可激活乳房中的脂肪组织，使游离脂肪酸定向吸引到乳房，达到丰乳效果。

黄酮类（flavonoids）化合物广泛存在于自然界，是一类重要的天然有机化合物。其不同的颜色为天然色素家族添加了更多的色彩。这类含有氧杂环的化合物多存在于高等植物及羊齿类植物中。苔类中含有的黄酮类化合物为数不多，而藻类、微生物、细菌中没有发现黄酮类化合物。黄酮类化合物在植物体中大部分与糖结合成苷，一部分以游离状态存在。

黄酮类化合物广泛分布于植物界中，并以黄酮醇类最多，约占总数的三分之一，其次为黄酮类，占总数的四分之一以上，其余则较少。双黄酮类多局限分布于裸子植物，尤其是松柏纲、银杏纲和凤尾纲等植物中。截止到目前统计，黄酮类化合物总数已超过 9000 个，已知生理活性的有 5000 多种。

黄酮类化合物的生理活性多种多样，引起了国内外的广泛重视，研究进展很快，是天然药物中的一类重要的有效成分。

任务 5.1　黄酮类的生物活性及结构类型

5.1.1　生物活性

黄酮类化合物广泛分布于植物界中，而且生理活性多种多样，据不完全统计，其主要生理活性表现在：

（1）泻下作用

中药营实中的营实苷 A 有致泻作用。

（2）抗菌及抗病毒作用

木犀草素、黄芩苷、黄芩素等均有一定程度的抗菌作用。近来还有槲皮素、桑色素、二清槲皮素及山柰酚等有抗病毒作用的报道。从菊花、獐牙菜中分离得到的黄酮单体对 HIV 病毒有较强抑制作用，大豆苷元、染料木素、鸡豆黄素 A 对 HIV 病毒也有一定抑制作用。

（3）对心血管系统的作用

黄酮类化合物具有扩张冠脉作用，如芦丁、葛根素黄酮片临床用于心绞痛、高血压；橙皮苷具有维生素 P 样作用，可降低血管脆性及异常通透性，用作高血压辅助治疗剂；槲皮素、芦丁、金丝桃苷、葛根素、灯盏花素、葛根总黄酮、银杏叶总黄酮对缺血性脑损伤有保护作用；金丝桃苷、水飞蓟素、木犀草素、沙棘总黄酮对心肌缺血性损伤有保护作用；银杏叶总黄酮、葛根素、大豆苷元等对心肌缺氧性损伤有明显保护作用；山楂总黄酮具降低血胆甾醇作用。此外，沙棘总黄酮、苦参总黄酮、甘草黄酮具有抗心律失常作用。

（4）抗肝脏毒作用

水飞蓟素为二氢黄酮醇与苯丙素衍生物缩合而成，对肝细胞膜有稳定作用，能保护肝脏，改善肝功能，适用于急慢性肝炎、肝硬化、中毒性肝损伤。

（5）抗炎作用

黄酮类化合物可抑制脂氧化酶，从而抑制前列腺素的生物合成，达到抗炎目的。

（6）抗肿瘤活性

黄酮类化合物的抗肿瘤机制多种多样，如槲皮素的抗肿瘤活性与其抗氧化作用、抑制相关酶的活性、降低肿瘤细胞耐药性、诱导肿瘤细胞凋亡及雌激素样作用等有关；水飞蓟素的抗肿瘤活性与其抗氧化作用、抑制相关酶活性、诱导细胞周期阻滞等有关。

（7）雌性激素样作用

染料木素、鹰嘴豆芽素、大豆素等异黄酮类均有雌性激素样作用。

（8）解痉作用

异甘草素及大豆素等具有类似罂粟碱解除平滑肌痉挛样的作用。大豆苷、葛根黄素等葛根黄酮类成分可以缓解高血压患者的头痛等症状。

(9) 其他

此外，大量研究表明黄酮类化合物还具有抗氧化自由基、降压、降血脂、抗衰老、提高机体免疫力、泻下、镇咳、祛痰、解痉及抗变态等药理活性。

5.1.2 结构类型

黄酮类化合物是指基本母核为 2-苯基色原酮的一类化合物，现在泛指两个具有酚羟基的苯环（A 环与 B 环）通过中央三碳原子相互连接而成的一系列化合物。它们大多具有 C_6-C_3-C_6 的基本骨架，且常有羟基、甲氧基、甲基、异戊烯基等取代基。

根据中央三碳链的氧化程度、B 环连接位置（2-位或 3-位）、三碳链是否构成环状等特点，可将主要的天然黄酮类化合物分类。

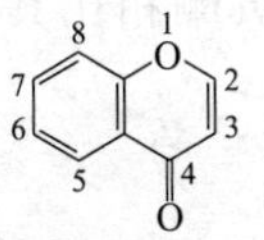

色原酮 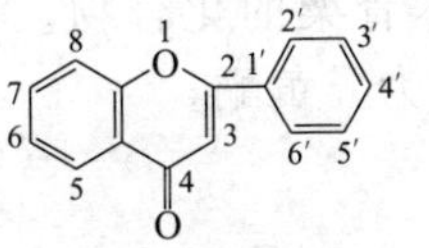　　　　2-苯基色原酮 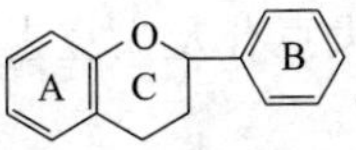　　　　C_6-C_3-C_6

（1）黄酮和黄酮醇类

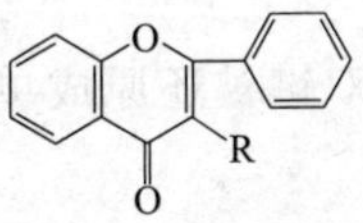

R=H　　黄酮
R=OH　　黄酮醇

这里指的是狭义的黄酮，即 2-苯基色原酮（2-苯基苯并 γ-吡喃酮）类，此类化合物数量最多，尤其是黄酮醇。如芫花中的芹菜素、金银花中的木犀草素属于黄酮类，银杏中的山柰素和槲皮素属于黄酮醇类。

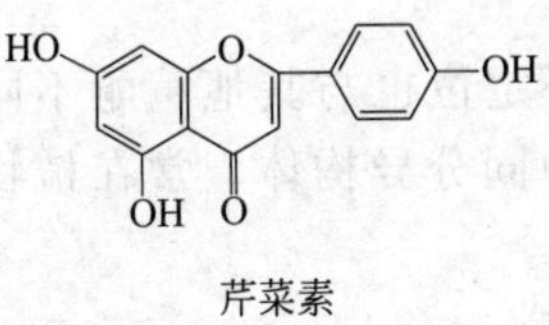

芹菜素 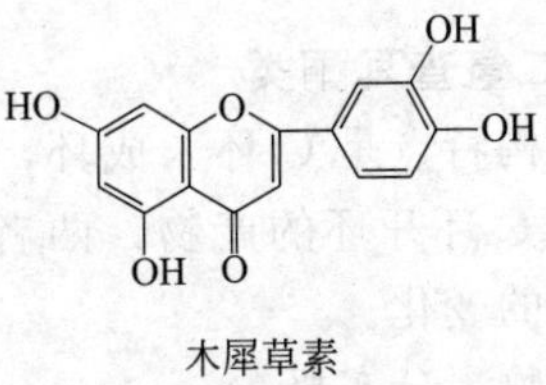　　　　木犀草素

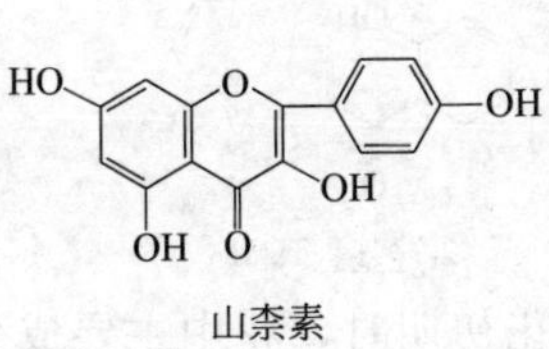

山柰素 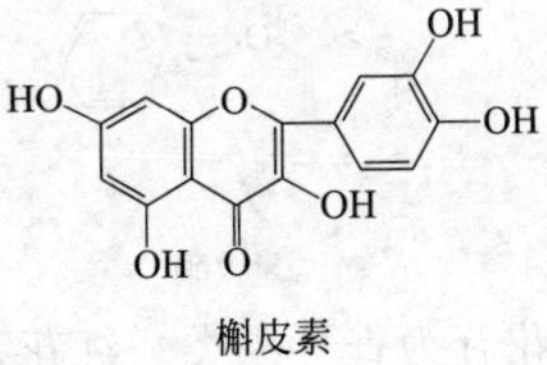　　　　槲皮素

（2）二氢黄酮和二氢黄酮醇类

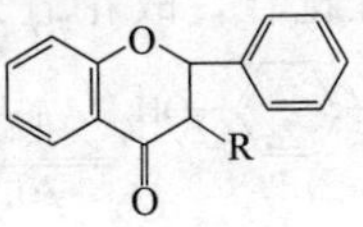

R=H　　二氢黄酮
R=OH　　二氢黄酮醇

与黄酮和黄酮醇相比，其结构中 C 环 C^2-C^3 位双键被饱和，他们在植物体内常与相应的黄酮和黄酮醇共存。如甘草中的甘草素、橙皮中的橙皮苷均属于二氢黄酮类，满山红中的二氢槲皮素、桑枝中的二氢桑色素均属于二氢黄酮醇类。

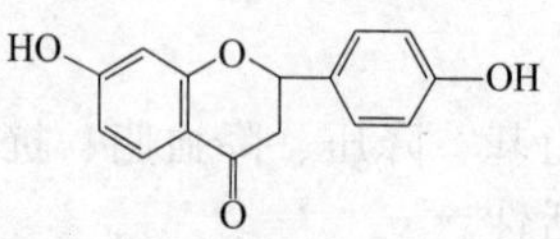

甘草素 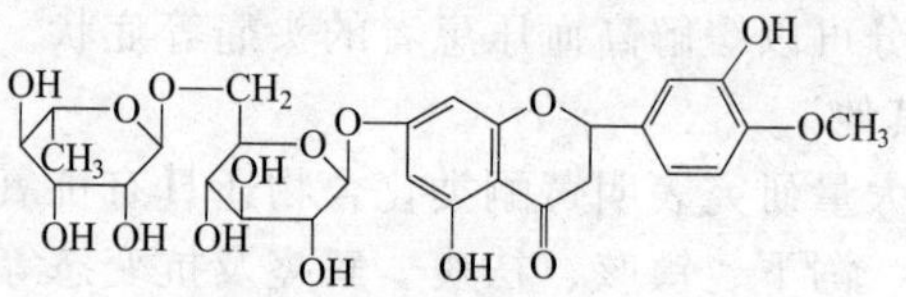　　　　　　　　　橙皮苷

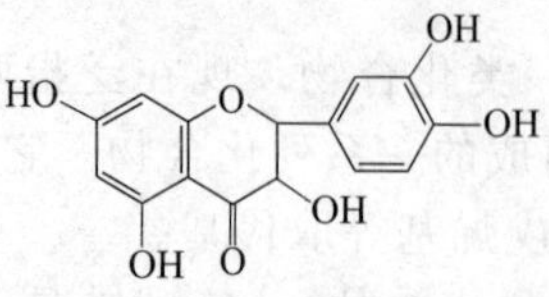

二氢槲皮素 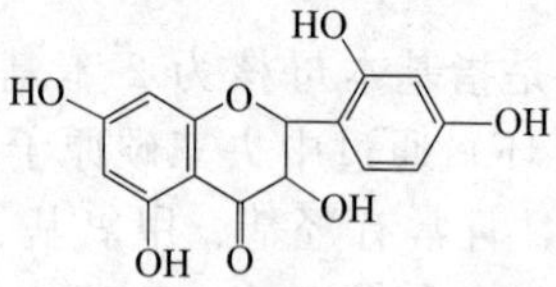　　　　　　　二氢桑色素

（3）异黄酮和二氢异黄酮类

异黄酮类为具有3-苯基色原酮基本骨架的化合物，与黄酮相比其B环位置连接不同。如葛根中的葛根素、大豆苷及大豆素均为异黄酮。

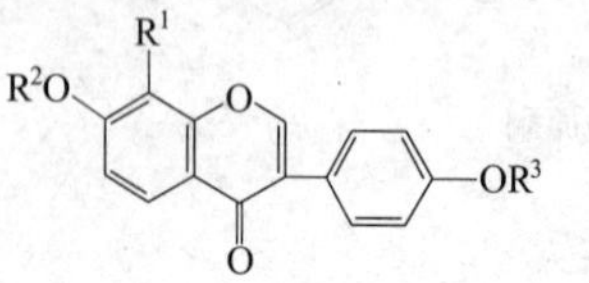

大豆素　$R^1=R^2=R^3=H$
大豆苷　$R^1=R^3=H$　$R^2=Glc$
葛根素　$R^2=R^3=H$　$R^1=Glc$

二氢异黄酮类可看作是异黄酮类C^2、C^3双键被还原成单键的一类化合物。如中药广豆根中的紫檀素就属于二氢异黄酮的衍生物。

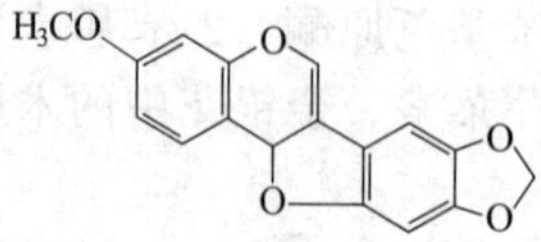

紫檀素

（4）查耳酮和二氢查耳酮类

查耳酮的主要结构特点是C环未成环，另外定位也与其他黄酮不同。其可以看作是二氢黄酮在碱性条件下C环开环的产物，两者互为同分异构体，常在植物体内共存。同时两者的转变伴随着颜色的变化。

二氢查耳酮在植物界分布极少。

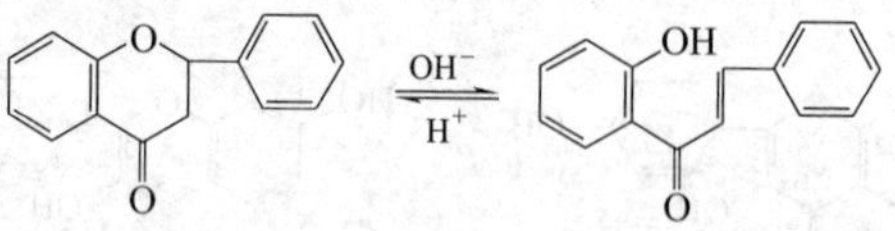

二氢黄酮　　　　　　　2-羟基查耳酮

中药红花中的红花苷为查耳酮类。红花在开花初期时，花中主要成分为无色的新红花苷（二氢黄酮类）及微量红花苷，故花冠为淡黄色；开花中期花中主要成分为黄色的红花苷，故花冠为深黄色；开花后期则变成红色的醌式红花苷，故花冠为红色。

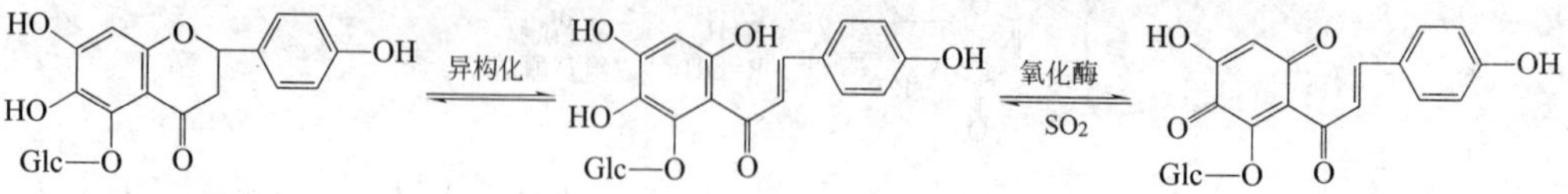

新红花苷(无色)　　　红花苷(黄色)　　　醌式红花苷(红色)

（5）橙酮类

结构特点：可看作是黄酮的C环分出一个碳原子变成五元环，其余部位不变，但C原

子定位也有所不同。是黄酮的同分异构体，属于苯并呋喃的衍生物，又名噢呋。如黄花波斯菊花中含有的硫黄菊素就属于此类。

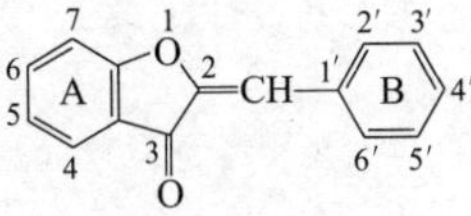

橙酮基本结构 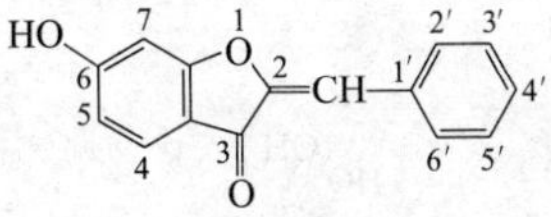　　　　　硫黄菊素

（6）花色素和黄烷醇类

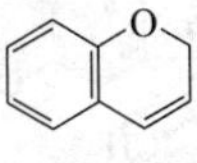

色原烯 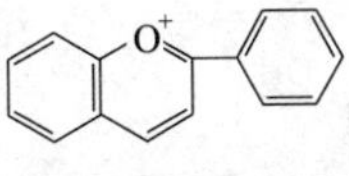　　　2-苯基色原烯(花色素母核)

花色素类是一类以离子形式存在的色原烯的衍生物。广泛存在于植物的花、果、叶、茎等部位，是形成植物蓝、红、紫色的色素。由于花色素多以苷的形式存在，故又称花色苷。如矢车菊素、飞燕草素、天竺葵素等属于此类。

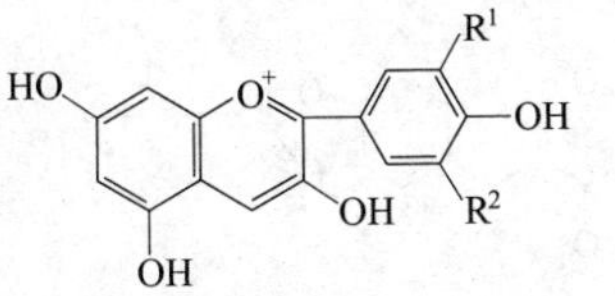

飞燕草素　$R^1=R^2=OH$
矢车菊素　$R^1=OH$　$R^2=H$
天竺葵素　$R^1=R^2=H$

黄烷醇类生源上是由二氢黄酮醇类还原而来，可看成是脱去 C^4 位羰基氧原子后的二氢黄酮醇类。

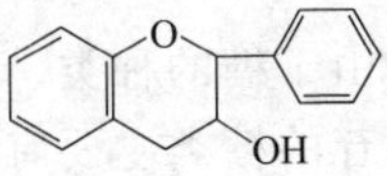

黄烷-3-醇 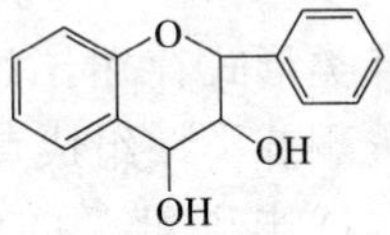　　　　　黄烷-3,4-二醇

黄烷-3-醇在植物界分布很广，如（+）儿茶素（catechin）和（-）表儿茶素（epicatechin）。故又称为儿茶素类。儿茶素为中药儿茶的有效成分，具有一定的抗癌活性。

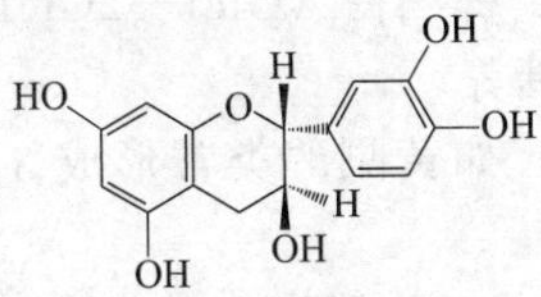

(+)儿茶素 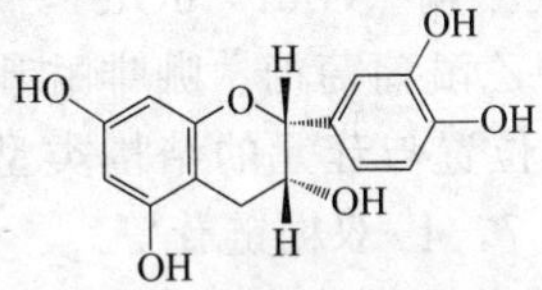　　　　　(-)表儿茶素

（7）双黄酮类

双黄酮类是由二分子黄酮衍生物聚合而成的二聚物。这类化合物多存在于裸子植物，尤以松柏纲、银杏纲和凤尾纲等植物中。如具有降压和扩张冠状动脉作用的银杏双黄酮类即属此类成分。

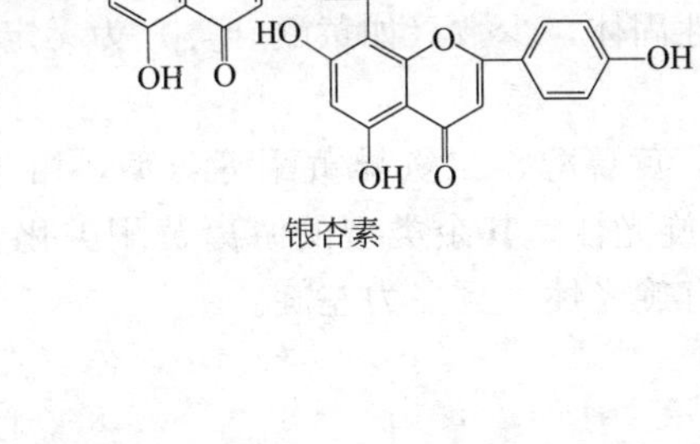

银杏素

（8）其他黄酮类

此类化合物大多不符合 C_6-C_3-C_6 的基本骨架，但因具有苯并 γ-吡喃酮结构，我们也将其归为黄酮类化合物。

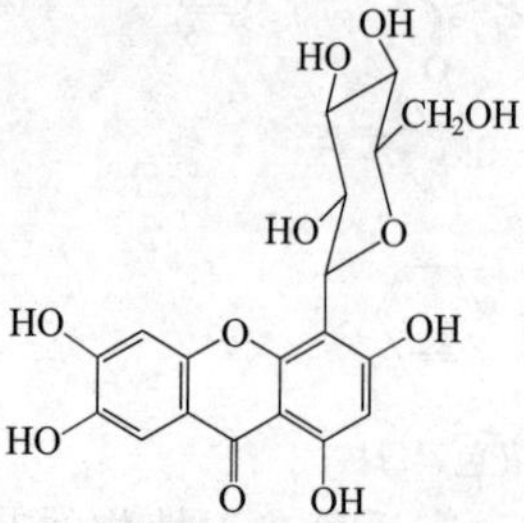

异芒果素 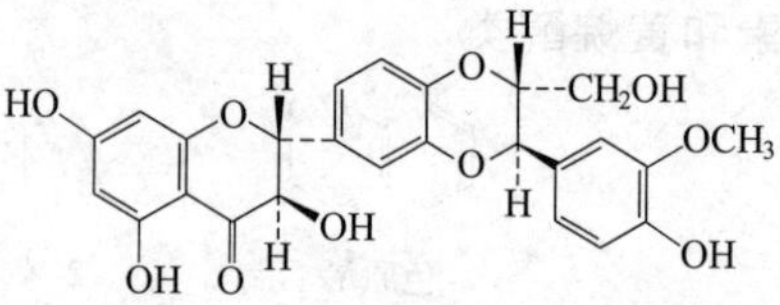　　　　　　　　　　水飞蓟素

高异黄酮：和异黄酮相比，其 B 环和 C 环之间多了一个—CH_2—，如中药麦冬中存在的麦冬高异黄酮 A（ophiopogonone A）。

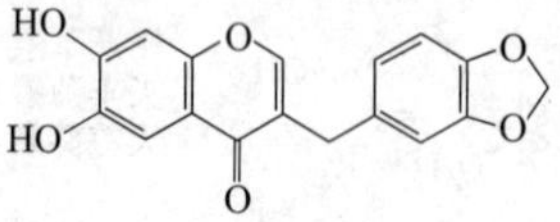

麦冬高异黄酮A

5.1.3 存在形式

天然黄酮类化合物多以苷类形式存在，并且由于糖的种类、数量、连接位置及连接方式不同，可以组成各种各样的黄酮苷类。组成黄酮苷的糖类主要有：

① 单糖类　D-葡萄糖、D-半乳糖、D-木糖、L-鼠李糖、L-阿拉伯糖及 D-葡萄糖醛酸等。

② 双糖类　槐糖（Glc1—2Glc）、龙胆二糖（Glc1—6Glc）、芸香糖（Rha1—6Glc）、新橙皮糖（Rha1—6Glc）、刺槐二糖（Rha1—6Gal）等。

③ 三糖类　龙胆三糖（Glc1—6Glc1—2Fru）、槐三糖（Glc1—2Glc1—2Glc）等。

④ 酰化糖类　2-乙酰葡萄糖、咖啡酰基葡萄糖等。

黄酮苷中糖连接位置与苷元的结构类型有关。如黄酮醇类常形成 3-、5-、3′-、4′-单糖苷或 3，7-、3，4′-、7，4′-双糖链苷等。

除 O-苷外，天然黄酮类化合物中还发现有 C-苷，如葛根黄素、葛根黄素单糖苷等。

任务 5.2　黄酮类的理化性质

5.2.1 性状

（1）形态

黄酮类化合物多为结晶性固体，少数（如黄酮苷类）为无定形粉末。

（2）旋光性

二氢黄酮、二氢黄酮醇、黄烷醇、二氢异黄酮等类型，由于分子内含有不对称碳原子（2-位或 2，3-位），因此具有旋光性。其余类型的游离黄酮类化合物无旋光性。黄酮苷类由于结构中含有糖部分，故均有旋光性，且多为左旋。

（3）颜色

黄酮类化合物的颜色与分子中是否存在交叉共轭体系及助色团（—OH、—OCH$_3$ 等）的种类、数目以及取代位置有关。

一般黄酮，其色原酮部分原本无色；但在 2-位上引入苯环后，即形成交叉共轭体系，并通过电子转移、重排，使共轭链延长，因而显现出颜色。一般情况下，黄酮、黄酮醇及其苷类多显灰黄色至黄色，查耳酮为黄色至橙黄色；而二氢黄酮、二氢黄酮醇及黄烷醇的交叉共轭体系中断，几乎为无色；异黄酮因 B 环接在 3-位，缺少完整的交叉共轭体系，仅显微黄色。

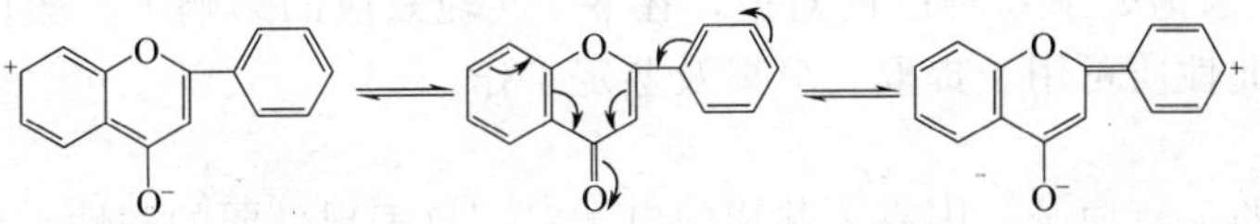

在上述黄酮、黄酮醇分子中，尤其在 7′-位及 4′-位引入—OH 及—OCH$_3$ 等助色团后，则因促进电子移位、重排，而使化合物的颜色加深。但—OH、—OCH$_3$，引入其他位置则影响较小。

花色素及其苷元的颜色随 pH 不同而改变，一般显红（pH<7）、紫（pH=8.5）、蓝（pH>8.5）等颜色。

5.2.2 溶解性

（1）游离黄酮类化合物

一般难溶或不溶于水，易溶于甲醇、乙醇、乙酸乙酯、三氯甲烷、乙醚等有机溶剂及稀碱水溶液中。

黄酮、黄酮醇、查耳酮等为平面型分子，因分子与分子间排列紧密，分子间引力较大，故难溶于水。

二氢黄酮及二氢黄酮醇因分子中的 C 环具有近似于半椅式的结构，系非平面型分子，故分子与分子间排列不紧密，分子间引力降低，有利于水分子进入，故在水中溶解度稍大。

异黄酮类化合物的 B 环受吡喃环羰基的立体阻碍，也不是平面型分子，故亲水性比平面型分子增加。

花色素类虽具有平面型结构，但因以离子形式存在，具有盐的通性，故亲水性较强，水溶度较大。

黄酮类化合物如分子中引入的羟基增多，则水溶性增大，脂溶性降低；而羟基被甲基化后，则脂溶性增加。

例如，黄酮类化合物大多为多羟基化合物，一般不溶于石油醚中，故可与脂溶性杂质分开，但川陈皮素（5,6,7,8,3′,4′-六甲氧基黄酮）却可溶于石油醚。

（2）黄酮苷类

黄酮类化合物的羟基苷化后，则水溶性增加，脂溶性降低。

黄酮苷一般易溶于水、甲醇、乙醇等强极性溶剂中，但难溶或不溶于苯、三氯甲烷、乙醚等有机溶剂中。

苷分子中糖基的数目多少和结合的位置，对溶解度亦有一定影响。

一般多糖苷比单糖苷水溶性大，3-羟基苷比相应的 7-羟基苷水溶性大。例如：槲皮素-3-O-葡萄糖苷的水溶性比槲皮素-7-O-葡萄糖苷大，这主要可能是由于 C^3-O-糖基与 C^4 羰基的立体障碍使分子平面性较差。

项目 5　黄酮类

5.2.3 酸碱性

(1) 酸性

黄酮类化合物因分子中多具有酚羟基，故显酸性，可溶于碱性水溶液、吡啶、甲酰胺及二甲基甲酰胺中。

由于酚羟基数目及位置不同，酸性强弱也不同，以黄酮为例，其酚羟基酸性强弱顺序依次为：

7,4'-二羟基＞7-或4'-羟基＞一般酚羟基＞5-羟基

例如 C^7-OH 因为处于 C═O 的对位，在 p-π 共轭效应的影响下，酸性较强，可溶于碳酸钠水溶液中，此性质可用于提取、分离及鉴定工作。

(2) 碱性

γ-吡喃环上的 1-氧原子，因有未共用的电子对，故表现微弱的碱性，可与强无机酸如浓硫酸、盐酸等生成盐，但生成的锌盐极不稳定，加水后即可分解。

黄酮类化合物溶于浓硫酸中生成的锌盐，常常表现出特殊的颜色，可用于黄酮类化合物结构类型的初步鉴别。例如黄酮、黄酮醇类显黄色至橙色，并有荧光；二氢黄酮类显橙色（冷时）至紫红色（加热时）；查耳酮类显橙红色至洋红色；异黄酮、二氢异黄酮类显黄色；橙酮类显红色至洋红色。

5.2.4 显色反应

黄酮类化合物的颜色反应多与分子中的酚羟基及 γ-吡喃酮环有关，见表 5.1。

表 5.1 各类黄酮类化合物的显色反应

类别	黄酮	黄酮醇	二氢黄酮	查耳酮	异黄酮	橙酮
盐酸-镁粉	黄→红	红→紫红	红、紫、蓝	—	—	—
盐酸-锌粉	红	紫红	紫红	—	—	—
硼氢化钠	—	—	蓝→紫红	—	—	—
硼酸-枸橼酸	绿黄	绿黄①	—	黄	—	—
乙酸镁	黄①	黄①	蓝①	黄①	黄①	—
三氯化铝	黄	黄绿	蓝绿	黄	黄	淡黄
氢氧化钠水溶液	黄	深黄	黄→橙（冷）深红→紫（热）	橙→红	黄	红→紫红
浓硫酸	黄→橙①	黄→橙①	橙→紫	橙、紫	黄	红、洋红

① 有荧光

5.2.4.1 还原试验

(1) 盐酸-镁粉（或锌粉）反应

这是鉴定中药中是否有黄酮类化合物最常用的颜色反应。方法是将样品溶于 1.0mL 甲醇或乙醇中，加入少许镁粉（或锌粉）振摇，滴加几滴浓盐酸，1～2min 内（必要时微热）即可显色。

多数黄酮、黄酮醇、二氢黄酮及二氢黄酮醇类化合物显橙红色至紫红色。少数显紫色至蓝色，当 B 环上有—OH 或—OCH₃ 取代时，呈现的颜色随之加深。但查耳酮、橙酮、儿茶

素类则无该显色反应。异黄酮类除少数例外，也不显色。

由于花青素及部分橙酮、查耳酮等在单纯浓盐酸中也会发生色变，故须预先作空白对照实验（在供试液中仅加入浓盐酸进行观察）。

另外，在用植物粗提取液进行预试时，为了避免提取液本身颜色的干扰，可注意观察加入浓盐酸后升起的泡沫颜色。如泡沫为红色，即示阳性。

盐酸-镁粉反应的机理过去解释为由于生成了花色苷元，现在认为是因为生成了碳正离子的缘故。

（2）四氢硼钠（钾）反应

在黄酮类化合物中，$NaBH_4$ 对二氢黄酮类化合物专属性较高，可与二氢黄酮类化合物产生红色至紫色。其他黄酮类化合物均不显色，可与之区别。方法是在试管中加入 0.1mL 含有样品的乙醇液，再加等量 2% $NaBH_4$ 的甲醇液，1min 后，加浓盐酸或浓硫酸数滴，生成紫色至紫红色。

另外，近来报道二氢黄酮可与磷钼酸试剂反应呈现棕褐色，也可作为二氢黄酮类化合物的特征鉴别反应。

5.2.4.2 金属盐类试剂的络合反应

黄酮类化合物分子中若具有 3-OH、4-酮基或邻二酚羟基，可与铝盐、铅盐、镁盐、锆盐反应，生成有色络合物。

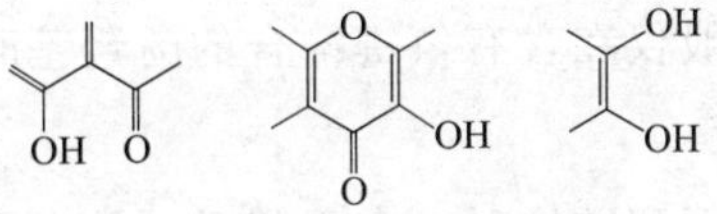

（1）铝盐

常用试剂为 1% 三氯化铝或硝酸铝溶液。生成的络合物多为黄色，并在 415nm 有荧光，可用于定性及定量分析。

（2）铅盐

常用 1% 乙酸铅及碱式乙酸铅水溶液，可生成黄至红色沉淀。

黄酮类化合物与铅盐生成沉淀的色泽，因羟基数目及位置不同而异。其中，乙酸铅只能与分子中具有邻二酚羟基或兼有 3-羟基、4-羰基或 5-羟基、4-羰基结构的化合物反应生成沉淀。但碱式乙酸铅的沉淀能力要大得多，一般酚类化合物均可与其发生沉淀，依此不仅可用于鉴定，也可用于提取及分离工作。

（3）锆盐

多用 2% 二氯氧锆甲醇溶液。黄酮类化合物分子中有游离的 3-羟基或 5-羟基存在时，均可与该试剂反应生成黄色的锆络合物。但两种锆络合物对酸的稳定性不同。3-羟基、4-酮基络合物的稳定性比 5-羟基、4-酮基络合物的稳定性强（仅二氢黄酮醇除外），故当反应液中接着加入枸橼酸后，5-羟基黄酮的黄色溶液显著褪色，而 3-羟基黄酮溶液仍呈鲜黄色（锆-枸橼酸反应）。方法是取样品 0.5～1.0mg，用 10.0mL 甲醇加热溶解，加 2% 二氯氧锆（$ZrOCl_2$）甲醇液 1.0mL，呈黄色后再加入 2% 枸橼酸甲醇溶液，观察颜色变化。

上述反应也可在纸上进行，得到的锆盐络合物多呈黄绿色，并带荧光。

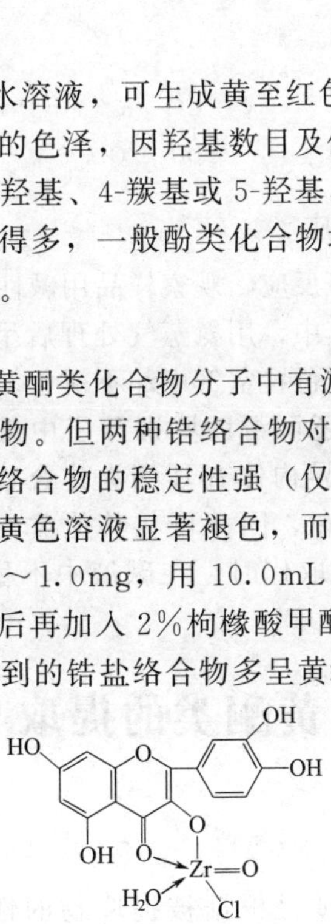

（4）镁盐

常用乙酸镁甲醇溶液为显色剂，本反应可在纸上进行。试验时在纸上滴加一滴供试液，喷以乙酸镁的甲醇溶液，加热干燥，在紫外光灯下观察。二氢黄酮、二氢黄酮醇类可显天蓝色荧光，若具有 C^3-OH，色泽更为明显。而黄酮、黄酮醇及异黄酮类等则显黄色—橙黄色—褐色。

（5）氯化锶（$SrCl_2$）

在氨性甲醇溶液中，氯化锶可与分子中具有邻二酚羟基结构的黄酮类化合物生成绿色至棕色乃至黑色沉淀。

具有邻二酚羟基的黄酮类化合物与 $SrCl_2$ 的反应试验时，取约 1.0mg 检品置小试管中，加入 1.0mL 甲醇使溶解（必要时可在水浴上加热），加入 3 滴 0.01mol/L 氯化锶的甲醇溶液，再加 3 滴已用氨蒸气饱和的甲醇溶液，注意观察有无沉淀生成。

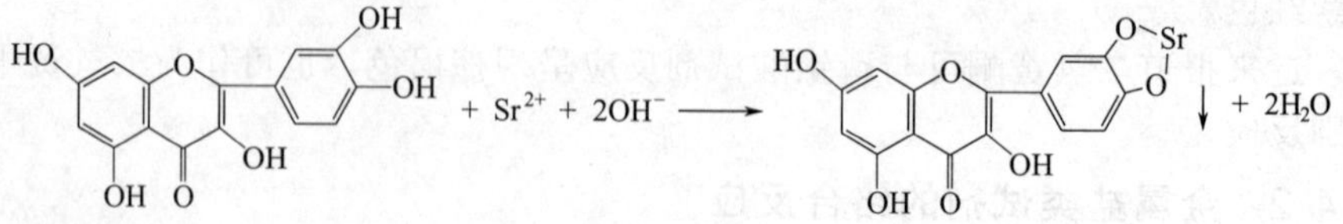

（6）三氯化铁

三氯化铁水溶液或醇溶液为常用的酚类显色剂。多数黄酮类化合物因分子中含有酚羟基，故可产生阳性反应，但一般仅在含有氢键缔合的酚羟基时才呈现明显反应。

5.2.4.3 硼酸显色反应

当黄酮类化合物分子中有下列结构时，在无机酸或有机酸存在条件下，可与硼酸反应，生成亮黄色。显然，5-羟基黄酮及 2-羟基查耳酮类结构可以满足上述要求，故可与其他类型区别。一般在草酸存在下显黄色并具有绿色荧光，但在枸橼酸丙酮存在的条件下，则只显黄色而无荧光。

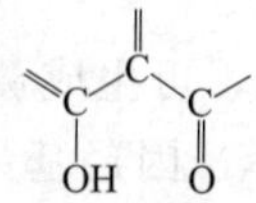

5.2.4.4 碱性试剂显色反应

在日光及紫外光下，通过纸斑反应，观察样品用碱性试剂处理后的颜色变化情况，对于鉴别黄酮类化合物有一定意义。其中，用氨蒸气处理后呈现的颜色变化置空气中随即褪去，但经碳酸钠水溶液处理而呈现的颜色置空气中却不褪色。

此外，利用碱性试剂的反应还可帮助鉴别分子中某些结构特征。例如：二氢黄酮类易在碱液中开环，转变成相应的异构体查耳酮类化合物，显橙至黄色。黄酮醇类在碱液中先呈黄色，通入空气后变为棕色，因此可与其他黄酮类区别。黄酮类化合物当分子中有邻二酚羟基取代或 3,4′-二羟基取代时，在碱液中不稳定，易被氧化，由黄色—深红色—绿棕色沉淀。

任务 5.3　黄酮类的提取与分离技术

5.3.1　提取技术

黄酮类化合物的提取方法主要是根据被提取物的性质及共存的杂质而确定。在花、叶、果等组织中，一般多以苷的形式存在，而在木部坚硬组织中，则多以游离苷元形式存在。

黄酮苷类以及极性稍大的苷元（如羟基黄酮、双黄酮、橙酮、查耳酮等），一般可用丙酮、乙酸乙酯、乙醇、水或某些极性较大的混合溶剂进行提取。其中用得最多的是甲醇-水（1:1）或甲醇。一些多糖苷类则可以用沸水提取。在提取花青素类化合物时，可加入少量酸（如0.1%盐酸）。但提取一般黄酮苷类成分时，则应当慎用，以免发生水解反应。为了避免在提取过程中黄酮苷类发生水解，常按一般提取苷的方法事先破坏酶的活性。大多数黄酮苷元宜用极性较小的溶剂，如氯仿、乙醚、乙酸乙酯等提取，对多甲氧基黄酮的游离苷元，可用苯进行提取。常见的提取方法如下。

5.3.1.1 碱溶酸沉法

利用黄酮类化合物多具有酚羟基、易溶于碱水而难溶于酸水的性质，用碱水提取后，再加酸使其酸化，黄酮类化合物即可沉淀析出。

在用碱酸法进行提取纯化时，应当注意所用碱液浓度不宜过高，以免在强碱性下，尤其加热时破坏黄酮母核。在加酸酸化时，酸性也不宜过强，以免生成𬭩盐，致使析出的黄酮类化合物又重新溶解，降低产品收率。当药材中含有大量果胶、黏液等水溶性杂质时，如花、果类药材，宜用石灰乳或石灰水代替其他碱性水溶液进行提取，以使上述含羧基的杂质生成钙盐沉淀，不被溶出。这将有利于黄酮类化合物的纯化处理。

5.3.1.2 溶剂提取法

（1）醇提取法

乙醇或甲醇是最常用的提取溶剂，黄酮苷及其苷元均可溶于其中。一般用60%左右的稀醇提取黄酮苷类，90%～95%的浓醇提取黄酮苷元。

（2）水提取法

黄酮苷类具有亲水性，可用热水提取，如从槐花米中提取芸香苷。如果提取液中含较多多糖、蛋白质等杂质，可将水提取液浓缩后加入多倍量的浓醇，即水提醇沉法将其沉淀除去。

（3）系统溶剂提取法

常用极性由小到大的溶剂依次将黄酮类化合物按相应的极性顺序分别提取出来。例如可先用石油醚或正己烷脱脂，然后用苯提取含多个甲氧基的黄酮苷元；用氯仿、乙醚、乙酸乙酯等可以提取出大多数的黄酮苷元；再用丙酮、乙醇、甲醇等提取多羟基黄酮苷元；最后用稀醇、沸水提取黄酮苷类。

5.3.1.3 炭粉吸附法

主要适于苷类的精制工作。通常，在植物的甲醇粗提取物中，分次加入活性炭，搅拌，静置，直至定性检查上清液无黄酮反应时为止。过滤，收集吸附苷的炭末，依次用沸水、佛甲醇、7%酚-水、15%酚-醇溶液进行洗脱。对各部分洗脱液进行定性检查（或用PPC鉴定）。通过对 Baptisia lecontei 中黄酮类化合物的研究证明，大部分黄酮类可用7%酚-水洗下。洗脱液经减压蒸发浓缩至小体积，再用乙酸振摇除去残留的酚，余下水层减压浓缩即得较纯的黄酮苷类成分。

5.3.2 分离技术

现将较常用的分离方法介绍如下。

5.3.2.1 柱色谱法

分离黄酮类化合物常用的吸附剂或载体有硅胶、聚酰胺及纤维素粉等。此外，也有用氧化铝、氧化镁及硅藻土等。

（1）硅胶柱色谱

此法应用范围最广，主要适于分离异黄酮、二氢黄酮、二氢黄酮醇及高度甲基化（或乙醇化）的黄酮及黄酮醇类。少数情况下，在加水去活化后也可用于分离极性较大的化合物，如多羟基黄酮醇及其苷类等。供试硅胶中混存的微量金属离子，应预先用浓盐酸处理除去，以免干扰分离效果。

（2）聚酰胺柱色谱

对分离黄酮类化合物来说，聚酰胺是较为理想的吸附剂。其吸附强度主要取决于黄酮类化合物分子中羟基的数目与位置，以及溶剂与黄酮类化合物或与聚酰胺之间形成氢键缔合能力的大小。聚酰胺柱色谱可用于分离各种类型的黄酮类化合物，包括苷及苷元、查耳酮与二氢黄酮等黄酮类化合物。从聚酰胺柱上洗脱时大体有下述规律：

① 能形成氢键的基团数目，即酚羟基数目越多则吸附力越强，在色谱柱上越难以被洗脱。例如对桑色素的吸附力强于山柰酚：

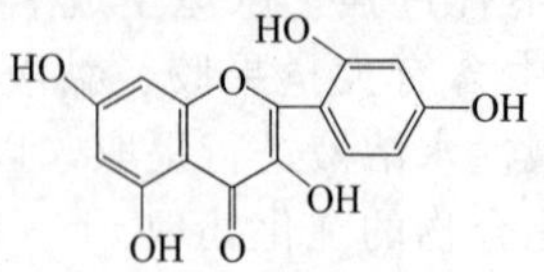

桑色素 > 山柰酚

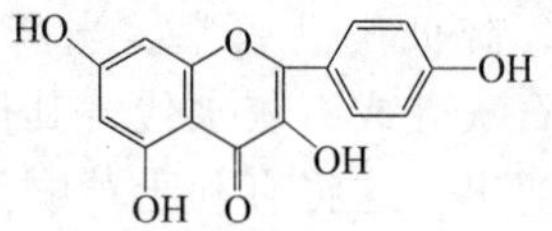

② 当分子中酚羟基数目相同时，所处位置易于形成分子内氢键，则其与聚酰胺的吸附力减小，易被洗脱下来。故聚酰胺对处于 C^4 羰基邻位的羟基（即 3-位或 5-位）的吸附力小于处于其他位置的羟基；具有邻二酚羟基黄酮的吸附力小于具有间二酚羟基或对二酚羟基黄酮。例如对大豆素的吸附力强于卡来可新：

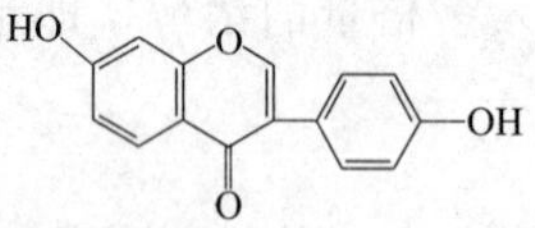

大豆素 > 卡来可新

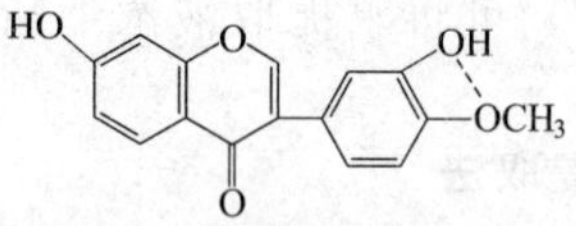

③ 分子内芳香化程度越高，共轭双键越多，则吸附力越强。例如对橙皮查耳酮的吸附力强于橙皮素：

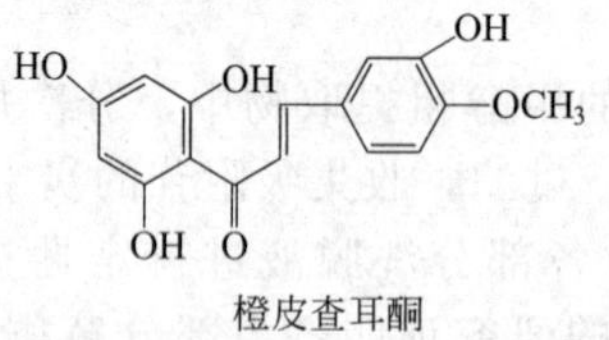

橙皮查耳酮 > 橙皮素

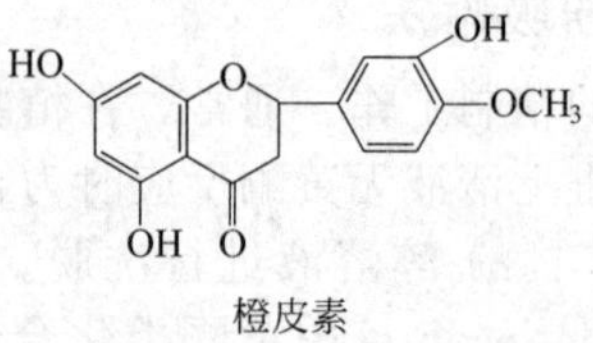

④ 苷元相同，洗脱先后顺序一般是：三糖苷＞双糖苷＞单糖苷＞苷元。

⑤ 不同类型黄酮类化合物，洗脱先后顺序一般是：异黄酮＞二氢黄酮醇＞黄酮＞黄酮醇。

⑥ 洗脱溶剂的影响。聚酰胺与各类化合物在水中形成氢键的能力最强，在有机溶剂中较弱，在碱性溶剂中最弱。

各种溶剂在聚酰胺柱上的洗脱能力由弱至强的顺序为：

水＜甲醇或乙醇（浓度由低到高）＜丙酮＜稀氢氧化钠水溶液或氨水＜甲酰胺＜二甲基

甲酰胺（DMF）＜尿素水溶液。

上述规律也适用于黄酮类化合物在聚酰胺薄层色谱上的行为。

（3）葡聚糖凝胶（sephadex gel）柱色谱

对于黄酮类化合物的分离，主要用两种型号的凝胶：Sephadex-G型及Sephadex-LH-20型。用葡聚糖凝胶分离黄酮类化合物的机制是：分离游离黄酮时，主要靠吸附作用。凝胶对黄酮类化合物的吸附程度取决于游离酚羟基的数目。但分离黄酮苷时，则分子筛的性质起主导作用。在洗脱时，黄酮苷类大体上是按分子量由大到小的顺序流出柱体。

表5.2中V_e为洗脱样品时需要的溶剂总量或洗脱体积；V_0为柱子的空体积。V_e/V_0数值越小说明化合物越容易被洗脱下来。上表所列数据清楚地表明：苷元的羟基数越多，V_e/V_0越大，越难以洗脱；苷的分子量越大，其上联结糖的数目越多，则V_e/V_0越小，越容易洗脱。

表5.2　黄酮类化合物在SephadeX-LH20（甲醇）上的V_e/V_0

黄酮类化合物	取代图式	V_e/V_0
芹菜素	5,7,4′-三羟基	5.3
木犀草素	5,7,3′,4′-四羟基	6.3
槲皮素	3,5,7,3′,4-五羟基	8.3
杨梅素	3,5,7,3′,4′,5′-六羟基	9.2
山柰酚-3-半乳糖鼠李糖 7-鼠李糖苷	三糖苷	3.3
槲皮素-3-芸香糖苷	双糖苷	4.0
槲皮素-3-鼠李糖苷	单糖苷	4.9

葡聚糖凝胶柱色谱中常用的洗脱剂有：

① 碱性水溶液（如0.1mol/L NH_4OH），含盐水溶液（0.5mol/L NaCl等）。

② 醇及含水醇，如甲醇、甲醇-水（不同比例）、叔丁醇-甲醇（3∶1）、乙醇等。

③ 其他溶剂，如含水丙酮、甲醇-氯仿等。

5.3.2.2　pH梯度萃取法

pH梯度萃取法适合于酸性强弱不同的游离的黄酮类化合物的分离，将混合物溶于有机溶剂（如乙醚）中，依次用5%$NaHCO_3$（萃取出7,4′-二羟基黄酮）、5%Na_2CO_3（萃取出7-或4′-羟基黄酮）、0.2%NaOH（萃取出具一般酚羟基黄酮）、4%NaOH（萃取出5-羟基黄酮）萃取而使其分离。黄酮类化合物酸性强弱与结构间的关系见表5.3。

表5.3　黄酮类化合物酸性强弱与结构间的关系

羟基位置	酸性	溶解性
7,4′-二羟基	强	溶于5%$NaHCO_3$溶液
7-或4′-羟基	↓	溶于5%Na_2CO_3溶液
一般酚羟基	↓	溶于0.2%NaOH溶液
5-羟基	弱	溶于4%NaOH溶液

5.3.2.3　根据分子中某些特定官能团进行分离

具有邻二酚羟基的可与乙酸铅产生沉淀。不具有邻二酚羟基的可被碱式乙酸铅沉淀。也可以利用硼酸络合法。具有邻二酚羟基的黄酮类化合物可与硼酸络合，生成易溶于水。借此可与无邻二酚羟基的黄酮类化合物相互分离。

5.3.2.4　其他方法

近年来，黄酮类化合物的分离也应用HPLC法。

任务5.4 黄酮类的检识与结构测定

5.4.1 色谱技术检识黄酮类化合物

5.4.1.1 纸色谱法

纸色谱（PC）适用于分离各种天然黄酮类化合物及其苷类的混合物。混合物的鉴定常采用双向色谱法。

（1）展开系统

以黄酮苷类来说，一般第一向展开采用某种醇性溶剂，如 n-BuOH-HOAc-H$_2$O（4:1:5 上层，BAW）、t-BuOH-HOAc-H$_2$O（3:1:1，TBA）或水饱和的 n-BuOH 等，这些主要是根据分配作用原理进行分离。第二向展开溶剂则用水或下列水溶液：2%～6% HOAc、3%NaCl 及 HOAc-浓 HCl-H$_2$O（30:3:10）等。

游离黄酮类化合物的检识，宜用醇性展开剂或苯-乙酸-水（125:72:3）、三氯甲烷-乙酸-水（13:6:1）、苯酚-水（4:1）等。而花色素及花色苷的检识则可用含盐酸或乙酸的水溶液作展开剂。

（2）显色方法

用紫外灯检查时，可以看到有色斑点，以氨蒸气处理后常产生明显的颜色变化。还可喷以 2%AlCl$_3$ 甲醇溶液（在紫外灯下检查）或 1%FeCl$_3$-1%K$_3$Fe(CN)$_6$（1:1）水溶液等显色剂。

（3）色谱结果

R_f 值与结构之间大致有下列关系。

① 不同类型的游离黄酮类化合物，当用水性展开剂如 3%～5%乙酸展开时，平面型分子如黄酮、黄酮醇、查耳酮等，几乎停留在原点不动（R_f<0.02）；而非平面型分子如二氢黄酮、二氢黄酮醇、二氢查耳酮等，因亲水性稍强，故 R_f 值较大（0.10～0.30）。

② 同一类型的游离黄酮类化合物，在用醇性展开剂（如 BAW）展开时，如分子中羟基数目越多，极性越大，则 R_f 值越小；相反，羟基数目越少，则 R_f 值越大。

③ 黄酮苷类如用醇性展开剂展开，因极性较游离黄酮增大，故 R_f 值较后者相应降低，故对同一类型苷元的黄酮苷其 R_f 值依次为：苷元＞单糖苷＞双糖苷。

另外，糖的结合位置对 R_f 值也有重要的影响。

不同类型黄酮类化合物在双向纸色谱展开时常常出现在特定的区域，据此可推测它们的结构类型以及判定是否成苷以及含糖数量。

5.4.1.2 薄层色谱法

薄层色谱法仍然是分离和检出植物粗提物中黄酮类化合物的重要方法之一。一般采用吸附薄层，吸附剂大多用硅胶和聚酰胺。

（1）硅胶薄层色谱

硅胶薄层色谱主要用于分离与鉴定大多数黄酮苷元，也可用于分离苷。分离黄酮苷元常用的展开剂是甲苯-甲酸甲酯-甲酸（5:4:1），并可以根据待分离成分极性的大小适当地调整甲苯与甲酸的比例。另外尚有苯-甲醇（95:5）、苯-甲醇-乙酸（35:5:5）、氯仿-甲醇（8.5:1.5）、甲苯-氯仿-丙酮（40:25:35）、丁醇-吡啶-甲酸（40:10:2）等。分离黄酮苷元的衍生物如甲醚或乙酸乙酯等中性成分，可用苯-丙酮（9:1）、苯-乙酸乙酯（7.5:2.5）等为展开剂。分离苷类时可用丁醇-乙酸-水等。

（2）聚酰胺薄层色谱

聚酰胺薄层色谱用于分离含游离酚羟基的苷与苷元较好。由于聚酰胺对黄酮类化合物吸附能力较强，因此，展开剂需要较强的极性。在展开剂中大多含有醇、酸或水，或兼有两者。

分离黄酮苷元常用的展开剂是三氯甲烷-甲醇（94∶6）、三氯甲烷-甲醇-丁酮（12∶2∶1），苯-甲醇-丁酮（90∶6∶4，4∶3∶3）等。分离黄酮苷类常用乙醇-水（3∶2）、水-乙醇-乙酸丙酮（4∶2∶1）、水-乙醇-甲酸-乙酸丙酮（5∶1.5∶1∶0.5）、水饱和的正丁醇-乙酸（100∶1，100∶2）、丙酮-水（1∶1）、丙酮-95%乙醇-水（2∶1∶2）、95%乙醇-乙酸（100∶2）等。

5.4.1.3 高效液相色谱法

黄酮类成分的色谱条件可分为正相色谱和反相色谱二类，正相色谱采用硅胶为固定相，亲脂性溶剂为流动相，主要检识亲脂性较强的黄酮。也可采用氰基键合载体为固定相。反相色谱多用 C_{18} 键合柱为载体，流动相常用甲醇-水，或乙腈-水，或甲醇-乙腈-水，有时以一定 pH 的酸水或缓冲溶液代替水加入。

5.4.2 波谱技术测定黄酮类化合物结构

5.4.2.1 紫外光谱

紫外-可见分光光度法是鉴别黄酮类化合物结构的一种重要手段，一般程序如下：

① 测定样品在甲醇溶液中的 UV 光谱。

② 测定样品在甲醇溶液中加入各种诊断试剂后得到的 UV 及可见光谱。常用的诊断试剂有甲醇钠（NaOMe）、乙酸钠（NaOAc）、乙酸钠-硼酸（NaOAc-H_3BO_3）、三氯化铝（$AlCl_3$）及三氯化铝-盐酸（$AlCl_3$-HCl）等。

③ 如试样为苷类，则可进行水解或甲基化后再水解，并测定苷元或其衍生物的 UV 光谱。

将上述各种光谱图进行对比分析，即可获知有关结构的重要信息。

（1）黄酮类化合物在甲醇溶液中的 UV 光谱特征

大多数黄酮类化合物在甲醇中的紫外吸收光谱由两个主要吸收带组成。出现在 300～400nm 的吸收带称为带Ⅰ，出现在 240～280nm 的吸收带称为带Ⅱ。不同类型的黄酮化合物的带Ⅰ或带Ⅱ的峰位、峰形和吸收强度不同（表 5.4），因此从紫外光谱可以推测黄酮类化合物的结构类型。

带Ⅱ:苯甲酰基　　　　　　带Ⅰ:桂皮酰基

表 5.4　黄酮类化合物 UV 吸收光谱的主要特征（甲醇）

结构类型	峰位/nm		组内区别	组间区别
	带Ⅰ	带Ⅱ	（峰位）	（峰强）
黄酮	310～350	250～280	带Ⅰ不同	Ⅰ、Ⅱ皆强
黄酮醇	350～385	250～280		

续表

结构类型	峰位/nm		组内区别	组间区别
	带Ⅰ	带Ⅱ	（峰位）	（峰强）
异黄酮	310～330(肩峰)	245～275	带Ⅱ不同	Ⅰ弱Ⅱ强
二氢黄酮(醇)	300～330(肩峰)	275～295		
查耳酮	340～390	230～270(低强度)	带Ⅰ不同	Ⅰ强Ⅱ弱
橙酮	380～430	230～270(低强度)		

① 黄酮及黄酮醇类

两者的 UV 光谱相似，但带Ⅰ位置不同。黄酮带Ⅰ310～350nm；黄酮醇带Ⅰ350～385nm。黄酮、黄酮醇母核上，7-及 4′-引入—OH、—OCH$_3$ 等供电基，相应吸收带向红位移（表5.5）。

表 5.5 B 环上引入羟基对黄酮类化合物 UV 吸收光谱带Ⅰ的影响

化合物	B 环羟基位置	带Ⅰ(λ_{max},MeOH)/nm
3,5,7-三羟基黄酮（高良姜素）	—	359
3,5,7,4′-四羟基黄酮（山奈酚）	4′	367
3,5,7,3′,4′-五羟基黄酮（槲皮素）	3′,4′	370
3,5,7,3′,4′,5′-六羟基黄酮（杨梅素）	3′,4′,5′	374

红移↓

带Ⅱ的峰位主要受 A 环氧取代程度的影响，A 环上的含氧取代基增加时，带Ⅱ向红位移，而对带Ⅰ无影响，或影响甚微。

② 查耳酮及橙酮类

两者的 UV 光谱相似，都具有带Ⅰ很强为主峰，带Ⅱ比较弱，为次强峰的特征。但查耳酮的带Ⅱ位于 220～270nm，带Ⅰ位于 340～390nm；橙酮：带Ⅰ位于 370～430nm，带Ⅱ位于 388～413nm。

③ 异黄酮、二氢黄酮及二氢黄酮醇类

因 B 环不与吡喃酮环上的羰基共轭，故带Ⅰ很弱，常在主峰的长波方向处有一肩峰。异黄酮主峰在 245～270nm；二氢黄酮（醇）主峰在 270～295nm。

（2）加入诊断试剂后引起的位移及其在结构测定中的意义

当向黄酮类化合物的甲醇（或乙醇）溶液中分别加入甲醇钠（NaOMe）、乙酸钠（NaOAc）、乙酸钠-硼酸（NaOAc-H$_3$BO$_3$）、三氯化铝或三氯化铝-盐酸（AlCl$_3$-HCl）试剂，能使黄酮的酚羟基离解或形成络合物等，导致光谱发生变化（表5.6）。据此变化可以判断各类化合物的结构，这些试剂对结构具有诊断意义，称为诊断试剂。

表 5.6 加入诊断试剂的黄酮类化合物 UV 图谱及结构特征的归属

诊断试剂	带Ⅱ	带Ⅰ	归属
NaOMe		红移 40～60nm 强度不降	示有 4′-OH
		红移 50～60nm 强度下降	示有 3-OH,但无 4′-OH
	吸收谱随时间延长而衰退		示有对碱敏感的取代图式,如 3,4′-、3,3′,4′-、5,6,7-、5,7,8-、3′,4′,5′-羟基取代图式等
NaOAc(未熔融)	红移 5～20nm		示有 7-OH
	在长波一侧有明显肩峰		示有 4′-OH,但无 3-OH 及/或 7-OH

诊断试剂	带Ⅱ	带Ⅰ	归属
NaOAc(熔融)		红移40～65nm,强度下降	示有4'-OH
NaOAc(熔融)	吸收谱图随时间延长而衰退		示有对碱敏感的取代图式,如3,4'-、3,3',4'-、5,6,7-、5,7,8-、3',4',5'-羟基取代图式等
NaOAc-H₃BO₃		红移12～30nm	示B环有邻二酚羟基结构
NaOAc-H₃BO₃	红移5～10nm		示A环有邻二酚羟基结构(但不包括5,6-位)
AlCl₃及AlCl₃-HCl	AlCl₃-HCl谱图＝AlCl₃谱图		示结构中无邻二酚羟基结构
AlCl₃及AlCl₃-HCl	AlCl₃-HCl谱图≠AlCl₃谱图		示结构中可能有邻二酚羟基
AlCl₃及AlCl₃-HCl	峰带Ⅰ(或Ⅰa)紫移30～40nm		示B环上有邻二酚羟基
AlCl₃及AlCl₃-HCl	峰带Ⅰ(或Ⅰa)紫移50～65nm		示A、B环上均可能有邻二酚羟基
AlCl₃及AlCl₃-HCl	AlCl₃-HCl谱图＝MeOH谱图		示无3-OH及5-OH
AlCl₃及AlCl₃-HCl	AlCl₃-HCl谱图≠MeOH谱图		示可能有3-OH及/或5-OH
AlCl₃及AlCl₃-HCl	峰带Ⅰ红移35～55nm		示只有5-OH
AlCl₃及AlCl₃-HCl	红移60nm		示只有3-OH
AlCl₃及AlCl₃-HCl	红移50～60nm		示可能同时有3-OH及5-OH
AlCl₃及AlCl₃-HCl	红移17～20nm		除5-OH外尚有6-含氧取代

5.4.2.2 氢核磁共振谱(^{1}H-NMR)

用于测定黄酮类化合物的结构,氢核磁共振谱(^{1}H-NMR)不失为一种简便而快速的方法。常用的溶剂有氘代二甲亚砜(DMSO-d_6)、氘代氯仿(CDCl₃)、四氯化碳等。其中DMSO-d_6是测定黄酮类化合物母核上酚羟基的理想溶剂,多数黄酮类化合物的苷及苷元都能被溶解。

黄酮类化合物的^{1}H-NMR谱有以下一些重要规律:

(1) A环质子

与B环质子相比,A环质子通常出现在较高场(δ 6.0～7.1区域内,H-5除外)。

① 5,7-二羟基黄酮类化合物

A环上有两个芳香质子H-6和H-8,它们均以二重峰($J=2.5$Hz)出现在δ 5.7～6.9区域内,且与H-8相比H-6总是出现在较高场。在7-OH成苷时,二者均向低场移动(表5.7)。

表5.7　5,7-二羟基黄酮类化合物中H-6和H-8的化学位移

黄酮类化合物	H-6	H-8
黄酮、黄酮醇、异黄酮	6.00～6.20(d)	6.30～6.50(d)
黄酮、黄酮醇、异黄酮的7-O-葡萄糖苷	6.20～6.40(d)	6.50～6.90(d)
二氢黄酮、二氢黄酮醇	5.75～5.95(d)	5.90～6.10(d)
二氢黄酮、二氢黄酮醇的7-O-葡萄糖苷	5.90～6.10(d)	6.10～6.40(d)

② 7-羟基黄酮类化合物

H-5位于C-4羰基的负屏蔽区,受羰基去屏蔽效应影响,并受H-6的邻偶作用,以二重峰($J=$ca.9.0Hz)出现在较低场(δ 8.0左右)。H-6因与H-5邻偶及与H-8的远程偶合($J=$ca.2.5Hz)作用,以4重峰出现。H-8由于与H-6的远程偶合,裂分为二重峰。H-6和H-8的化学位移值要比5,7-二羟基黄酮类化合物中相应质子的化学位移值大,且位

置可能相互颠倒（表5.8）。

表 5.8　7-羟基黄酮类化合物中 H-5、H-6 和 H-8 的化学位移

黄酮类化合物	H-5	H-6	H-8
黄酮、黄酮醇、异黄酮	7.39～8.20(d)	6.70～7.10(q)	6.70～7.00(d)
二氢黄酮、二氢黄酮醇类	7.70～7.90(d)	6.40～6.50(q)	6.30～6.40(d)

（2）B 环质子

① 4′-氧取代黄酮类化合物

B 环上 H-2′、3′、5′、6′四个质子可以分为 H-2′、6′和 H-3′、5′两组，每组质子因相互偶合均为二重峰（J＝ca.8.5Hz），化学位移较 A 环质子稍低，出现在 δ 6.5～7.9 处。由于 C 环对 H-2′、6′的去屏蔽效应以及 4′-OR 对 H-3′、5′的屏蔽作用，H-2′、6′的化学位移值要比 H-3′、5′大，其具体峰位取决于 C 环的氧化程度（表5.9）。

表 5.9　4′-氧取代黄酮类化合物中 H-2′、6′和 H-3′、5′的化学位移

黄酮类化合物	H-2′,6′	H-3′,5′	黄酮类化合物	H-2′,6′	H-3′,5′
二氢黄酮	7.10～7.30(d)	6.50～7.10(d)	橙酮	7.60～7.80(d)	6.50～7.10(d)
二氢黄酮醇	7.20～7.40(d)	6.50～7.10(d)	黄酮	7.70～7.90(d)	6.50～7.10(d)
异黄酮	7.20～7.50(d)	6.50～7.10(d)	黄酮醇	7.90～8.10(d)	6.50～7.10(d)
查耳酮	7.40～7.60(d)	6.50～7.10(d)			

② 3′,4′-二氧取代黄酮类化合物

在 3′,4′-二氧代黄酮和黄酮醇类化合物中，H-5′为二重峰（d，J＝8.5Hz），化学位移为 6.7～7.1。H-2′二重峰（d，J＝2.5Hz）和 H-6′四重峰（q，J＝8.5 及 2.5Hz）的化学位移则为 7.2～7.9，两者有时峰位重叠，难以辨认（表5.10）。

表 5.10　3′,4′-二氧取代黄酮类化合物中 H-2′和 H-6′的化学位移

黄酮类化合物	H-2′	H-6′
黄酮(3′,4′-OH 及 3′-OH,4′-OMe)	7.20～7.30(d)	7.30～7.50(q)
黄酮醇(3′,4′-OH 及 3′-OH,4′-OMe)	7.50～7.70(d)	7.60～7.90(q)
黄酮醇(3′-OMe,4′-OH)	7.60～7.80(d)	7.40～7.60(q)
黄酮醇(3′,4′-OH,3′-O-糖)	7.20～7.50(d)	7.30～7.70(q)

从表 5.10 中 H-2′和 H-6′的化学位移来看，3′-OH、4′-OMe 取代的黄酮和黄酮醇中，H-2′比 H-6′出现较高场区，而 3′-OMe、4′-OH 取代时，H-2′和 H-6′的化学位移正好相反，H-6′出现在较高场，由此可以区分上述两种取代情况。

③ 3′,4′,5′-三氧代黄酮类化合物

当 3′-、4′-、5′-位均为羟基取代时，H-2′和 H-6′以相当于两个质子的一个单峰出现在 δ 6.5～7.5 内；如果 3′-OH 或 5′-OH 被甲基化或苷化，则 H-2′和 H-6′各以一个二重

峰（$J=$ ca.2.0Hz）出现在不同的化学位移处。

（3）C环质子

C环质子所表现的特征可以用于区别各种类型的黄酮类化合物。

① 黄酮类　H-3由于处于孤立位置，常在6.3处呈现一个尖锐单峰，但在5,6,7-或5,7,8-三含氧基取代黄酮中可能会与A环的孤立芳氢（H-8或H-6）相混淆。

② 异黄酮类　异黄酮的H-2因受1-位氧原子和C-4羰基的影响，化学位移比一般芳香质子要高，在7.6～7.8处呈现一个尖锐单峰。

③ 二氢黄酮类　H-2与两个不等价的H-3相互偶合（$J_{trans}=$ ca.11.0Hz；$J_{cis}=$ ca.5.0Hz）被裂分为四重峰，中心位于5.2处。两个H-3因同碳偶合（$J=$17.0Hz）及与H-2的邻偶，也分别被裂分为四重峰，中心位于2.8处，但往往相互重叠难以区分。

④ 二氢黄酮醇类　二氢黄酮醇的H-2和H-3为反式二直立键结构，二者相互偶合（$J=$ ca.11.0Hz），H-2在4.8～5.1处呈现一个二重峰，H-3在4.1～4.6处出现二重峰，当3-OH成苷后，H-2和H-3峰位均向低场移动约0.5。

⑤ 查耳酮类　分子中有不饱和酮结构单元，所以H-2和H-3都以二重峰（$J=$ ca.17.0Hz）分别出现在6.7～7.4和7.3～7.7处。

（4）糖基质子

糖基上的质子一般在δ 3.0～6.0内。在单糖苷中，与苷元直接相连的糖端基质子（H-1″）比糖上其他质子的化学位移呈现在较低场，其具体峰位与成苷的位置及糖的种类有关。黄酮类化合物3-O-葡萄糖苷H-1″（δ 5.7～6.0）明显区别于4′-、5-及7-O-葡萄苷H-1″（δ 4.8～5.2）位于较低场，而且通过H-1″的化学位移还可以区分黄酮醇-3-O-葡萄糖苷和黄酮醇-3-O-鼠李糖苷（δ 5.0～5.1）、黄酮醇-7-O-鼠李糖苷（δ 5.1～5.3）。但二氢黄酮醇-3-O-葡萄糖苷与3-O-鼠李糖苷以及黄酮醇-3-O-鼠李糖苷、黄酮醇-7-O-鼠李糖苷的H-1″信号很相近，无法区分。

对于单鼠李糖苷来说，鼠李糖上的甲基为一个二重峰（$J=$6.5Hz）或多重峰出现在δ 0.8～1.2处，是很容易识别的。

双糖苷中，末端糖上的端基质子（H-1‴）由于距黄酮苷元较远，受去屏蔽效应影响相对较小，与H-1″峰位相比，化学位移出现在较高场，具体值与末端糖的连接位置有关。

5.4.2.3 质谱（MS）

多数黄酮类化合物苷元在电子轰击质谱（EI-MS）中出现较强分子离子峰，往往为基峰，因此一般不需要制成衍生物就能直接进行测定。但对于极性强、难汽化和热不稳定的黄酮苷类化合物，则需要预先制成甲基化或三甲基硅烷化等适当的衍生物，否则将难以看到分子离子峰。随着质谱技术的发展，黄酮苷类化合物不制成衍生物，直接利用快速原子轰击质谱（FAB-MS）、电喷雾质谱（ESI-MS）及场解析质谱（FD-MS）即可获得非常强的准分子离子峰以及糖的降解碎片离子峰，从而为黄酮类化合物结构鉴定提供重要信息。

黄酮类苷元在EI-MS中，除分子离子峰[M]$^+$外，在高质量区还常常出现[M-H]$^+$、[M-CH$_3$]$^+$（含甲氧基者）、[M-CO]$^+$、[M-CHO]$^+$等碎片离子。黄酮类化合物主要有下列两种基本裂解方式。

裂解方式Ⅰ：属逆 Diels-Alder（RDA）裂解。

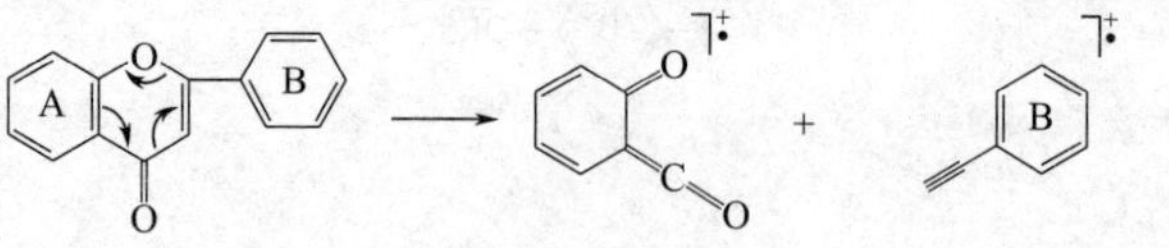

$$M^{+\cdot} \ m/z\ 222(100) \quad A_1^{+\cdot}\ m/z\ 120(80) \quad B_1^{+\cdot}\ m/z\ 102(12)$$

裂解方式Ⅱ：

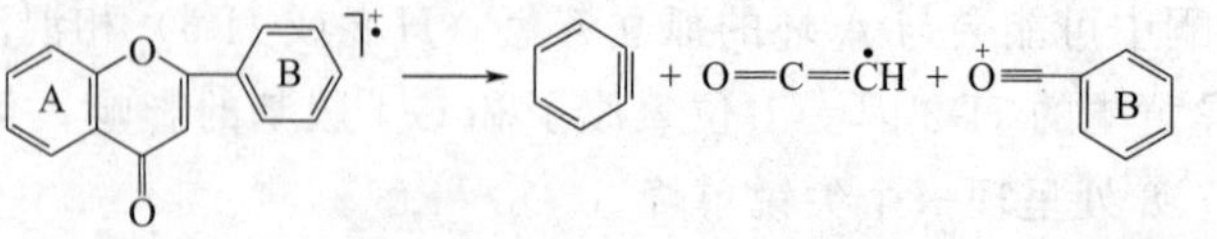

$$B_2^+\ m/z\ 105(12)$$

上述两种裂解方式产生的 A_1^+、B_1^+、和 B_2^+ 等碎片离子，保留有黄酮类化合物完整的 A 环和 B 环结构骨架，从碎片 A_1^+ 可以获得 A 环的取代信息，B_1^+、和 B_2^+ 碎片可提供 B 环的取代信息，而且碎片 A_1^+ 与 B_1^+ 的质荷比之和等于分子离子 $[M]^+$ 的质荷比，这在结构鉴定中很有意义。

任务5.5　黄酮类实例

5.5.1　黄芩

黄芩为唇形科植物黄芩（*Scutellaria baicalensis* Georgi）的根，为清热解毒常用中药。

（1）化学成分

黄芩中含有黄芩苷（含4.0%～5.2%）、黄芩素、汉黄芩苷、汉黄芩素（5,7-二羟基-8-甲氧基黄酮）、汉黄芩素-5-β-D-葡萄糖苷、白杨素（5,7-二羟基黄酮）、木蝴蝶素（5,7-二羟基-6-甲氧基黄酮）、5,7,4′-三羟基-8-甲氧黄酮 5,7,2′,6′-四羟基黄酮等 30 余种黄酮类化合物成分。其中黄芩苷是主要有效成分，具有抗菌、消炎作用，是成药"双黄连注射液"的主要成分。此外，黄芩苷还有降转氨酶的作用，汉黄芩素有较强的抗癌活性，黄芩素的磷酸酯钠盐可用于治疗过敏、喘息等疾病。

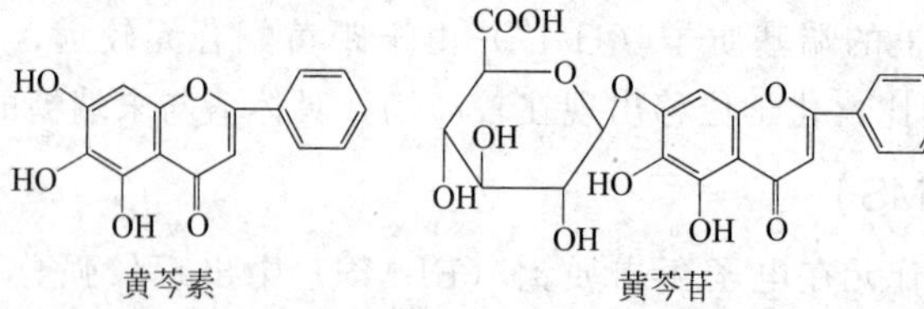

黄芩素　　　　　　黄芩苷

（2）理化性质

黄芩苷为淡黄色针晶，几乎不溶于水，难溶于甲醇、乙醇、丙酮，可溶于热乙酸。遇三氯化铁显绿色，遇乙酸铅生成橙红色沉淀。溶于碱及氨水中初显黄色，不久则变为黑棕色。经水解后生成的黄芩苷元分子中具有邻三酚羟基，易被氧化转为醌类衍生物而显绿色，这是保存或炮制不当的黄芩药材外观变绿色的原因。黄芩变绿后，有效成分受到破坏，质量随之降低。

（3）黄芩苷的提取分离

黄芩苷多以镁盐的形式存在于植物体内，水溶性大，可用水进行提取。为防止其发生酶水解，可用沸水提取，提取液中加酸酸化，使黄芩苷盐变成有游离羧基的黄芩苷，在酸水中难溶而析出。提取方法如下：

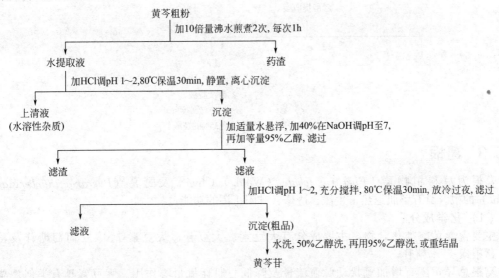

5.5.2 银杏

银杏为银杏科银杏属植物（*Ginkgo biloba* L.），以其干燥叶（银杏叶）和种仁（白果仁）入药。其中银杏叶在秋季叶尚绿时采收，及时干燥。具有敛肺、平喘、活血化瘀、止痛的功效，临床用于改善微循环，防治心脑血管疾病等。

（1）化学成分

银杏中主要含黄酮类化合物、萜内酯类（二萜内酯、倍半萜内酯）等。银杏叶中黄酮类化合物含量较高，约为0.5%～1%。

银杏叶中的黄酮类化合物有黄酮、黄酮醇及其苷类、双黄酮和儿茶素类等。到目前为止，已从中分离出20多个黄酮类化合物。这些黄酮类化合物有扩张冠状血管和增加脑血流量的作用，因而引起了国内外药学专家的关注。目前，多将槲皮素及其苷、山柰酚及其苷、木犀草素及其苷类作为银杏黄酮质量的控制标准。

（2）银杏总黄酮的提取分离

从银杏叶中提取黄酮类化合物，有乙醇提取法、水提取法、丙酮提取法、二氧化碳超临界流体萃取法等，目前国内多采用乙醇提取-大孔树脂法。

① 丙酮提取法

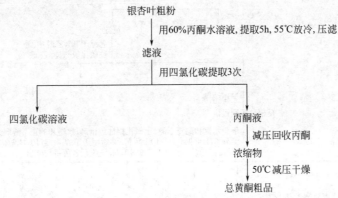

② 乙醇提取-大孔树脂法

项目5 黄酮类

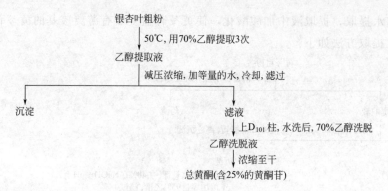

5.5.3 葛根

葛根为豆科植物葛 [*Pueraria lobata* (Willd.) Ohwi] 及野葛 (*Pueraria thunbergiana* Benth.) 的根。具有解肌退热、生津、透疹、升阳止泻的功能。

(1) 化学成分

主要含异黄酮类化合物,主要成分有大豆素、大豆苷、大豆素-7,4′-二葡萄糖苷及葛根素、葛根素-7-木糖苷。

葛根总异黄酮有增加冠状动脉血流量及降低心肌耗氧量等作用。大豆素具有类似罂粟碱的解痉作用。大豆素、大豆苷及葛根素均能缓解高血压患者的头痛症状。

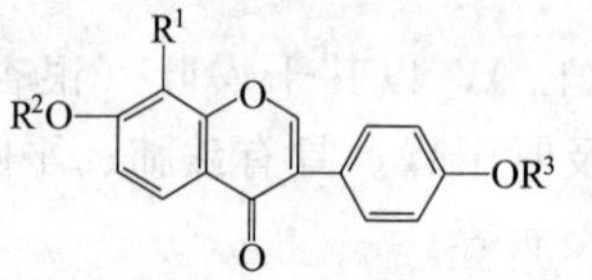

大豆素　$R^1=R^2=R^3=H$
大豆苷　$R^1=R^3=H$　$R^2=Glc$
葛根素　$R^1=Glc$　$R^2=R^3=H$

(2) 异黄酮的提取分离

葛根总异黄酮中各种异黄酮不具有 3-羟基、5-羟基或邻二羟基,不会因与氧化铝络合而难以洗脱,故可以用氧化铝柱色谱法分离。

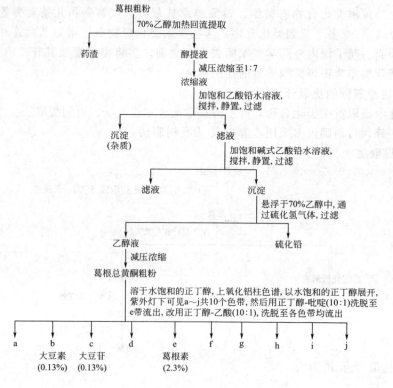

技能实训　槐米中芸香苷及槲皮素的提取分离与检识

【实验目的】

1. 通过芸香苷提取与精制，掌握碱溶酸沉法提取黄酮类化合物的原理和操作。
2. 掌握黄酮类化合物的主要性质及黄酮苷、苷元和糖部分的检识方法。
3. 掌握由芸香苷水解制取槲皮素的方法。

【实验原理】

槐米为豆科植物槐（*Sophora japonica* L.）的干燥花蕾，含有芸香苷，槲皮素，槐米甲、乙、丙素，以及皂苷，白桦脂醇、槐二醇和黏液质等。其中，芸香苷又称芦丁，是其主要有效成分，具有使人体维持毛细管正常抵抗力和防止动脉硬化等功能，在医药上一直作为治疗心血管系统等疾病的辅助药物和营养增补剂。由于它对人体没有毒性，因此在食品工业上还可作为抗氧化剂和天然食用黄色素使用。据近代研究表明，槐米中芸香苷的含量高达23.5%，开放后槐花中其含量降至13.0%。

芸香苷分子中具有酚羟基，显弱酸性，在碱水中成盐增大溶解能力，用碱水为溶剂煮沸提取，提取液加酸酸化后又成为游离的芸香苷而析出。并利用芸香苷对冷水和热水的溶解度相差悬殊的特性进行精制。

【实验仪器和试剂】

1. 仪器：圆底烧瓶、冷凝管、电炉、水浴锅、石棉网、铁架台、烧杯、量筒、三角烧瓶、抽滤瓶、布氏漏斗、滤纸、试管、色谱缸、pH试纸、新华色谱滤纸（20cm×7cm）、毛细管等。
2. 试剂：0.4%硼砂水溶液、石灰乳、蒸馏水、2%硫酸、乙醇、1%氢氧化钠溶液、1%盐酸溶液、10%α-萘酚溶液、浓硫酸、浓盐酸、镁粉、1%乙酸镁甲醇溶液、1%三氯化铝乙醇溶液、2%二氯氧锆甲醇溶液、2%枸橼酸甲醇溶液、正丁醇、乙酸、1%葡萄糖对照品溶液、1%鼠李糖对照品溶液、1%芸香苷对照品乙醇溶液、1%槲皮素对照品乙醇溶液、氯仿、甲醇、甲酸、1%铁氰化钾水溶液、苯胺-邻苯二甲酸试剂等。

【实验方法与步骤】

1. 芸香苷的提取

取槐米粗粉50g，置于1000mL圆底烧瓶中，加0.4%硼砂水溶液300mL，在搅拌下加石灰乳调pH 8~9，加热微沸30min，静置几分钟倾出上清液，用棉花过滤，药渣同上重复一次。合并滤液用浓盐酸调pH 2~3，放置冰箱中析晶（一夜以上），待全部结晶析出，抽滤，得粗芸香苷（滤饼用水洗3~4次），放置空气中自然干燥得粗品，称重，计算提取率。

2. 芸香苷的精制

取芸香苷粗品，按1∶200的比例加蒸馏水，加热煮沸溶解，趁热抽滤，滤液放置过夜，析晶，抽滤，得精制芸香苷，干燥备用。

3. 芸香苷的水解

取精制芸香苷1g，置250mL圆底烧瓶中，加2% H_2SO_4 溶液100mL，加热回流30min~1h，开始加热10min为澄清液，逐渐析出黄色小针状结晶即为槲皮素。放冷抽滤得结晶，滤液保留作为糖的检查，沉淀物用蒸馏水洗至中性，抽干水分，晾干称重，得粗制槲皮素。

必要时可用稀乙醇重结晶。

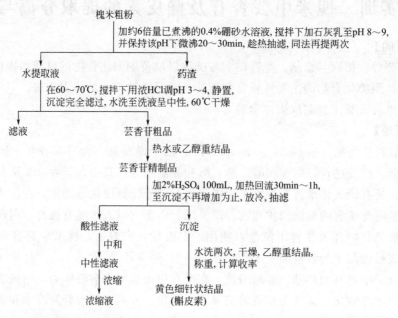

4. 芸香苷、槲皮素及糖的检识

取芸香苷、槲皮素少许，分别用 8mL 乙醇溶解，制成试样溶液，按下列方法进行实验，比较苷元和苷的反应情况。

① Molish 反应：取试样溶液各 2mL，分置于两支试管中，加 10% α-萘酚乙醇溶液 1mL，振摇后倾斜试管 45°，沿管壁滴加 1mL 浓硫酸，静置，观察并记录两液面交界处颜色变化。

② 盐酸-镁粉反应：取试样溶液各 2mL，分别置于两支试管中，各加入镁粉少许，再加入浓盐酸数滴，观察并记录颜色变化。

③ 乙酸镁反应：取两张滤纸条，分别滴加试样溶液后，加 1% 乙酸镁甲醇溶液 2 滴，于紫外灯下观察荧光变化，并记录现象。

④ 三氯化铝反应：取两张滤纸条，分别滴加试样溶液后，加 1% 三氯化铝乙醇溶液 2 滴，于紫外灯下观察荧光变化，并记录现象。

⑤ 锆-枸橼酸反应：取试样溶液各 2mL，分别置于两支试管中，各加 2% 二氯氧锆甲醇溶液 3～4 滴，观察颜色，然后加入 2% 枸橼酸甲醇溶液 3～4 滴，观察并记录颜色变化。

⑥ 纸色谱检识

支持剂：新华色谱滤纸（中速，20cm×7cm）。

试样：自制 1% 芸香苷乙醇溶液；自制 1% 槲皮素乙醇溶液。

对照品：1% 芸香苷对照品乙醇溶液；1% 槲皮素对照品乙醇溶液。

展开剂：正丁醇-乙酸-水（4∶1∶5 上层）或 15% 乙酸溶液。

显色剂：a. 在可见光下观察斑点颜色，再在紫外灯下观察斑点颜色；b. 喷雾三氯化铝试剂，置日光下及紫外灯下观察并记录斑点的颜色变化。

⑦ 薄层色谱检识

薄层板：硅胶 G-CMC-Na。

试样：自制 1% 芸香苷乙醇溶液；自制 1% 槲皮素乙醇溶液。

对照品：1% 芸香苷对照品乙醇溶液；1% 槲皮素对照品乙醇溶液。

展开剂：氯仿-甲醇-甲酸（15∶5∶1）。

显色剂：喷雾1%三氯化铁和1%铁氰化钾水溶液，临用时等体积混合。

⑧ 糖的纸色谱检识

取糖的供试液做径向纸色谱，和已知糖液作对照，可得到与葡萄糖、鼠李糖相同R_f值的斑点。

支持剂：新华色谱滤纸（圆形）。

试样：糖的供试液。

对照品：1%葡萄糖对照品水溶液；1%鼠李糖对照品水溶液。

展开剂：正丁醇-乙酸-水（4∶1∶5 上层）。

显色剂：喷雾苯胺-邻苯二甲酸试剂，于105℃加热10min或红外灯下加热10～15min，显棕色或棕红色斑点。

【注意事项】

1. 提取过程中，加入硼砂的目的是保护芸香苷分子中邻二酚羟基，以减少其氧化，并使其不与钙离子结合（钙盐络合物不溶于水），使芸香苷不受损失，提高产率。

2. 实验中应严格控制碱提取、酸沉淀的pH值。加入石灰乳即可以达到碱性溶解提取的目的，还可以除去槐花米中的多糖类、黏液质等，但碱性不宜过高（pH不超过10），因为在强碱性条件下煮沸，时间稍长就可促使芸香苷水解破坏，降低产率；酸化时pH不可过低，否则会使芸香苷形成钅羊盐而降低产率。

3. 水解时应随时加水，避免蒸干。

【思考题】

区别芦丁和槲皮素的方法有哪些？如何区别？

项目小结

通过本项目的学习，能够掌握黄酮类化合物的生物活性、各种类型的结构特点、理化性质、提取及分离技术、检识与结构测定方法。能够应用上述方法和技术来解决生产的实际问题。了解上述方法和技术的应用，为今后在制药企业提取、分离、鉴定黄酮类化合物的工作奠定理论基础。

复习思考题

一、用化学方法区别下列化合物

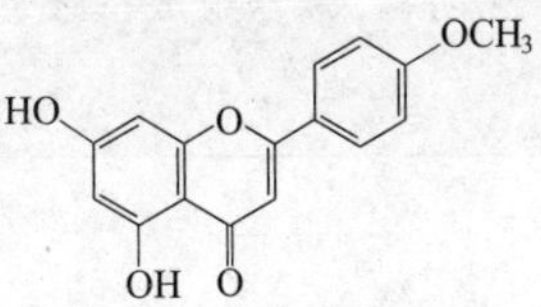

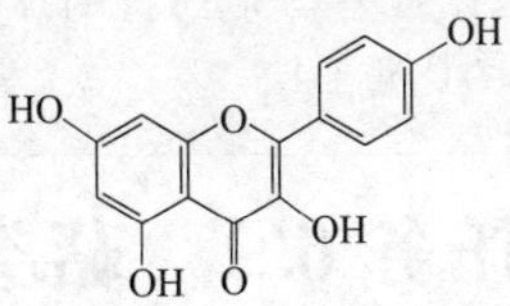

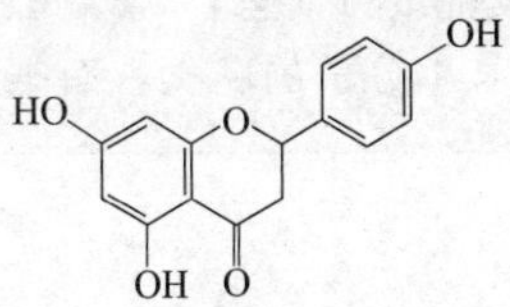

二、问答题

1. 黄酮类化合物为什么显酸性？不同羟基取代的黄酮其酸性强弱有何规律？为什么？

2. 聚酰胺柱色谱分离黄酮类化合物的原理是什么？影响其洗脱顺序的因素有哪些？

3. 从槐米中提取芦丁时为何加入石灰乳和硼砂？

项目6 萜类和挥发油类

Chapter 06

知识目标

- 了解萜类化合物的含义、生源途径、分布和生物活性；
- 熟悉常见萜类和挥发油类的结构特点和分类；
- 掌握萜类和挥发油类的理化性质；
- 熟悉重要的萜类化合物如青蒿素、穿心莲内酯、紫杉醇等的化学结构与用途。

技能目标

- 学会辨认萜类化合物的结构类型；
- 学会会根据官能团性质，进行萜类化合物的鉴别；
- 学会鉴别常见的挥发油；
- 学会用水蒸气蒸馏法、溶剂提取法提取中药中挥发油的方法和操作技术。

知识点

- 萜类；挥发油类；加成反应；酸值、酯值、皂化值。

案例导入

中药香囊

端午节来临时，很多地方有互相赠送、佩戴香囊的习俗。香囊中一般都有多种中药成分，不仅芳香养鼻，还可颐养身心、祛秽疗疾、养神养生。除此自外，香囊还有驱虫、增强人体免疫力等多种功效。香囊中发挥疗效的是中药中含有的挥发性成分，相比较其他成分而言，含量较低，但是与中药材的疗效密切相关。组成挥发性成分的组分中，小分子的萜类占有很大的比重。

任务6.1 萜类

萜类化合物（terpenoids）是天然物质中种类最多、结构最为丰富多样的一类化合物，许多萜类化合物因具有广泛的生物活性而被应用于临床，如青蒿素、穿心莲内酯、紫杉醇、甘草酸、龙脑、齐墩果酸等；萜类成分的研究是较为活跃的领域，是寻找和发现天然药物生物活性成分的重要来源。从化学结构上看，萜类化合物属于基本骨架为异戊二烯的聚合体及其衍生物，往往是异戊二烯单元"首尾"相连的形式出现。从生源途径来看，萜类化合物生源途径中最关键的中间体是甲戊二羟酸（mevalonic acid）。因此，凡是在生物合成途径中由甲戊二羟酸衍生，且分子式符合 $(C_5H_8)_n$ 以及其氧化、氢化和脱氢衍生物均可称为萜类化合物。

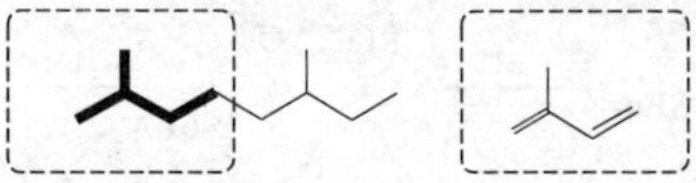

异戊二烯单元　　异戊二烯

萜类化合物根据分子结构中的异戊二烯单元的数目进行分类，可分为含有五个碳原子的半萜、含十个碳原子的单萜、含十五个碳原子的倍半萜等（见表6.1）；根据萜类化合物结构中是否有环以及环的多少，又可以进一步分为链状、单环、双环、三环、四环等萜类。

单萜和倍半萜多以萜烃或简单含氧衍生物的形式比较集中地存在于挥发油中，同时还形成环烯醚萜和树脂类成分广泛分布于植物界中。二萜是树脂的主要成分。三萜形成皂苷。本章主要介绍单萜、倍半萜、二萜、二倍半萜等萜类以及挥发油类化合物。

表6.1　常见萜类化合物类型及来源

分类	碳原子数	通式$(C_5H_8)_n$	来源
半萜（hemiterpenes）	5	$n=1$	植物叶
单萜（monoterpenes）	10	$n=2$	挥发油
倍半萜（sesquiterpenes）	15	$n=3$	挥发油、苦味汁
二萜（diterpenes）	20	$n=4$	树脂、苦味素、植物醇
二倍半萜（sesterterpenes）	25	$n=5$	海绵、植物病菌、昆虫代谢物
三萜（triterpenes）	30	$n=6$	皂苷、树脂、植物乳汁

萜类化合物焦磷酸异戊烯酯的生物合成途径如图6.1所示。以乙酰辅酶A出发，其中关键性的物质甲戊二羟酸（MVA）是Folkers于1956年证实的，它是焦磷酸异戊烯酯（IPP）的关键性前体物质，由此证实了萜类化合物是经甲戊二羟酸途径合成的一类化合物，即生源的异戊二烯法则。

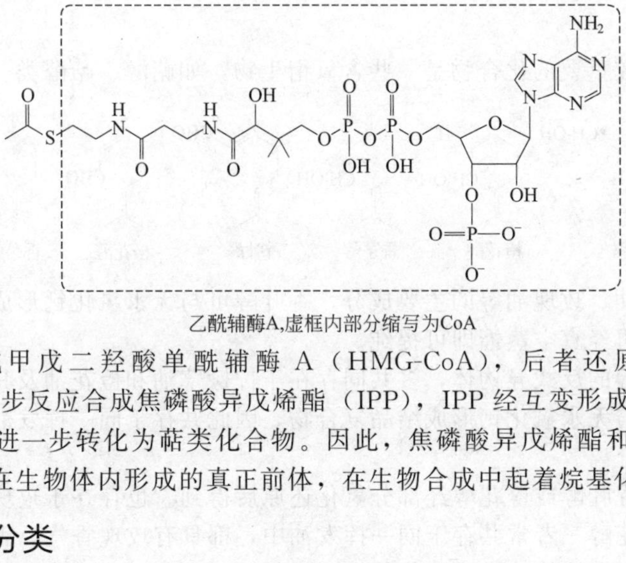

乙酰辅酶A，虚框内部分缩写为CoA

酰辅酶A生成甲戊二羟酸单酰辅酶A（HMG-CoA），后者还原生成甲戊二羟酸（MVA）。然后经数步反应合成焦磷酸异戊烯酯（IPP），IPP经互变形成焦磷酸二甲烯丙酯（DMP），两者均可进一步转化为萜类化合物。因此，焦磷酸异戊烯酯和焦磷酸二甲烯丙酯被认为是萜类成分在生物体内形成的真正前体，在生物合成中起着烷基化的作用。

6.1.1　结构和分类

6.1.1.1　单萜

单萜类（monoterpenes）是指分子由2个异戊二烯单位构成、含10个碳原子的化合物类群。单萜类化合物广泛存在于高等植物中的分泌组织里，在昆虫激素及海洋生物中也有存在。多数是挥发油中沸点较低部分的主要组成部分，其含氧衍生物沸点较高，多数具有较强的香气和生理活性，是医药、仪器和化妆品工业的重要原料，有些成苷后则不具挥发性，不能随水蒸气蒸馏出来。

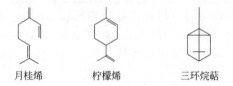

图 6.1 焦磷酸异戊烯酯（IPP）的生源途径

单萜类化合物可分为链状和单环、双环等环状型两大类，其中以单环和双环型两种结构类型所包含的单萜化合物最多。构成的碳环多为六元环，也有五元环、四元环和七元环。单萜的基本骨架如下：

月桂烯　　柠檬烯　　三环烷萜

（1）链状单萜

链状单萜中比较重要的化合物是一些含氧衍生物，如萜醇、萜醛类。

香叶醇　橙花醇　香茅醇　香叶醛　橙花醛　香茅醛

香叶醇是香叶油、玫瑰油等的主要成分，香叶醇可与无水氯化钙形成结晶性复合物，复合物加水分解后，再经真空蒸馏即可提纯。

橙花醇是香叶醇的反式异构体，多共同存在于柠檬草油和橙花油及其他多种植物的挥发油中。橙花醇不能与无水氯化钙形成结晶复合物，因此共存于同一挥发油中香叶醇和橙花醇可以很方便地加以分离。

香茅醇可以从香叶醇或橙花醇经部分氢化还原后得到。也存在于玫瑰油、香茅油中。香茅醇、香叶醇、橙花醇三者常共存于同一挥发油中，都具有玫瑰香气，香茅醇有一个手性碳原子，具有旋光性，左旋体的经济价值较高。

柠檬醛具有顺反异构体，反式又称为香叶醛，顺式又称为橙花醛，常混合存在，以香叶醛为主。

香茅醛是香茅醇的氧化产物，存在于香茅油、桉叶油、柠檬油中。香茅醛为重要的柠檬香气香料，可以通过与亚硫酸钠发生加成反应，分离后蒸馏得到提纯。

（2）单环单萜

单环单萜是由链状单萜环合作用衍变而来，由于环合方式不同，产生不同的结构类型。

比较重要的代表物有薄荷酮、薄荷醇，常见有对薄荷烷型、环香叶烷型和䓬酚酮类。其中䓬酚酮型是单环单萜的一种变形结构类型，其碳架不符合异戊二烯规则。

① 对薄荷烷型　以薄荷醇（menthol）为代表。薄荷醇是唇形科植物薄荷（Mentha arvensis var. piperasceus）和欧薄荷（Mentha piperita）等挥发油主要成分。其左旋体习称"薄荷脑"，为白色块状或针状结晶。在医药工业上作用于皮肤或黏膜，有清凉止痒作用；内服可以作为祛风药。薄荷醇有三个手性碳原子，具有（$1R, 2S, 5R$）构型的为（－）-薄荷醇，是薄荷主香气的特征，比（＋）-薄荷醇更有价值。工业生产上，德国Haarmann & Reimer公司采用以间甲苯酚（m-cresol）为原料，在铝试剂的催化下和丙烯反应生成百里香酚（thymol），后者经催化加氢反应，进一步分离得到（－）-薄荷醇。

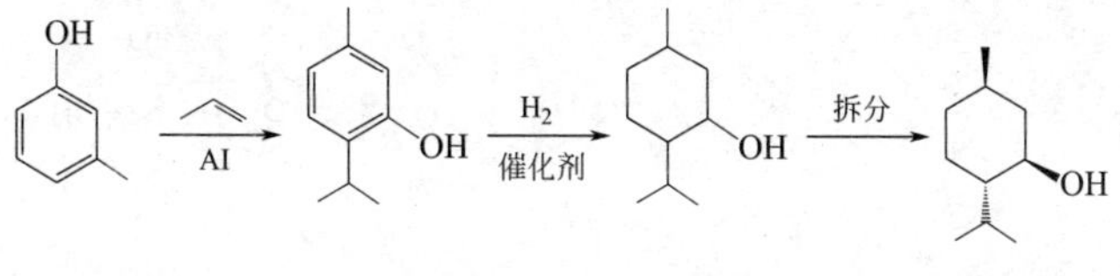

间甲苯酚　百里香酚　　　　（－）薄荷醇

薄荷醇和薄荷酮共同存在于薄荷挥发油中，都具有浓郁的薄荷香气，薄荷酮为薄荷醇氧化所得。

其他与薄荷醇结构类似的单萜化合物，如香芹酮（carvone）是重要的工业香料，从留兰香油中提取的香芹酮为（－）-香芹酮，而黄蒿油提取出的为（＋）-香芹酮。常见的单环类单萜天然产物有薄荷酮（menthone）、薄荷烯酮（piperitone）、胡薄荷酮（pulegone）。

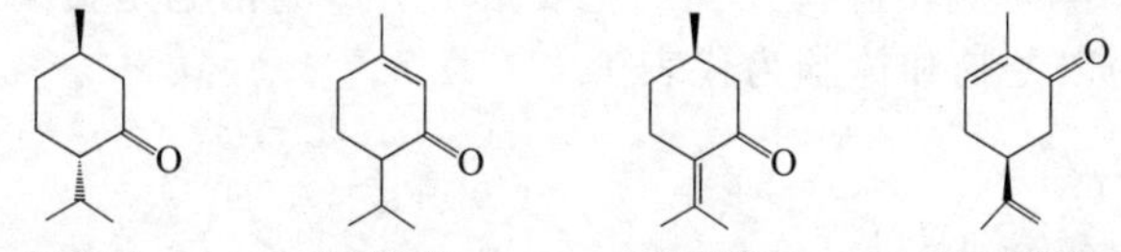

薄荷酮　薄荷烯酮　胡薄荷酮　（+)-香芹酮

② 环香叶烷型　环香叶烷型结构是在链状单帖分子中的含氧官能团被保护下进行环合时形成的。其结构如下：

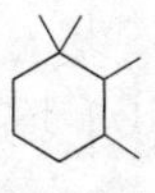

环香叶烷型

藏红花素为5-羟基-β-环柠檬醛葡萄糖苷，存在鸢尾科植物藏红花（Crocus sativus）中，用酸水解藏红花素即得藏红花醛。藏红花醛也可以用β-环柠檬醛经二氧化硒氧化得到。根据这些反应原理，可利用柠檬醛合成藏红花醛。

③ 䓬酚酮　䓬酚酮（troponoids）类化合物是一类变形的单萜，其分子中有1个七元芳环的基本结构，碳架不符合异戊二烯定则，由于酮基的存在七元环显示一定的芳香性。植物界存在的这类成分，已知数目还不太多，在柏科的心材中含有这类化合物。如崖柏素、扁柏素等。

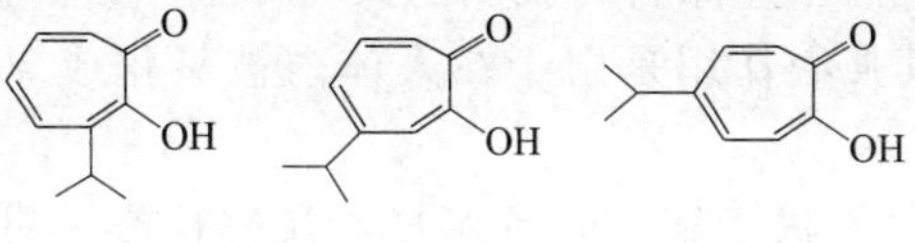

α-崖柏素　扁柏素　γ-崖柏素

其特性如下：䓬酚酮具有芳香化合物性质，具酸性，其酸性介于酚类和羧酸之间；分子中的酚羟基易于甲基化，但不易酰化；分子中的羰基类似于羧酸中羰基的性质，但不能和羰基试剂反应。能与多种金属离子形成络合物结晶体，并显示不同颜色，可用于鉴别。如铜络合物为绿色结晶，铁络合物为赤红色结晶。

此外，还有桉树脑（cineol）、驱蛔素（ascaridole）、斑蝥素（cantharidin）、斑蝥胺（N-hydroxycantharidimide）等也可归入单环单萜类化合物。桉树脑又称桉油精，是桉叶油的主要成分，具有解热消炎作用及抗菌防腐能力。驱蛔素存在于土荆芥的挥发油中，含有过氧基团，具有较强的驱蛔虫作用。斑蝥素存在于斑蝥、芫青干燥虫体中，可以作为皮肤发赤、发泡或生发剂。斑蝥胺试用于肝癌，有一定疗效。

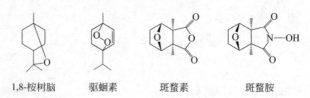

1,8-桉树脑　　驱蛔素　　斑蝥素　　斑蝥胺

（3）双环单萜

该类化合物类别众多，主要有蒎烷（pinane）型、苎烷（thujane）型、莰烷（camphane）型及葑烷（fenchane）型化合物。松节油的主要成分有各种蒎烯（pinene），其中α-蒎烯含量最高，可达60%以上，可作为合成紫丁香香精、龙脑及樟脑等的原料。苎烷又称侧柏烷，侧柏烯（thujene）主要存在于侧柏枝叶的挥发油中，侧柏醇存在于艾蒿和滨蒿的挥发油中，α-侧柏酮是侧柏叶挥发油的主要成分，β-侧柏酮是艾菊油的主要成分。樟烷（camphane）型化合物以龙脑和樟脑为代表。

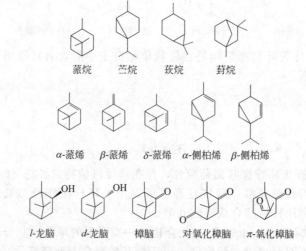

蒎烷　　苎烷　　莰烷　　葑烷

α-蒎烯　β-蒎烯　δ-蒎烯　α-侧柏烯　β-侧柏烯

l-龙脑　d-龙脑　樟脑　对氧化樟脑　π-氧化樟脑

樟脑（camphor）为白色结晶性固体或无色透明的硬块，易升华，具有特殊的钻透性芳香气味。天然樟脑有右旋体和左旋体共存，在自然界中的分布不太广泛，主要存在于樟树的挥发油中。樟脑是重要的医药工业原料，我国的天然樟脑产量占世界第一位。樟脑在医药上主要作刺激剂和强心剂，其强心作用是由于在人体内被氧化成π-氧化樟脑和对氧化樟脑而导致的。

龙脑（borneol）为白色片状结晶，俗名冰片，又称樟醇，可看作樟脑的还原产物，有升华性，熔点为204～208℃。具有发汗、兴奋、解痉和防虫蛀等作用。它与苏合香脂配合制成苏冰滴丸代替冠心苏合丸，用于治疗冠心病、心绞痛，疗效一致。

6.1.1.2 环烯醚萜

环烯醚萜是一类特殊的单萜。最早是由伊蚁的分泌物中得到的,曾称为伊蚁内酯,是从动物中发现的第一种抗生素。现今已从许多植物中分出多种环烯醚萜类化合物,而且它们具有多种多样的生理活性。该化合物有环烯醚萜及其苷和裂环环烯醚萜及其苷两大类。

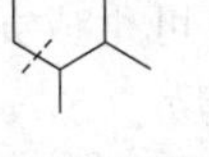

环烯醚萜骨架 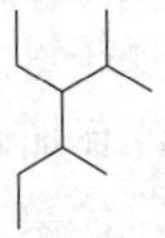　　裂环环烯醚萜骨架

以上两种结构类型的衍变过程,可表示如下:

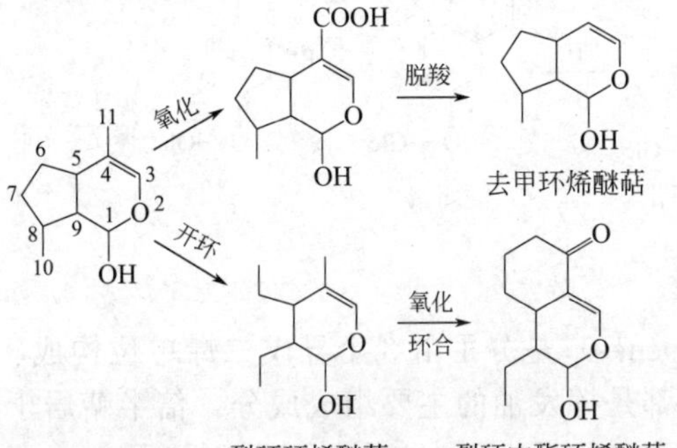

去甲环烯醚萜

裂环环烯醚萜　　裂环内酯环烯醚萜

(1) 环烯醚萜类

环烯醚萜及其苷类在玄参科、鹿蹄草科、木犀科、唇形科中分布最为普遍。多数以苷类成分存在。环烯醚萜苷易溶于水和甲醇,可溶于乙醇和正丁醇,难溶于氯仿、乙醚、苯等亲脂性有机溶剂。环烯醚萜苷易水解,苷元遇酸、碱、羰基化合物和氨基酸都能变色。根据环烯醚萜结构中的 C^4 位上有无取代基,又可分为两类型。

① 4-位无取代基的环烯醚萜苷　重要的代表物有梓醇和梓苷。梓醇(catalpol)又称梓醇苷,是玄参科植物地黄中降血糖作用的主要有效成分。梓苷(catalposide)为紫葳科植物梓的果实,药理作用与梓醇相似。

梓醇　　梓苷

② 4-位有取代基的环烯醚萜苷　有栀子苷(jasminoidin, geniposide)及京尼平-1-O-龙胆双糖苷(genipin-1-O-gentiobioside)。存在于栀子(*Gardenia jasminoides*)中,栀子苷具有一定的泻下作用,其苷元具有促进胆汁分泌活性。

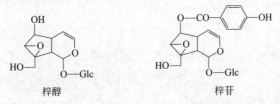

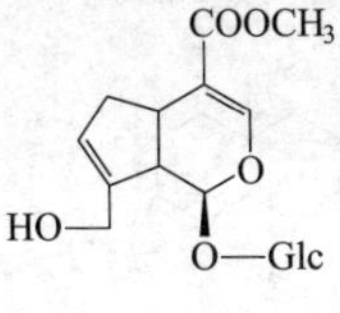

栀子苷 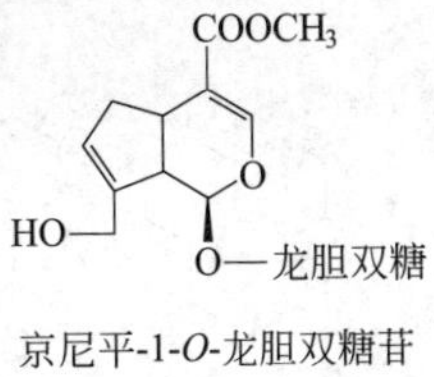　　京尼平-1-O-龙胆双糖苷

（2）裂环环烯醚萜苷

裂环环烯醚萜是环烯在 C^7、C^8 处开环衍变而来。在龙胆科、忍冬科、木犀科等植物中分布较广。龙胆科中的龙胆属和獐牙菜属大多含有此类成分。

龙胆根含裂环烯醚萜苷类苦味成分：龙胆苦苷（gentiopicroside, gentiopicrin），当药苦苷（swertiamarin，獐牙菜苦苷），当药苷（sweroside，獐牙菜），苦龙胆酯苷（amarogentin）；苦苷总含量可高达 7.33%，而龙胆苦苷含量可达 6.34%，《中华人民共和国药典》规定龙胆根药材中龙胆苦苷含量不少于 3%。龙胆苦苷，味极苦，即使稀释至 1∶12000 倍的水溶液，仍具有显著苦味。龙胆苦苷加碱处理后可生成龙胆碱。

獐牙菜苷及獐牙菜苦苷也存在獐牙菜（青叶胆）（*Swertia mileensis*）等植物中，用来治疗肝炎。

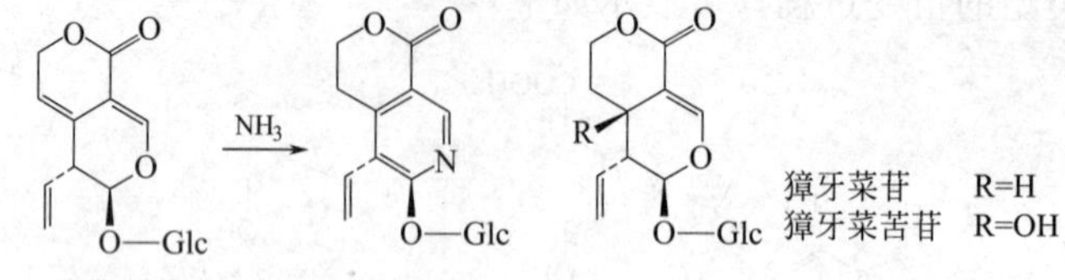

龙胆苦苷　　　龙胆碱　　　獐牙菜苷　R=H
　　　　　　　　　　　　　獐牙菜苦苷　R=OH

6.1.1.3 倍半萜

倍半萜类（sesquiterpenes）是分子由 3 个异戊二烯单位构成、含 15 个碳原子的天然萜类化合物。倍半萜和单萜都是挥发油的主要组成成分，倍半萜居于挥发油的高沸程，其含氧衍生物大多有较强的香气和生物活性。在植物中多以醇、酮、内酯或苷的形式存在，亦有以生物碱形式存在。是医药、食品、化工的重要原料。

倍半萜类化合物按其结构碳环数分为无环、单环、双环、三环、四环型倍半萜；按构成环的碳原子数分为五元环、六元环、七元环等；按含氧官能团分为倍半萜醇、醛、酮、内酯等。

（1）无环倍半萜

金合欢烯（farnesene）又称麝子油烯，存在于枇杷叶、生姜、及洋甘菊的挥发油中。金合欢烯有 α、β 两种构型，其中 β 体存在于藿香、啤酒花和生姜挥发油中。金合欢醇（farnesol）存在于金合欢花油、橙花油、香茅中。橙花叔醇（nerolidol）又称苦橙油醇，具有苹果香，是橙花油中的主要成分之一。

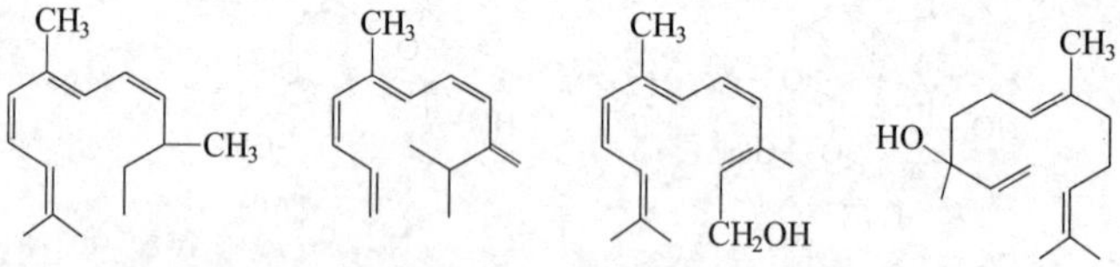

α-金合欢烯　　β-金合欢烯　　金合欢醇　　橙花叔醇

（2）单环倍半萜

单环倍半萜有没药烷、蛇麻烷（葎草烷）、吉马烷等类型。

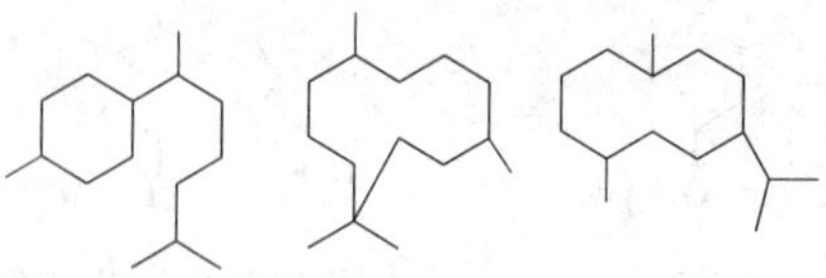

没药烷　　蛇麻烷　　吉马烷

青蒿素（qinghaosu，artemisinin）是过氧化物倍半萜，是从中药青蒿（也称黄花蒿）中分离到的抗恶性疟疾的有效成分，为无色针状晶体，味苦。在水中及油中均难溶解，影响其疗效的发挥。为了提高青蒿素的生物利用度，对其进行结构修饰，合成了更优越的衍生物，如双氢青蒿素（dihydroavtemisinin）、蒿甲醚（artemether）以及水溶性的青蒿琥珀酸单酯（artesunate），现已用于临床。因为创制新型抗疟药青蒿素和双氢青蒿素，中国科学家屠呦呦女士获得 2015 年诺贝尔生理学或医学奖。

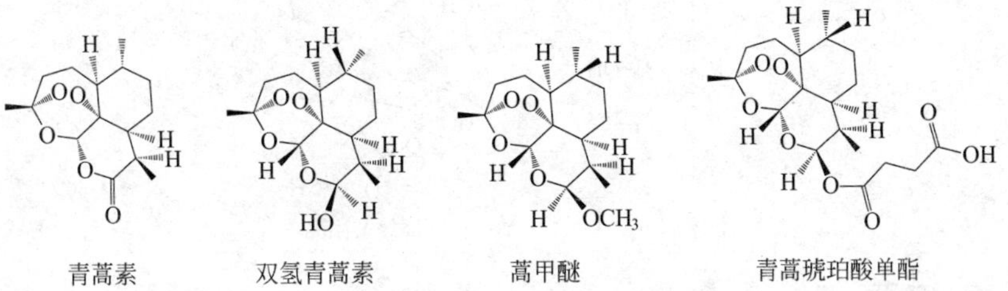

青蒿素　　双氢青蒿素　　蒿甲醚　　青蒿琥珀酸单酯

小白菊内酯（parthenolide）是木兰科观光木属植物宿轴木兰、小白菊、菊花等提取物中的活性成分，主要用于治疗皮肤感染、风湿病和偏头疼，并能使肿瘤细胞发生细胞周期阻滞，抑制肿瘤细胞增殖。因小白菊内酯溶解性差，生物利用度低，利用 Michael 加成反应把它做成二甲胺基的衍生物 DMAPT 后活性及生物利用度都大大提高，可以口服。含笑内酯（micheliolide）是从玉兰根皮中提取出来的有效成分，属于愈创木烷型倍半萜内酯类化合物，陈悦教授对含笑内酯进行改造，合成了对癌症干细胞具有选择性杀灭效果的抗脑胶质瘤药 ATC001，即二甲氨基含笑内酯的富马酸盐。目前，ACT001 已在澳大利亚进入临床一期试验，并获得了十余个国家的专利保护。

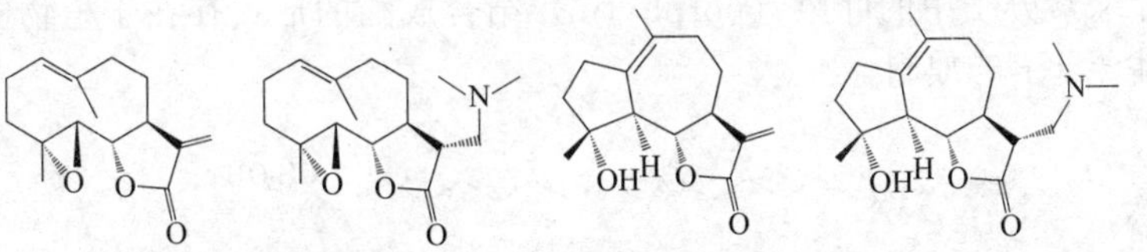

小白菊内酯　　DMAPT　　含笑内酯　　ACT001

（3）双环倍半萜

双环倍半萜分子结构具有两个环，有杜松烷、桉烷、愈创木烷、β-檀香烷等多种结构。比较重要的代表物有薁烃，它是非苯核芳烃化合物。薁类化合物为特殊的倍半萜，具有五元环与七元环并合而成的芳环骨架。薁类化合物溶于有机溶剂，如石油醚、乙醚、乙醇、甲醇等，不溶于水，溶于强酸。故用 60%～65% 硫酸或磷酸提取薁类成分，硫酸或磷酸提取后，加水稀释，薁类成分即可析出。薁类化合物沸点高，一般在 250～300℃，在挥发油分馏时，高沸点馏分可见美丽的蓝色、紫色、或绿色时，表示可能有薁类成分存在。也可与苦味酸或三硝基苯等试剂作用，使形成 π 络合物结晶，此结晶有敏锐的熔点可以鉴定。这类化合物多具有抑菌、抗肿瘤、杀虫等生物活性。

中药中存在的薁类衍生物多属于愈创木烷结构，多数失去芳香性。

愈创木醇（guaiol）存在愈创木（*Guajacum officinale*）木材的挥发油中，属于薁类的还原产物。该化合物在蒸馏、酸处理时，可氧化脱氢而形成薁类。

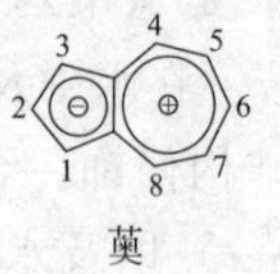

薁

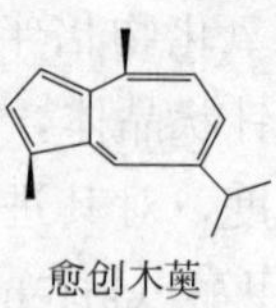
愈创木薁

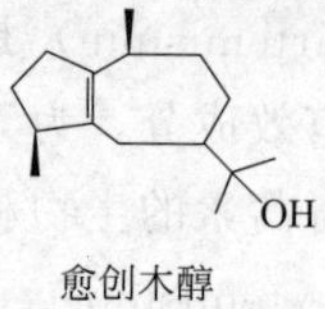

愈创木醇

莪术醇（curcumol）存在于莪术根茎的挥发油中具有抗肿瘤作用。泽兰苦内酯（eupatorin）是圆叶泽兰（*Eupatorium rotundifolium*）中抗肿瘤活性成分之一。

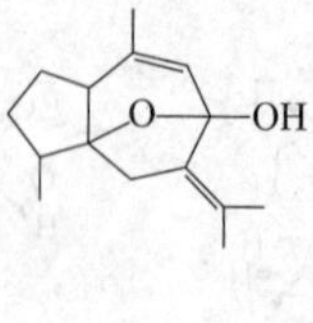

莪术醇

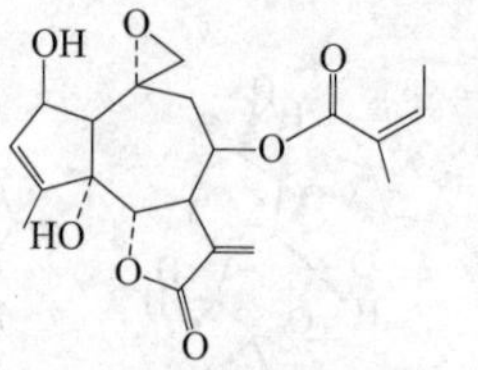

泽兰苦内酯

6.1.1.4 二萜

二萜类（diterpenes）可以看成是分子由 4 个异戊二烯单位构成、含 20 个碳原子的化合物类群。二萜类分子量较大，挥发性较差，故大多数不能随水蒸气蒸馏，很少在挥发油中发现，个别挥发油中发现的二萜成分，也是多在高沸点馏分中。二萜广泛分布于植物界，植物分泌的乳汁、树脂等均以二萜类衍生物为主，尤以松柏科植物最为普遍。此外菌类代谢物和海洋生物中也有较多的二萜化合物。

许多二萜的含氧衍生物具有多方面的生物活性，如紫杉醇、穿心莲内酯、丹参酮、银杏内酯、雷公藤内酯、甜菊苷等，这类衍生物的多种制剂已经广泛应用于临床。

（1）链状二萜

链状二萜类化合物在自然界存在较少，常见的只有广泛存在于叶绿素的植物醇（phytol），与叶绿素分子中的卟啉（porphyrin）结合成酯的形式存在于植物中，曾作为合成维生素 E、维生素 K_1 的原料。

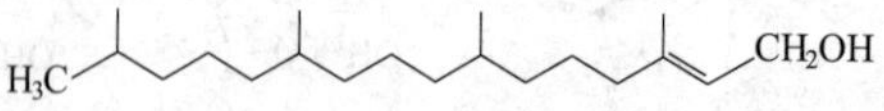

植物醇

（2）单环二萜

维生素 A（vitamin A）是一种重要的脂溶性维生素，主要存在于动物肝中，特别是鱼肝中含量较丰富，如鲨鱼和鳕鱼的肝油中富含维生素 A。维生素 A 与眼睛视网膜内的蛋白质结合，形成光敏感色素，是保持正常夜间视力的必需物质，而且维生素 A 也是哺乳动物生长必不可缺少的物质。

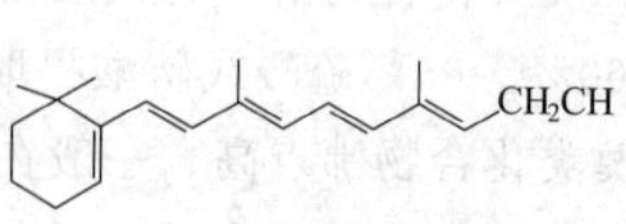

维生素A

（3）双环二萜

穿心莲内酯为爵床科植物穿心莲（*Andrographis paniculata*）中抗菌消炎作用的活性成分，临床用于治疗急性菌痢、胃肠炎、咽喉炎等，为了增加水溶性，在无水吡啶中与丁二酸作用，制备成丁二酸半酯；与亚硫酸钠在酸性条件下可制成穿心莲内酯磺酸钠，制备水溶性注射剂。

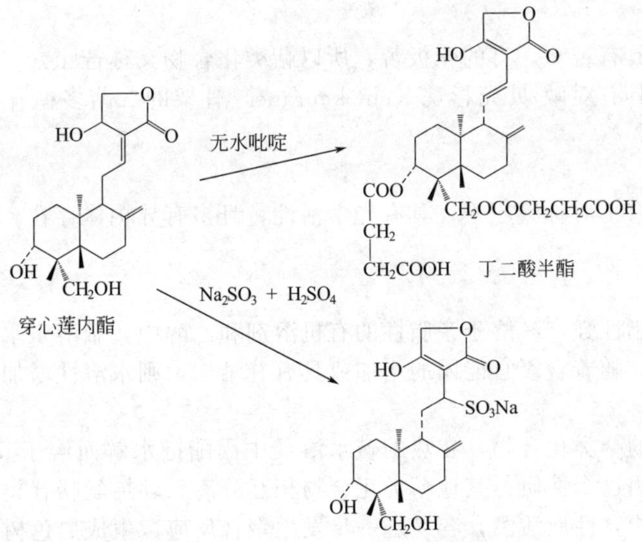

穿心莲内酯磺酸钠

紫杉醇（taxol）又称红豆杉醇，是从太平洋红豆杉的树皮中分离的活性成分，已研制成新型天然抗肿瘤药物，对于卵巢癌、乳腺癌和肺癌疗效好。

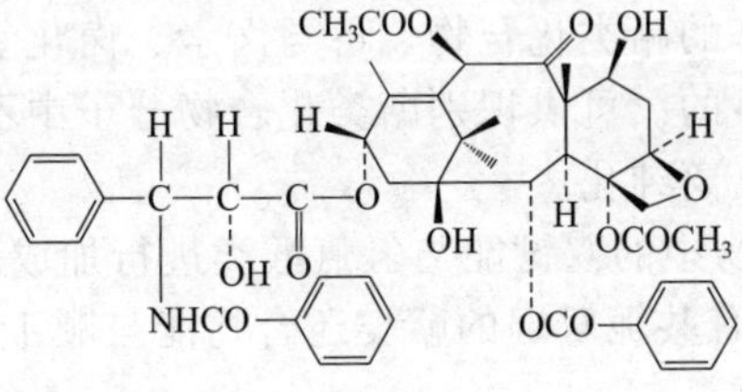

紫杉醇

6.1.1.5 二倍半萜

二倍半萜类（sesterterpenes）是分子由 5 个异戊二烯单位构成、含 25 个碳原子的化合物。这类化合物在生源上是由焦磷酸香叶基金合欢酯（geranylfarnesyl pyrophosphate，GFPP）衍生而成，多为结构复杂的多环性化合物。与其他各萜类化合物相比，数量少，分布在洋齿植物、植物病源菌、海洋生物海绵、地衣及昆虫分泌物中。

呋喃海绵素-3 是从海绵动物中得到的含呋喃环的链状二倍半萜。结构如下：

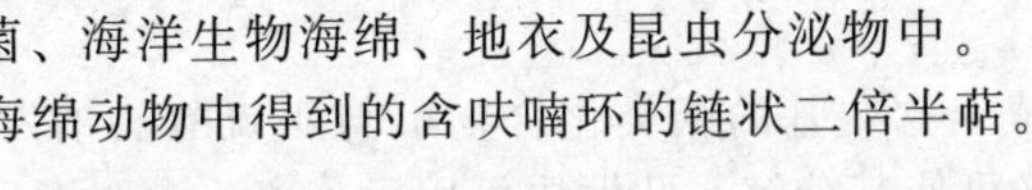

呋喃海绵素-3

6.1.2 理化性质

6.1.2.1 物理性质

（1）形态

单萜和倍半萜类多为具有特殊香气的油状液体，在常温下可以挥发，或为低熔点的固体。有较高的折射率，是挥发油的重要组成部分。单萜的沸点比倍半萜低，并且单萜和倍半萜随分子量和双键的增加，官能团的增多，化合物的挥发性降低，熔点和沸点相应增高。可利用该规律性，采用分馏的方法将它们分离开来。二萜和二倍半萜多为结晶性固体。

（2）味

萜类化合物多具有苦味，有的味极苦，所以萜类化合物又称苦味素。但有的萜类化合物具有强的甜味，如具有对映-贝壳杉烷（ent-kaurane）骨架的二萜多糖苷——甜菊苷的甜味是蔗糖的 300 倍。

（3）旋光性

大多数萜类具有不对称碳原子，具有光学活性，且多有异构体存在。低分子萜类具有较高的折射率。

（4）溶解性

萜类化合物亲脂性强，易溶于亲脂性的有机溶剂和乙醇中，难溶于水。但单萜和倍半萜类能随水蒸气蒸馏。随着含氧官能团的增加或具有苷结构，则水溶性增加。

（5）水解性

具有内酯结构的萜类化合物，在热的碱水溶液中因酯键水解而溶于其中，放冷酸化后，溶解度降低，可利用这个性质与其他萜类化合物相互分离。环烯醚萜苷类易发生水解，生成的苷元为半缩醛结构，性质活泼，容易进一步发生聚合反应，生成黑色树脂状沉淀，中药玄参、地黄经过蒸晒炮制后变黑，就是由这一性质导致的。

6.1.2.2 化学性质

（1）加成反应

含有双键和醛、酮等羰基的萜类化合物，可与卤素、卤化氢、亚硫酸氢钠等试剂发生加成反应，其产物往往是结晶性的。可供识别萜类化合物分子中不饱和键的存在和不饱和程度及借助加成产物结晶的特点分离纯化。

① 双键加成　萜类化合物中的双键能与氢氯酸类进行加成反应。

② Diels-Alder 反应　具有共轭双键的萜类化合物能与顺丁烯二酸酐发生 Diels-Alder 加成反应，生成结晶性加成产物。

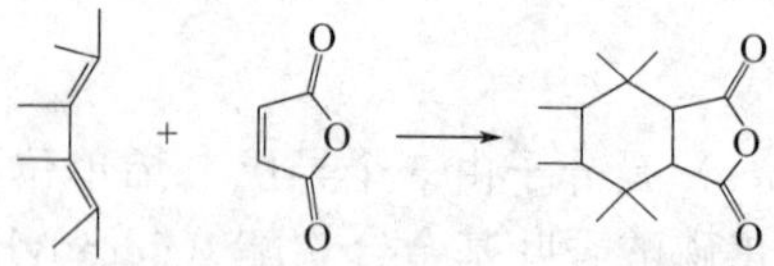

顺丁烯二酸酐

③ 羰基加成反应

a. 与亚硫酸氢钠加成　含羰基的萜类化合物可与亚硫酸氢钠发生加成反应，生成结晶性加成物，加酸或加碱又可使其分解。此性质可用于分离。含双键和羰基的萜类化合物若反应时间过长或温度过高，可使双键发生加成，并形成不可逆的双键加成物。

b. 与吉拉德试剂加成　吉拉德（Girard）试剂是一类带有季铵基团的酰肼，可与含羰基的萜类化合物生成水溶性加成物，从而和脂溶性成分分离，常用的有 Girard T 和 Girard P。

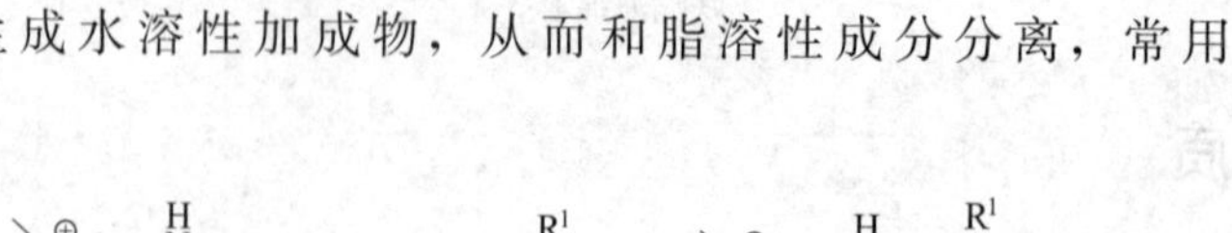

Girard T

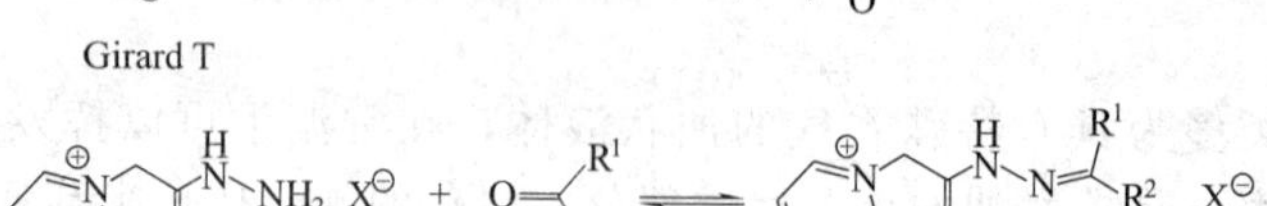

Girard P

反应时在被分离物的乙酸-无水乙醇（1：10，质量比）溶液中加入吉拉德试剂，加热回流，反应完毕后加水稀释，用乙醚萃取非羰基化合物后，将水层用稀硫酸或盐酸酸化，再用乙醚萃取，乙醚萃取层挥去溶剂后，即得到被分离的化合物。

（2）氧化反应

不同的氧化剂在不同的条件下，可以将萜类成分中各种基团氧化，生成各种不同的氧化产物。常用的氧化剂有臭氧、高锰酸钾、铬酐等。

臭氧氧化萜类成分既可测定双键的位置，亦可用于萜类化合物的醛酮合成。如薄荷醇氧化成薄荷酮的反应：

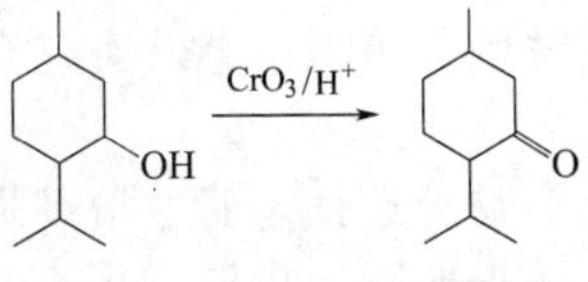

薄荷醇 $\xrightarrow{CrO_3/H^+}$ 薄荷酮

（3）脱氢反应

脱氢反应在萜类化合物的早期研究中具有重要的地位。在反应中，环萜的碳架因脱氢转变成芳香烃类，容易通过合成的方法或紫外光谱加以鉴别。脱氢反应常在惰性气体作保护下，用铂黑或钯作催化剂，将萜类成分与硫或硒共热（200～300℃）而实现脱氢，有时可能导致环的裂解和环合。

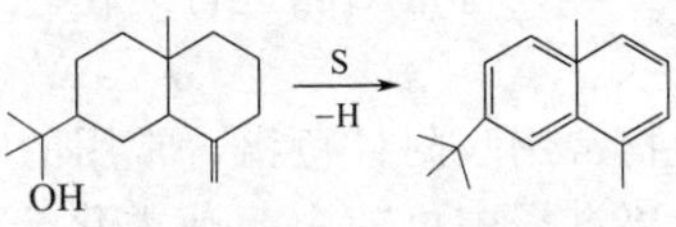

β-桉醇 $\xrightarrow[-H]{S}$

（4）分子重排反应

萜类化合物，特别是双环萜在发生加成、消除、亲核取代反应时，常常发生碳架Wagner-Meerwein重排。目前，制药工业上用α-蒎烯合成樟脑，充分利用了萜类化合物的分子重排反应。

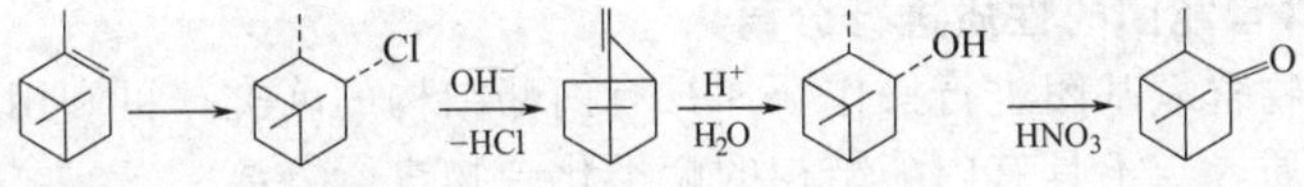

α-蒎烯 → 氯化龙脑 $\xrightarrow[-HCl]{OH^-}$ 坎烯 $\xrightarrow{H^+/H_2O}$ 异龙脑 $\xrightarrow{HNO_3}$ 樟脑

（5）酯化反应

在萜类化合物中，特别是含有羟基或含羧基官能团时，可以分别和有机酸（酰氯、酸酐）或醇反应生成相应的酯。常用的温和酯化反应方法有 DCC-DMAP 法：反应溶剂一般都是无水的二氯甲烷，DCC（二环己基碳二亚胺）大于一个当量，DMAP（4-二甲氨基吡啶）催化量，可以不另外加碱（适当加些三乙胺也可）。

6.1.3 提取分离

萜类化合物中单萜和倍半萜多为挥发油的组成部分，挥发油的提取方法在挥发油类章节中单独介绍，本节主要介绍环烯醚萜苷、倍半萜内酯及二萜等的提取和分离。

6.1.3.1 萜类化合物的提取

萜类化合物在植物体中的存在形式多为非苷形式，少数为苷形式。倍半萜类内酯易发生分子重排，二萜类易聚合，苷类化合物易水解，提取时尽量避免用酸、碱处理，并且要抑制酶的活性。

（1）萜苷类化合物的提取

① 溶剂提取法　根据萜苷类化合物的极性较萜类化合物的极性大的特点，用甲醇、乙醇提取，回收溶剂后，将提取物转溶于水中，滤过，除去水不溶性杂质，再用亲脂性有机溶剂萃取，除去脂溶性杂质，水液再用正丁醇萃取，回收正丁醇得粗总苷。

② 吸附法

a. 活性炭吸附　萜苷类化合物的水提取液，上活性炭色谱柱，先用水洗去水溶性杂质，再用浓度递增的乙醇梯度洗脱，可得总萜苷类化合物。

b. 大孔树脂吸附　萜苷类化合物的水提取液，通过大孔吸附树脂柱，先用水洗去水溶性杂质，再用浓度递增的乙醇梯度洗脱，可得总萜苷类化合物。

（2）非萜苷类化合物的提取

非苷类化合物极性小于苷类化合物，选择亲脂性溶剂提取。将药材原料用甲醇或乙醇溶剂提取，回收溶剂后，得甲醇或乙醇提取物。提取物用乙酸乙酯萃取，回收乙酸乙酯，得总萜非苷类化合物。也可以将甲醇或乙醇提取物用极性由小到大的有机溶剂依次萃取，得到各个极性不同的非萜苷类化合物。

6.1.3.2　萜类化合物的分离

（1）结晶法分离

将萜类化合物的溶液浓缩至较小体积时，有些成分可以首先析出结晶，滤过，即可与其他萜类化合物相互分离。根据需要可进行重结晶进行纯化。

（2）色谱法分离

硅胶吸附色谱法：萜类化合物常用吸附柱色谱，常用的吸附剂为硅胶、氧化铝。应用最多为硅胶。由于氧化铝在色谱分离过程中可能引起萜类化合物的结构变化，故应慎重选择。一般多选用中性。

洗脱剂通常选用非极性有机溶剂，如正己烷、石油醚、环己烷、乙醚、苯、氯仿、乙酸乙酯。多根据需要选择混合溶剂，如石油醚-乙酸乙酯、苯-氯仿、苯-乙酸乙酯、氯仿-甲醇，可调节比例，以适合不同极性的萜类化合物分离。多羟基帖类化合物可选用氯仿-乙醇-水作洗脱剂。

（3）利用特殊官能团的性质进行分离

利用萜类化合物含氧基团进行操作，如具有内酯结构的萜类，可利用其在碱水中加热开环、酸化又合的性质，与不具有内酯结构的萜类化合物进行分离。

利用萜类生物碱其在酸水中成盐，水溶性增大的性质，与非碱性类萜类化合物分离。

具有不饱和双键、羰基的萜类化合物，可选择合适的试剂发生加成反应制备衍生物，在适当的条件下，又能分解恢复本来的结构，从而与其他成分相分离。

6.1.4　检识与结构测定

波谱法在萜类的结构鉴定中广泛应用，如紫外光谱用来鉴定具有共轭双键的萜类化合物。红外光谱主要用来检测化学结构中的官能团，另外在萜类内酯的存在及内酯环的大小的判定上，红外光谱也有很强的实际意思，对于萜类化合物的结构测定，核磁共振谱是波谱分析中应用最广泛、最有力的工具。

6.1.5　提取分离实例

（1）青蒿中倍半萜类成分青蒿素提取与分离

青蒿素（qinghaosu, arteannuin, artemisinin）是过氧化物倍半萜，是从中药青蒿（也

称黄花蒿）中分离到的抗恶性疟疾的有效成分，为无色针状晶体，味苦，在水中及油中均难溶解。实验室规模从植物中分离青蒿素类化合物的难度并不大，使用乙醚、氯仿、正己烷、石油醚、乙醇等有机溶剂提取，浓缩后通过硅胶柱色谱分离，以石油醚-乙酸乙酯（9：1）洗脱容易获得纯的青蒿素。

在诺贝尔奖得主屠呦呦女士提取分离青蒿素过程中，采用乙醚冷浸提取干燥并粉碎青蒿叶，然后将乙醚浓缩液以2％氢氧化钠溶液洗涤除去酸性部分，立即加水洗涤至中性，脱水后浓缩成膏状，拌聚酰胺粉后用47％的乙醇浸泡（除去酚性成分），浸泡液以乙醚萃取后，乙醚层脱水浓缩拌硅胶进行柱色谱分离，同样以石油醚-乙酸乙酯（9：1）洗脱部分得青蒿素。

青蒿素工业化生产的第一条生产线是采用汽油（现多用石油醚代替汽油）浸泡提取，然后减压浓缩后放置析出粗品，然后以50％乙醇重结晶，若纯度不高则再以95％乙醇重结晶一次得到青蒿素针状结晶，该法适于提取青蒿素含量达0.3％以上的青蒿资源。

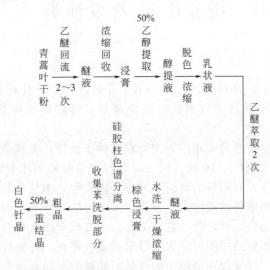

（2）红豆杉中二萜类成分紫杉醇的提取分离

紫杉醇（Paclitaxel，商品名Taxol）是1971年首次从短叶红豆杉（*Taxus Brevifolia* Nutt.）中分离得到的一种天然抗癌药物，它具有促进微管双聚体装配成微管，使微管稳定，从而阻碍细胞分裂，抑制肿瘤生长的作用。由于紫杉醇的作用机理独特、疗效显著，因此已用于转移性卵巢癌、乳腺癌等的治疗。

最早实验室级的分离制备：Mansukh C. Wani等最采用95％乙醇提取红豆杉树皮干粉，然后对浓缩后的浸膏溶于水和氯仿-甲醇（4：1）进行分配。氯仿层浓缩至干得到146g固体，该部分以己烷-丙酮-叔丁醇-水（5：4：4：2）进行逆流色谱分离，得到活性组分41g固体。之后以甲醇-水-四氯化碳-氯仿（8：2：7：3）进行逆流色谱分离，得到活性组分14g固体。随后再以甲醇-水-四氯化碳-氯仿（8：2：7：3）进行逆流色谱分离纯化得到2.4g固体。最后以苯进行重结晶得到0.5g纯品。该方法好处是使用了无死吸附的逆流色谱分离，确保了样品的生物活性不被破坏，但是逆流色谱速度慢、放大困难。

大量提取与分离：红豆杉树皮阴干，粉碎后，以95％乙醇加热回流浸提三次，提取液50~70℃真空减压浓缩至干，浸膏用水和二氯甲烷混合搅拌后，并以二氯甲烷萃取多次。萃取液合并，浓缩至干，然后以乙酸乙酯-甲醇（3：1）溶解并拌入新鲜的硅藻土吸附，减压蒸出溶剂。剩余的粉末进行快速柱色谱分离，先用己烷洗脱，然后以二氯甲烷洗脱，收集后者，减压蒸去二氯甲烷。剩余物溶于乙酸乙酯，用硅胶中压快速色谱柱进行分离，用不同配比的己烷-丙酮洗脱。收集含产物的组分，浓缩。剩余物再经装有硅胶的中压快速色谱柱纯化，以不同比例的二氯甲烷-甲醇洗脱。收集含产物的组分，减压浓缩至干。剩余物再经制备型高效液相色谱分离，得到的产物再以含水甲醇重结晶两次，即得紫杉醇纯品（产率：树皮0.028%）。

紫杉醇的提取流程如下：

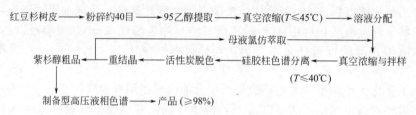

任务6.2 挥发油类

6.2.1 概述

挥发油（volatile oils）又称精油（essential oils），是一类具有芳香气味油状液体的总称。在常温下能挥发，可随水蒸气蒸馏。挥发油是具有广泛生物活性的一类常见的重要成分。

挥发油类成分在植物世界分布很广，主要存在种子植物，尤其是芳香植物中。在我国野生与栽培的芳香植物有56科，136属，约300种。如菊科的苍术、艾叶、白术等，芸香科的橙皮、吴茱萸、枳实等，唇形科的薄荷、荆芥、藿香等，木兰科的八角茴香、厚朴等，姜科的生姜、豆蔻等，桃金娘科的桉叶、丁香等，伞形科的小茴香、当归、川芎等。

挥发油存在于植物的根、茎、叶、花、果实、果皮或全株植物的一些特殊组织中，如腺毛、油室、油管、分泌细胞或树脂道，大多数呈油滴状存在，有些与树脂、黏液质共存，还有少数以苷的形式存在。挥发油在植物中的含量因品种的不同有很大变化，1%~10%不等。如丁香中含丁香油高达14%~21%。同一植物的不同药用部位，所含挥发油的含量和成分亦不相同。

挥发油一般具有祛风和局部刺激作用，另外还有着广泛的生物活性。临床上主要用于止咳、平喘、祛痰、抗菌等。如香柠檬油抑制淋球菌、葡萄球菌、大肠杆菌和白喉杆菌的作用，柴胡挥发油较好的退热效果，丁香油的局麻、镇痛作用，薄荷油有清凉、祛风、局麻作用，月见草挥发油具有降血脂、抗血小板凝集和增强免疫作用等。另外挥发油在香料工业、食品工业及化学工业上也具有不可替代的作用。

6.2.2 组成与分类

挥发油所含成分较为复杂，一种挥发油常由数十种到数百种成分组成，不同的挥发油所含化学成分的种类、含量比例也不同，但往往以某种或几种占较大的比例。

构成挥发油的成分大体可分4类，其中以萜类化合物较多。

（1）萜类化合物

挥发油中的萜类成分，主要是单萜及倍半萜类化合物，其中含氧衍生物多半是生物活性较强或芳香气味的主要成分。

（2）芳香族化合物

在挥发油中，芳香族化合物仅次于萜类化合物，存在也相当广泛，其来源大致有两种，一种是萜源衍生物，如百里香草酚、孜然芹烯、α-姜黄烯等；另一种是苯丙烷类衍生物，是多有一个丙烷基的苯酚化合物或其酯类。例如桂皮醛存在于桂皮油中，茴香醚为八角茴香及茴香油中的主成分，丁香酚为丁香油中的主成分，α-细辛醚及β-细辛醚为菖蒲及石菖蒲挥发油中的主成分。

（3）**脂肪族化合物**

一些小分子脂肪族化合物在挥发油中常有存在。例如甲基正壬酮在鱼腥草、黄柏果实及芸香挥发油中，正癸烷存在于桂花的头香成分中。在一些挥发油中还常含有小分子醇、醛及酸类化合物。如正壬醇存在于橙皮挥发油中，异戊醛存在于橘子、柠檬、薄荷、桉叶、香茅等挥发油中。

（4）**其他挥发油样物质**

如芥子油、挥发杏仁油、原白头翁素、大蒜油等，也能随水蒸气蒸馏，故也称为"挥发油"。黑芥子油是芥子苷经酶水解后产生的异硫氰酸烯丙酯，挥发杏仁油是苦杏仁苦杏仁苷经水解后产生的苯甲醛，原白头翁素是毛茛苷水解后产生的物质，大蒜油是大蒜中大蒜氨基酸水解后产生的物质，如大蒜辣素等。

6.2.3 理化性质

（1）**性状**

① 颜色　挥发油常温下大多为无色或淡黄色液体，也有少数挥发油因含有薁类成分，或溶有色素，而显特殊颜色，如洋甘菊显蓝色，麝香草油显红色，苦艾叶油显蓝绿色。

② 形态　挥发油在常温下为透明液体。有的在低温冷却时其主要成分可以析出，这种析出物习称为"脑"，如薄荷脑、樟脑等。

③ 气味　挥发油具有特殊而浓烈的气味，有辛辣感，大多数为香味。有少数具有异味，如鱼腥草挥发油具有不愉快的腥气味，挥发油的气味往往体现其品质的优劣。

④ 挥发性　挥发油在室温下可自行挥发而不留任何痕迹，能随水蒸气蒸馏，这是挥发油的重要性质，是与脂肪油的本质区别。

（2）**溶解度**

挥发油难溶于水，易溶于乙醚、二硫化碳、石油醚等亲脂性的有机溶剂，在乙醇中的溶解度随乙醇浓度增大而增大。高浓度乙醇中能全部溶解。

（3）**物理常数**

挥发油的沸点常在 70～300℃，能随水蒸气蒸馏；多数挥发油比水密度小，习称"轻油"如单萜、倍半萜类；少数挥发油比水密度大，习称"重油"，如丁香油、桂皮油。其相对密度一般在 0.850～1.065；挥发油几乎均有光学活性，比旋度在 97°～177°范围内；折光性较强，折射率在 1.43～1.61。

（4）**化学常数**

酸值、酯值是指示挥发油质量的重要的化学指标。此外还可以测定碘值、乙酰值、含醇量、含酮量、含醛量等。

① 酸值　酸值是代表挥发油中游离羧酸和酚类成分的含量指标，以中和 1g 挥发油中含有游离的羧酸和酚类所需要氢氧化钾毫克数来表示。

② 酯值　酯值代表挥发油中酯类成分含量的指标。以水解 1g 挥发油中所含酯需氢氧化钾毫克数来表示。

③ 皂化值　皂化值是代表挥发油中游离羧酸、酯类和酚类总含量指标。以皂化 1g 挥发油所需氢氧化钾毫克数来表示。事实上，皂化值等于酸值和酯值之和。

（5）稳定性

挥发油与空气、光线长期接触，会发生氧化变质，使颜色加深，密度增大，原有气味改变，并能形成树脂样物质，失去挥发性，不再随水蒸气馏出。产品应密闭与棕色瓶中，置阴凉低温处。

6.2.4 提取分离技术

6.2.4.1 提取

（1）水蒸气蒸馏法

水蒸气蒸馏法提取挥发油常用的方法，根据操作方式的不同，分为共水蒸馏和通入水蒸气蒸馏两种。共水蒸馏法是将已粉碎的药材放入蒸馏器中，加水浸泡后直火加热，使挥发油与水蒸气一起蒸出。此法操作方便，低成本。但因受热温度过高，可能使挥发油中的某些成分发生分解，或药材焦化，影响挥发油的质量。通入水蒸气蒸馏法是将水蒸气通入待提取的药材中，使挥发油和水蒸气一起蒸出，此法药材未直接与加热器接触，可避免过热或焦化，但设备复杂。

以上两种方法得到的馏出液，多因挥发油难溶于水而油水分层，如果挥发油在水中溶解度稍大，不易分层，可采用盐析法，使挥发油自水中析出，或盐析后用低沸点有机溶剂（乙醚）萃取，低温蒸去萃取溶剂即得挥发油。

（2）浸取法

对不宜用水蒸气蒸馏法提取的挥发油原料，可以直接用有机溶剂进行提取。常见的有油脂吸收法、溶剂吸收法、超临界流体萃取法。

① 油脂吸收法　油脂类一般具有吸收挥发油的性质，往往利用此性质提取贵重的挥发油，如玫瑰油、茉莉花油等常采用吸收法进行。

a.冷吸收法　通常取无臭的猪油-牛油（3∶2）混合物，均匀涂铺与50cm×100cm的玻璃板两面后，嵌入高5～10cm的木框架中，在玻璃板上加放金属网，新鲜花瓣铺在网，多个这样的玻璃板叠放来，处于两层油脂之间，其中的挥发油逐渐被油脂吸收，刮下油脂，即为"香脂"。

b.温吸收法　将新花瓣或其他原料浸泡于油脂中，50～60℃保温提取，挥发油溶于油脂中。

② 溶剂提取法　用低沸点的有机溶剂如乙醚、石油醚等回流提取或冷浸，提取液低温蒸去溶剂即得浸膏。此法所得浸膏含脂溶性杂质较多，如树脂、油脂、蜡等也同时被提出。可利用乙醇对植物蜡等脂溶性杂质的溶解度随温度的下降而降低的特性除去杂质：先用热乙醇溶解浸膏，冷却，滤除杂质，再减压蒸去乙醇即可得较纯的挥发油。

③ 超临界流体萃取法　常使用二氧化碳超临界流体萃取法，具有防止氧化、热解及提高品质的突出优点。所得芳香挥发油气味与原料相同，明显优于其他方法。

（3）冷压法

此方法适用于含油量较高的新鲜植物药材的提取。如橘、柑、柠檬果皮等原料，可经撕裂、捣碎冷压后静置分层，或用离心机分出油分，即得粗品。此法在常温下进行，产品保持原有挥发油的新鲜香味，但所得的挥发油含有水分、黏液质及细胞组织等杂质需进一步处理，同时此法也很难将挥发油全部压榨出来，需再将压榨后的药渣进行水蒸气蒸馏，才能使挥发油提取完全。

（4）冷冻法

将鲜花原料（花蕾）放置在金属容器内，在一不完全密闭的体系中，用吹气通过冷阱冷冻收集鲜花香气，连续5～6h后，在冷阱中可得到头香样品，例如白兰花花蕾3kg在冷阱中得头香样品 14mL，其中油相可达 7mL。

6.2.4.2 分离

从植物中提取的挥发油多为混合物，可根据需要进一步分离与纯化。以便取得单体。常用的分离方法有冷冻法、分馏法、化学分离法、色谱分离法。在实际工作中往往几种方法配合使用才能得到单一的成分。

（1）冷冻法

将挥发油置于0℃以下使析出结晶，如无结晶析出可将温度降至−20℃，继续放置。取出结晶再经重结晶可得纯品。如薄荷脑，薄荷油在−10℃放置12h析出第一批粗脑，其余的油再在−20℃放置24h，可析出第二批"脑"，合并粗脑，加热融化，在0℃放置，可得较纯"脑"。该法操作简单，但往往分离不完全。而且大部分挥发油冷冻后仍不能分理处结晶。

（2）分馏法

挥发油的组成成分对热及氧较敏感，因此分馏时宜在减压下进行。挥发油中主要成分是单萜、倍半萜类化合物，各成分的沸点随分子结构中碳原子数目、双键多少和含氧官能团极性不同而不同，因此可采用分馏法进行初步分离。低沸程馏分（35～70℃，1.333kPa）得到单帖类化合物；中沸程馏分（70～100℃，1.333kPa）得到单帖类含氧衍生物，如醇、酚、醛、酮、酯；高沸程馏分（100～140℃，1.333kPa）得到倍半萜及其含氧衍生物和奠类衍生物。一般单萜烃的沸点小于倍半萜的沸点；同一萜烃中，双键越少，沸点越低，萜烃的沸点小于相应含氧衍生物的沸点；在同一萜烃中含氧衍生物中，含氧官能团极性越大，沸点越高，一般顺序为：醚＜酮＜醛＜醇＜羧酸。酯的沸点比相应的醇的沸点高，含氧的沸点更高。分馏得到的各馏分可通过薄层色谱、气相色谱法或结合测定的物理常数，分析纯化程度。

（3）化学分离法

① 利用酸碱性不同进行分离

a. 碱性成分的分离　挥发油经过预试若含有碱性成分，可将挥发油溶于乙醚，加稀盐酸或硫酸萃取，分取酸水层，碱化，用乙醚萃取，蒸去乙醚可得碱性成分。

b. 酚、酸性成分的分离：将挥发油溶于等量乙醚中，先以5%的碳酸氢钠溶液直接进行萃取，分出碱水液，加烯酸酸化，用乙醚萃取可得酸性成分。续用2%氢氧化钠溶液萃取，分取碱水层，酸化后，用乙醚萃取，蒸去乙醚可得酚性成分。

② 利用官能团特性进行分离　对于挥发油，可利用官能团的特性制备成相应的衍生物进行分离。

a. 醛、酮化合物的分离　分别除去酚、酸成分的挥发油母液，经水洗至中性，以无水硫酸钠干燥后，加亚硫酸钠饱和液振摇，分出水层或加成物结晶，加酸或碱液处理，使加成物水解，以乙醚萃取，可得醛或酮类化合物。此法注意实验条件，如果温度过高或提取时间过长，分子结构中的双键也可能与亚硫酸氢钠发生加成反应，而且是不可逆的。反应式如下：

将分出碱性、酸性、酚性、含醛和甲基酮等成分的挥发油乙醚母液回收乙醚，在挥发油中加入适量的 Girard T 或 Girard P 试剂的乙醇溶液和10%乙酸，加热回流1h，待反应完成后加适量水稀释，用乙醚萃取，分取水层，酸化后再用乙醚萃取，蒸去乙醚可获得含羰基类成分。

$$R^1R^2C=O + H_2NNHCOH_2C-N^+\text{(pyridinium)} \longrightarrow R^1R^2C=NNHCOH_2C-N\text{(pyridinium)} + H_2O$$

　　　羰基化合物　　　Girard P　　　　　　　　　　Girard 腙

b. 醇化合物的分离　　将挥发油于丙二酸单酰氯或邻苯二甲酸酐反应生产酯，再将生产物溶于碳酸钠溶液，用乙醚洗去未作用的挥发油，碱溶液皂化，再以乙醚提出所产生的酯，蒸去乙醚残留物，经皂化而得到原有的酯成分。

$$R-OH + \text{(邻苯二甲酸酐)} \xrightarrow{\text{吡啶}} \text{(邻苯二甲酸单酯)} \xrightarrow[\text{NaOH}]{\text{皂化}} \text{(邻苯二甲酸二钠盐)} + R-OH$$

c. 其他成分的分离　　具有不饱和键的成分可与 Br_2、HCl、HBr 等试剂反应，生成结晶性加成物而进行分离；挥发油中的醚类化合物可用浓硫酸萃取，萃取液稀释后析出；醚类成分可与浓磷酸反应，生成白色磷酸盐而沉淀。这些性质都可以应用到挥发油的分离、纯化中。

用化学系统分离挥发油中各种单一成分，其流程如下：

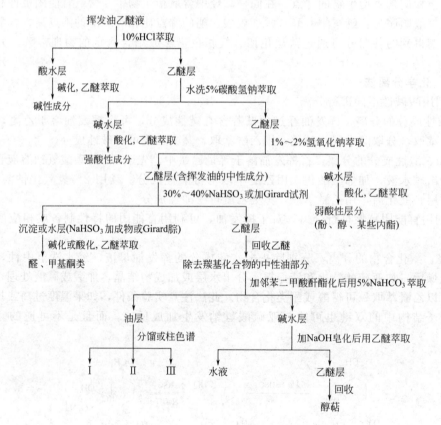

（4）色谱分离法

① 吸附柱色谱法　　色谱法中以硅胶和氧化铝柱色谱应用较多。通常选用石油醚、己烷、乙酸乙酯等按一定的比例组成溶剂系统，进行洗脱或梯度洗脱，分段收集，薄层色谱检识，或反复柱色谱处理，直至得到单体化合物。

② 硝酸银络合色谱法 有些挥发油成分的结构、性质很相似，可根据其双键的数目和位置的不同，与硝酸银形成络合物的难易程度和稳定性的差异，采用进行硝酸银-硅胶或硝酸银-氧化铝柱色谱及其薄层色谱法分离。一般来说，双键多的化合物易形成络合物，末端双键较其他双键形成的络合物稳定，顺式双键大于反式双键的络合能力。如 α-细辛醚、β-细辛醚、欧细辛醚。用硝酸银处理的硅胶柱进行分离，苯-乙醚（5:1）进行洗脱，TLC 进行检查。

洗脱顺序为：α-细辛醚→β-细辛醚→欧细辛醚。

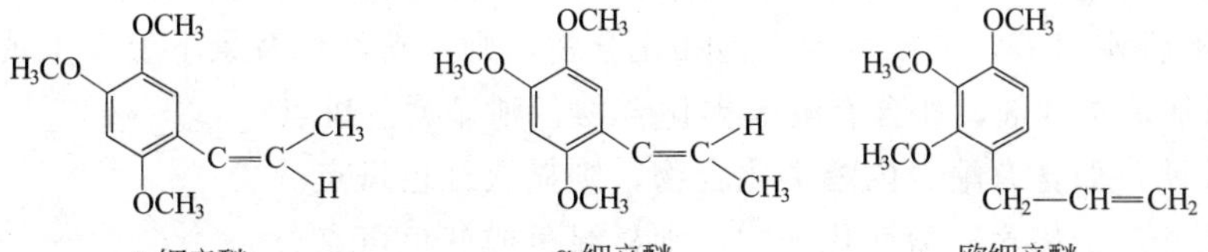

6.2.5 鉴定

6.2.5.1 理化常数的测定

（1）物理常数的测定

相对密度、比旋光度、折射率和凝固点等是鉴定挥发油常测的物理常数。测定物理常数，多先测定挥发油的折射率，如果折射率不合格其余项目不必测定，此挥发油不合格。

（2）化学常数的测定

酸值、皂化值、酯值是重要的化学常数，是考察挥发油真伪优劣的重要指标。

6.2.5.2 官能团的鉴定

挥发油中含有不同类别的成分，因官能团不同而表现不同的化学特征。通过对官能团的鉴定，可以初步了解挥发油的大致情况。

（1）酸碱性

测定挥发油的 pH 值，如呈酸性反应，表示挥发油中含有游离羧酸和酚类化合物；如呈碱性反应，则表示挥发油中含有碱性物质，如挥发性生物碱类等。

（2）酚类

将挥发油少许溶于乙醇中，加入三氯化铁的乙醇溶液中，如产生蓝色、蓝紫或绿色，表示挥发油中有酚类物质存在。

（3）羰基化合物

用硝酸银的氨溶液检查挥发油，如发生银镜反应，表示有醛类还原物质存在。如用羟胺、2,4-二硝基苯肼、氨基脲等试剂产生结晶性沉淀，表明有醛或酮类等化合物存在。

（4）不饱和化合物和薁类衍生物

往挥发油的氯仿溶液中滴加溴的氯仿溶液，如红色褪去表示挥发油中含有不饱和的化合物；继续滴加溴的氯仿溶液，如产生蓝色、紫色或绿色反应，表明有薁类衍生物。在挥发油的无水甲醇溶液中滴加浓硫酸，如产生蓝色或紫色反应，则薁类衍生物存在。

（5）内酯类化合物

于挥发油的吡啶溶液中滴加亚硝酰氰化钠试剂及氢氧化钠溶液，如果出现红色并逐渐消失，表示挥发油中含有 α、β 不饱和内酯类化合物。

6.2.5.3 挥发性试验

将样品溶于乙醚或石油醚中，滴于滤纸上，如果在室温下能自动挥发不留有痕迹则为挥发油,如油斑不消失则为油脂。

6.2.5.4 色谱法

(1) 薄层色谱

薄层色谱鉴定挥发油成分较一般试管法鉴定灵敏,而且由于分离后显色干扰也较少,有利于分析判断结果,故常采用薄层鉴定,常用吸附剂为硅胶或氧化铝。显色剂为两类,一类为通用显色剂,即香草醛-浓硫酸,或香草醛-浓盐酸,喷后105℃加热数分钟,挥发油中各种成分显不同的颜色。另一类为各成分官能团专属性显色剂,常用的有:

2%高锰酸钾水溶液,如成分为不饱和化合物,则在粉红色背景下上产生黄色斑点。

2,4-二硝基苯肼试剂,如含有醛酮类化合物,则显黄色斑点。

异羟肟酸铁,如含有酯、内酯类化合物,则显淡红色斑点。

三氯化铁试剂,如含有酚性化合物,则显绿色或蓝色斑点。

0.3%邻联二茴香胺的冰醋酸溶液,如含有醛类化合物,则出现黄色斑点。

硝酸铈铵试剂,在黄色背景上显棕色斑点,表明含有醇类化合物。

对二甲氨基苯甲醛试剂,室温下即可显深蓝色者,表明含有薁类化合物;需80℃烘烤10min才能显色者,为薁类前体化合物。

0.05%溴酚蓝乙醇溶液,如挥发油中有酸类化合物,则显示黄色斑点。

(2) 气相色谱法和气相色谱-质谱(GC-MS)联用法

气相色谱法具有分离效率好、灵敏度高、样品用量少、分析速度快的优点,气质联用技术则充分克服了气相色谱定性、定量分析的困难,目前已广泛应用于挥发油的定性、定量方面,是研究挥发油的重要手段,现已广泛用于挥发油的分离和定性、定量分析。

6.2.6 中药实例

6.2.6.1 薄荷

(1) 结构与性质

薄荷为唇形科植物薄荷(*Mentha canadensis* L.)及同属其他植物的干燥全草。是一味常用中药,具有疏散风热、清利头目、利咽和透疹等功效,全草含挥发油1%以上,其油和脑(薄荷醇)为芳香药、调味品及祛风药。薄荷挥发油为无色或淡黄色液体,有强烈的薄荷香气,其质量优劣主要依据其中薄荷醇(薄荷脑)含量的高低而定,一般含量占50%以上,最高可达85%。可溶于有机溶剂如乙醇、乙醚、氯仿等。相对密度为0.895~0.910,比旋光度为-17°~-24°折射率为1.458~1.471,沸点为204~210℃。从薄荷挥发油中已经分离成分15种以上,主要是单萜类及含氧衍生物,其中薄荷醇占75%~85%,薄荷酮占10%~20%,乙酸薄荷酯占1%~6%。此外尚有异薄荷酮、新薄荷酮、番薄荷酮、辣薄荷酮、柠檬烯、樟烯等。薄荷醇又称薄荷脑,是薄荷的有效成分,为白色块晶或针晶。熔点41~43℃,沸点212℃,相对密度0.890,折射率1.458,比旋光度为-5°,微溶于水,易溶于乙醇、氯仿、乙醚及石油醚等。薄荷醇、薄荷酮、乙酸薄荷酯的结构如下:

薄荷醇　　　薄荷酮　　　乙酸薄荷酯

（2）提取分离方法

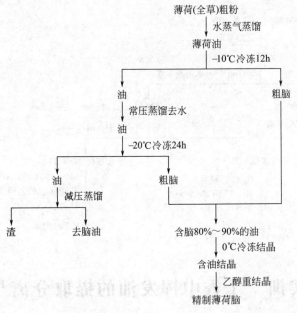

6.2.6.2 当归

（1）结构与性质

当归为伞形科植物当归 [*Angelica sinensis* (Oliv) Diels] 的干燥根，具有补血、活血、调经、止痛等功效。

当归含挥发油 0.42%。已从中分离出藁本内酯和丁烯基酞内酯等 29 种成分。实验表明，这两种成分是当归的主要活性成分。其中藁本内酯作用较强，含量较高，约占挥发油的 47%，而丁烯基酞内酯约占 11.3%。

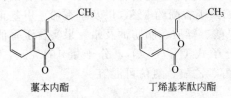

藁本内酯　　　　　丁烯基苯酞内酯

（2）提取分离方法

① 藁本内酯的提取

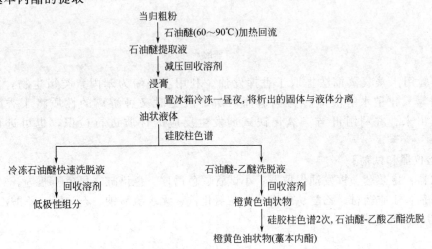

② 丁烯基苯酞内酯的提取

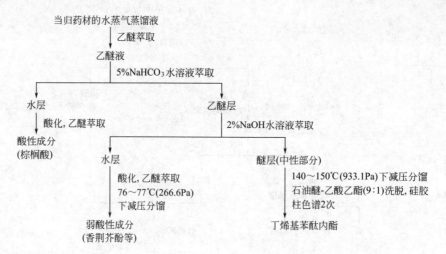

技能实训 丁香中挥发油的提取分离与检识

【实验目的】
1. 掌握挥发油的一般化学检识及薄层色谱检识方法。
2. 熟悉挥发油中酸性成分的分离方法。
3. 学会应用挥发油含量测定器提取药材中挥发油及含量测定的操作方法。

【实验原理】
为桃金娘科植物丁香（*Eugenia caryophyllata* Thunb.）的干燥花蕾及果实。原产于非洲摩洛哥，现我国广东亦有种植。丁香花蕾含挥发油（即丁香油）14％～20％，油中主要成分丁香酚约78％～95％，乙酰丁香酚约3％，以及丁香烯、甲基正戊酮、甲基正庚酮、香荚兰醛等少量。另尚含齐墩果酸、鞣质、脂肪油及蜡。果实含丁香油2％～9％。

丁香酚（eugenol），分子式$C_{10}H_{12}O_2$，分子量164.20。无色或苍黄色液体，沸点225℃。几不溶于水，与乙醇、乙醚、氯仿可混溶。

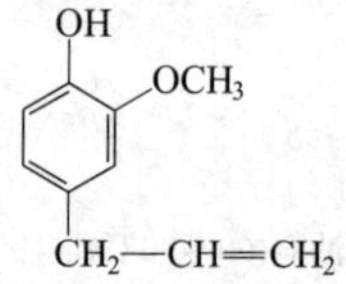

丁香酚

本实验用水蒸气蒸馏法提取丁香挥发油。利用丁香酚为苯丙素类衍生物，具有酚羟基，遇到氢氧化钠水溶液即转为钠盐而溶解，酸化时又可游离的性质将丁香酚从挥发油中分离出来。并利用可与三氯化铁试剂发生反应的性质进行检识，也可进行薄层色谱检识。

【实验仪器和试剂】
1. 仪器：电热套、挥发油提取器、小试管、色谱柱、色谱缸、显色喷瓶等。
2. 试剂：丁香药材、乙醚、二甲苯、三氯化铁、无水硫酸钠、石油醚、乙酸乙酯等。

【实验方法与步骤】

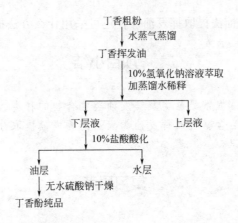

1. 丁香油的提取

取丁香50g，捣碎，置于烧瓶中，加适量水浸泡湿润，按一般水蒸气蒸馏法进行蒸馏提取。也可将捣碎的丁香置于挥发油测定器的烧瓶中，加蒸馏水300mL与数粒玻璃珠，连接挥发油测定器。自测定器上端加水使充满刻度部分，并溢流入烧瓶时为止，精确加入1mL二甲苯，然后连接回流冷凝管。加热蒸馏30min后，停止加热，放置15min以上，读取测定器中二甲苯油层容积，减去开始蒸馏前加入二甲苯的量，即为挥发油的量，再计算出丁香中挥发油的含量。

2. 丁香酚的分离

将所得的丁香油置于分液漏斗中，加10％氢氧化钠溶液80mL提取，并加150mL蒸馏水稀释，分取下层水溶液，用10％盐酸酸化使丁香酚呈油状液体，分取油层，用无水硫酸钠脱水干燥，得纯品丁香酚。

3. 理化检识

取少许丁香酚置于试管中，加1mL乙醇溶解，加2～3滴三氯化铁试剂，显蓝色。

4. 薄层色谱检识

将提取得到的丁香油用乙醚配制成每1mL含0.02mL丁香油的供试液。另取丁香酚对照品，加乙醚制成每1mL含20μL的对照品溶液，吸取上述两种溶液各5μL，分别点于同一硅胶G薄层色谱板上，以石油醚（60～90℃）-乙酸乙酯（9∶1）为展开剂，展开，取出，晾干，喷洒5％香草醛硫酸溶液，于105℃加热烘干。在供试品色谱与对照品色谱相应的位置上，显相同颜色的斑点。

【实验说明及注意事项】

1. 采用挥发油含量测定器提取挥发油，可以初步了解该药材中挥发油的含量，但所用的药材量应使蒸出的挥发油量不少于0.5mL为宜。

2. 挥发油含量测定装置一般分为两种，一种适用于相对密度小于1.0的挥发油，另一种适用于相对密度大于1.0的挥发油。《药典》规定，测定相对密度大于1.0的挥发油，也可在相对密度小于1.0的测定器中进行，其做法是在加热前，预先加入1mL二甲苯于测定器内，然后进行水蒸气蒸馏，使蒸出的相对密度大于1.0的挥发油溶于二甲苯中。由于二甲苯的相对密度为0.8969，一般能使挥发油与二甲苯的混合溶液浮于水面。由测定器刻度部分读取油层的量时，扣除加入二甲苯的体积即为挥发油的量。

3. 用挥发油测定器提取挥发油，以测定器刻度管中的油量不再增加作为判断提取完全的标准。

【实验结果与分析】

1. 记录上述实验结果。

2. 除可利用水蒸气蒸馏法提取挥发油外，还可采用什么方法提取挥发油？原理是什么？

项目小结

通过本项目的学习，掌握常见萜类及挥发油类化合物的种类、理化性质，常用的提取分离检识方法及原理。为以后含萜类或挥发油类天然药物成分提取分离工作及天然药物成分探寻工作奠定坚实的理论知识。

复习思考题

一、分析比较

用化学方法区别下列化合物

1.

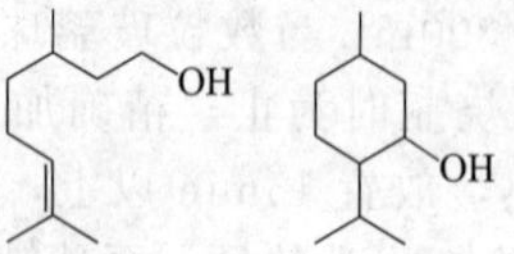

2.

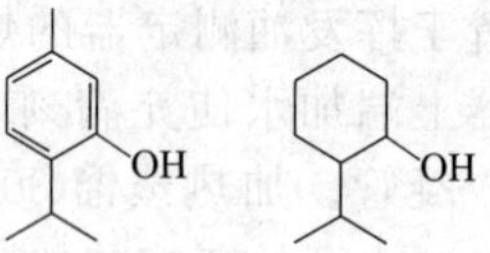

3.

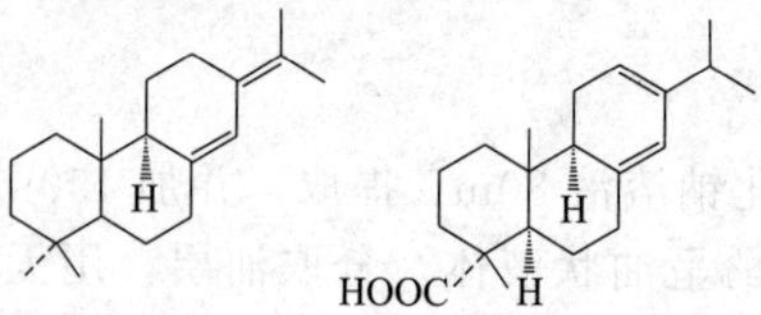

二、问答题

1. 萜类化合物的结构特点是什么？如何分类？
2. 萜类化合物的提取分离方法有哪些？
3. 挥发油的组成是什么？挥发油的常用提取方法有哪些？
4. 如何鉴别挥发油？

皂苷类

Chapter 07

知识目标

- 了解皂苷的基本概念；
- 熟悉皂苷的结构类型与理化性质；
- 掌握皂苷的分离和理化鉴定方法；
- 了解皂苷的实例分析。

技能目标

- 熟练掌握皂苷的提取、分离与鉴定方法的操作技能。

知识点

- 皂苷；三萜皂苷；甾体皂苷；溶血指数；表面活性。

案例导入

癌症患者的"护命素"

人参皂苷-R_{h2}（ginsenoside R_{h2}，GS-R_{h2}）是从人参中分离得到的原人参二醇型低糖链皂苷单体。它是生晒参加工红参时，由于某些原人参二醇组人参皂苷受热分解，配基上糖链断裂降解产生的次皂苷。人参皂苷 R_{h2} 的提取次级人参皂苷，通常只有降解的办法才能得以实现。通常降解的方法有光降解、酸催化降解、碱催化降解、酶降解、过碘酸裂解、化学修饰降解等。现代医学通过肿瘤细胞体外培养与肿瘤症动物模型研究证明：人参皂苷 R_{h2} 对乳腺肿瘤、卵巢肿瘤、宫颈瘤、子宫肿瘤、肝肿瘤、鼻咽肿瘤、肺肿瘤、胃肿瘤、食道肿瘤、贲门肿瘤、结肠肿瘤、骨肿瘤、胰腺肿瘤、前列腺瘤、膀胱肿瘤、黑色素瘤、白血病等各类肿瘤细胞都有较强的抑制作用。本品被消费者形象地称为"护命素"，广泛用于恶性肿瘤的治疗。

任务7.1 概述

皂苷是一类结构复杂的苷类化合物。它的水溶液易引起肥皂样泡沫，多数具有溶血等特性。现代泛指螺甾烷及其生源相似的甾族化合物的低聚糖苷或三萜类化合物的低聚糖苷。皂苷广泛存在于自然界。在单子叶植物和双子叶植物中均有分布。皂苷根据结构可分为三萜皂苷和甾体皂苷两大类。甾体皂苷常见于百合科、薯蓣科、玄参科、石蒜科等植物中，三萜皂苷分布于伞形科、五加科、豆科、桔梗科、远志科、毛茛科等植物中。许多重要的中药如甘草、人参、三七、桔梗、柴胡、薯蓣等的主要成分都是皂苷类。

7.1.1 生物活性

（1）抗肿瘤作用

许多三萜皂苷都具有抗肿瘤活性。如从百合科植物虎眼万年青（*Ornithogalum saundersiae*）分离得到的胆固醇类皂苷 OSW-1 及其同系物在体外对人正常细胞不表现毒性而对癌细胞表现很强的毒性，活性甚至高于紫杉醇。从绞股蓝中分离得到的绞股蓝皂苷可以抑制人食道癌细胞内的自噬流从而诱导细胞凋亡。人参皂苷 R_{g3} 与化疗药物联用有明显的抗血管生成协同作用，可以显著抑瘤；R_{g3} 分别联合小剂量环磷酰胺、三苯氧胺、顺铂作用于荷瘤小鼠后，对肿瘤的抑制效果显著，并且都可以使肿瘤微血管密度和血管内皮生长因子表达量显著降低。黄芪皂苷 AST 可以明显抑制结肠癌裸鼠肿瘤细胞生长，且没有常规化疗药物 5-氟尿嘧啶和奥沙利铂所引起的体重下降这样的不良反应。薯蓣皂苷元可以诱导人慢性髓原白血病细胞细胞周期阻滞、破坏细胞内 Ca^{2+} 稳态，进而引发细胞凋亡。

（2）对中枢神经系统的作用

三萜皂苷在中枢神经系统方面的作用主要有改善学习记忆功能、抗抑郁、镇静催眠、镇痛等。如人参皂苷、绞股蓝皂苷、远志皂苷、黄精皂苷、葫芦巴皂苷。

（3）对心血管系统的作用

皂苷可以提高浆膜的渗透性、正性心肌、抗心律失常、舒张血管、降压、止痛、抗高胆固醇和保护毛细血管等。如地奥心血康胶囊是从黄山药（*Dioscorea panthaica*）中提取的八种甾体皂苷制成的中药制剂，心脑舒通是由蒺藜（*Tribulus terrestris*）果实总甾体皂苷研制的，盾叶冠心宁是由盾叶薯蓣（*Dioscorea zingiberensis*）根茎的水溶性皂苷研制的。这几种药物在治疗冠心病、心绞痛、心肌缺血、脑动脉硬化症以及脑血栓形成的后遗症、慢性肺原性心脏病等方面临床试验效果十分显著。此外人参中的达玛烷皂苷、黄芪中的阿屯皂苷、重楼中的类固醇皂苷等也具有心血管方面的活性。

多数类固醇类总皂苷的心血管保护机制主要是通过抑制钙依赖性磷酸二酯酶（PDE）而增加 cGMP 和 cAMP 含量，从而舒张血管，增加血流量，改善外周循环和组织代谢；类固醇类总皂苷还可以抑制细胞外 Ca^{2+} 内流和细胞内 Ca^{2+} 释放来阻止细胞内钙过度负荷，具有非选择性钙通道阻滞作用。

（4）抗炎、抗菌、抗病毒

2007 年 Barile E. 等从 *Allium minutiflorumde* 的块茎中得到 5 个具有明显的抗真菌作用的甾体皂苷，其中两个活性比较好的化合物的抗真菌作用甚至可以与常见的天然抗生素和合成抗真菌药相媲美。甾体皂苷具有显著的抗真菌作用，抑菌活性与苷元结构相关，改变苷元的结构会使其降低或失去抑制作用，不同的低聚糖链中可以改变其抑制作用的大小。

（5）降血糖

皂苷及其衍生物有一定的降血糖、减缓糖尿病的作用。通过抑制肝脏的氨基酸转化为葡萄糖或抑制糖原分解达到降低血糖的效果。

（6）抗氧化

皂苷具有捕获自由基的功能，能应用于与磷脂、核酸、蛋白质相关的质变。如三七皂苷能提高血清超氧化物歧化酶 SOD 和还原型谷胱甘肽 GSH-Px 的水平。

（7）免疫调节活性

皂苷对人体免疫系统具有调节作用，包括免疫促进和免疫抑制两个方面。皂苷对免疫抑制剂所引发的免疫功能降低的动物的非特异性免疫、体液免疫和细胞免疫具有增强效果。从蔷薇科植物皂树中得到的皂苷在世界范围内已经得到广泛的研究，并将其作为免疫辅助剂上市。

此外，对于皂苷在清除自由基、降低胆固醇、解痉挛、治疗痴呆、抗缺氧缺血、驱虫等活性方面也有诸多研究。

7.1.2 结构类型

皂苷是由皂苷元和糖组成。组成皂苷的糖有葡萄糖、半乳糖、鼠李糖、阿拉伯糖、木糖以及葡萄糖醛酸、半乳糖醛酸等。它们多以糖链的形式与苷元相连接。按照皂苷分子中糖链的多少，可分为单糖链皂苷、双糖链皂苷、三糖链皂苷。皂苷可被共存于植物体内的酶水解生成次皂苷（prosapogenins），次皂苷也可以进一步水解为苷元。

目前，最常用的方法是按照皂苷元的化学结构分为两大类：甾体皂苷（steroidal saponins）和三萜皂苷（triterpenoid saponins）。

7.1.2.1 甾体皂苷

此类皂苷元均为含 27 个碳原子的甾体化合物。基本骨架为螺甾烷（spirostane）的衍生物，根据螺甾烷结构中 C_{25} 的构型和 F 环的环合状态，可将其分为四类：螺甾烷醇类（spirostanols）、异螺甾烷醇类（isospirostanols）、呋甾烷醇类（furostanols）、变形螺甾烷醇类（pseudo-spirostanols），其结构如下：

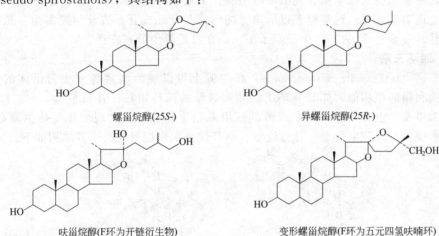

螺甾烷醇(25S-)　　　　　　　　异螺甾烷醇(25R-)

呋甾烷醇(F环为开链衍生物)　　变形螺甾烷醇(F环为五元四氢呋喃环)

（1）甾体皂苷元的结构特点

① 含 A、B、C、D、E 和 F 六个环，其中 A、B、C、D 环组成甾体基本母核。
② B/C 环、C/D 环均为反式；A/B 有两种稠合方式。
③ C-22 是螺碳原子，以螺缩酮形式相连。
④ C-17 位上侧链为 β-构型，侧链上有 3 个手性碳。
⑤ 皂苷元分子中常多含有羟基，大多在 C-3 位上连有羟基，且多为 β 取向。
⑥ 甾体皂苷分子中不含羧基，呈中性，故甾体皂苷又称中性皂苷。

（2）取代基

甾体皂苷元分子中常含羟基，C-3 位通常有羟基，多为 β 构型并与糖结合成苷。

部分甾体皂苷苷元分子中还含有羰基和双键，羰基大多在 C-12 位，是合成肾上腺皮质激素所需的结构条件。

（3）糖基

组成甾体皂苷的糖以 α-羟基糖为主，D-葡萄糖、D-半乳糖、D-木糖、L-鼠李糖和L-阿拉伯糖较为常见。在海星皂苷中有 6-去氧葡萄糖和 6-去氧半乳糖。羰基多与苷元的 C-3 羟基成苷，也有在 C-1 位、C-26 位成苷的甾体皂苷。

（4）甾体皂苷元的结构举例

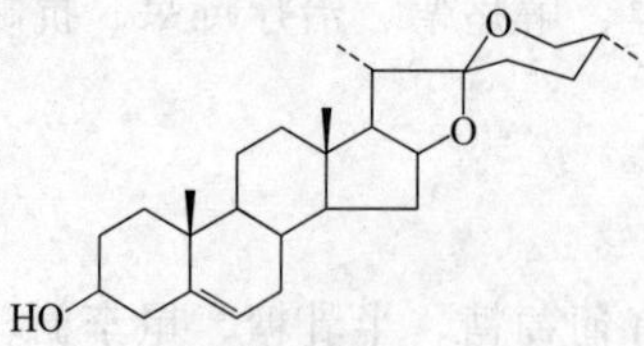

薯蓣皂苷元

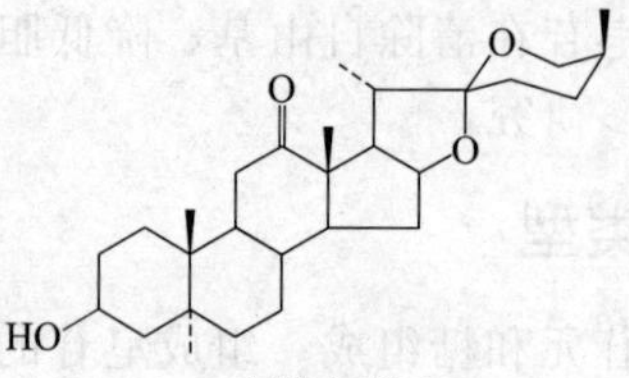

剑麻皂苷元

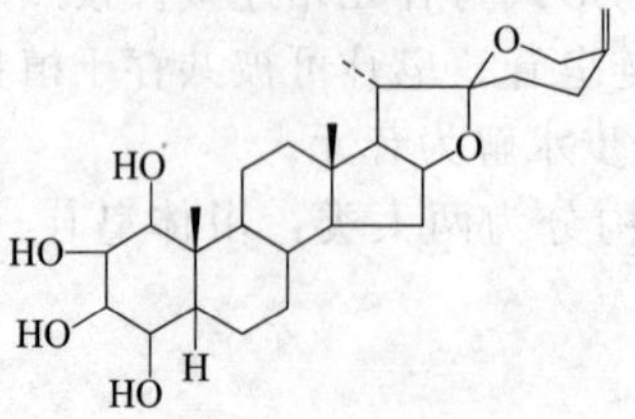

新潘托洛苷元

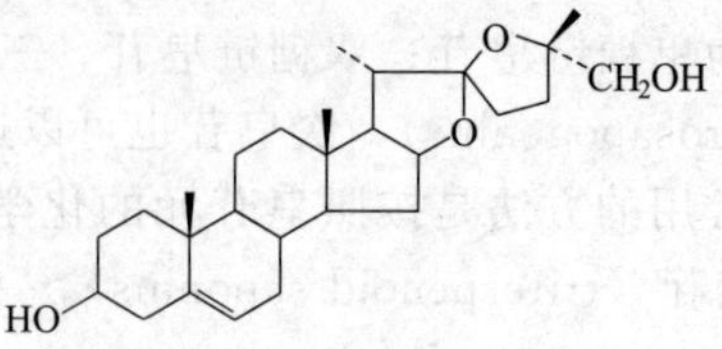

纽替皂苷元

7.1.2.2 三萜皂苷

三萜皂苷是由三萜皂苷元和糖组成，常见的苷元为四环三萜和五环三萜。常见的糖有葡萄糖、半乳糖、木糖、鼠李糖、葡萄糖醛酸等，多数糖为吡喃型糖，但也有呋喃型糖。有些苷元或糖上还有酰基等。这些糖多以低聚糖的形式与苷元成苷，成苷位置多为3-位或与28-位成酯皂苷。三萜皂苷由30个碳原子组成，在自然界中分布广泛。

（1）四环三萜

四环三萜（tetracyclic triterpenoids）在生源上可以视为由鲨烯演变为甾体的中间体，大多数结构和甾醇很相似，亦具有环戊烷并多氢菲的四环甾核。在甾核4-、4-、14-位上经甾醇多三个甲基，也有认为是植物甾醇的三甲基衍生物。目前发现四环三萜主要有达玛烷型、羊毛脂烷型、环阿屯烷型、甘遂烷型、葫芦烷型和楝烷型几类，其结构如下：

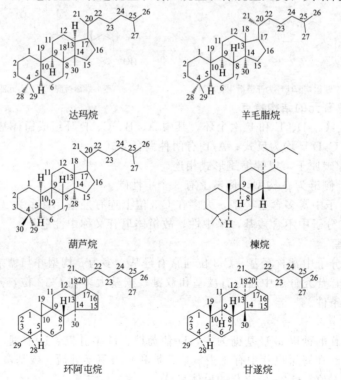

达玛烷

羊毛脂烷

葫芦烷

楝烷

环阿屯烷

甘遂烷

结构特点：

① 达玛烷　从环氧鲨烯由全椅式构象形成；C-8 位有 β-角甲基，C-13 位有 β-H，C-10 位有 β-甲基，C-17 位有 β-侧链，C-20 为 R 构型或 S 构型。（实例：人参皂苷）

② 羊毛脂烷　从环氧鲨烯由椅-船-椅构象式环合而成；C-10 位有 β-角甲基，C-13 位有 β-CH_3，C-14 位有 α-甲基，C-17 位有 β-侧链，C-20 为 R 构型。A/B、B/C、C/D 环均为反式。（实例：灵芝）

③ 环阿屯烷　基本骨架同羊毛脂烷很相似，差别仅在于环阿屯烷 19-位甲基与 9-位脱氢形成三元环。（实例：黄芪）

④ 甘遂烷　A/B、B/C、C/D 环均为反式；C-13 位有 α-CH_3，C-14 位有 β-甲基，C-20 连有 α-侧链（20S）。

⑤ 葫芦烷　由羊毛甾烯 Δ^8 进行质子化，在 C-8 产生正碳离子，然后 19-CH_3 转移到 9-位，9-H 转移到 8-位而形成；A/B 环上的取代和羊毛脂烷类型化合物不同，有 5β-H、8β-H、10α-H，C-9 位连有 β-CH_3，其余与羊毛脂烷一样。

⑥ 楝烷　楝苦素类成分，有 26 个碳原子。

（2）五环三萜

五环三萜（pentacyclic triterpenoids）类型数目较多，已发现的有 15 种以上，主要的类型有齐墩果烷型、乌苏烷型、羽扇豆烷型和木栓烷型，其结构如下：

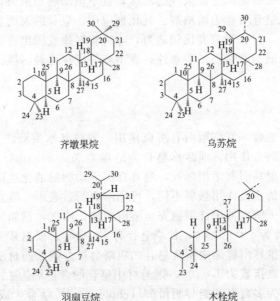

齐墩果烷　　　　乌苏烷

羽扇豆烷　　　　木栓烷

结构特点：

① 齐墩果烷　基本骨架是多氢蒎的五环母核；A/B、B/C、C/D 均为反式，仅 D/E 是顺式；母核上有 8 个甲基，其中 C-8、C-10、C-17 为 β-型，而 C-14 是 α-型。（实例：甘草、柴胡、商陆、远志）

② 乌苏烷　乌苏烷型结构与齐墩果烷型结构的区别：环上 C-20 位的一个甲基转移到了 C-19 位上。（实例：地榆）

③ 羽扇豆烷　E 环为五元碳环，且 E 环 C-19 位有异丙基以 α-构型取代；A/B、B/C、C/D 及 D/E 环均为反式。（实例：白头翁）

④ 木栓烷　由齐墩果烯甲基移位演变而来。（实例：雷公藤）

任务 7.2　皂苷类的理化性质

7.2.1　性状及溶解性

皂苷分子量大，大多为无色或乳白色无定形粉末，而皂苷元大多有完好的结晶。皂苷多数具有苦而辛辣味，其粉末对人体黏膜有强烈刺激性，尤其是鼻黏膜最敏感，吸入鼻内能引起喷嚏。因此某些皂苷内服，能刺激消化道黏膜，产生反射性黏液腺分泌，而用于祛痰止咳。但有的皂苷无这种性质，例如甘草皂苷有显著而强的甜味，对黏膜刺激性弱。皂苷还多具有吸湿性。

皂苷元能溶于石油醚、苯、乙醚、氯仿等有机溶剂，而不溶于水。与糖结合成皂苷，尤其是与低聚糖结合成皂苷后，由于糖分子的引入，使羟基数目增多，极性加大，较不易结晶，因而皂苷大多为无色无定形粉末，可溶于水，易溶于热水、稀醇、热甲醇和热乙醇中，几乎不溶或难溶于乙醚、苯等极性小的有机溶剂。含水丁醇或戊醇对皂苷的溶解度较好，因此是提取皂苷时常采用的溶剂。皂苷有助溶性，可促进其他成分在水中的溶解。

7.2.2　表面活性作用

皂苷水溶液经强烈振摇能产生持久性的泡沫，且不因加热而消失，这是因为皂苷能降低水溶液表面张力。因此皂苷可作为清洁剂、乳化剂应用。皂苷的表面活性与其分子内部亲水性和亲脂性的比例有关，只有当二者比例适当，才能较好地发挥出这种表面活性。如果某些皂苷亲水性强于亲脂性或亲脂性强于亲水性，就不容易发挥这种活性。发泡试验可以用来鉴定药材中是否含有皂苷。

7.2.3　溶血作用

皂苷的水溶液大多能破坏红细胞而有溶血作用，若将其水溶液注入静脉中，毒性极大，低浓度水溶液就能产生溶血作用。通常称皂苷为皂毒类（sapotoxins）就是就其溶血作用而言。皂苷水溶液肌内注射易引起组织坏死，皂苷在高等动物的消化道内不被吸收，故口服则无溶血作用，各类皂苷的溶血作用强弱不同，可用溶血指数表示。溶血指数是指在一定等渗条件、缓冲条件及恒温下使血液中红细胞完全溶解的最低浓度，例如薯蓣皂苷的溶血指数是 1∶400000，洋地黄皂苷为 1∶125000，甘草皂苷为 1∶4000。根据某一药材浸液及其提纯皂苷溶液的溶血指数可以推算出样品中所含皂苷的粗略含量。例如药材浸出液得的溶血指数为 1∶1，而标准皂苷的溶血指数为 1∶100，则药材中皂苷的含量约为 1%。

皂苷能溶血，是因为多数皂苷能与胆甾醇（cholesterol）结合生成水不溶性的分子复合物。当皂苷水溶液与红细胞接触时，红细胞壁上的胆甾醇与皂苷结合，生成不溶于水的复合物沉淀，破坏了血红细胞的正常渗透，使细胞内渗透压增加而发生崩解，从而导致溶血现象。但并不是所有皂苷都能破坏细胞产生溶血现象。

皂苷的溶血性与分子结构的关系：

① 有无溶血作用与皂苷元有关，作用强弱与糖有关。

② 单皂苷溶血作用大于双皂苷；酸性皂苷溶血作用大于中性皂苷。

由于皂苷能与胆甾醇形成沉淀，因此胆甾醇能解除皂苷的溶血毒性。

单皂苷溶血作用一般较显著；双皂苷，尤其是中性三萜类双皂苷溶血作用较弱或没有溶血作用；酸性皂苷显示中等程度溶血作用。由此可见并不是所有的皂苷都能破坏红细胞而产生溶血作用，例如人参皂苷无溶血现象，但经分离后，B 型和 C 型人参皂苷具有显著溶血作用，而 A 型皂苷则有抗溶血作用。

7.2.4 沉淀反应

皂苷的水溶液可以与一些金属盐类如铅盐、钡盐、铜盐等生成沉淀。三萜皂苷的水溶液加入硫酸铵、乙酸铅等中性盐类会生成沉淀。利用这一性质可进行三萜皂苷的提取和初步分离。

酸性皂苷（常指三萜皂苷）的水溶液加入硫酸铵、乙酸铅或其他中性盐类即产生沉淀。

中性皂苷（常指甾体皂苷）的水溶液则需加入碱式乙酸铅或氢氧化钡等碱式盐类才能产生沉淀。

7.2.5 水解反应

皂苷的水解有两种方式：一种是彻底水解生成苷元及糖；一种是分步水解，即部分糖先被水解，或双皂苷中先水解 1 条糖链形成次生苷或前皂苷元。选择适合的水解方法或通过控制水解的具体条件，可以使皂苷完全水解或部分水解

（1）酸水解

皂苷酸水解的速度与苷元和糖的结构有关。有些皂苷在水解时易引起皂苷元发生脱水、环合、双键移位、构型转化等变化，得不到原皂苷元。例如人参皂苷的原皂苷元本来是 20（S）-原人参二醇和 20（S）-原人参三醇，但最初因为选择的是剧烈水解条件，故得到水解产物是人参二醇和人参三醇，未能得到原皂苷元。因此选择水解条件时，宜用温和的水解方法，如两相酸水解、酶水解、Smith 降解等方法，以得到原皂苷元。

（2）乙酰解

皂苷的全乙酰化物在 BF_3 的催化作用下，用乙酸酐使苷键裂解，可得到全乙酰糖和乙酰化苷元。

（3）Smith 降解

氧化裂解，条件缓和，可以得到真正的皂苷元。

（4）酶水解

专属性高，可以得到次生苷、苷元及单糖。

（5）糖醛酸苷键的水解

糖醛酸苷键用常规方法难以水解，可以采用光分解法、四乙酸铅-乙酸酐、微生物转化法等方法水解。

① 光分解法　用 500W 高压汞灯为光源，照射皂苷数小时，使皂苷分子中的糖醛酸与苷元间裂解。

② 四乙酸铅-乙酸酐法　皂苷先进行甲基化将所有的羟基保护起来，然后在苯中与四乙酸铅作用，失去羧基，继而依次用甲醇钠、乙酸酐-吡啶处理，得到原皂苷元的乙酰化物。

（6）酯苷键的水解

含有酯苷键的皂苷易被碱水解，酯苷键一般在 NaOH 水溶液中回流一定时间可使其水解。一些容易水解的酯苷键可用 5mol/L 的氨水水解。还可以采用 LiI 在 2,6-二甲基吡啶/甲醇溶液中与皂苷一起回流，低聚糖链可在保持低聚糖结构不变的情况下被定量裂解下来，对其他酰基无影响。

7.2.6 颜色反应

三萜化合物在无水条件下，与强酸（硫酸、磷酸、高氯酸）、中等强酸（三氯乙酸）或 Lewis 酸（氯化锌、三氯化铝、三氯化锑）作用，会显色或有荧光。反应灵敏但专属性差。

常见呈色反应有：

(1) 乙酐-浓硫酸反应（Liebermann-Burchard 反应）

将样品溶于乙酐中，加浓硫酸-乙酐（1∶20），可产生黄→红→紫→蓝→绿等颜色变化，最后褪色。皂苷与浓硫酸显色的机制是由于分子内发生脱水、脱羧、氧化、缩合、双键移位及形成多烯碳正离子而呈色。甾体皂苷最终呈蓝绿色，三萜皂苷最终呈红紫色。可用于两类皂苷的区别。

(2) 五氯化锑反应（Kahlenberg 反应）

将样品氯仿或醇溶液点于滤纸上，喷以 20％五氯化锑的氯仿溶液（不应含乙醇和水），干燥后 60～70℃加热，显蓝色、灰蓝色、灰紫色斑点。

(3) 三氯乙酸反应（Rosen-Heimer 反应）

将样品溶液滴在滤纸上，喷 25％三氯乙酸乙醇溶液。甾体皂苷：加热 60℃呈红色。三萜皂苷：加热 100℃呈红色。三氯乙酸比浓硫酸温和，故可用于纸色谱，并可用于两类皂苷的区别。

(4) 氯仿-浓硫酸反应（Salkowski 反应）

样品溶于氯仿，加入浓硫酸后，在氯仿层呈现红色或蓝色，硫酸层有绿色荧光出现。

(5) 乙酸-乙酰氯反应（Tschugaeff 反应）

样品溶于冰醋酸中，加乙酰氯数滴及氯化锌结晶数粒，稍加热，则呈现淡红色或紫红色。

任务 7.3　皂苷类的提取分离

7.3.1　提取技术

(1) 皂苷的提取

皂苷常用不同浓度的甲醇、乙醇等溶剂提取，若皂苷含有羟基、羧基极性基团较多，亲水性强，宜用稀醇提取，提取效果较好。提取液减压浓缩后，加适量水，必要时先用石油醚等亲脂性溶剂萃取，除去亲脂性杂质，然后用正丁醇萃取，皂苷转溶至正丁醇中，而糖类等水溶性则留在水中，分取正丁醇，减压蒸干，得粗制总皂苷。此法被认为是皂苷提取的通法。此外亦可将醇提取液减压回收醇后，通过大孔吸附树脂，先用少量水洗去糖分和其他水溶性成分，后改用 30％～50％乙醇洗脱（黄酮类成分被吸附在大孔树脂上），洗脱液减压蒸干，亦得粗制总皂苷。由于皂苷难溶于乙醚、丙酮，如将粗制总皂苷溶于少量甲醇，然后乙醚、丙酮或乙醚-丙酮（1∶1）的混合溶剂，混合均匀，皂苷即行析出。如此反复数次，可提高皂苷纯度，再行分离，效果更佳。

皂苷也可先用石油醚或苯将药材进行脱脂处理，除去油脂、色素、脱脂后的药材再用甲醇或乙醇为溶剂加热提取，多数皂苷难溶于冷乙醇或甲醇，就可能沉淀析出；或将醇提取液适当浓缩，再加入适量的丙酮或乙醚，皂苷就可以析出沉淀；酸性皂苷可先加碱水溶解，再加酸酸化使皂苷又重新析出而与杂质分离。

(2) 皂苷元的提取

皂苷元的提取方法大致分三类：①用乙醇或甲醇提取，提取物直接进行分离；②用醇类溶剂提取后，提取物依次用石油醚、氯仿、乙酸乙酯进行分步提取，然后进一步分离，皂苷元主要由氯仿部位中获得；③用皂苷水解后获得，即将皂苷进行水解，水解产物用氯仿萃取，然后进行分离。

皂苷元的分离通常是采用反复硅胶吸附柱色谱。先经常压或低压硅胶柱做初步分离，样品纯度有所提高，再经中压柱色谱、薄层制备、高效液相色谱制备等方法。硅胶柱色谱常用溶剂系统为石油醚-氯仿、苯-乙酸乙酯、氯仿-乙酸乙酯、氯仿-甲醇、乙酸乙酯-丙酮等。

7.3.2 分离技术

7.3.2.1 分段沉淀法

利用皂苷难溶于乙醚、丙酮等溶剂的性质进行分离。将总皂苷先溶于少量甲醇或乙醇中，然后逐渐加入数倍于醇体积的乙醚、丙酮或乙醚-丙酮（1∶1）的混合溶剂至皂苷从醇溶液中析出为止，摇匀，皂苷即以粉质沉淀的形式析出。如此处理数次，逐渐降低溶剂极性，分批析出皂苷即可。此法虽较简便，但分离不完全，不易获得纯品。

7.3.2.2 胆甾醇沉淀法

皂苷可与胆甾醇生成难溶于水的分子复合物。此性质曾用于皂苷的分离。先将粗皂苷溶于少量乙醇中，再加入胆甾醇的饱和乙醇溶液，至不再析出沉淀为止，滤过，取沉淀用水、醇、乙醚顺次洗涤除去杂质和游离的胆甾醇。将沉淀干燥后，用乙醚回流提取，除去胆甾醇。残留物为较纯的皂苷。

7.3.2.3 色谱分离法

（1）**吸附柱色谱法**

该法常用于分离皂苷类化合物。由于不同的皂苷在吸附剂上的吸附、解吸附能力不同，在经洗脱剂洗脱时会将这种差异性扩大，从而将不同的皂苷进行分离。常用硅胶作为正相吸附剂，以与水不互溶的有机溶剂或有机混合溶剂进行洗脱；常用的反相硅胶有 Rp-18、Rp-8、Rp-2，常用甲醇-水、乙腈-水为洗脱剂。制备薄层色谱也用于色谱的分离，也取得良好的效果。

（2）**分配柱色谱法**

皂苷极性较大，故可利用不同组分在两相间的分配系数的差别即用分配柱色谱法进行分离。常采用硅胶作为支持剂，固定相为3%的草酸水溶液等，流动相为含水的混合有机溶剂，如氯仿-甲醇-水、二氯甲烷-甲醇-水、乙酸乙酯-乙醇-水等，也可用水饱和的正丁醇等作为流动相。

（3）**液液分配色谱法**

逆流色谱和离心分配色谱作为液液分配色谱，其优点在于不会对极性大的皂苷类化合物造成不可逆吸附，并可能将结构极其近似的成分分开。

液滴逆流色谱法（DCCC）是分离皂苷较为有效的方法，分离效能高，有时可将结构极为近似的成分分开，例如柴胡皂苷 a、c、d 的分离，柴胡皂苷 c 系三糖苷，通过柱色谱分离，可以较容易地从含二糖的柴胡皂苷中分离出来。但柴胡皂苷 a 和 d 结构极为相似，只是 C^{16}-OH 构型不同（前者为 $C^{16}\beta$-OH，后者为 $C^{16}\alpha$-OH），在薄层上 R_f 值亦相近。一般柱色谱法难以分离，采用 DCCC 法则可得到满意的分离效果。其方法：柴胡根用粉用2%吡啶的甲醇（加吡啶是防止植物中酚、酸类物质引起皂苷结构的转化），回流提取，浓缩提取液，悬浮于水中，用水饱和的正丁醇提取，合并丁醇液，水洗，浓缩，溶于少量甲醇，倾于乙醚中，滤集析出沉淀，即为粗皂苷。粗皂苷用 DCCC 法和分离，溶剂系统为氯仿-苯-乙酸乙酯-甲醇-水（45∶2∶3∶60∶40）上行法分离，溶剂下层为固定相，充满整个 DCCC 管路，而上层作为流动相。样品（皂苷 20mg）溶于下层溶剂中充满 DCCC 装置的样品室，然后进行洗脱分离，洗脱液用收集器分成 320 份，每份 3g，经减压蒸干，在硅胶 GF_{254} 薄层上与柴胡皂苷对照品比较进行色谱鉴别，展开剂为乙酸乙酯-乙醇-水（8∶2∶1），合并同一组分，由 35～48 组分得柴胡皂苷 c，155～195 组分得柴胡皂苷 a，235～300 组分得柴胡皂苷 d。

（4）高效液相色谱法

高效液相色谱法是目前分离皂苷类化合物最常用的方法，其分离效能较高。一般多采用反相色谱柱，以甲醇-水、乙腈-水等系统洗脱。

（5）大孔树脂色谱法

大孔树脂色谱常用来分离极性较大的化合物，尤其适用于皂苷的精制和初步分离。将含皂苷的水溶液通过大孔树脂柱后，用水洗涤除去糖和其他亲水性杂质，然后再用不同浓度的甲醇或乙醇以由低到高的浓度顺序梯度洗脱。

（5）凝胶色谱法

凝胶色谱的分离依据是分子量的大小。用不同浓度的甲醇、乙醇或水溶液洗脱各成分按照分子量递减的顺序先后洗脱下来。最常用的是 Sephadex LH-20。

7.3.3 检识技术

7.3.3.1 泡沫试验

取检品的水溶液 2mL 于带塞试管中，用力振摇 3min，即产生持久性蜂窝状泡沫（维持 10min 以上），且泡沫量不少于液体体积的 1/3，即证明含有皂苷。但是常用的增溶剂吐温、司盘，振摇时均能产生持久性泡沫，要注意区别。该试验还可以用来区别三萜皂苷和甾体皂苷。将皂苷水溶液装入 2 支试管，振荡发泡后，分别滴加稀盐酸和稀 NaOH 溶液，二管泡沫高度相同的三萜皂苷，碱管高于酸管的为甾体皂苷。

7.3.3.2 显色反应

通过颜色反应和 Molish 反应，可初步推断化合物是否为皂苷元或皂苷。皂苷的试剂检识虽然比较灵敏，但专属性较差。

7.3.3.3 色谱检识技术

（1）薄层色谱

亲水性强的皂苷用分配色谱效果较好，用硅胶作载体，用极性较大溶剂系统作展开剂。常用的展开剂有：水饱和的正丁醇、正丁醇-乙酸乙酯-水（4:1:5）、乙酸乙酯-吡啶-水（3:1:3）、乙酸乙酯-乙酸-水（8:2:1）；亲脂性强的三萜皂苷和三萜皂苷元极性较小，可用吸附色谱，用硅胶为吸附剂，采用亲脂性较强的展开剂如苯-乙酸乙酯（1:1）、环己烷-乙酸乙酯（1:1）、苯-丙酮（8:1）、氯仿-丙酮（95:5）。皂苷（元）分子中极性基团增多时，R_f 值减少。分离酸性三萜皂苷时，应在展开剂加少量酸，可避免产生拖尾现象。

薄层色谱常用的剂有三氯乙酸、浓硫酸、50%硫酸、三氯化锑或五氯化锑、乙酐-浓硫酸及磷钼酸等试剂。

（2）纸色谱

亲水性皂苷的纸色谱，多以水为固定相，展开剂的极性也相应增大，常用的展开剂有水饱和的正丁醇、正丁醇-乙醇-水（9:2:9）、正丁醇-乙酸-水（4:5:1）。分离苷元或亲脂性皂苷多用甲酰胺为固定相，用甲酰胺饱和的氯仿或苯为展开剂。常用的显色剂为磷钼酸、三氯化锑或五氯化锑。

7.3.3.4 波谱检识技术

（1）紫外光谱

饱和的甾体皂苷元在 200～400nm 没有吸收，含孤立双键的苷元在 205～225nm 有一个弱的吸收，含羰基的苷元在 285nm 左右有一个弱吸收，含 α,β 不饱和酮基的苷元在

240nm 左右有一个强吸收。多数三萜类化合物无共轭体系，所以不产生紫外吸收，齐墩果烷类三萜由于结构中多具有双键，可用紫外光谱进行判断双键类型。如果在 205～250nm 有微弱的吸收说明只有一个孤立双键；如果在 242～250nm 有吸收说明有 α，β-不饱和羰基；如果在 240nm、250nm、260nm 有吸收说明有异环共轭双键；同环共轭双键的吸收在 285nm；也可用紫外光谱判断 H-18 的构型：α 构型的紫外吸收在 242～243nm，β 构型在 248～249nm。

（2）红外光谱

含有螺缩酮结构的甾体皂苷及其苷元的红外光谱在 980cm^{-1}（Ⅰ）、920cm^{-1}（Ⅱ）、900cm^{-1}（Ⅲ）和 860cm^{-1}（Ⅳ）左右显示四个特征吸收谱带。Ⅰ带为最强峰，根据Ⅱ带和Ⅲ带的强度可以判别 C-25 构型：若Ⅱ带＞Ⅲ带为 C-25S 型的螺甾烷醇类；而Ⅱ带＜Ⅲ带则为 C-25R 型螺甾烷醇型类。

（3）质谱

质谱在甾体皂苷的结构确定中起着重要作用。具有螺缩酮结构的皂苷元主要特征裂解峰是由 E 环和 F 环裂解产生的，苷元部分会出现很强的 m/z 139 的基峰、中等强度的 m/z 115 和 126 的离子峰，若 F 环有羟基或双键取代，这些峰的分子量以及峰强度也将发生变化。

m/z 139 m/z 126 m/z 115

由甾体结构或甾体和 E 环产生的主要离子如下：

m/z 257 m/z 271 m/z 286

m/z 328 m/z 342 m/z 331

① ^{1}H-NMR　甾体皂苷元在高场区可明显看到有 4 个甲基的特征峰，18-位和 19-位甲基是单峰，18-位甲基处于较高场。21-位甲基和 27-位甲基因被邻位氢耦合均为双峰，且 27-位甲基常处于 18-位甲基的高场，21-位甲基常位于 19-位甲基的低场。如果 C-25 位有羟基取代，则 17-位甲基为单峰，并向低场移动。C-25 上的甲基为 α 构型（25R）时，其甲基质子信号（δ_H0.070 左右）要比 β 取向（25S）的甲基质子信号（δ_H1.10 左右）处于较高场。C-26 上的两个氢质子信号在 25R 型的甾体皂苷中化学位移相近，而在 25S 构型中差别较大，也可用于区别这两种异构体。

在高场区出现多个甲基单峰是三萜类化合物的最大特征。一般甲基质子信号在 δ_H0.60～1.50。羽扇豆烷型三萜的 30-位甲基因与双键相连，化学位移在 1.63～1.80，呈现宽单峰。乙酰基中甲基信号为 1.82～2.07，甲酯部分的甲基信号在 3.6 左右。高场区的甲基信号的数目及峰形有助于推断三萜类化合物的基本骨架。有与双键相连的甲基则可否定齐墩果烷、乌苏烷型三萜皂苷的可能性；若甲基信号以二重峰的形式出现，则可能为乌苏烷型或羊毛脂甾烷型或环菠萝蜜烷型。值得注意的是，有些三萜化合物的 ^{1}H-NMR 谱中出现的 6-去氧糖 5-位连接的甲基也为二重峰（$J=5.5\sim7.0$Hz），但化学位移值为 1.4~1.7，而乌苏烷型三萜母核上的 29-位甲基和 30-位甲基虽为二重峰，化学位移值却多为 0.8~1.0，J 值约为 6Hz。三萜类化合物常有羟基取代，连接羟基的碳上的质子信号一般出现在 3.2~4.0，连接乙酰氧基的碳上的质子信号一般在 4.0~5.5。

② ^{13}C-NMR　甾体皂苷元母核含有 27 个碳原子，高场区有 18-、19-、21-和 27-四个甲基的特征峰，化学位移值均低于 20。其余碳原子上如果有羟基取代，化学位移向低场位移 40~45。如果羟基与糖结合成苷，则发生苷化位移，向低场位移 6~10。如果 5-、6-位含有双键，则碳的化学位移在 115~150 的范围，羰基碳在 200 左右。16-位和 20-位连氧碳其化学位移分别在 80 和 109 左右，并且这两个碳信号极具特征性，易于辨认。变形螺甾烷型的 F 环为五元呋喃环，C-22 碳信号出现在 120.9，C-25 碳信号出现在 85.6。呋甾烷型甾体皂苷苷元 C-22 位信号出现在 90.3，当 C-22 位连有羟基时出现在 110.8 处，当 C-22 位连有甲氧基时出现在 113.5 处（甲氧基碳在较高场，一般为 47.2）。^{13}C-NMR 谱对于鉴别甾体皂苷元 A/B 环的稠合方式及 C-25 异构体可提供极为重要的信息。C-5 如果为 5α，C-5、C-9 和 C-19 的化学位移分别为 44.9、54.4 和 12.3 左右；如果为 5β，则 C-5、C-9 和 C-19 的化学位移分别为 36.5、42.2 和 23.9 左右。如果 5-、6-位具有不饱和键，与饱和甾体相比，C-5 和 C-6 分别向低场位移 +96 和 +92.7 即出现在 141.2 ± 0.8 和 121.0 ± 0.4，该双键同时也影响附近 C-4、C-10 及 C-8、C-9 的化学位移，一般使 C-4、C-10 向低场位移约 4.0，使 C-8、C-9 向高场位移 3.3~4.5。螺甾烷醇和异螺甾烷醇型甾体皂苷 27-位甲基信号的化学位移值与 C-25 的构型有关，螺甾烷醇型（25S 型）甾体皂苷中 27-甲基位于 16.2 左右，在异螺甾烷醇型中 27-甲基位于 17.1 左右。变形螺甾烷型 F 环为五元呋喃环，22 位碳信号出现在 120.9，25 位信号出现在 85.6，可明显区别于其他类型。呋甾烷型甾体皂苷元，E 环和 F 环碳原子的化学位移与螺甾烷明显不同，22-位碳信号出现在 90.3 处，当 C-22 位连有羟基时，22-位碳信号出现在 110.8 处；当 C-22 位连有甲氧基时，22-位碳信号出现在 113.5 处。

^{13}C-NMR 谱是确定三萜皂苷结构最有应用价值的技术，比 ^{1}H-NMR 具有更多的优越性。三萜皂苷元母核上的角甲基一般在 $\delta_C 8.9\sim33.7$，其中 23-位甲基和 29-位甲基为 e 键甲基出现在低场，δ 值分别为 28.0 和 33.0 左右。苷元中除与氧相连的碳和烯碳外，其他碳的化学位移值一般在 60.0 以下，苷元和糖上与氧相连的碳为 60.0~90.0，烯碳在 109.0~160.0，羰基碳为 170.0~220.0。

任务 7.4　中药实例

7.4.1　甘草

甘草是豆科甘草属甘草（*Glycyrrhiza uralensis* Fisch）干燥根及根茎。具有补脾益气、缓急止痛、清热解毒、调和诸药等功效，临床上用咽喉肿痛、痈肿疮毒、缓解药毒等。现代研究表明甘草有较强的抗肿瘤、抑制艾滋病毒的作用。

7.4.1.1　结构与性质

甘草根和根茎中含有多种三萜皂苷，甘草皂苷（glycyrrhizin）是甘草中主要的生理活性成分，含量约为7%~10%，属β-香树脂烷型，苷元部分有羧基取代，是酸性皂苷，故称甘草酸。因其有甜味，又称甘草甜素，食品工业中用作甜味剂。

甘草皂苷为无色柱状结晶，易溶于热水，可溶于热乙醇，在冷水中溶解度较小，几乎不溶于无水乙醇或乙醚。甘草皂苷以钾或钙盐形式存在于甘草中，易溶于水，在水溶液中加稀酸即可游离析出甘草酸，此沉淀易溶于稀氨水中，故可作用甘草皂苷的提取方法。甘草皂苷在5%硫酸溶液中，加压在110~120℃进行消解，产生两分子葡萄糖醛酸及甘草皂苷元，又称甘草次酸。

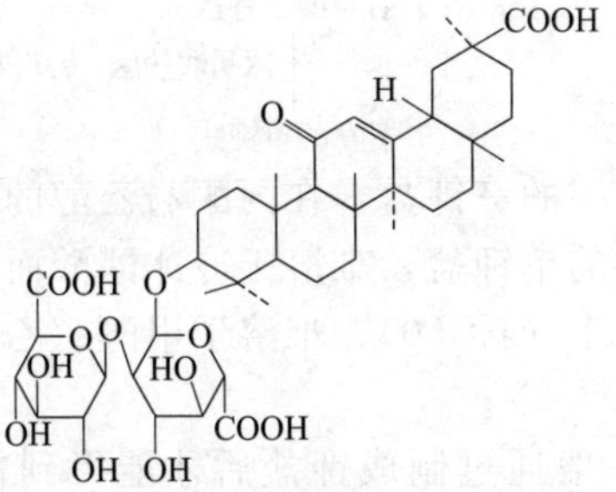

甘草酸 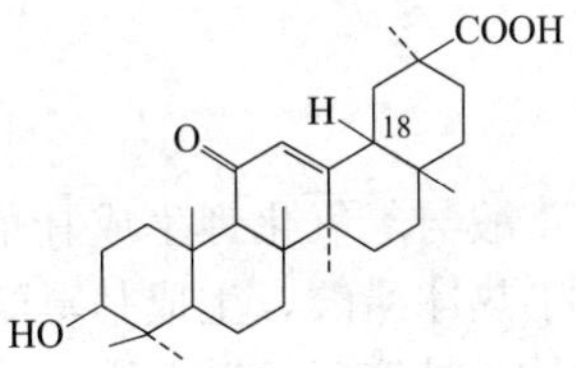　　　　　　　　甘草次酸

甘草次酸有两种构型，一种为18α-H型，为白色小片状结晶，熔点283℃；另一种为18β-H型，为白色小片状结晶，熔点296℃。两种结晶均易溶于氯仿或乙醇。

甘草还含有多种黄酮类化合物，其中有抗溃疡作用的主要有甘草苷及其异甘草苷等。

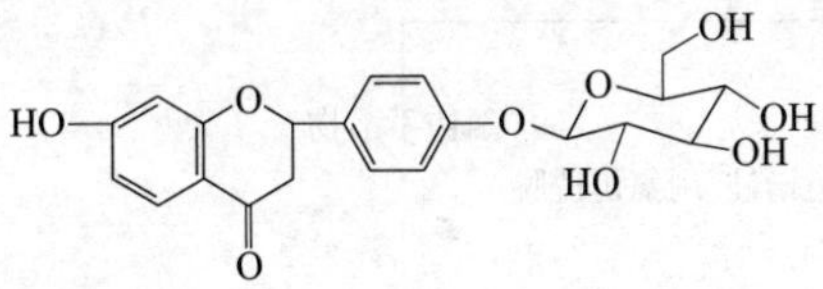

甘草苷 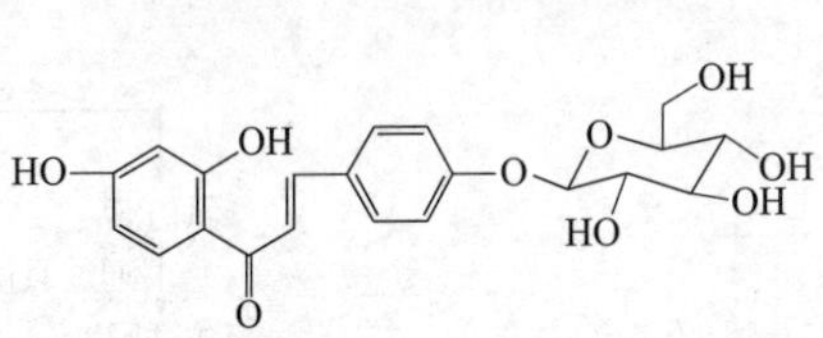　　　　　　　　异甘草苷

7.4.1.2　提取分离

（1）甘草酸的提取

甘草酸在植物中以钾盐的形式存在，易溶于热水，酸化成游离的形式析出沉淀。

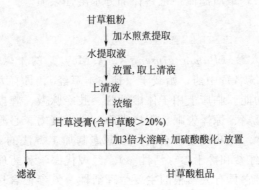

（2）甘草酸单钾盐的制备

从甘草中提得的甘草酸不容易精制，一般通过制成钾盐后，才能得到精制品，提取流程图如下：

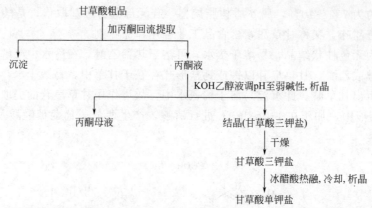

流程说明：甘草酸与氢氧化钾生成甘草酸的三钾盐，在丙酮与乙醇的混合溶剂中难溶而析出结晶。此盐溶于热冰醋酸，生成甘草酸的单钾盐，难溶于冷冰醋酸而析晶。精制的甘草酸单钾盐为针状结晶，易溶于稀碱溶液、冷水（1:50），难溶于甲醇、乙醇。

（3）**甘草酸的制备**

从甘草中提得的甘草酸不容易精制，一般通过制成钾盐后才能得到精制品，提取流程如下：

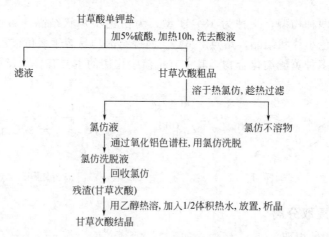

流程说明：甘草酸单钾盐水解产物甘草次酸易溶于氯仿，而它在氯仿中不溶，通过氧化铝色谱柱时大部分被除去，最后滤液中也存在部分水溶性杂质。

7.4.2 人参

人参为五加科植物人参（*Panax ginseng* C. A. Mey.）的干燥根。栽培者为"园参"，野生者为"山参"，是传统名贵中药，始载于《神农本草经》。具有大补元气、复脉固脱、补脾益肺、生津、安神之功能。临床上用于体虚欲脱、肢冷脉微、脾虚食少、肺虚喘咳、津伤口渴、内热消温、久病虚羸、惊悸失眠、阳痿宫冷、心力衰竭、心源性休克等。主要分布在中国、朝鲜、韩国和日本。在我国主产东北。根据炮制加工方法的不同，药用人参有 4 种：生晒参（白参）、糖参、红参和冷干参（活性参）。经现代医学和药理研究证明，人参皂苷为人参主要有效成分之一，它具有人参根的主要生理活性。人参根含皂苷约 4%，其中须根含量较主根高，全植物中以花蕾含皂苷最多。

7.4.2.1 结构与性质

人参皂苷有三种类型：人参皂苷二醇型-A 型、人参皂苷三醇型-B 型、齐墩果酸型-C 型

(表 7.1)。其中 A、B 型属于四环三萜中的达玛烷型衍生物,而 C 型属于齐墩果烷型衍生物。

人参皂苷 A 型和 B 型在酸水解过程中,20(S)构型易转变为 20(R)构型同时侧链发生环合作用,产物分别是人参二醇(panaxadiol)和人参三醇(panaxatriol)。其人参总皂苷大多为白色无定形粉末或无色结晶,味微甘苦,有吸湿性,易溶于水、甲醇、乙醇,可溶于正丁醇、乙酸乙酯,不溶于乙醚、苯,水溶液振摇后能产生大量泡沫,人参皂苷 B 型和 C 型有显著的溶血作用,而 A 型人参皂苷则有抗溶血作用,人参总皂苷无溶血作用。

表 7.1 人参皂苷的化学结构

苷元结构、名称	人参皂苷	糖	
		R^1	R^2
A型20(S)-原人参二醇	Rb_1	Glc^2—^1Glc	Glc^6—^1Glc
	Rb_2	Glc^2—^1Glc	Glc^6—^1Arab呋喃糖
	Rc	Glc^2—^1Glc	Glc^6—^1Arab呋喃糖
	Rd	Glc^2—^1Glc	Glc
	Rh_2	Glc	Glc
B型20(S)-原人参三醇	Re	Glc^2—^1Rham	Glc
	Rf	Glc^2—^1Glc	H
	Rg_1	Glc^2—^1Glc	Glc
	Rg_2	Glc^2—^1Rham	H
	Rh_1	Glc	H
C型齐墩果烷 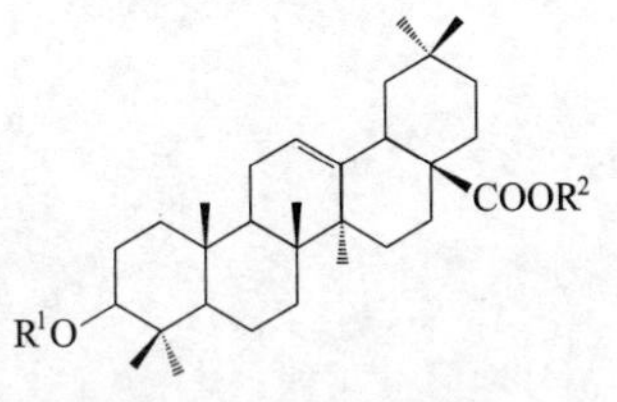	Ro	葡萄糖醛酸^2—^1Glc	Glc

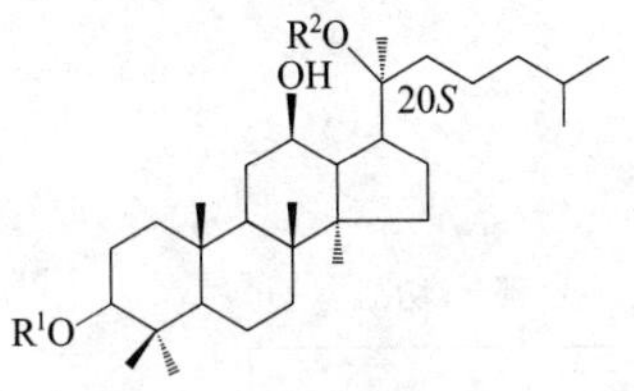

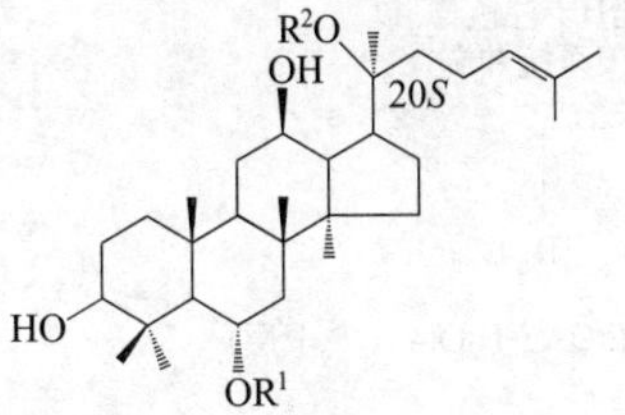

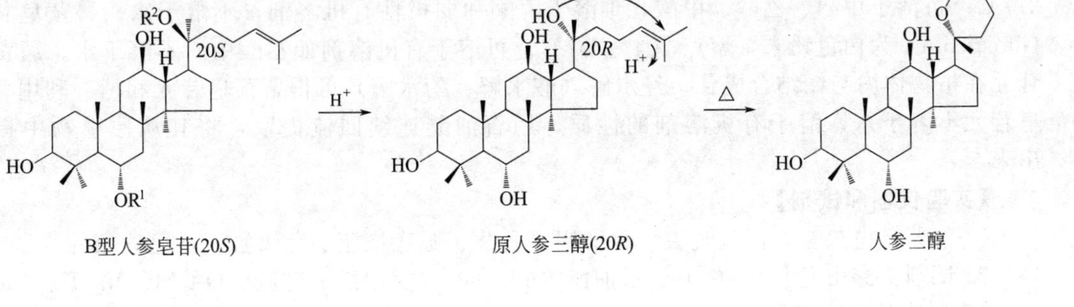

B型人参皂苷(20S) —H$^+$→ 原人参三醇(20R) —Δ→ 人参三醇

7.4.2.2 提取分离

人参皂苷的提取可按皂苷提取通法,可用甲醇提取,除去甲醇后用水溶解;可用乙醚脱脂,正丁醇提取等。分离可用硅胶干柱色谱将总皂苷分为五个部分,分离单体成分则需再用硅胶柱色谱反复进行,溶剂系统可采用氯仿-甲醇-水、正丁醇-乙酸乙酯-水等。

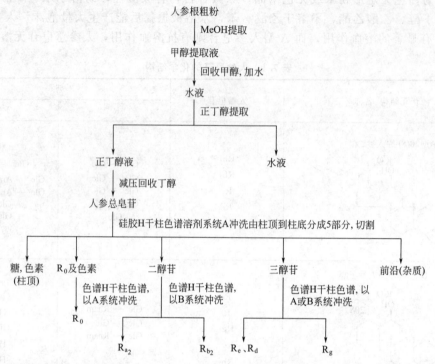

溶剂系统A:$CHCl_3$-MeOH-H_2O(65∶35∶10,下层); 溶剂系统B:n-BuOH-EtOAc-H_2O(4∶1∶2,上层)

技能实训 穿山龙中甾体皂苷元的提取分离与检识

【实验目的】
1. 掌握皂苷元的提取和精制方法。
2. 熟悉皂苷及皂苷元的性质和检识方法。

【实验原理】
穿山龙为薯蓣科穿龙薯蓣(*Dioscorea nipponica* Makino)的干燥根茎。具有活血化瘀、祛风除湿、清肺化痰等功效。薯蓣皂苷(dioscin)为无定形粉末或针状结晶,熔点275~277℃。可溶于甲醇、乙醇、甲酸,难溶于丙酮和弱极性有机溶剂,不溶于水。薯蓣皂苷元(diosgenin)为白色粉末,熔点204~207℃。可溶于有机溶剂如乙酸中,不溶于水。薯蓣皂苷元在植物体内与糖结合成苷,经水解(酸水解、酶水解)可得薯蓣皂苷元和糖。利用薯蓣皂苷元不溶于水,溶于有机溶剂的性质,用石油醚连续回流提取,将其从原植物中提取出来。

【实验仪器和试剂】
1. 仪器:电热套、回流装置、水浴锅、乳钵、圆底烧瓶、色谱缸、显色喷瓶等。
2. 试剂:穿山龙、Na_2CO_3、石油醚(60~90℃)、甲醇、硅胶、G-CMC-Na 等。

【实验方法与步骤】
1. 皂苷元的提取、分离和精制

```
穿山龙粗粉(70g)
      │ 置圆底烧瓶中,加水350mL 浓H₂SO₄ 30mL,室温浸泡24h,
      │ 文火加热回流4～6h,放冷,倾出酸水液
酸性药渣
      │ 用清水反复漂洗除去余酸,然后将药渣倒入乳钵中,加Na₂CO₃粉末,反复研
      │ 磨调pH至中性(用pH试纸测试)、水洗、抽干
中性药渣
      │ 低温(80℃)干燥12h
干燥药渣
      │ 置乳钵中研成细粉,置索氏提取器中,以石油醚(60～90℃)150mL为溶剂,
      │ 连续回流提取4～5h
石油醚提取液
      │ 回收石油醚至剩10～15mL,迅速倾入小烧瓶中  密盖,置于冰箱中析晶(48h),抽滤
   ┌──┴──┐
 滤液   沉淀
        │ 用少量冷石油醚洗二次,抽干
  薯蓣皂苷元粗品
        │ 置圆底烧瓶中,加50mL甲醇,在沸水浴上加热回流至完全溶解,
        │ 趁热抽滤,滤液放入冰箱析晶
  薯蓣皂苷元精品
```

2. 鉴定

（1）检识反应

① 乙酐-浓硫酸反应（Liebermann-Burchard 反应）：取样品适量，加冰醋酸 0.5mL 使溶解，续加乙酐 0.5mL 搅匀，再于溶液的边沿滴加 1 滴浓硫酸，观察并记录现象。

② 三氯甲烷-浓硫酸反应（Salkowski 反应）：取样品适量，加三氯甲烷 1mL 使溶解，沿试管壁加等量的浓硫酸，分别置可见光及紫外灯下，观察并记录现象。

（2）薄层色谱鉴定

吸附剂：硅胶 G-CMC-Na 薄层板。

样　品：1%自制薯蓣皂苷元的乙醇液。

对照品：1%薯蓣皂苷元标准品的乙醇液。

展开剂：苯-乙酸乙酯（8∶2）。

显色剂：1%磷钼酸乙醇溶液，105℃加热至斑点显色清晰。

实验结果记录：观察斑点颜色，记录图谱并计算 R_f 值。

【实验注意事项】

1. 原料经酸水解后应充分洗涤呈中性，以免烘干时炭化。

2. 在干燥水解原料的过程中，应注意压散团块和勤翻动，以利快干。

3. 在连续回流提取过程中，由于使用的石油醚极易挥发损失，故水浴温度不宜过高，能使石油醚微沸即可。此外可加快冷凝水的流速，以增加冷凝效果。

4. 回收石油醚的蒸馏操作，不必另换蒸馏装置。只将索氏提取器中的滤纸筒取出，再照原样装好，继续加热回收烧瓶中的溶剂，待溶剂液面增加至高虹吸管顶部弯曲处1cm处，暂停回收，取下提取器，将其中石油醚移置另外容器中，如此反复操作，即可完成回收石油醚的操作。

5. 在连续提取过程中，欲检查有效成分是否提取完全，可取提取器中提取液数滴，滴于白瓷皿中，挥散溶剂，观察有无残留物，然后进行乙酐-浓硫酸反应。若反应呈阴性，示已提尽。

【实验结果与分析】
1. 记录上述实验结果。
2. 分析甾体皂苷可用哪些反应进行鉴定？

项目小结

通过本项目的学习，能够掌握皂苷类化合物的结构类型、理化性质、提取分离与检识技术。利用皂苷的溶解性可以进行皂苷和皂苷元的提取，利用皂苷的溶解性、沉淀反应可以进行皂苷的分离工作，而一般方法无法分离的成分可使用色谱法获得较好的效果。掌握上述方法和技术的应用，为今后在制药企业提取、分离、鉴定皂苷类化合物的工作奠定理论基础。

复习思考题

一、名词解释

溶血指数；皂苷；酸性皂苷；中性皂苷。

二、简答题

1. 皂苷有哪些化学性质和重要的显色反应？乙酐-浓硫酸反应、氯仿-浓硫酸反应的操作应如何进行？
2. 如何区别酸性皂苷和中性皂苷？
3. 简述皂苷的几种水解方法？

强心苷类

Chapter 08

知识目标

- 掌握强心苷的结构与分类及水解性、显色反应；
- 熟悉强心苷的提取分离及色谱鉴定；
- 了解强心苷的结构与强心作用的关系；
- 熟悉强心苷的实例分析。

技能目标

- 能熟练应用强心苷的显色反应区别甲型与乙型强心苷；
- 能熟练应用强心苷的提取与分离技术；
- 能学会强心苷的鉴别方法。

知识点

- 强心苷； α-去氧糖； 构效关系； 颜色反应。

案例导入

夹竹桃中毒

2009年2月7日晚9点多，苏州市中医院急诊科突然来了一位女病人，50多岁，面色苍白，呼吸困难，精神极度萎靡。急诊值班医师立即给她做了心电监护，只见显示屏上提示：心率30～40次/min，呼吸25次/min，血压90/60mmHg左右，病情危重，情况非常紧急。经过医师护士的积极抢救，晚上10点，病人心率与血压恢复了正常，转送到病房进一步观察治疗，终于在24h后脱离了危险。原来，这位来自太湖金庭镇的女病人患有慢性支气管炎，经常咳嗽。几天前，她听人说用夹竹桃叶熬汤喝可以止咳嗽，就摘了不少夹竹桃叶熬汤，谁知一大碗夹竹桃叶煮的汤刚饮下5min，就开始呕吐，胸闷气急，面色苍白，四肢麻木。家人一见慌了神，急忙将她送到了医院抢救。

夹竹桃是世界上五大毒性植物（蓖麻子、颠茄、鸡母珠、水毒芹、夹竹桃）中毒性最强的一种，甚至人吃了蜜蜂采集过夹竹桃花所酿成的蜂蜜都可以中毒，一片夹竹桃叶的吞噬量就可以让一名幼儿毙命。其含有的特殊成分就是强心苷，也叫强心毒苷。

强心苷（cardiac glycosides）是指一类对心脏有显著生理活性的甾体苷类，由强心苷元和糖缩合。临床上用以治疗充血性心力衰竭及节律障碍等心脏疾患。有的强心苷可用于治疗动物肿瘤，具有细胞毒作用，有的强心苷能兴奋延髓催吐化学感受区而引起恶心、呕吐等胃肠道反应。

强心苷存在于许多有毒的植物中,以玄参科、夹竹桃科植物最普遍,其他如百合科、葛摩科、十字花科、卫矛科、豆科、桑科、毛茛科、梧桐科、大戟科等亦比较普遍。已知主要有十几个科几百种植物中含有强心苷,常见的较重要的植物有紫花洋地黄、毛花洋地黄、黄花夹竹桃、杠柳、羊角拗等。

强心苷可存在于植物体的茎、皮、叶、花、种子等不同部位,同一植物往往含有几十种结构相似的强心苷,这给分离工作带来很大的困难。

还有一些具有强心作用的甾体结构如中药蟾酥中的蟾毒配基,为脂肪酸酯类,不属于苷类。

任务8.1 强心苷类的结构与分类

强心苷的结构比较复杂,是由强心苷元和糖组成。强心苷元中甾体母核四个环的稠合方式与甾醇不同,所连接的糖也有一些是特殊的去氧糖。

8.1.1 强心苷元部分

天然存在的强心苷元的B/C环都是反式,C/D环都是顺式,A/B环两种稠合方式都有。在强心苷元分子的甾核,C-3和C-14位都有羟基取代,3-OH大多为β构型,少数为α构型,命名时冠以表字;C-14位羟基由于C/D环是顺式,所以都是β构型;甾核在其他位置还可能有更多的羟基,一般位于 1β、2α、5β、11α、11β、12α、12β、15β、16β;结构中还可能含有环氧基,甾核上也可能有羰基或双键的存在。

强心苷元的C-10位上大多是甲基,也可能是醛基、羟甲基、羧基,都是β构型。C-13上都是甲基。C-17位侧链为不饱和内酯,有为五元环的 $\Delta^{\alpha\beta}$-γ-内酯,称为甲型强心苷元;也有为六元环的 $\Delta^{\alpha\beta,\gamma\delta}$-δ-内酯,称为乙型强心苷元。

(1) 甲型强心苷元($\Delta^{\alpha\beta}$-γ-内酯)

又被称为强心甾烯类(cardenolides)。在已知的强心苷元中,大多数属于此类。

(2) 乙型强心苷元($\Delta^{\alpha\beta,\gamma\delta}$-δ-内酯)

又被称为海葱甾二烯类(scillanolides)或蟾蜍甾二烯类(bufanolide)。自然界仅少数苷元属于此类。

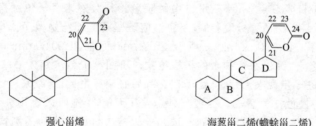

强心甾烯　　　　　　　海葱甾二烯(蟾蜍甾二烯)

8.1.2 糖部分

构成强心苷的糖有20余种,均与苷元 C^3-OH 结合形成苷,可多至5个单元,根据它们的 C^2 位上有无羟基可以分为α-羟基糖和α-去氧糖两类,α-去氧糖主要见于强心苷。

8.1.2.1 α-羟基糖

除广泛分布于自然界的D-葡萄糖、L-鼠李糖外,还有:

① 6-去氧糖　如L-岩藻糖、D-鸡纳糖、D-6-去氧阿洛糖等。

② 6-去氧糖甲醚　如L-黄花夹竹桃糖、D-洋地黄糖等。

8.1.2.2　α-去氧糖

① 2,6-二去氧糖　如 D-洋地黄毒糖等。

② 2,6-二去氧糖甲醚　如 L-夹竹桃糖、D-加拿大麻糖、D-沙门糖等。

D-葡萄糖

L-鼠李糖

L-岩藻糖

D-鸡纳糖

L-6-去氧阿洛糖

L-黄花夹竹桃糖

D-洋地黄糖

D-洋地黄毒糖

L-夹竹桃糖

D-加拿大麻糖

D-沙门糖

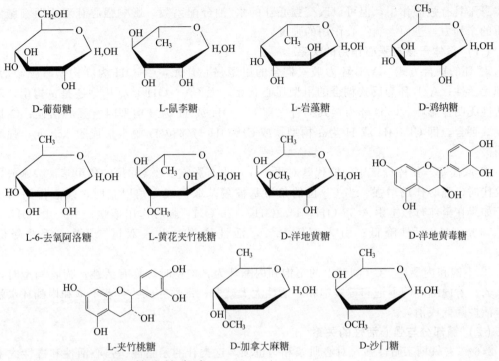

8.1.2.3　糖和苷元的连接方式

强心苷中，多数是几种糖结合成低聚糖形式再与苷元的 C^3-OH 连接成苷，少数为双糖苷或单糖苷。糖虽无强心作用，但可增加强心苷对心肌的亲和力。糖和苷元的连接方式有三种类型：

Ⅰ型：苷元-（2,6-二去氧糖）$_x$-（D-葡萄糖）$_y$，如紫花洋地黄苷 A 和毒毛花苷 K。

Ⅱ型：苷元-（6-去氧糖）$_x$-（D-葡萄糖）$_y$，如黄花夹竹桃苷 A。

Ⅲ型：苷元-（D-葡萄糖）$_y$，如绿海葱苷。

紫花洋地黄苷A

毒毛花苷K

黄花夹竹桃苷A

绿海葱苷

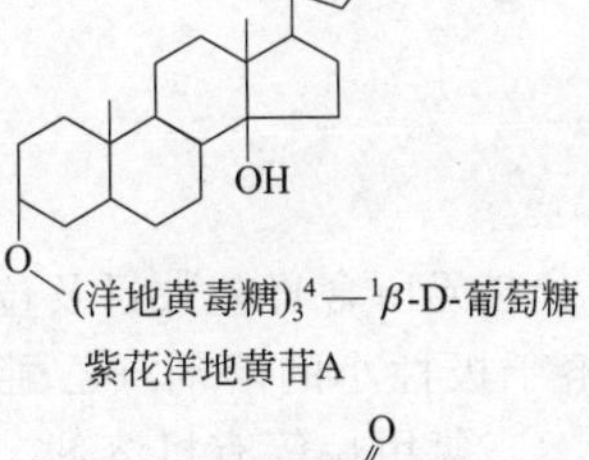

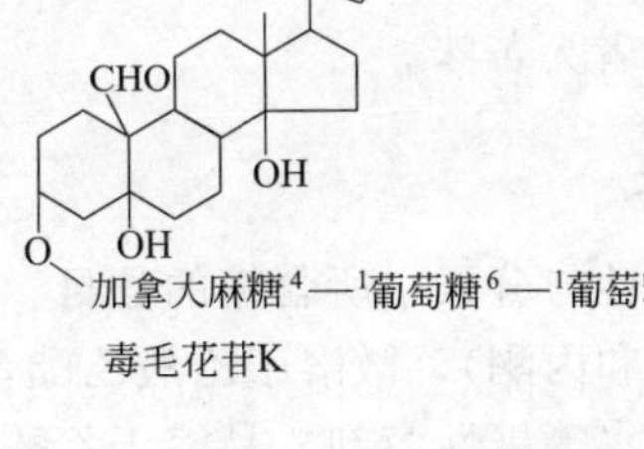

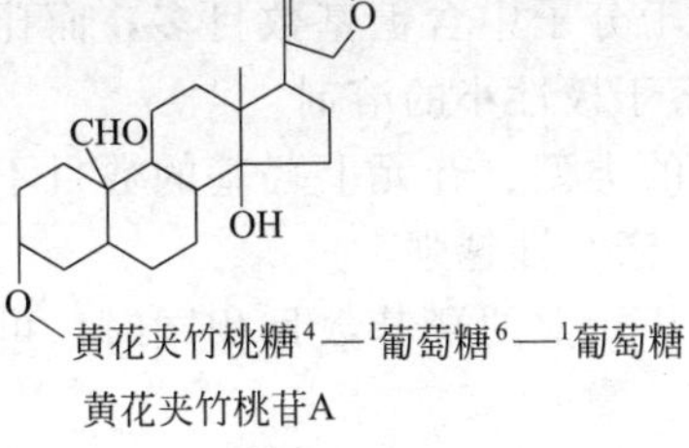

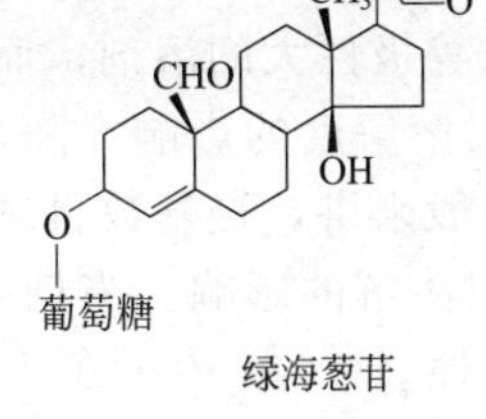

8.1.2.4 构效关系

强心苷的生物活性与结构有密切关系,当强心苷中某些结构发生改变时,强心作用也随之改变。强心作用与甾体母核的立体结构、不饱和内酯环和取代基的种类、构型有关。糖部分本身不具有强心作用,但可以改变强心苷的水/油分配系数,影响强心苷对心肌细胞上类脂质的亲和力,进而影响强心作用的强度。

（1）甾体母核与强心作用的关系

① 环的稠合方式 A/B 环为顺式稠合的甲型强心苷元,C^3-OH 为 β 构型有强心活性,否则无活性；A/B 环为反式稠合的甲型强心苷元,无论 C^3-OH 是 β 构型还是 α 构型,对强心活性无明显影响。C/D 环为顺式稠合,即 C^{14}-OH 或 H 为 β 构型时有强心活性；C/D 环为反式稠合,即 C^{14}-OH 或 H 为 α 构型,或 C^{14}-OH 与邻位 H 脱水形成脱水苷元,强心作用消失。

② 取代基 甾体母核中的取代基对强心作用也有影响。当 C^{10} 位的角甲基被醛基或羟基所取代时,强心作用增强。当 C^{10} 位的角甲基被羧基取代或无角甲基时,强心作用明显减弱。如果在甾体母核上引入 5β-OH、11α-OH、12β-OH,强心作用增强；引入 1β-OH、6β-OH、16β-OH,活性降低；引入双键 $\Delta^{4,5}$,活性增强；引入双键 $\Delta^{16,17}$,活性降低或消失。

③ 不饱和内酯环 C^{17} 侧链上的不饱和内酯环为 β 构型时,具有活性；为 α 构型时,活性减弱。若内酯环的不饱和键被饱和,活性大大减弱,毒性亦减弱；若不饱和内酯环水解开环,活性降低或消失。

（2）糖部分与强心活性的关系

2,6-二去氧糖亲脂性强,对心肌亲和力也强,这类苷的亲脂性、强心活性和毒性成平行关系。如洋地黄毒苷元与洋地黄毒糖结合的双糖苷、三糖苷强心活性和毒性均比相应的葡萄糖苷强。葡萄糖苷虽然强心活性不如 2,6-二去氧糖,但毒性亦小,有可能发展成为一类更为安全的药物。

任务 8.2 强心苷类的理化性质

8.2.1 性状

强心苷多为无色结晶或无定形粉末,具有旋光性,对黏膜有刺激性。C^{17} 侧链为 β 构型者味苦,为 α 构型者无苦味。

8.2.2 溶解性

强心苷的溶解性与分子中所含糖的数目、种类、苷元所含羟基数目及位置有关。一般可溶于极性溶剂（水和丙酮）,微溶于乙酸乙酯,难溶于极性小的溶剂（乙醚、苯和石油醚）。强心苷苷元难溶于水等极性溶剂,易溶于乙酸乙酯、三氯甲烷等有机溶剂。

① 糖的数目对溶解度的影响 原生苷由于分子中含糖基数目多,而比次生苷和苷元的亲水性强,可溶于水等极性大的溶剂,而难溶于极性小的溶剂。

② 羟基的数目对溶解度的影响 随着糖的类型、苷元上羟基的数目不同,强心苷的溶解性也发生变化。一般来讲,羟基数目越多,亲水性越强。

③ 羟基的位置对溶解的影响 当糖基和苷元上的羟基数目相同时,可形成分子内氢键会降低强心苷的亲水性。

8.2.3 水解性

强心苷的苷键能被酸、酶所水解,分子中如有酯键结构,还可被碱水解,强心苷中苷键由于糖的结构不同,水解难易有区别,水解产物也有差异。

8.2.3.1 酸催化水解

(1) 强酸水解

强酸是指2%~5%的盐酸或者硫酸。该条件下的强心苷在水中或稀醇中解热回流水解时,可以使所有的苷键或糖苷键断裂产生单糖。对于Ⅱ型和Ⅲ型强心苷由于α-羟基阻碍了苷原子的质子化,水解反应必须增大酸的浓度才能进行,同时还需要增加作用时间或同时加压,这种情况下能够得到定量的糖,但由于发生缩水反应失去一分子或数分子水形成脱水苷元而得不到原生苷元。

(2) 温和酸水解

稀酸如0.02~0.05mol/L的盐酸或者硫酸,在含水醇溶液中经短时间加热一般只能水解α-去氧糖形成的苷键,即苷元和α-去氧糖之间以及α-去氧糖与α-去氧糖之间。该法水解产物常常得到双糖或三糖,可得到原生苷元。

(3) 盐酸-丙酮水解

在温和条件下用含0.04%~1%HCl的丙酮溶液对强心苷进行水解时,丙酮和糖或苷元的邻羟基进行反应,使得苷元得到保护,随后进行水解可以脱去丙酮引入的基团,得到原生苷元和糖的衍生物。

8.2.3.2 酶催化水解

在含强心苷的植物中,存在水解β-D-葡萄糖苷键的酶,而无水解α-去氧糖的酶,所以酶水解只能除去分子中的葡萄糖,保留α-去氧糖部分生成次生苷。如毛花洋地黄苷丙酶水解生成次生苷(地高辛)。

除了植物中与强心苷共存的酶外,其他生物中的水解酶亦能使某些强心苷水解。尤其是蜗牛消化酶(snail digestive enzyme)(如蜗牛肠管消化液处理而得),是一种混合酶,几乎能水解所有的苷键。能将强心苷中糖链逐步水解,直至获得苷元,常用来研究的结构。

8.2.3.3 碱水解

强心苷分子中的苷键不易被碱水解,而分子中的内酯环和酰基可在不同的碱性条件下发生水解或裂解、双键转位及苷元异构化等反应。

(1) 酰基的水解

强心苷的苷元或糖分子中常有酰基存在,在碱性条件下可水解脱去酰基。α-去氧糖上的酰基最易脱去,一般用Na_2CO_3、$KHCO_3$水解就可使糖分子上的酰基除去。羟基糖或苷元上的酰基须用$Ca(OH)_2$、$Ba(OH)_2$水解才能除去。酰基的水解条件温和,不能使内酯环水解开环。

(2) 内酯环的水解

强心苷分子中有内酯环结构,可用KOH或NaOH的水溶液处理,内酯环开裂,但酸化后又环合。甲型强心苷在醇性KOH溶液中,内酯环可以发生双键转位,生成活性亚甲基,并可与某些试剂综合显色,用于甲型强心苷元的检识。而乙型强心苷不能发生双键转位的反应,不能生成活性亚甲基,而是内酯环开裂生成酯,再脱水生成异构化物。

任务8.3 强心苷类的提取分离

植物体所含强心苷大多含量较低,同一植物中常含有几个甚至几十个结构相近、性质相似的强心苷,每一个强心苷有原生苷与次生苷之分。多数强心苷是多糖苷,常常与糖类、皂苷、色素、鞣质等共存，这些成分的存在往往能影响或改变强心苷在许多溶剂中的溶解度。同时植物中还含有能酶解强心苷类的酶，植物原料在保存或提取过程中均可促使强心苷的酶解，产生次级苷，增加了成分的复杂性。因此提取过程中，要注意酶的问题。如果要提取原生苷，必须抑制酶的活性，原料要新鲜，采集后要低温快速干燥。如果提取次级苷，可利用酶的活性，进行酶解（25～40℃）获得次级苷。此外，还要注意酸、碱对强心苷结构的影响。

8.3.1 提取技术

一般原生苷易溶于水而难溶于亲脂性溶剂，次级苷则相反，易溶于亲脂性溶剂而难溶于水。提取时可根据强心苷的性质选择不同溶剂，例如乙醚、氯仿、氯仿-甲醇混合溶剂，甲醇、乙醇等。但常用的为甲醇或70%乙醇，提取效率高，且能使酶破坏失去活性。

原料为种子或含油脂类杂质较多时，一般宜先进行脱脂，然后用醇或稀醇提取。另外，也可先用醇或稀醇提取，浓缩提取液除去醇，残留水提液用石油醚、苯等萃取，除去亲脂性杂质。水液再用氯仿-甲醇混液萃取强心苷，亲水性杂质则留在水层而弃去。若原料为地上部分，叶绿素含量较高，可将醇提液浓缩，保留适量浓度的醇，叶绿素等脂溶性杂质成胶状析出后过滤除去。稀醇提取液中有脂溶性杂质如叶绿素等也可用活性炭吸附除去。与强心苷共存的若有鞣质、酚酸性物质、皂苷、水溶性色素等可用铅盐法除去。但铅盐与杂质生成的沉淀能吸附强心苷而导致损失。这种吸附和溶液中醇的含量有关。当增加溶液中醇的含量，能降低沉淀对强心苷的吸附，但纯化效果也随之下降。例如提取毛地黄强心苷时，水提取液用 Pb（Ac）$_2$ 试剂处理，强心苷损失达14%。若增加含醇量为40%，则并无损失，醇的量若大于50%，则除杂的效果较差。另外过量的铅试剂能引起一些强心苷的脱酰基反应，例如在稀甲醇液中用 Pb（Ac）$_2$ 长时间处理，能使葡萄糖吉他洛苷（glucogitaloxin）脱去甲酰基而变为紫花毛地黄苷 B。另外，也可通过聚酰胺吸附或氧化铝吸附除去强心苷提取液中的鞣质、酚酸性物质、皂苷和水溶性色素等杂质。但强心苷也有可能被吸附而损失，而且吸附量与提取液中的乙醇浓度有关。

除去杂质后的强心苷提取液中如含有醇，浓缩除去，得浓缩水溶液，再用氯仿和不同比例的氯仿-甲醇（或乙醇）依次萃取，将强心苷按极性大小划分为亲脂性、弱亲脂性、亲水性等几个部分，供进一步分离。

8.3.2 分离技术

分离混合强心苷，通常可用两相溶剂萃取法、逆流分配法和色谱分离法等。对于含量高的成分可采用反复重结晶的方法得到单体。但在多数情况下，需要多种方法配合使用，反复分离才能得到单一成分。

（1）两相溶剂萃取法

利用强心苷在两种互不相溶的溶剂中分配系数的不同而达到分离。例如毛花毛地黄总苷中苷 A、B、C 的分离，由于在氯仿中苷 C 溶解度（1∶2000）比苷 A（1∶225）和苷 B（1∶550）小，而三者在甲醇（1∶20）和水（几不溶）中溶解度均相似。用氯仿-甲醇-水（5∶1∶5）为溶剂系统进行二相溶剂萃取，溶剂用量为总苷1000倍，苷 A 和苷 B 容易分配到氯仿层，苷 C 集中留在水层；分出水层，浓缩到原体积的1/50，放置结晶析出，收集结晶，用相同溶剂再进行第二次两相溶剂萃取，可得到纯苷 C。

（2）逆流分配法

亦是依据分配系数的不同，使混合苷分离。例如黄花夹竹桃苷（thevetin）A 和 B 的分离，以氯仿-乙醇（2∶1）750mL、水 150mL 为二相溶剂，氯仿为移动相，水为固定相，经9次逆流分配（0～8管），最后由氯仿层6～7管中获得苷 B，水层2～5管中获得苷 A。

（3）色谱分离法

分离亲脂性单糖苷、次级苷和苷元，一般选用吸附，常以硅胶为吸附剂，用正己烷-乙酸乙酯、苯-丙酮、氯仿-甲醇、乙酸乙酯-甲醇为溶剂，进行梯度洗脱。对弱亲脂性成分宜选用分配色谱，可用硅胶、硅藻土、纤维素为支持剂，常以乙酸乙酯-甲醇-水，或氯仿-甲醇-水进行梯度洗脱。

任务 8.4　强心苷类的检识

8.4.1　化学检识技术

（1）与甾体母核的反应

这类反应与皂苷中同类反应试剂的反应原理和方法基本相同。

① 乙酐-浓硫酸反应（Liebermann-Burchard 反应）　将样品溶于乙酐中，加浓硫酸-乙酐（1∶20），可产生黄→红→紫→蓝→绿等颜色变化，该反应液的呈色变化过程随分子中双键数目与位置不同而有所差异。

② 五氯化锑反应（Kahlenberg 反应）　将样品醇溶液点于滤纸上，喷以 20% 五氯化锑的氯仿溶液（不应含乙醇和水），于 100℃ 加热数分钟，在可见光或紫外光下观察到不同颜色的斑点。

③ 氯仿-浓硫酸反应（Salkowski 反应）　将样品溶于氯仿，加入浓硫酸后，静置，在氯仿层呈血红色或青色，硫酸层有绿色荧光。

④ 冰醋酸-乙酰氯反应（Tschugaeff 反应）　样品溶于冰醋酸中，加无水乙酰氯数滴及氯化锌结晶数粒，煮沸，反应液呈紫→红→蓝→绿等变化，B 环有不饱和双键的作用更快。

（2）与五元不饱和内酯环的反应

甲型强心苷类由于 C^{17} 侧链上有五元不饱和内酯环，在碱性醇溶液中，双键转位形成活性亚甲基，活性亚甲基上的氢原子能与一些试剂缩合而显色。反应物在可见光区往往具有特殊最大吸收，故亦用于定量。乙型强心苷在碱性溶液中不能产生活性次甲基而无此反应产生。

此类反应可在试管内进行，也可作为薄层色谱和纸色谱的显色剂。先喷以硝基苯类试剂，再喷醇性氢氧化钠溶液，即可呈现有色斑点。放置渐渐消退。

① 间二硝基苯试剂反应（Raymond 反应）　取试样约 1mg，用少量 50% 乙醇溶解后加入间二硝基苯乙醇溶液 0.1mL，摇匀后再加入 20%NaOH 溶液 0.2mL，呈紫红色。反应机理是间二硝基苯与活性亚甲基缩合后，又经过量间二硝基苯氧化成醌式而显色。此法可用于薄层色谱和纸色谱，喷雾后显紫红色，5～10min 褪色。

② 3,5-二硝基苯甲酸试剂反应（Kedde 反应）　将样品溶于甲醇或乙醇溶液，加入 3,5-二硝基苯甲酸试剂反应（A 液：2% 的 3,5-二硝基苯甲酸甲醇或乙醇溶液；B 液：2mol/L KOH 溶液，用前等量混合）3～4 滴，产生红色或紫红色。原理与间二硝基苯试剂反应类似，该试剂可作为强心苷纸色谱和薄层色谱的试剂，喷雾后显紫红色，几分钟后褪色。

③ 碱性苦味酸试剂反应（Baljet 反应）　将样品溶于甲醇或乙醇中，加入碱性苦味酸试剂（A 液：1% 苦味酸乙醇溶液；B 液：5%NaOH 水溶液，用前等量混合）数滴，呈橙色或橘红色，反应有时需要 15min 才能显色，原理也是活性亚甲基与苦味酸缩合显色。此缩合产物在 485nm 波长处有吸收峰，《中国药典》以此法测定强心苷类药物的含量。

④ 亚硝酰铁氰化钠反应（Legal 反应）　取样品 1～2mg 溶于 2～3 滴吡啶中，加 3% 亚硝酰铁氰化钠试剂和 2mol/L NaOH 溶液各 1 滴，反应液呈深红色并逐渐消失。

Legal 反应机理可能是由于亚硝酰铁氰化钠试剂中的亚硝基和活性次甲基反应生成肟基

衍生物而留在络合阴离子内,Fe^{3+} 被还原为 Fe^{2+}。

（3）与 α-去氧糖的反应

由于只有 I 型强心苷有 α-去氧糖,所以与 α-去氧糖的反应主要用于 I 型强心苷的检识。

① 三氯化铁-冰醋酸反应［Keller-Kiliani（K-K）反应］ 强心苷溶于含少量 Fe^{3+}［$FeCl_3$ 或 $Fe_2(SO_4)_3$］的冰醋酸,沿管壁滴加浓硫酸,观察界面和乙酸层颜色变化。如有 α-去氧糖存在,乙酸层渐呈蓝色或蓝绿色。界面的呈色,是由于浓硫酸对苷元所起的作用渐渐扩散向下层,其色随苷元结构中的羟基、双键的位置和数目不同而不同。如洋地黄毒苷呈草绿色,羟基洋地黄毒苷呈洋红色,异羟基洋地黄毒苷呈黄棕色。放置久后因碳化而转为暗色。该反应为 α-去氧糖的特征性反应,对游离的 α-去氧糖或在此条件下能水解产生游离 α-去氧糖的苷都能反应。例如洋地黄毒苷（具有 α-去氧糖基）显蓝色；紫花洋地黄苷 A（需水解产生游离的 α-去氧糖）显浅蓝色。但要注意,凡苷元与一分子 α-去氧糖连接,再与羟基糖连接的双糖或三糖苷在此条件下不能水解生成 α-去氧糖,因此不显色。

② 过碘酸-对硝基苯胺反应 过碘酸能使强心苷分子中的 α-去氧糖氧化生成丙二醛,再与对硝基苯胺缩合而呈黄色。这个显色反应亦可作为薄层色谱和纸色谱的显色。在薄层上先喷过碘酸钠溶液（1份过碘酸钠饱和水溶液,加2份蒸馏水）。室温放置 10min,再喷对硝基苯胺试液（1％对硝基苯胺乙醇溶液-浓盐酸 4∶1）,在灰黄色背景底上出现深黄色斑点,在紫外光下,在棕色背景底上现黄色荧光斑点。如再喷以 5％NaOH-MeOH 溶液,斑点变为绿色。

③ 对二甲氨基苯甲醛反应 将强心苷醇溶液滴在滤纸上,干后,喷对二甲氨基苯甲醛试剂（1％对二甲氨基苯甲醛己醛溶液-浓盐酸 4∶1）,并于 90℃加热 30s,如有 α-去氧糖,有灰红色斑点。

④ 呫吨氢醇（xanthydrol）反应 取强心苷固体样品少许,加呫吨氢醇试剂（10mg 呫吨氢醇溶于 100mL 冰醋酸,加入 1mL 浓硫酸）,置水浴上加热 3min,只要分子中有 α-去氧糖都能显红色。

8.4.2 色谱检识技术

色谱法是鉴定强心苷的一种重要方法,由于强心苷种类较多,性质不一,色谱条件便各不一样。

（1）纸色谱

对于亲脂性较强的强心苷（苷元）,固定相可用甲酰胺,移动相用苯、甲酰胺饱和了的甲苯,可获得满意的分离效果。如果强心苷亲脂性比较弱,可适当增加移动相的极性,如二甲苯-丁酮-甲酰胺（50∶50∶4）,氯仿-四氢呋喃-甲酰胺（50∶50∶6.5）。对于亲水性较强的强心苷,用水作固定相,用氯仿-甲醇-水（10∶2∶5,10∶4∶5,10∶8∶5）选择适当的比例作移动相,可得到比较满意的结果。

（2）薄层色谱

强心苷的薄层色谱以分配色谱分离效果较好,所得色点集中,薄层上承载试样量也较大。支持剂常用硅藻土、纤维素,固定相常用甲酰胺,移动相可用苯、氯仿、氯仿-丙酮（4∶6）,均需以甲酰胺饱和,也可参照纸色谱的溶剂系统。

吸附色谱常用的硅胶作吸附剂,使用的展开剂系统有二氯甲烷-甲醇-甲酰胺（80∶19∶1）、乙酸乙酯-甲醇-水（16∶1∶1）等,这些展开剂往往含有少量的水或甲酰胺,可以减少拖尾现象。

纸色谱和薄层色谱常用的显色剂：

① 2％ 3,5-二硝基苯甲酸乙醇溶液与 2mol/L 氢氧化钾（1∶1）混合,喷后强心苷显红色,几分钟后渐褪色。

② 1%苦味酸水溶液与10%氢氧化钠水溶液（95∶5）混合，喷后于95～100℃，烘5min，强心苷显橘红色（背景浅橙色）。

③ 25%三氯乙酸乙醇溶液与3%氯胺T（4∶1）混合，喷后于100℃加热数分钟于紫外光下观察，强心苷可显蓝（紫）、黄（褐）荧光。

任务8.5 中药实例——毛花洋地黄

8.5.1 成分介绍

毛花洋地黄是玄参科植物毛花洋地黄（*Digitalis lanata* Ehrh.）的叶。是一种治疗心力衰竭的有效药物。毛花洋地黄叶中含有30多种强心苷类化合物。属于原生苷的有毛花洋地黄苷甲、乙、丙、丁、戊，其中以苷甲和苷丙含量较高，分别占总皂苷的47%和37%，此外，还含有叶绿素、树脂、蛋白质、水溶性色素、糖类等。去乙酰毛花洋地黄苷丙是毛花洋地黄叶中提取的一种强心苷，商品名为西地兰。纯品为无色结晶，去乙酰毛花洋地黄苷丙的提取分离大体分为三步：提取总苷，分离毛花洋地黄苷丙，毛花洋地黄苷丙去乙酰基。

8.5.2 提取工艺

（1）提取总苷

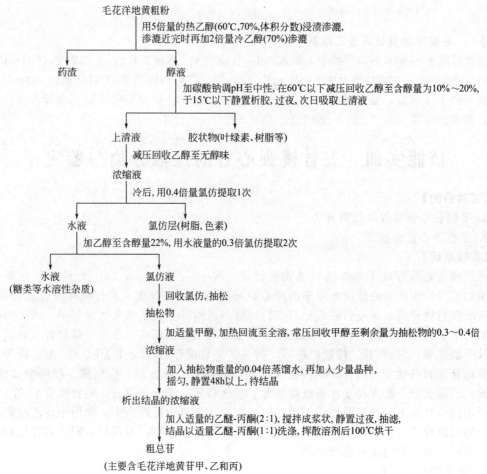

(2) 分离毛花洋地黄苷丙

毛花洋地黄总苷中,一般含苷丙量约为37%,苷甲约为47%。但经过以上操作,苷丙量有所提高,苷甲量有所减少。再利用苷丙在 $CHCl_3$ 中溶解度比苷甲小,在甲醇和水中的溶解度和苷甲相似的性质,将精制总苷于 $CHCl_3$-MeOH-H_2O (5:1:5) 中作两相溶剂萃取,分出水层浓缩到原体积的1/50,放置,苷丙可沉淀或结晶析出,收集沉淀或结晶,再如上做一次两相溶剂萃取。

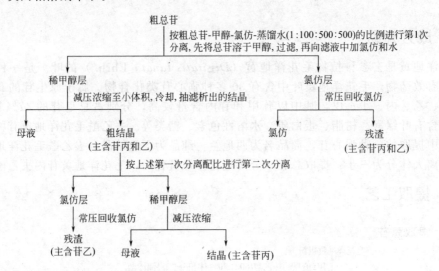

(3) 毛花洋地黄苷丙去乙酰基

将苷丙溶于25倍量的热甲醇中,加入0.15%$Ca(OH)_2$溶液[苷丙1g约需$Ca(OH)_2$40mg]混合均匀放置过夜,混液应呈中性[如果pH>7或<7,应用HCl或$Ca(OH)_2$调到pH=7],减压浓缩至约1/5容量,放置过夜,滤集析出沉淀或结晶,自甲醇中重结晶一次即得去乙酰毛花洋地黄苷丙纯品(熔点265~268℃)。

技能实训 夹竹桃强心苷的提取分离与鉴定

【实验目的】

1. 掌握强心苷的提取分离方法。
2. 熟悉强心苷的鉴定。

【实验原理】

夹竹桃强心苷存在于夹竹桃科植物夹竹桃(Nerium indicum Mill.)的叶、花及树皮中。他们都有一定的强心作用,用来治疗心脏病、心力衰竭等症。夹竹桃叶所含强心成分,主要为欧夹竹桃苷丙,系夹竹桃苷元与夹竹桃糖所成的苷。还含欧夹竹桃苷甲、欧夹竹桃苷乙、去乙酰欧夹竹桃苷丙等。叶中的强心苷,在开花期含量最高。还含三萜皂苷(苷元为熊果酸及齐墩果酸)、芸香苷、橡胶肌醇等。树皮含夹竹桃苷A、B、D、F、G、H、K等,系洋地黄毒苷元和乌他苷元的各种糖苷根含酚性结晶物质,挥发油、棕榈酸、硬脂酸、油酸、亚油酸、三萜成分。花含羟基洋地黄毒苷元、乌他苷元、洋地黄次苷、夹竹桃苷H等。

利用强心苷易溶于稀醇的性质,用稀醇把它们从原料中提取出来;利用中性乙酸铅可与酸性及邻二酚羟基的化合物结合成不溶性沉淀的性质除去杂质;再利用不同强心苷结构上的差异,对同一溶剂溶解度不同而分离。

【实验仪器和试剂】

1. 仪器：乳钵、烧杯、蒸馏装置、回流装置、试管、色谱缸、显色喷瓶等。
2. 试剂：夹竹桃叶、乙醇、硫酸、三氯甲烷、三氯乙酸、三氯化铁、乙酐、KOH、中性乙酸铅、甲醇、硅胶、G-CMC-Na、正丁醇、冰醋酸、水。

【实验方法与步骤】

1. 强心苷的提取

取新鲜采收的夹竹桃叶 500g 磨成浆，用 40% 乙醇冷浸 3 次（1000mL，600mL，600mL），合并浸出液，减压浓缩之 1/2 量，静置后倾出上清液。壁黏附物用 50mL 甲醇溶解，加入适量活性炭、回流脱色，趁热过滤，滤液浓缩至 5～10mL 后放置，析晶，可得到部分强心苷。上清液中加 10% 中性乙酸铅溶液至沉淀完全，再加浓氨水调 pH 6～7，抽滤，沉淀用适量水洗涤，洗液和滤液合并，减压浓缩至糖浆状。再用氯仿多次提取，直至提取液对 K-K 反应很弱为止。最后以下列溶液顺次按照氯仿法处理：①氯仿-乙醇＝20∶1；②氯仿-乙醇＝10∶1；③氯仿-乙醇＝5∶1；④乙醇。各提取液过滤浓缩至小体积后放置，析晶，以乙醇重结晶，分别得到不同组分的粗强心苷混合物。

2. 夹竹桃甲素和欧夹竹桃苷丙的分离

将强心苷结晶混合后溶于乙醇当中，浓缩至适量放置，先析出颗粒状结晶为夹竹桃甲素。母液再放置，析出针状结晶为欧夹竹桃苷丙。母液中含有其他种类强心苷。所得单体，反复重结晶，直至熔点恒定，色谱分离为一个斑点为止。

3. 理化鉴定

①Liebermann-Burchard 反应：取试样少许置白色点滴板上，加乙酐 9 滴，再沿边滴浓硫酸 1 滴，两液面反应呈红色，继而变紫-蓝-绿色，最后褪色。

②间二硝基苯试剂反应（Raymond 反应）：取试样约 1mg，用少量 50% 乙醇溶解后加入间二硝基苯乙醇溶液 0.1mL，摇匀后再加入 20% NaOH 溶液 0.2mL，呈紫红色。

③Keller-Kiliani（K-K）反应：取试样少许于试管中，加 0.5mL 试剂甲 [5% $Fe_2(SO_4)_3$ 1mL 加冰醋酸 99mL 混合] 溶解，沿管壁加试剂乙 [5% $Fe_2(SO_4)_3$ 1mL 加浓硫酸 99mL 混合]，静置，上层渐呈蓝色，下层色随苷元不同而异。

4. 薄层检识

吸附剂：硅胶。

展开剂：无水乙醚。

显色剂：20% 三氯乙酸氯仿溶液，喷后 110℃ 加热 5min。

样品：①粗总苷；②夹竹桃甲素；③欧夹竹桃苷丙。

【实验结果与分析】

1. 记录上述实验结果。
2. 分析夹竹桃强心苷理化鉴定的反应原理是什么？

项目小结

通过本项目的学习，能够掌握强心苷类化合物的结构类型、理化性质、提取分离与检识技术。利用强心苷的溶解性和水解性可以进行强心苷的提取，利用强心苷的溶解性可以进行强心苷的分离工作，而一般方法无法分离的成分可使用色谱法获得较好的效果。利用强心苷的显色反应可以进行强心苷的化学鉴定，利用纸色谱和薄层色谱可以进行强心苷的色谱鉴定。掌握上述方法和技术的应用，才能达到制药企业提取、分离、鉴定强心苷类化合物的工作要求。

复习思考题

一、名词解释
强心苷；α-去氧糖。

二、简答题
1. 强心苷按化学结构特点可分为几种类型？如何用化学方法鉴别？
2. 简述甲型强心苷和乙型强心苷的鉴别方法。
3. 简述强心苷的一般提取分离方法。

项目9 生物碱类

Chapter 09

知识目标

- 掌握生物碱的含义和性质，重点掌握生物碱的溶解性、酸碱性、沉淀反应和检识方法；
- 掌握生物碱的提取、纯化、分离的原理和方法；
- 熟悉吡啶类、莨菪烷类、异喹啉类、吲哚类、有机胺类的结构特征；
- 熟悉麻黄、黄连、防己、莨菪、乌头中的碱的类型、提取分离方法；
- 了解生物碱的分类、分布及存在情况。

技能目标

- 能够熟练操作进行小檗碱、防己碱的提取分离与鉴别。

知识点

- 结构特征；性状；旋光性；溶解性；碱性强弱；生沉淀反应

案例导入

黄连与小檗碱

黄连是一种常用中药，最早在《神农本草经》中便有记载，因其根茎呈连珠状而色黄，所以被称为"黄连"。其味入口极苦，有俗语云"哑巴吃黄连，有苦说不出"，即道出了其中滋味。黄连具有清热燥湿、泻火解毒的功效，黄连根茎含多种生物碱，主要是小檗碱，又称黄连素（Berberine），约为5%~8%，小檗碱对溶血性链球菌、金黄色葡萄球菌、淋球菌和弗氏、志贺氏痢疾杆菌均有抗菌作用，并有增强白血球吞噬作用。小檗碱的盐酸盐（俗称盐酸黄连素）已广泛用于治疗胃肠炎、细菌性痢疾等，对肺结核、猩红热、急性扁桃腺炎和呼吸道感染也有一定疗效。

任务9.1 概述

生物碱是自然界中广泛存在的一大类碱性含氮化合物，大多具有较强的生理活性。1803年Derosne首次分离得到那可汀（narcotine），1806年德国人Serturner又从鸦片中分离得到了吗啡（morphine）并首次报道其具有碱性的特性，1818年药剂师迈斯纳（W. Meissner）创制生物碱"alkaloid"一词，意为"类碱性"。随后，生物碱相继被人们发现，如吐根碱、马钱子碱、士的宁、金鸡纳碱、奎宁等。由于生物碱结构较为复杂，虽然

19 世纪初得到了不少生物碱,但多数无法确定结构,复杂生物碱的结构多数是在 20 世纪才确定的,如士的宁直到 1946 年才得到正确的结构式。目前提取分离手段的不断提高及波谱鉴定技术在化合物结构方面的应用有力地加快了生物碱化学的发展。

9.1.1 定义

早期,人们给生物碱的定义为存在于植物体内的一类含氮有机化合物的总称,它们有似碱的性质,能与酸成盐,大部分生物碱有比较复杂的环状结构,且氮原子在环内。随着对生物碱研究的不断深入,传统的生物碱定义就有了一定的局限性:①一些植物体内必需的含氮化合物,如氨基酸、多肽、核酸和维生素类等不能包括在内;②有些生物碱虽是含氮的杂环化合物,但不易与酸成盐,如胡椒碱(piperine)、秋水仙碱(colchicine);③有些生物碱氮原子不在环内,而在环外,如麻黄碱(ephedrine)属于芳烃胺衍生物氮原子不在环内,秋水仙碱的氮原子在环外以酰胺的形式存在。目前,人们共识的生物碱至少应具备以下几个特点:①结构中至少含有 1 个氮原子;②不包括分子量大于 1500 的多肽类化合物;③具有一定的碱性或中性;④氮原子源于氨基酸或嘌呤母核或萜类与甾体的氨基化,可位于环内、环外或成链状结构;⑤排除上述定义中的所有例外的化合物。

9.1.2 分布与存在形式

生物碱在自然界分布较广,但主要存在于高等植物中,尤其是双子叶植物中如毛茛科的黄连、乌头,罂粟科的罂粟、紫堇,防己科的汉防己、北豆根,豆科的苦参,茄科的颠茄、莨菪等。单子叶植物中也有生物碱分布,如百合科、石蒜科和兰科等。少数裸子植物如麻黄科、红豆杉科和三尖杉科中也存在生物碱。低等植物如藻类、地衣、苔藓类植物仅发现少数简单的吲哚类生物碱,结构复杂的生物碱多分布于木贼科、卷柏科和石松科等植物中。

9.1.3 生物活性

许多重要的植物药中都含有生物碱,如麻黄中的麻黄碱(ephedrine)具有止咳平喘作用,蛇根木中的利血平(reserpine)具有降压的作用,黄连中的小檗碱(berberine)具有抗菌消炎的作用,浙贝母中的贝母碱(peimine)具有化痰镇咳的作用,长春花中的长春新碱(vincristine)和喜树中的喜树碱(camptothecin)具有良好的抗肿瘤作用等。目前已从自然界中分离得到约 10000 种生物碱类化合物,其中应用到临床的有百余种之多。

任务 9.2 生物碱的分类

生物碱具有生物来源多样性、化学结构多样性和生物活性多样性的特点,其分类主要有三种方法:①按来源分类,如鸦片生物碱、麦角生物碱等;②按生源结合化学分类,如来源于鸟氨酸的吡咯生物碱等;③按生物碱结构氮原子所在的主要杂环母核类型分类,如托品烷生物碱、异喹啉生物碱等。分类依据不同,各有利弊。本书采用化学结构分类法,大体分为以下几类。

9.2.1 有机胺类生物碱

该类生物碱的结构特点是:氮原子不在环内。如麻黄碱、秋水仙碱和益母草碱等。

麻黄碱　　　　　秋水仙碱　　　　　益母草碱

9.2.2 吡咯烷类生物碱

这类生物碱由吡咯或四氢吡咯衍生成，尤以四氢吡咯为主。较重要的有简单吡咯烷类和吡咯里西啶类。

（1）简单吡咯类

古柯叶中含有的古豆碱，古柯叶、颠茄的根、莨菪中含有的红古豆碱，益母草中的一种次要成分水苏碱等，均属于吡咯生物碱。此类生物碱含有吡咯烷骨架，如古柯科植物古柯（*Erythroxylum coca* Lam.）叶中分离得到的古豆碱（hygrine）和红古豆碱（cuscohygrine），具有中枢镇静作用和抗外周胆碱作用。

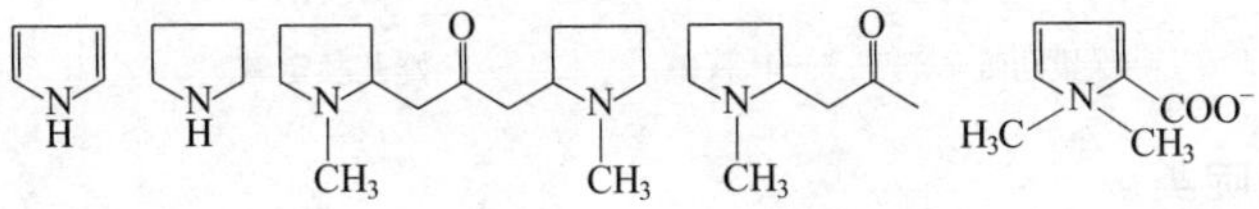

吡咯　吡咯啶　红古豆碱　古豆碱　水苏碱

（2）吡咯里西啶类

此类生物碱是由两个吡咯环共用一个氮原子所组成的稠环芳烃衍生物。这类生物碱毒性较大，能导致肝中毒。如普遍存在于菊科千里光属的大叶千里光碱（macrophylline）是此类结构的典型代表。野百合碱（monocrotaline）是从豆科植物农吉利及大叶猪屎青中提取而得的一种生物碱，主要用于局部、外敷治疗皮肤癌，如皮肤鳞状细胞癌和基底细胞癌疗效较佳，对宫颈癌、阴茎癌局部注射用。但对急性白血病全身应用肝毒性太大已废弃。

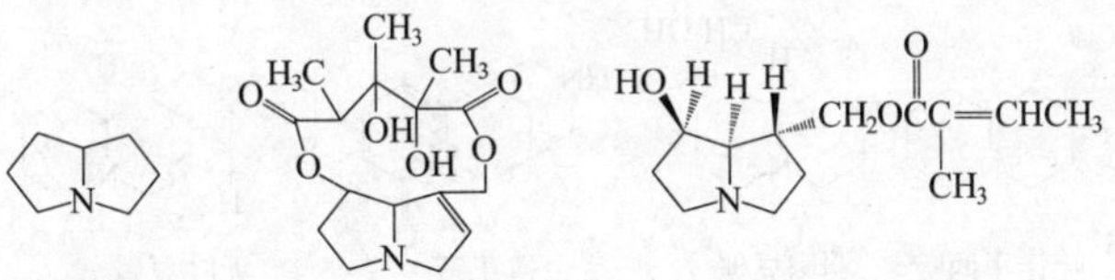

吡咯里西啶　野百合碱　大叶千里光碱

9.2.3 吡啶衍生物

哌啶类生物碱是氮原子存在于哌啶环结构中的一类生物碱。该类生物碱主要包括简单哌啶类、吲哚里西啶类和喹诺里西啶等。

（1）简单哌啶类生物碱

此类生物碱是以哌啶环为基本骨架的一类生物碱，植物中分布较广，在胡椒科、菊科、伞形科、豆科、百合科、茜草科、茄科、大戟科等均有分布。如具有抗惊厥和镇痛作用的胡椒碱（piperine），具有驱绦虫作用的槟榔碱（arecoline）。

此外，分子中含有两个或两个以上哌啶核的生物碱又称为聚哌啶类生物碱，如以酰键连接的阿那费任（anaferine）。

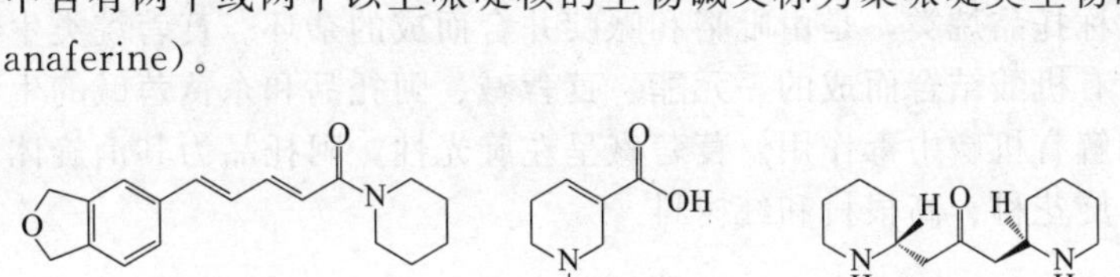

piperine
胡椒碱

arecoline
槟榔碱

anaferine
阿那费任

（2）吲哚里西啶类

此类生物碱是以叔氮稠合哌啶环与吡咯环的生物碱。来自中药娃儿藤属的娃儿藤碱

(tylophorine) 是被分离得到的第一个吲哚里西啶类生物碱，具有显著的抗癌活性。从大戟科植物一叶萩 [*Securinega suffruticosa* (pall.) Rehd.] 的叶和根中分离得到的一叶萩碱 (securinine) 是这类结构的典型代表，临床用于治疗急性脊髓灰质炎、面神经麻痹及植物神经系统紊乱所引起的头晕耳聋病症。

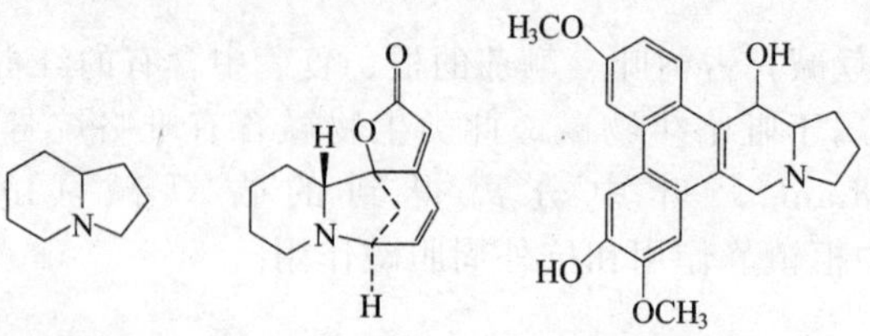

吲哚里西啶　　一叶萩碱　　娃儿藤定碱

（3）喹诺里西啶类

该类生物碱是由两个哌啶环共用一个氮原子稠合而成，主要分布于豆科的槐属、野决明属、羽扇豆属、鹰爪豆属、山豆根属、紫藤属等 20 个以上属植物中。此外，在石松科、小檗科、罂粟科和睡莲科等植物中也有分布。代表性化合物如金雀花碱 (cytosine) 是三环稠合的喹诺里西啶生物碱，具有抗心律失常、抗微生物感染、抗溃疡等多方面的药理作用，除此之外，还具有较强的抗癌活性。苦参碱类生物碱的分子骨架是由两个喹诺里西啶环稠合而成的，该类生物碱广泛分布于豆科植物苦参、苦豆子及广豆根中，代表性化合物是苦参碱 (matrine)。

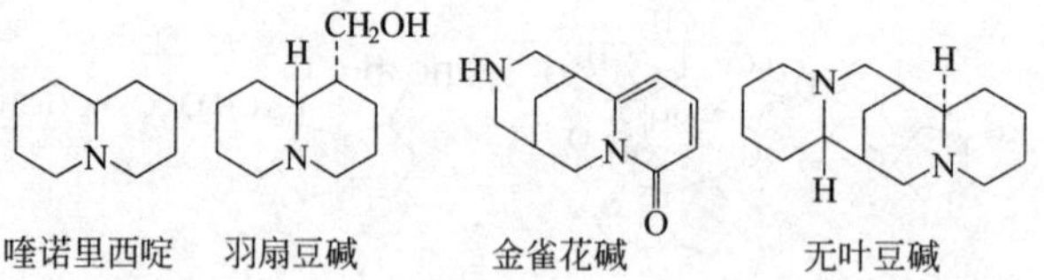

喹诺里西啶　　羽扇豆碱　　金雀花碱　　无叶豆碱

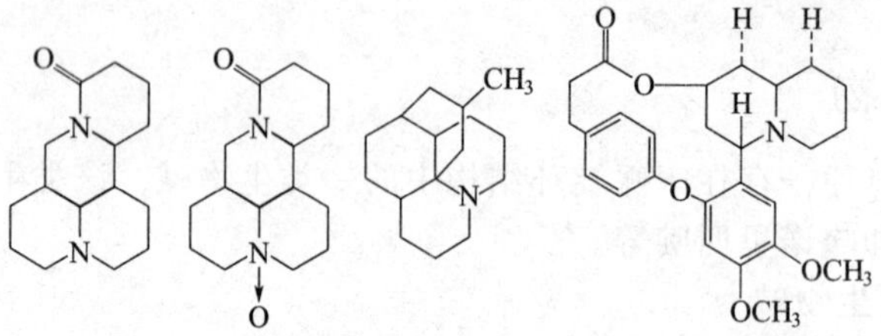

苦参碱　　氧化苦参碱　　石松碱　　敌克冬塔林碱

9.2.4 莨菪烷衍生物

莨菪烷类又称托品烷类，是由吡咯和哌啶并合而成的杂环。莨菪烷类生物碱是由莨菪烷衍生的氨基醇与有机酸结合而成的一元酯。莨菪碱、阿托品和东莨菪碱的生物活性相似，均有解痉、镇痛和解有机磷中毒作用。莨菪碱呈左旋光性，阿托品为其消旋体。这类生物碱主要存在于茄科、旋花科、高根科和红树科。

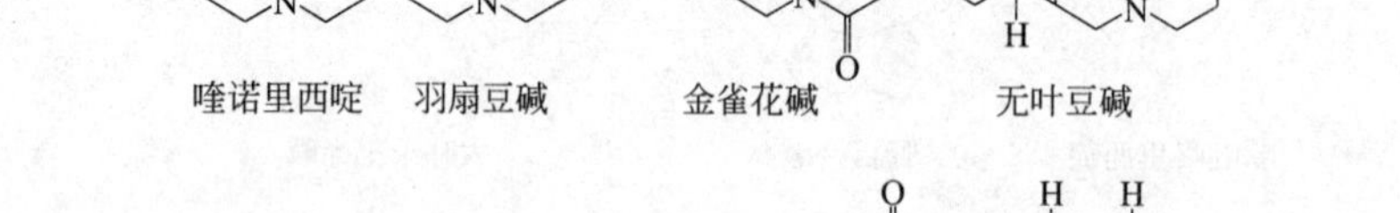

莨菪烷　　莨菪碱（阿托品）　　东莨菪碱

9.2.5 喹啉类生物碱

这类生物碱有 100 多个，茜草科金鸡纳植物中的奎宁是研究最早的生物碱之一。芸香科植物白鲜中含有的白鲜碱，有强心和松弛血管作用、抗真菌活性、抗血小板凝集作用、昆虫拒食作用和具抗癌活性；珙桐科植物喜树中含有具抗癌活性的喜树碱等都属于此类。

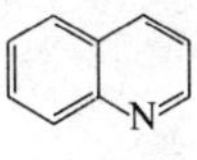

喹啉 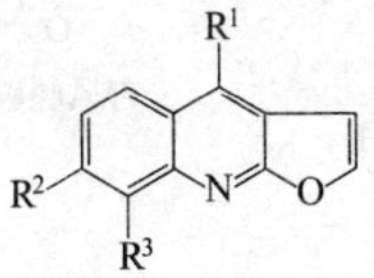　　白鲜碱 R^1=OCH$_3$, R^2=R^3=H　　奎宁　R=OCH$_3$
　　　　茵芋碱 R^1=R^2=R^3=OCH$_3$　　　　金鸡宁　R=H

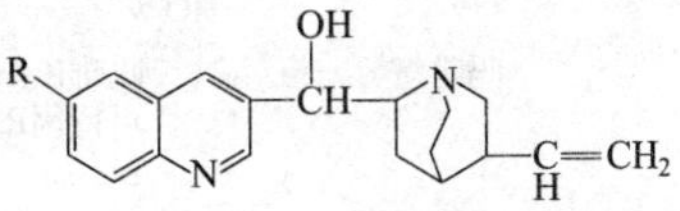

9.2.6 异喹啉类生物碱

具有异喹啉母核或氢化母核的生物碱，数目很多。按照结构主要分为以下几类：

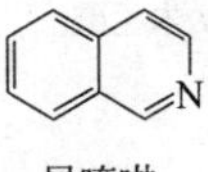

异喹啉 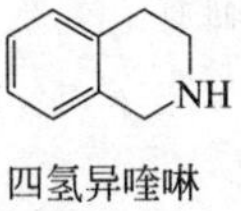　　四氢异喹啉

(1) 原小檗碱型

可以看成是由两个异喹啉环稠合而成。如小檗碱（黄连素）、延胡索乙素。前者具有较强的抗菌作用；后者具有显著的镇痛作用，临床上用以代替吗啡治疗内脏疾病的锐痛。

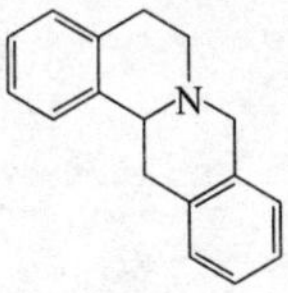

原小檗碱型 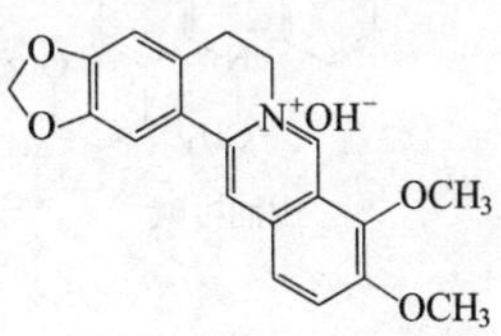　　小檗碱 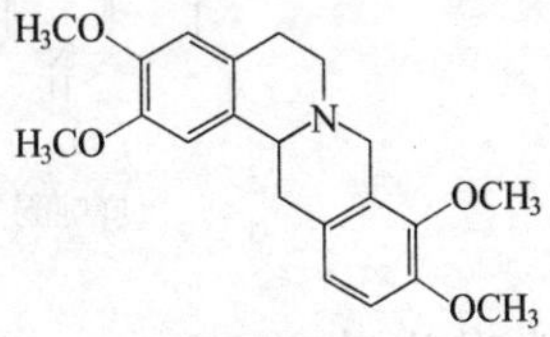　　延胡索乙素

(2) 苄基异喹啉型

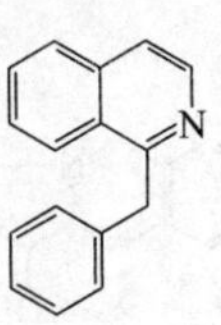

苄基异喹啉 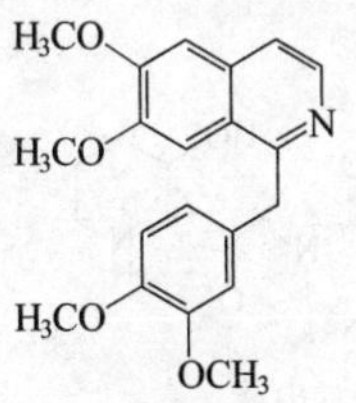　　罂粟碱 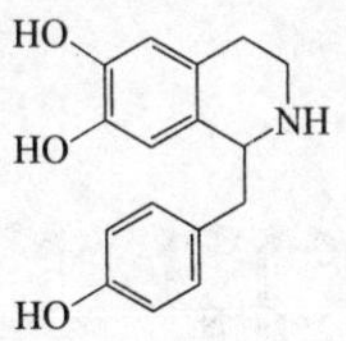　　去甲乌药碱

(3) 双苄基异喹啉型

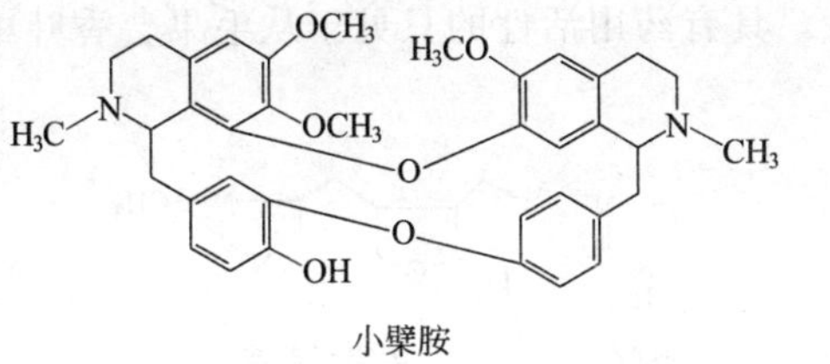

小檗胺

（4）吗啡烷型

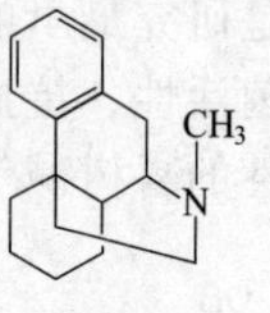

吗啡烷 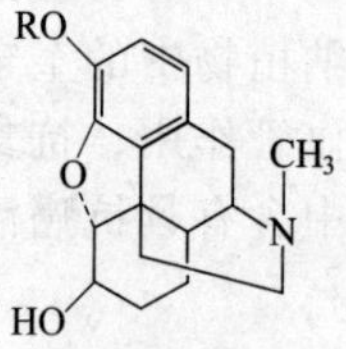　　吗啡R=H　　青风藤碱
　　　　　可待因R=CH₃

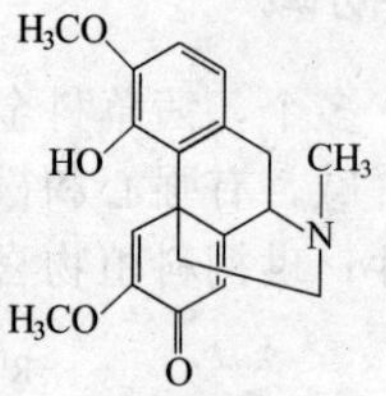

（5）阿朴啡型

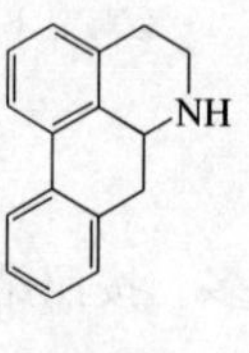

阿朴啡型 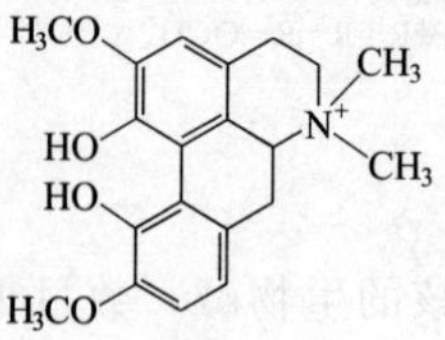　　木兰碱

9.2.7 吖啶酮类生物碱

这类生物碱的数量不多，如芸香科山油柑树皮中的山油柑碱，具有显著的抗癌活性。

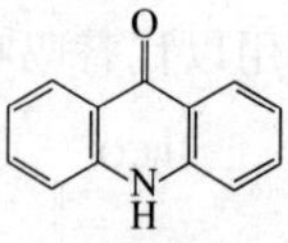

吖啶酮 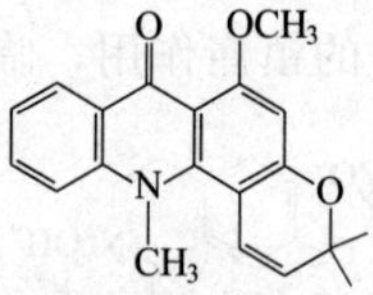　　山油柑碱

9.2.8 喹唑啉类生物碱

这类生物碱具有喹唑啉母核，而且在氮环上存在羰基的生物碱较多。主要分布在芸香科等植物中。

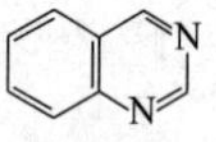

喹唑啉 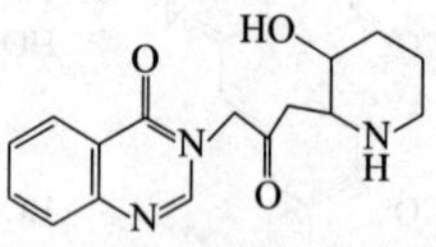　　常山碱 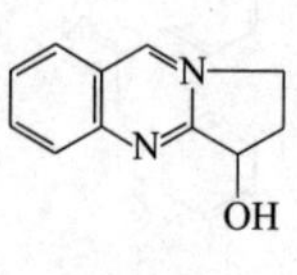　　鸭嘴花种碱

9.2.9 咪唑类生物碱

这类生物碱数量较少，具有药用活性的只见于从毛果芸香叶中得到的毛果芸香碱、异毛果芸香碱等。

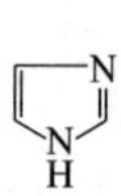

咪唑 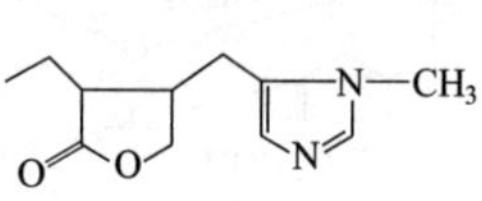　　毛果芸香碱

9.2.10 吲哚类生物碱

这类生物碱数目较多,据不完全统计已经超过 1200 个,其结构一般较复杂。又分为单吲哚类生物碱、色胺生物碱(如相思豆碱)、单萜吲哚类(如长春碱)等。

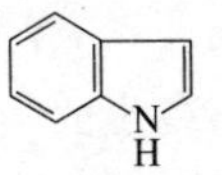

吲哚 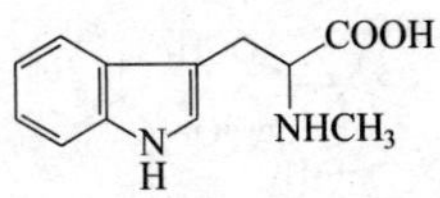　　　相思豆碱 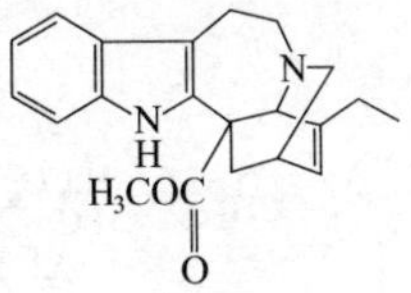　　　长春碱

9.2.11 嘌呤类生物碱

这类生物碱含有嘌呤母核或黄嘌呤母核,在植物界分布较散。

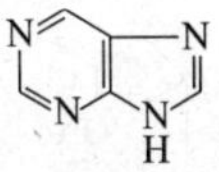

嘌呤 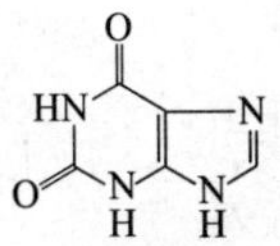　　　黄嘌呤 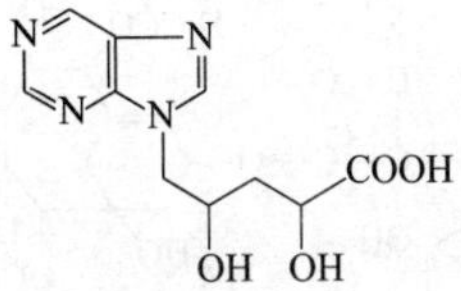　　　香菇嘌呤

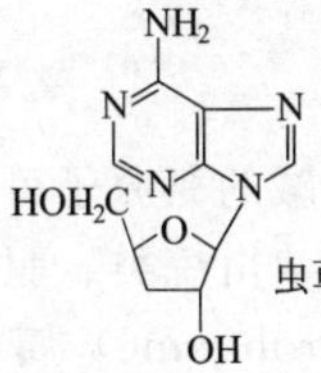

虫草素

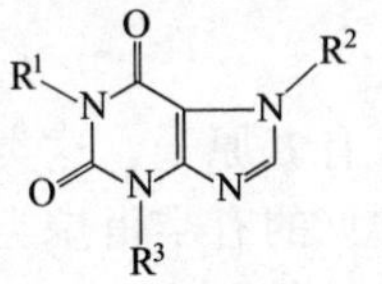

咖啡因　$R^1=R^2=R^3=CH_3$
茶碱　　$R^1=R^2=CH_3, R^3=H$
可可碱　$R^1=H, R^2=R^3=CH_3$

9.2.12 大环类生物碱

大环类生物碱大致可分为两类,一类是美登木生物碱,一类是大环精胺和亚精胺生物碱类。前者的结构中氮原子都以酸胺状态存在,如从美登木中得到的具抗癌作用的美登木碱,均具有较强的抗癌作用。精胺或亚精胺与带有官能团的长链脂肪酸或肉桂酸缩合形成另一类大环生物碱,如劳纳灵。

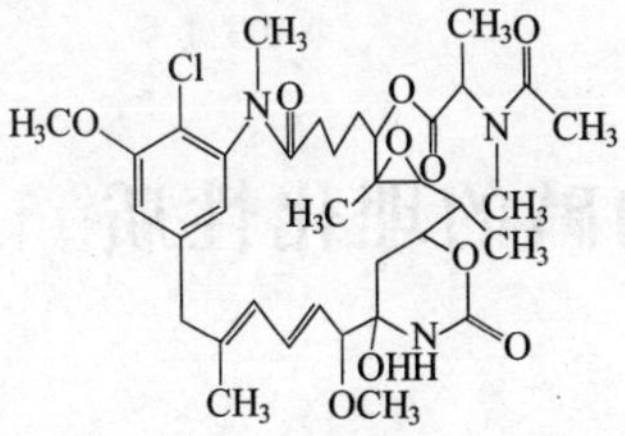

美登木碱 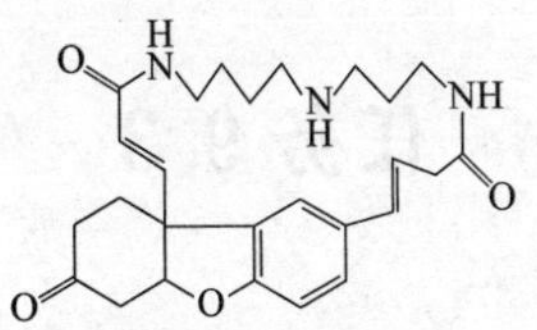　　　劳纳灵

9.2.13 萜类生物碱

萜类生物碱形成过程中没有氨基酸参与生物合成。又分为单萜类生物碱(如猕猴桃碱、肉苁蓉碱、龙胆碱、秦艽丙素)、倍半萜类生物碱(如石斛碱)、二萜类生物碱(如乌头碱、红豆杉醇)、三萜类生物碱(如交让木碱)。

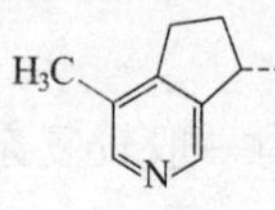

猕猴桃碱 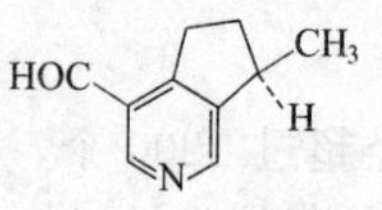　　肉苁蓉碱 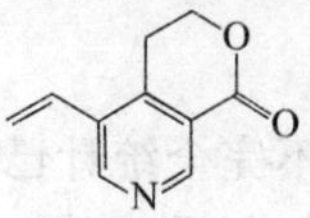　　龙胆碱 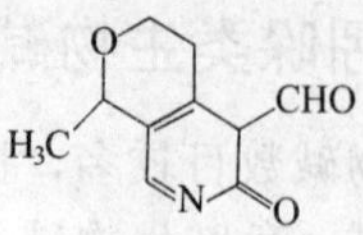　　秦艽丙素

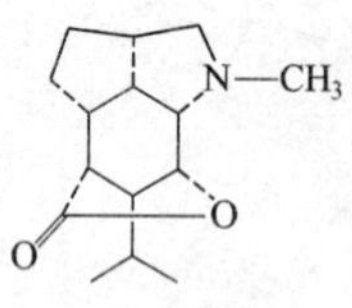

石斛碱 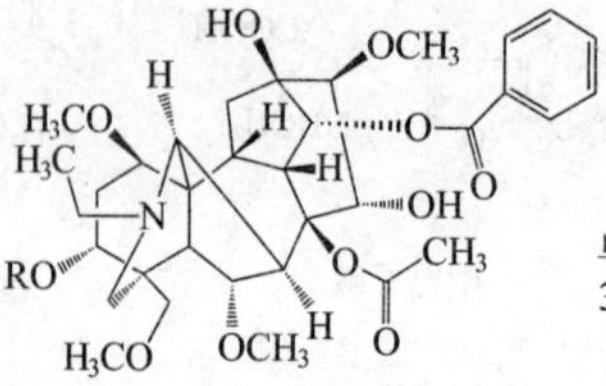　　乌头碱 R=H　3-乙酰乌头碱 R=COCH₃

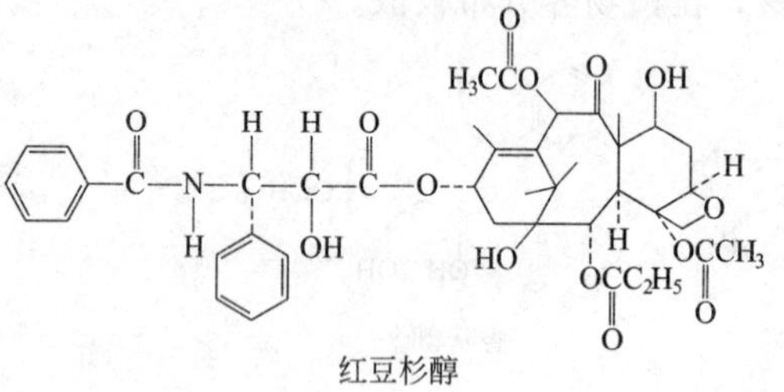

红豆杉醇 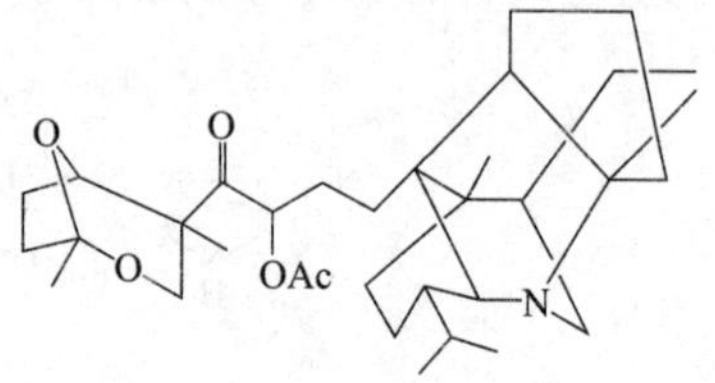　　交让木碱

9.2.14 甾体类生物碱

这类生物碱都具有甾体母核，另含有氮原子。这类生物碱的氮原子可构成杂环，也可存在环外，但都不存在于甾体母核内。常见的有孕甾烷类、环孕甾烷类、胆甾烷类、异甾烷类等。例如黄杨科黄杨属植物中的环常绿黄杨碱 D（D-cyclovirobuxine）属于孕甾烷类，藜芦中的藜芦胺碱（veratramine）属于异甾烷类。

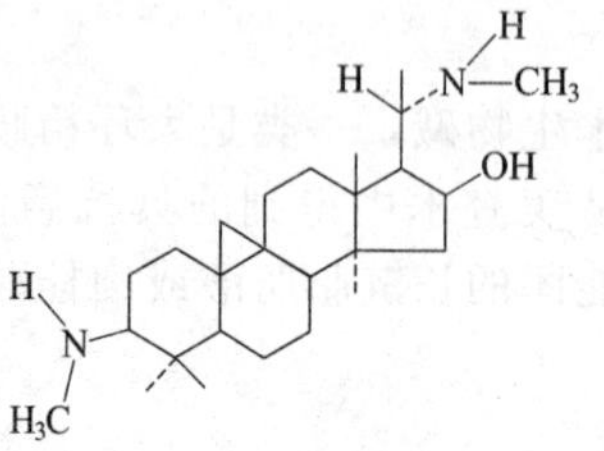

环常绿黄杨碱D 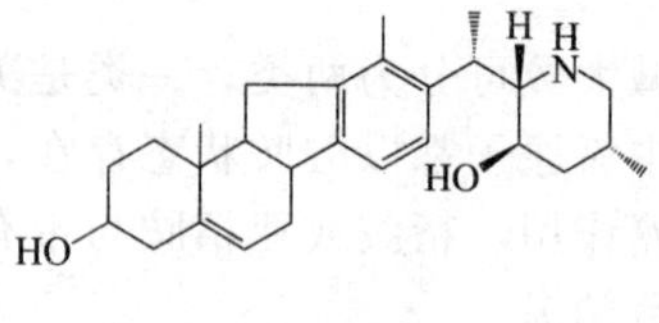　　藜芦胺碱

任务9.3　生物碱的理化性质

9.3.1 性状

生物碱类化合物由 C、H、N 元素组成，绝大多数含有 O，个别生物碱尚可能含有其他元素，如 Cl、S 等。

多数生物碱为结晶形固体，有些为非结晶形粉末，如乌头中的乌头原碱。少数常温时为液体，如槟榔碱、毒藜碱、烟碱。液体生物碱多具有挥发性。个别固体生物碱具有挥发性，如麻黄碱。

生物碱都有一定的熔点或沸点。个别具有双熔点，如粉防己碱 126～127℃ 熔融，153℃

固化，217~218℃再熔融。咖啡因等个别生物碱具有升华性。

生物碱多数味苦，成盐后更甚。少数有其他味觉，如甜菜碱具甜味。

生物碱一般是无色的，但结构中如具有较长的共轭体系，则呈现出一定的颜色。如小檗碱呈黄色，若被还原为四氢小檗碱，因共轭体系减少则变为无色。有的成盐后颜色发生变化，如一叶萩碱是淡黄色的结晶体，但其成盐后则变成无色，可能是其分子上氮原子上的孤对电子能与环内双键产生跨环共轭的缘故。少数含有较长共轭体系的如血根碱（红色）、甜菜花色苷碱（红至紫红）等也具有颜色。

9.3.2 旋光性

大多数生物碱分子有手性碳原子存在，有光学活性，且多数为左旋性。生物碱的生理活性与其旋光性密切相关。一般地，左旋体呈显著的生物活性，而右旋体则无或很弱。如左旋莨菪碱的扩瞳作用比右旋体强100倍。也有少数生物碱的右旋体生理活性比左旋体强，如古柯碱的局麻作用比左旋体强2.6~3倍。

旋光度测定的结果与测定所用的溶剂、pH、浓度和温度等因素有关，如麻黄碱在氯仿中呈左旋光性，而在水中呈右旋光性；烟碱在中性条件下呈左旋体性，而在酸性条件下呈右旋光性。有时游离生物碱与其盐类的旋光性亦不相同，如长春碱为右旋性，而其硫酸盐则为左旋性。

9.3.3 溶解性

9.3.3.1 游离生物碱

(1) 游离脂溶性生物碱

绝大多数叔胺碱和仲胺碱属于亲脂性生物碱，可溶于甲醇、乙醇、丙酮等有机溶剂，易溶于苯、乙醚、氯仿等亲脂性有机溶剂。能溶于酸水，不溶或难溶于水和碱水。

在各类有机溶剂中生物碱溶解度由大到小的顺序一般为：氯仿＞丙酮＞乙醇＞甲醇＞乙酸乙酯＞乙醚＞苯＞石油醚。

(2) 游离水溶性生物碱

水溶性生物碱主要是季铵碱，可溶于水、酸水、碱水、甲醇、乙醇，难溶于亲脂性有机溶剂。

(3) 其他生物碱

有少数生物碱的溶解性既类似于亲脂性生物碱，又类似于水溶性生物碱，即既可溶于亲脂性有机溶剂，又可溶于水和亲水性有机溶剂。这类生物碱包含液体生物碱和一些小分子的固体生物碱（如麻黄碱、苦参碱、秋水仙碱）。生物碱的 N-氧化物结构中具有半极性的 $N \rightarrow O$ 配位键，其极性大于相应的叔胺碱，在水中的溶解度增大，而在亲脂性有机溶剂中的溶解度降低，如氧化苦参碱的水溶性大于苦参碱，但在乙醚中苦参碱溶解，而氧化苦参碱不溶解。

具有酚羟基或羧基的生物碱既可溶于酸水，也可溶于碱水溶液，如槟榔碱。具有内酯结构或内酰胺结构的生物碱，易溶于热氢氧化钠溶液。

9.3.3.2 生物碱盐类

一般易溶于水，可溶于甲醇、乙醇，难溶于亲脂性有机溶剂。生物碱在酸水中成盐溶解，溶液调至碱性后又游离析出。一般生物碱的无机酸盐水溶性大于有机酸盐；无机酸中含氧酸盐水溶性大于卤代酸盐（卤代酸分子量越大水溶性越小）。

少数生物碱或生物碱盐的溶解性不符合上述规律，如小檗碱盐酸盐、麻黄碱草酸盐、马钱子碱的硫酸盐、士的宁的盐酸盐难溶于水；奎宁、罂粟碱、半边莲碱等的盐酸盐溶于氯仿。

9.3.4 酸碱性

9.3.4.1 碱性

碱性是生物碱的重要性质，也是其提取、分离和鉴别的依据。

（1）碱性的来源

生物碱中的氮原子有一对未共用的电子对，对质子有一定的吸引力，所以显示碱性。用电子式表示如下：

$$—N:+H^+ \Longrightarrow [—N:H]^+$$

（2）碱性强弱的表示方法

生物碱的碱性强度一般用 pK_a 表示。K_a 是指碱的共轭酸（即生物碱的盐）的解离度。pK_a 值越大，其碱性就越强。

碱性强度与 pK_a 关系：$pK_a<2$，极弱碱；pK_a 2～7，弱碱；pK_a 7～12，中强碱；$pK_a>12$，强碱。碱性基团的 pK_a 值大小顺序一般是：胍基 [—NH(C=NH)NH$_2$]＞季铵碱＞脂肪胺基＞芳杂环（吡啶）＞酰胺基。

（3）碱性大小与化学结构的关系

生物碱的碱性强弱与生物碱结构中氮原子的杂化方式、氮原子的电子云密度分布及分子的空间效应等因素有关。

① 氮原子的杂化方式　生物碱中氮原子的孤电子对所处的杂化轨道有三种方式，即 sp、sp^2 和 sp^3。氮原子的碱性强弱与杂化轨道中 p 电子成分比例相关，p 电子成分比例越大，则越容易供给电子，碱性越强。即不同杂化状态下碱性强弱依次为：$sp^3 > sp^2 > sp$。

如腈基（—CN）中的氮为 sp 杂化，呈中性；吡啶和异喹啉种的氮为 sp^2 杂化，其氢化产物六氢吡啶、四氢异喹啉则为 sp^3 杂化，碱性增强。烟碱中 1-位氮为 sp^2 杂化，碱性弱于 2-位氮 sp^3 杂化。季铵碱如小檗碱，显示强碱性，因其结构中氮原子是以离子状态存在的，同时含有以负离子形式存在的羟基，在水中可直接电离出 OH^-。

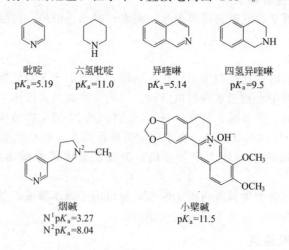

吡啶　　　　六氢吡啶　　　异喹啉　　　四氢异喹啉
pK_a=5.19　pK_a=11.0　pK_a=5.14　pK_a=9.5

烟碱
$N^1 pK_a$=3.27
$N^2 pK_a$=8.04

小檗碱
pK_a=11.5

② 诱导效应　生物碱中氮原子上电子云密度受到分子中供电基团和吸电基团的诱导影响。供电基团使氮原子上电子云密度增加，碱性增强，如烷基（甲基、乙基等）。吸电子基团使氮原子电子云密度降低，碱性降低，如苯基、羟基、酰基、双键、醚氧键等。麻黄碱的碱性大于去甲麻黄碱，其原因在于麻黄碱的氮原子上多了一个甲基供电基团的取代；石蒜碱

的碱性小于二氢石蒜碱，其原因在于石蒜碱氮原子附近存在吸电子的双键。

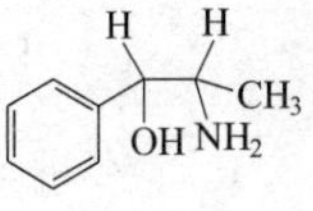

去甲麻黄碱 pK_a=9.00　　麻黄碱 pK_a=9.58　　石蒜碱 pK_a=6.4　　二氢石蒜碱 pK_a=8.4

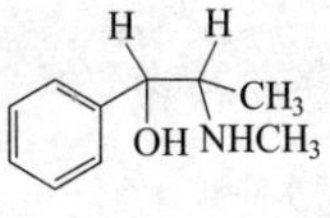

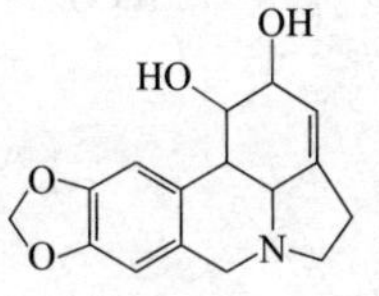

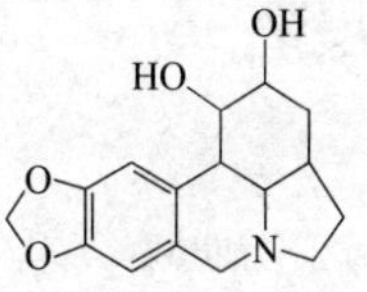

③ 共轭效应　生物碱分子中氮上的孤电子对与具有 π 电子的基团相连时，因能形成 p-π 共轭使氮原子上的电子云密度降低，碱性减弱。常见的 p-π 共轭主要有三种，分别为苯胺型、烯胺型和酰胺型。

a. 苯胺型　苯胺氮原子上的孤电子与苯环 π 电子形成 p-π 共轭体系，其碱性（pK_a 4.58）比环己胺（pK_a 10.14）小很多。毒扁豆碱分子中两个氮原子 N^1 和 N^2 均为 sp^3 杂化，但由于 N^1 与苯环形成了 p-π 共轭所以比未形成共轭的 N^2 碱性弱很多。

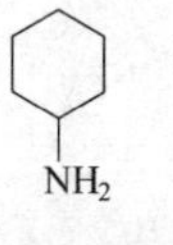

环己胺 pK_a=10.14　　苯胺 pK_a=4.58　　毒扁豆碱 N^1 pK_a=1.76　N^2 pK_a=7.88

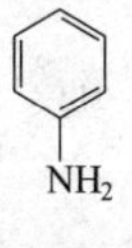

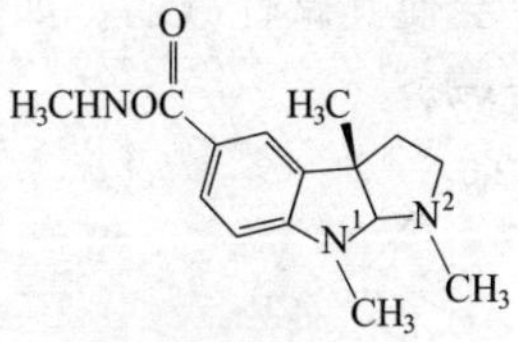

b. 烯胺型　烯胺型生物碱通常存在如下平衡：仲烯胺（R^1 或 R^2 为氢）A 的共轭酸 B 为季铵型极不稳定，可进一步转化脱去 R（或 R'）成 C，碱性较弱；若 A 为叔烯胺（R^1、R^2 为烷基），则共轭酸 B 比较稳定，碱性较强。如 N-甲基-2-甲基二氢吡咯的 pK_a 为 11.94。具有叔烯胺结构的生物碱氮原子如果处于桥头位置，因受 Bredt 规则的影响，不能形成季铵盐，反而会受到双键的吸电子诱导效应影响，碱性降低。如新士的宁（neostrychnine）的碱性小于士的宁（strychnine）的。

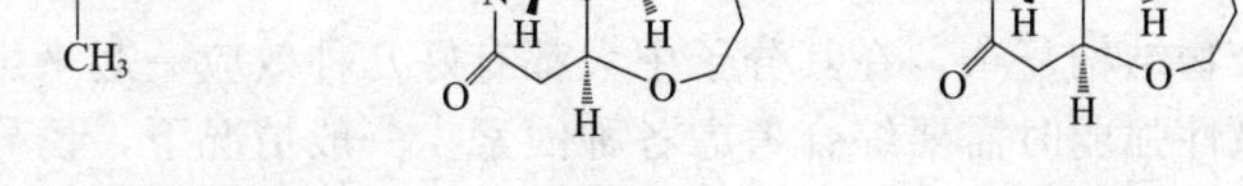

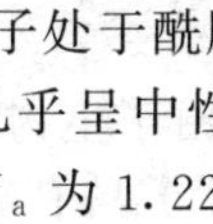

N-甲基-2-甲基二氢吡咯 pK_a 11.94　　新士的宁 pK_a 3.8　　士的宁 pK_a 8.2

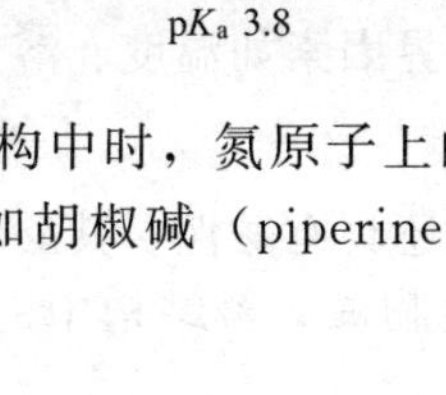

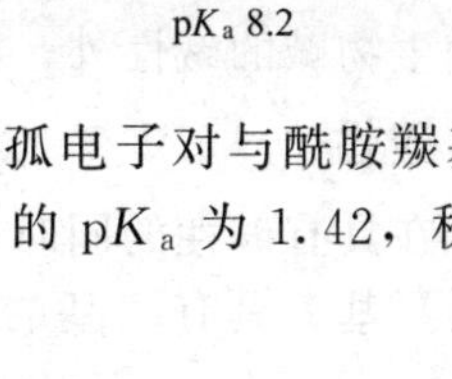

c. 酰胺型　当氮原子处于酰胺结构中时，氮原子上的孤电子对与酰胺羰基形成 p-π 共轭体系，其碱性极弱，几乎呈中性。如胡椒碱（piperine）的 pK_a 为 1.42，秋水仙碱的 pK_a 为 1.84，咖啡碱的 pK_a 为 1.22。

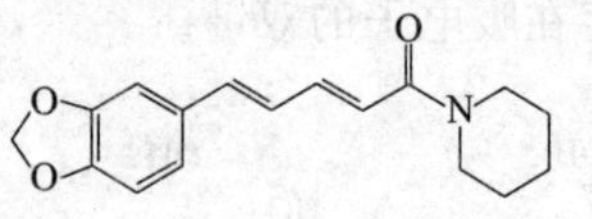

胡椒碱
pK_a 1.42

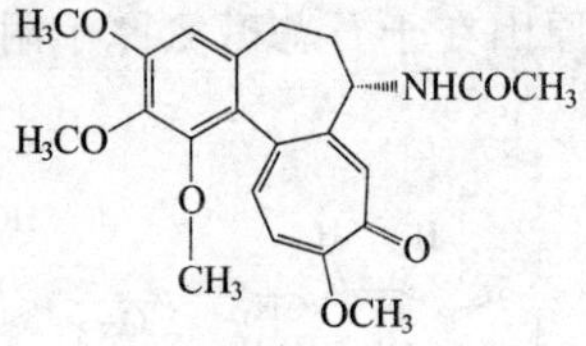

秋水仙碱
pK_a 1.84

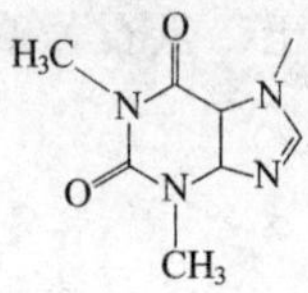

咖啡因
pK_a 1.22

但并非所有的 p-π 共轭体系都使碱性降低，如胍在接受质子后形成稳定性更强的季铵离子，碱性因而达到最强。

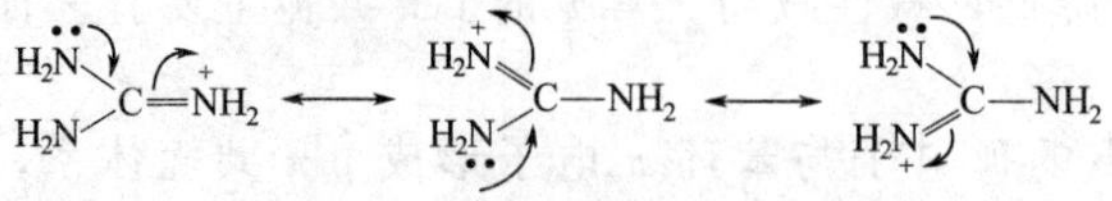

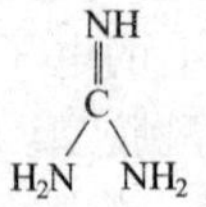

胍
pK_a 13.6

④ 空间效应　生物碱结构中氮原子在空间范围内如存在空间位阻，将不利于氮原子结合质子或给出电子对，会使其碱性减弱。如东莨菪碱结构中氮原子附近三元氧环造成的空间位阻使其碱性弱于莨菪碱。

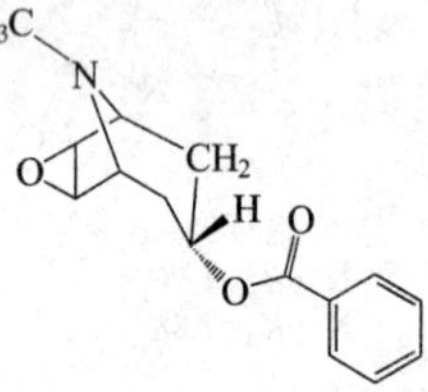

东莨菪碱
pK_a 7.50

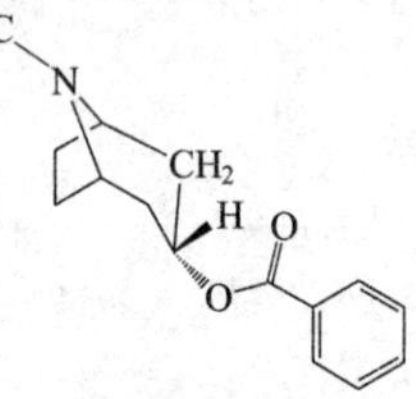

莨菪碱
pK_a 9.65

⑤ 氢键效应　生物碱中氮原子上的孤电子对在接受质子形成共轭酸时，如在其周围存在羟基、羰基等取代集团，且处于可与生物碱共轭酸的质子形成分子内氢键的位置时，可增加共轭酸的稳定性，使碱性增强。如钩藤碱（rhynchophylline）的共轭酸质子可与羰基形成分子内氢键，使其结构更稳定。而异钩藤碱（isorhynchophylline）则不能形成分子内氢键，所以钩藤碱的碱性强于异钩藤碱。

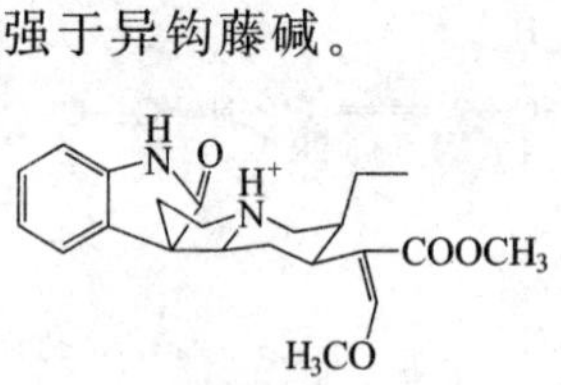

钩藤碱
pK_a 6.32

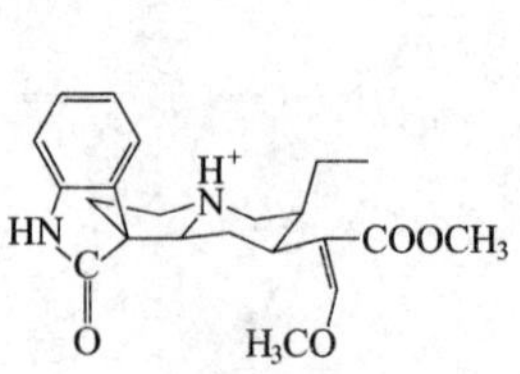

异钩藤碱
pK_a 5.20

生物碱类化合物结构复杂，在其分子中大都有好几种效应一起来影响它的碱性，因此我们在分析生物碱碱性强弱时需要综合考虑各种因素。一般情况下，诱导效应和共轭效应共存时，共轭效应占优势；空间效应和诱导效应共存时，空间效应占优势。此外，除分子结构本身内在因素影响生物碱的碱性外，外界因素如温度、溶剂也可影响其碱性强弱。

9.3.4.2　酸性

有些生物碱在具有碱性的同时，还具有酸性。其酸性是由于生物碱分子中存在酸性取代基，如羧基或酚羟基。具有羧基的生物碱，若结构中的氮原子具有碱性，则可生成分子内盐，如槟榔次碱。这类生物碱与酸或碱都可成盐。具酚羟基的生物碱不能生成分子内盐，但可与酸或苛性碱成盐。具有酸碱两性的生物碱又称两性生物碱。

9.3.5 沉淀反应

大多数生物碱在酸性条件下，可与某些试剂反应生成不溶性的复盐或络合物而产生沉淀，这些反应称为生物碱的沉淀反应，所用试剂称为生物碱沉淀试剂。常用的沉淀试剂如表9.1所示。

生物碱沉淀反应通常需要在酸性水或醇溶液中进行，苦味酸和三硝基间苯二酚试剂也可在中性条件下进行。由于生物碱对各种沉淀试剂的反应灵敏度不同，因此鉴别时通常采用3种以上沉淀试剂进行反应后再判断，并且要注意少数生物碱与沉淀试剂不产生沉淀，如麻黄碱、咖啡因和碘化铋钾试剂不反应。另外，在对天然药物的酸提液应用沉淀反应判断生物碱有无时，需要排除植物中氨基酸、蛋白质、多糖、鞣质等干扰成分出现假阳性结果。

表9.1 常用生物碱沉淀试剂及其组成

试剂名称	试剂组成	与生物碱反应产物
碘化铋钾试剂（Dragendoff 试剂）	$KBiI_4$	黄色至橘红色沉淀（$B \cdot HBiI_4$）
碘化汞钾（Mayer 试剂）	K_2HgI_4	类白色沉淀（$B \cdot H \cdot HgI_2$），若加过量沉淀又被溶解
碘-碘化钾试剂（Wagner 试剂）	$KI-I_2$	棕色至褐色沉淀（$B \cdot I_2 \cdot HI$）
10%磷钼酸试剂（Sonnen Schein 试剂）	$H_3PO_4 \cdot 12MoO_3 \cdot H_2O$	白色或黄褐色无定形沉淀（$3B \cdot H_3PO_4 \cdot 12MoO_3 \cdot 2H_2O$）
10%硅钨酸试剂（Bertrand 试剂）	$SiO_2 \cdot 12WO_3 \cdot nH_2O$	淡黄色或灰白色无定形沉淀（$4B \cdot SiO_2 \cdot 12WO_3 \cdot 2H_2O$）
10%磷钨酸试剂（Scheibler 试剂）	$H_3PO_4 \cdot 12WO_3 \cdot 2H_2O$	白色或黄色无定形沉淀（$3B \cdot H_3PO_4 \cdot 12WO_3 \cdot 2H_2O$）
饱和苦味酸试剂（Hager 试剂）	2,4,6-三硝基苯酚	黄色晶形沉淀（$B \cdot C_6H_4N_3O_7$）
三硝基间苯二酚试剂（Styphnic acid 试剂）	三硝基间苯二酚	黄色晶形沉淀（$2B \cdot C_6H_3N_3O_8$）
雷氏铵盐试剂（Ammonium Reineckate）	$NH_4[Cr(NH_3)_2(SCN)_4]$	难溶性紫红色沉淀（$B \cdot H[Cr(NH_3)_2(SCN)_4]$）

9.3.6 显色反应

某些生物碱能与一些浓无机酸为主的试剂反应生成不同颜色，这些实际称为生物碱的显色试剂。显色主要是因为发生了氧化、脱水、缩合等反应，可以利用显色反应来鉴别和区别个别生物碱，见表9.2

表9.2 常用的生物碱显色试剂

试剂	试剂组成	生物碱	结果
Mandelin 试剂	1%钒酸铵的浓硫酸	莨菪碱	红色
		阿托品	红色
		奎宁	淡橙色
		吗啡	蓝紫色
		可待因	蓝色
		士的宁	蓝紫色

项目9 生物碱类

续表

试剂	试剂组成	生物碱	结果
Frohde 试剂	1%钼酸钠的浓硫酸	乌头碱	黄棕色
		吗啡	紫色转棕色
		黄连素	棕绿色
		利血平	黄色转蓝色
Macquis 试剂	含少量甲醛的浓硫酸	吗啡	橙色至紫色
		可待因	洋红色至黄棕色

任务9.4　生物碱的提取与分离技术

生物碱类化合物多数与有机酸（如苹果酸、酒石酸等）结合成盐存在于天然药物中，少数生物碱与盐酸结合成盐，如小檗碱。个别生物碱由于碱性很弱，不易与酸结合成盐，从而呈游离状态。也有少数生物碱与糖结合成苷的形式存在。因此，在提取分离生物碱时，首先应考虑到生物碱的存在形式和生物碱的特性，以便选择合适的提取技术。

9.4.1　提取技术

9.4.1.1　溶剂法

（1）水或酸水-有机溶剂提取法

提取原理是：生物碱盐类易溶于水，难溶于有机溶剂，而其游离生物碱易溶于有机溶剂，难溶于水。操作方法是用水或0.5%～1%矿酸水液冷浸或渗漉提取。提取液浓缩成适当体积后，用碱（如氨水、石灰乳等）碱化游离出生物碱，再用有机溶剂如氯仿或苯进行萃取。用水洗涤萃取液，除去水溶性杂质。最后浓缩萃取液得亲脂性总生物碱。该法简便易行，但不适用于含大量淀粉或蛋白质的植物药材，且提取液浓缩在操作上较难。

（2）醇-酸水-有机溶剂提取法

该法基于生物碱及其盐类易溶于甲醇、乙醇，且醇提取液易浓缩的特点，故用醇代替水或酸水提取生物碱。虽然醇提取液中水溶性杂质少，但含不少非生物碱成分，尤其是树脂类杂质，需进一步纯化。一般是将回收醇后所得的浸膏用适量酸水使生物碱成盐溶出，过滤，酸滤液再如上述方法碱化、有机溶剂萃取、浓缩得亲脂性总生物碱（大部分水溶性和季铵型生物碱仍留在水中）。

（3）碱化-有机溶剂提取法

一般方法是将药材粉末用碱水（碳酸钠溶液、石灰乳或10%氨水等）湿润后，再用有机溶剂如CH_2Cl_2、$CHCl_3$、CCl_4或苯等用回流法或连续回流提取法提取。回收有机溶剂后即得亲脂性总生物碱。由于弱碱性生物碱往往以游离状态存在药材中，所以，如欲提取总弱碱性生物碱，只需先用水或稀有机酸如酒石酸、柠檬酸等湿润后，再用有机溶剂进行固-液提取、回收溶剂，即得。

该法所得总生物碱较为纯净。同时，提取过程中能与强碱性生物碱分离，但存在提取时间长、溶剂毒性大、易燃等缺点。

（4）其他溶剂法

生物碱 N-氧化物，由于比其母体生物碱更易溶于水，分离颇为困难。常用与水不混溶的有机溶剂如正丁醇、异戊醇等进行提取。

9.4.1.2　离子交换树脂法

将酸水提取液与阳离子树脂（多用磺酸型）进行交换，使生物碱盐类的阳离子被交换而吸附。一些不能离子化的杂质则随溶液流出，借以分离。交换后的树脂用碱水或10%氨水碱化后，再用有机溶剂（如乙醚、氯仿、甲醇等）进行洗脱，回收溶剂得总生物碱。由于生物碱分子一般都比较大，宜选用低交联度（3%～6%）聚苯乙磺酸型树脂。生物碱的离子交换与碱化时的反应如下：

$$R^-H^+ + [B·H]^+Cl^- \longrightarrow R^-[B·H]^+ + HCl$$

$$R^-[B·H^+] + NH_4OH^+ \longrightarrow R^-NH_4^+ + B + H_2O$$

R 代表树脂　　　　　　　　　　B 代表生物碱分子

离子交换树脂法有很重要的实用价值。许多药用生物碱如东莨菪碱、奎宁、麦角碱类、石蒜碱、咖啡因、一叶萩碱等都是应用此法生产的。

9.4.1.3 沉淀法

季铵生物碱（B^+）极性大，易溶于水和碱水中，除离子交换树脂法外，往往难以用一般溶剂法将其提出来。此时常采用沉淀法进行提取。实验室用生物碱沉淀试剂如磷钨酸、硅钨酸、苦味酸、雷氏铵盐等加入到含有水溶性生物碱的弱酸性水溶液中，使生物碱沉淀完全，滤出沉淀后再以适当的试剂进行分解，最后分离出生物碱。

雷氏铵盐沉淀法的具体操作如下：将含季铵生物碱的水溶液用盐酸调到弱酸性，加入新鲜配制的雷氏铵盐饱和水溶液至不再生成沉淀为止。滤取沉淀，用少量水洗涤1～2次，抽干，将沉淀溶于丙酮（或乙醇）溶液中，过滤，滤液即为雷氏生物碱复盐丙酮（或乙醇）液。于此滤液中，加入饱和硫酸银水液，形成雷氏银盐沉淀，过滤，于滤液中加入计算量$BaCl_2$溶液，滤除沉淀，最后所得滤液即为季铵生物碱的盐酸盐。整个反应过程如下：

$$B^+ + NH_4[Cr(NH_3)_2(SCN)_4] \longrightarrow B[Cr(NH_3)_2(SCN)_4]\downarrow + NH_4^+$$

$$2B[Cr(NH_3)_2(SCN)_4] + Ag_2SO_4 \longrightarrow B_2SO_4 + 2Ag[Cr(NH_3)_2(SCN)_4]\downarrow$$

$$B_2SO_4 + BaCl_2 \longrightarrow BaSO_4\downarrow + 2BCl$$

9.4.1.4 大孔吸附树脂法

大孔吸附树脂近年来广泛应用于天然药物中有效成分的分离、纯化，为分离有机化合物尤其是水溶性化合物的有效手段，在天然药物化学成分的提纯方面显示了独特作用。用大孔吸附树脂提取水溶性生物碱，一般操作如下：将药材用醇类溶剂或酸水提取后，回收溶剂，加水溶解，通过大孔吸附树脂柱，用少量水洗柱体，然后用含水醇或酸水洗脱，浓缩洗脱液，即得总生物碱。

此外，超临界流体萃取（supercritical fluid extraction，SFE）广泛用于天然药物各类成分的制备和分离。如长春花中长春碱和长春新碱的提取，需用有机溶剂多次萃取，溶剂消耗量大且有毒性，采用超临界CO_2作溶剂，在萃取器温度40℃、压力$3.5×10^4$ kPa以上的条件下进行萃取，效果好，极大地改善了生产条件。

9.4.2　分离技术

经过纯化后所得的生物碱，往往是多种结构相似的混合物，通常称为总生物碱。需加以分离和精制，才能得到生物碱单体。

9.4.2.1 总生物碱的初步分离

根据生物碱溶解性和碱性的差异，可将其初步分离为强碱性的季铵碱、中等强度碱性的叔胺碱及其酚性碱、弱碱性生物碱及其酚性碱等。一般分离流程如下：

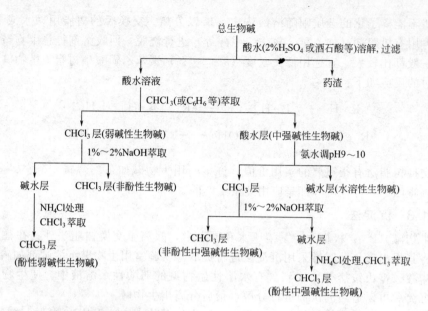

9.4.2.2 生物碱单体的分离

（1）利用生物碱碱性的差异进行分离

总生物碱中各单体生物碱的碱性有强弱之分，强碱在弱酸性条件下即可成盐，弱碱在较强的酸性条件下才能成盐。反过来，总生物碱的水溶液在碱化时，弱碱盐在弱碱性条件下就可以转变成游离生物碱，易于溶解在亲脂性的有机溶剂中；强碱盐需要在较强碱性条件下才能转变成游离生物碱而溶于亲脂性有机溶剂中。因此可利用生物碱碱性的差异，在不同的pH条件下其溶解度不同的特点，用两相溶剂萃取技术将各种生物碱逐一分离。一种技术是将总生物碱溶于稀酸水中，逐步加碱液调节pH，使pH由低到高，每调节一次pH，用氯仿等亲脂性有机溶剂萃取，从而使各单体生物碱依碱性由弱到强先后成盐而依次被萃取分离出来；另一种技术是将总生物碱溶于氯仿等亲脂性有机溶剂，以不同酸性缓冲液依pH由高至低依次萃取，则生物碱可按碱性由强至弱的顺序自总碱中逐一转溶到酸性缓冲液中，然后分别碱化各部分缓冲液，再用氯仿萃取后回收溶剂就可以得到不同碱度的生物碱。

（2）利用生物碱及其盐的溶解度不同进行分离

总生物碱中各生物碱单体由于结构和极性的差异，在有机溶剂中的溶解度也不相同，不同的生物碱与不同的酸生成的盐溶解性也可能不同，以此可作为分离的依据。

例如麻黄碱和伪麻黄碱的分离，麻黄碱的草酸盐比伪麻黄碱的草酸盐在水中的溶解度小，可将两者溶于适量的水中，加入一定量的草酸，麻黄碱生成的草酸盐先从水溶液中析出，从而将其分离。

（3）利用生物碱的特殊官能团进行分离

有些生物碱的分子结构中含有酚羟基、羧基等酸性基团，内酯及酰胺结构。这些基团或结构能发生可逆性化学反应，可用于分离此类生物碱。如含有羧基和含有酚羟基的生物碱，可分别溶解在碳酸氢钠和氢氧化钠溶液中而与其他生物碱分离；含有内酯结构的生物碱，在碱性条件下加热可水解，内酯环开环而溶解于碱水溶液中，酸化后，闭环还原为原来的生物碱而得到分离；含有酰胺结构的生物碱，在碱性条件下加热同样可发生水解反应而与其他生物碱分离。

（4）利用色谱技术进行分离

中药中所含生物碱种类繁多，而且有些性质结构比较相近，采用上述技术往往不能完全分离，需采用柱色谱技术得到生物碱单体。

① 吸附柱色谱　一般常用氧化铝和硅胶做吸附剂，以苯、氯仿、乙醚等亲脂性有机溶剂或以其为主的混合溶剂系统作洗脱剂。例如，长春碱与醛基长春碱的分离，将从长春花中提取的游离总生物碱溶于苯-氯仿（1∶2）中，通过氧化铝吸附柱，用苯-氯仿（1∶2）液洗脱，先洗脱下来的是长春碱，后洗脱下来的是醛基长春碱（长春新碱）。

② 分配柱色谱　某些结构十分相似的生物碱，采用吸附色谱分离效果不一定理想，可采用分配色谱技术。对于脂溶性生物碱的分离，以硅胶为支持剂，固定相多用甲酰胺，以亲脂性有机溶剂作展开剂。分离水溶性生物碱，应以亲水性的溶剂作展开剂。配制流动相时，需用固定相饱和，显色技术同吸附薄层色谱技术。

③ 高效液相色谱法　对于极性较大的生物碱苷类成分可以用反相色谱进行分离，对于组分较多、极性相近难以通过正相色谱进行分离的组分都可以通过高效液相法进行分离，高效液相色谱法具有快速、高效的优点。

任务9.5　生物碱的检识与结构测定

9.5.1　检识

9.5.1.1　化学检识技术

（1）沉淀反应

生物碱与某些生物碱沉淀剂发生反应，由于不同生物碱产生的颜色或结晶形状不同，可用于鉴别。

（2）显色反应

生物碱显色反应常可用于检识和区别个别生物碱。

9.5.1.2　色谱检识技术

生物碱的色谱鉴定在中药研究和实际工作中应用很广泛，常用的有薄层色谱法、纸色谱法、高效液相色谱法、气相色谱法等，具有微量、快速、准确等优点。

（1）薄层色谱法

① 吸附剂　通常选用的吸附剂有氧化铝、硅胶。但如选硅胶作吸附剂需注意硅胶本身显弱酸性，可与显碱性的生物碱成盐，从而使生物碱斑点的 R_f 值小或拖尾，要获得满意的分离效果，须使生物碱的色谱分离在碱性条件下进行，可采用的方法有三种：一是使色谱板显碱性，在涂铺硅胶薄层时，可用 0.1~0.5mol/L 的氢氧化钠溶液代替水进行铺板；二是使展开剂显碱性，在展开剂中加入少量的二乙胺或氨水；三是在色谱缸中放一个盛有氨水的小皿。氧化铝不经处理便可用于分离和鉴定生物碱。

② 展开剂　生物碱薄层色谱的展开剂多以亲脂性溶剂为主，一般以氯仿为基本溶剂，根据生物碱结构进行调整。如果生物碱的极性小，R_f 值太大，则在展开剂中加入一些极性较小的有机溶剂，如苯、环己烷等；如果生物碱的极性大，R_f 值太小，可加入适量极性较大的有机溶剂，如甲醇、丙酮等。各溶剂的比例，在实际工作中，应充分利用文献资料，根

据实验结果进行适当调整。

当被分离的生物碱极性较大、结构相近，吸附薄层色谱鉴定效果不理想时，可考虑用分配薄层色谱法。支持剂通常选用硅胶或纤维素粉。对于脂溶性生物碱，多以甲酰胺为固定相，以亲脂性有机溶剂作展开剂，如氯仿-苯（1∶1）等；对于水溶性生物碱，则应以水作固定相，以亲水性的有机溶剂作展开剂，如BAW溶剂系统［正丁醇-乙酸-水（4∶1∶5，上层）］。

（2）纸色谱法

生物碱的纸色谱多为以水为固定相的正相分配色谱，由于生物碱大多数具有一定的碱性，如果色谱条件不合适，生物碱在固定相水中就可部分解离，从而使单一的生物碱样品可能出现一个以上的斑点或有拖尾现象。要得到具有固定 R_f 值的单一而集中的斑点。必须使生物碱在色谱的过程中，或全部以离子状态展开，或全部以分子状态展开。

① 以离子状态分离生物碱　应调节溶剂系统的pH，使呈一定的酸性，并选择极性大的展开剂。最常用的为BAW溶剂系统［正丁醇-乙酸-水（4∶1∶5，上层）］。

② 以分子状态分离生物碱　分子状态的生物碱亲脂性较大，应以甲酰胺为固定相，亲脂性有机溶剂（苯、氯仿）为展开剂，并用碱性的甲酰胺饱和。

（3）显色剂

生物碱经薄层色谱、纸色谱展开后，有色的生物碱如小檗碱、巴马丁，在可见光下直接观察斑点；具有荧光的生物碱可在紫外灯下观察斑点；无颜色也不显荧光的生物碱，则选用改良碘化铋钾试剂显色，大多数显橘红色。显色前，如果展开剂中含有挥发性碱，必须先加热将碱除尽，才能喷洒显色剂。

（4）高效液相色谱法

目前高效液相色谱法已广泛应用于天然药物化学成分的分离鉴定，它适用范围广，分离性能好，对结构十分相似的生物碱有良好的分离效果；并可用于制备性分离。其分离原理可理解为在高压下快速的、精密的液-固和液-液柱色谱。分离生物碱时主要采用非极性固定相和极性流动相组成的反相分配色谱法（RP-HPLC）。一般来说，非极性固定相主要是以硅胶为基质的硅烷化反相键合相；极性流动相多选用以甲醇（乙腈）-水为基本组成，并含有约 $0.01 \sim 0.1 mol/L$ 磷酸缓冲液、碳酸铵或乙酸钠溶液。

由于游离的硅醇基可与生物碱之间发生离子交换或形成氢键等相互作用，从而造成高效液相色谱的峰拖尾、保留时间过长、分辨率降低、重现性差等不良影响，解决该问题目前主要从两方面着手：固定相方面，更新硅烷化试剂，如选择短碳链、氰丙基、金刚烷等硅烷化试剂所形成的反相键合色谱柱；流动相方面，加入对固定相表面残存的硅醇基能够起到抑制或掩蔽作用的试剂，常用的为有机伯胺、仲胺、叔胺和季铵盐（离子交换竞争剂）。

（5）气相色谱法

气相色谱法主要适用于挥发性生物碱的分析鉴定。如麻黄生物碱、烟碱等。

色谱法鉴定生物碱，是因为在固定的条件下，各种生物碱都有一定的 R_f 值或保留值，可通过文献资料报道的数据进行对照。但由于影响色谱操作的因素较多，所以在实际工作中，常将被鉴定的生物碱与已知标准品对照。如果选择三种以上的展开剂经薄层色谱、纸色谱展开，两者具有相同的 R_f 值；或者经高效液相色谱或气相色谱鉴定，两者的保留值一致，即可初步确定二者是同一化合物。

9.5.2 结构测定

(1) 紫外光谱(UV)

紫外光谱能反映生物碱结构中基本骨架的特点,同时结构中的助色团也对紫外光谱造成影响,因此紫外光谱在鉴定生物碱结构时具有一定的局限性。

① 有些生物碱类型的紫外光谱可反映生物碱的基本骨架类型特征,对结构确定起到重要作用。此类生物碱的发色团在分子的骨架中,取代基对紫外光谱的影响较小,如吡啶、吲哚、喹啉、异喹啉、氧化阿朴啡类。

② 有些不同类型或种类的生物碱具有相同或相似的UV谱,其紫外光谱对结构推测只起到辅助作用。如莨菪烷类、苄基异喹啉类、四氢原小檗碱类。

③ 有些生物碱类型的紫外光谱不能反映分子的骨架和母核特征,对结构推测作用较小。如吡咯里西定类、喹诺里西丁类、萜类和甾体类生物。

(2) 红外光谱(IR)

红外光谱主要用于生物碱结构中含有的官能团的鉴定,如常见的氨基、酚羟基、羰基、苯环、酯键和烷基取代情况的确定。除此之外,官能团吸收位置会随化学环境发生变化。例如生物碱中羰基具有跨环效应时,羰基吸收在 1660~1690cm^{-1} 区域,比正常酮羰基吸收向低波数移动,如普罗托品中羰基吸收在 1661~1658cm^{-1}。此外,还可以利用红外光谱来确定喹诺里西啶反式和顺式两种稠合方式,反式稠合者在 2800~2700cm^{-1} 区域有两个以上明显的吸收峰,而顺式则没有,此峰称为 Bohlmann 吸收峰。这是因为在反式喹诺里西啶环中,氮原子的邻位至少有两个直立键的 C—H 与氮的孤电子对成反式。而顺式喹诺里西啶环氮原子的邻位只有一个直立键 C—H 与氮的孤电子对成反式,则无 Bohlmann 吸收峰。

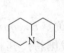 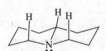 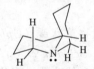

喹诺里西啶　　　反式稠合(有Bohlmann带)　　　顺式稠合(无Bohlmann带)

(3) 核磁共振波谱(NMR)

① 核磁共振氢谱(^{1}H-NMR)可以通过氢谱中化学位移值 δ 的范围来推测氮原子在生物碱结构中的结合方式。如脂肪胺在 δ 0.3~2.2 处,芳香胺在 δ 2.6~5.0 处,酰胺在 δ 5.2~10 处。

② 核磁共振碳谱(^{13}C-NMR)由于生物碱氮原子电负性强,对生物碱相邻碳原子产生吸电子效应,导致邻近碳化学位移向低场移动。一般,δ 从大到小的顺序为 α-碳 > γ-碳 > β-碳。同样氮原子电负性使与之相连的甲基碳向低场位移。N-甲基碳一般在 δ 30~47。

(4) 质谱(MS)

① α 裂解　该裂解主要发生在和氮原子相连的 α-碳和 β-碳之间即 α 键上,且多为生物碱骨架裂解,其特征为基峰或强峰多是含氮的基团或部分。另外,当氮原子的 α-碳连接的基团不同时,则所连接的大基团容易发生 α 裂解。具有这种裂解的生物碱类型很多,如金鸡宁类、托品类、莨菪烷类、石松碱类、甾体类生物碱等。以浙贝甲素为例,其裂解情况如下。

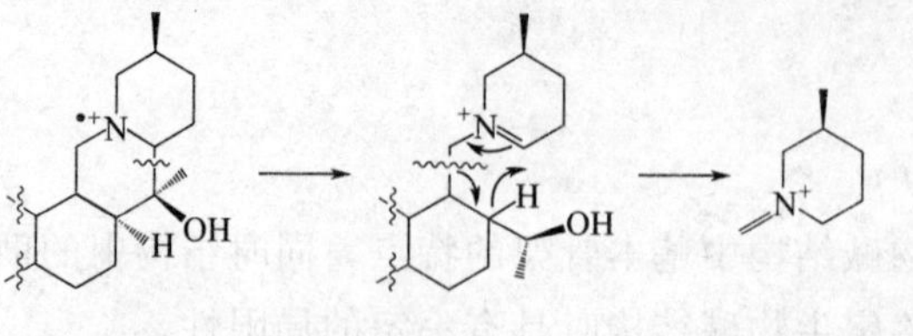

② RDA 裂解：具有环己烯结构的生物碱，常发生 RDA 裂解产生一对强的互补离子。能够发生这种裂解的生物碱类型主要有原小檗碱与四氢原小檗碱类、普罗托品类及无氮烷基取代的阿朴咖类等。以延胡索乙素为例说明其 RDA 裂解的过程。

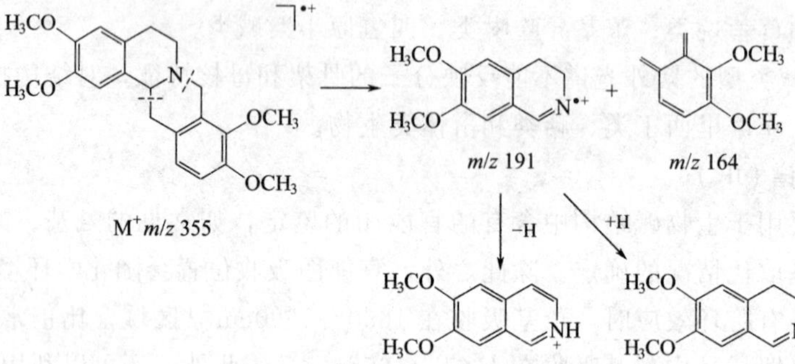

任务 9.6　生物碱实例

9.6.1　麻黄

麻黄为麻黄科植物草麻黄（*Ephedra sinica* Stapf）、木贼麻黄（*E. equisetina* Bge）、中麻黄（*E. intermedia* Schrenk et C. A. Mey）的干燥草质茎，是我国特产药材，为常用中药。具有发汗、平喘、利水的功效。现代药理实验表明，麻黄生物碱有拟肾上腺素样作用，能收缩血管、兴奋中枢神经，增加汗腺及唾液腺的分泌。伪麻黄碱有升压、利尿作用。

9.6.1.1　化学成分

麻黄中含有多种生物碱，总生物碱的含量与存在部位和采收季节密切相关，茎的节间含量平均为 0.687%，而茎节只有 0.287%。8~9 月采收含量达最高值，均为 7 月和 10 月的 2 倍。总生物碱以麻黄碱和伪麻黄碱为主，前者占总生物碱的 40%~90%；其次是伪麻黄碱等，它们均以盐酸盐的形式存在于植物中，结构如下：

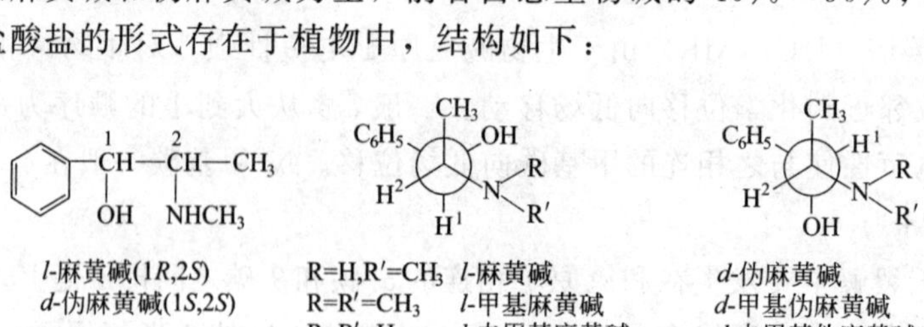

l-麻黄碱(1*R*,2*S*)
d-伪麻黄碱(1*S*,2*S*)

R=H,R'=CH₃　*l*-麻黄碱
R=R'=CH₃　*l*-甲基麻黄碱
R=R'=H　*l*-去甲基麻黄碱

d-伪麻黄碱
d-甲基伪麻黄碱
d-去甲基伪麻黄碱

麻黄生物碱分子中的氮原子均存侧链上，属于有机胺类生物碱。分子结构相对于其他生物碱而言较小，并且含有羟基、甲氨基等，因而其分子极性较大；麻黄碱分子中有两个手性碳原子，中药麻黄中含有 *l*-麻黄碱和 *d*-伪麻黄碱两种立体异构体。它们的区别在于 C^1 的构型不同。

9.6.1.2 理化性质

(1) 性状

麻黄碱和伪麻黄碱为无色结晶,都有挥发性。

(2) 碱性

麻黄碱($pK_a=9.58$)和伪麻黄碱($pK_a=9.74$)的碱性较强,但二者碱性强度不同,伪麻黄碱碱性略强,原因是伪麻黄碱的分子内氢键稳定性强于麻黄碱。氢键的强度与原子的距离成反比,通过麻黄碱和伪麻黄碱的纽曼式可看到,在二者的优势构象中,较大的基团甲基和苯基处在邻位交叉的位置,相互之间存在排斥力;由于这种排斥力的存在,在伪麻黄碱中,使羟基和甲氨基的距离较为接近,从而使氮原子接受质子后形成的共轭酸与C^1-OH形成的分子内氢键稳定,故呈现的碱性略强。同样的原因使麻黄碱的分子内氢键稳定性稍差,故碱性较弱。

(3) 溶解性

麻黄碱和伪麻黄碱以游离形式和盐的形式存在时,其溶解性与一般生物碱的溶解性基本相同;但麻黄碱可溶于水(1:20),草酸麻黄碱难溶于水。根据盐的溶解性的不同可分离麻黄碱。

9.6.1.3 提取分离

提取分离麻黄碱的方法有以下三种。

(1) 溶剂法(甲苯萃取法)

溶剂法是目前工业上生产麻黄碱的主要方法,它是利用麻黄生物碱的盐酸盐易溶于水,而游离的麻黄生物碱易溶于有机溶剂的性质进行提取,即将麻黄用水提取,提取液碱化后用甲苯萃取,甲苯萃取液流经草酸溶液,使麻黄生物碱都转变为草酸盐。由于草酸麻黄碱在水中的溶解度较小而析出,借此分离。流程如下:

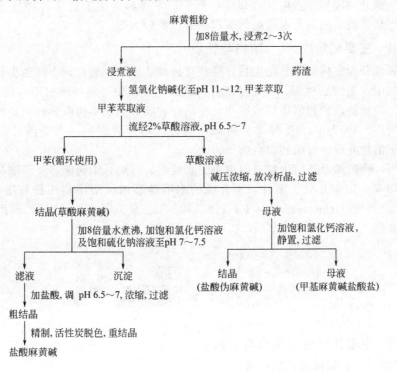

因为草酸钙不溶于水，加入氯化钙可生成草酸钙，置换出草酸根。操作中使用大量甲苯应注意安全，为节约成本，避免污染，甲苯应循环使用。

（2）水蒸气蒸馏法

麻黄碱和伪麻黄碱具有挥发性，水提取液碱化后，可用水蒸气蒸馏法提取。分离麻黄碱和伪麻黄碱可按溶剂法操作。这种方法的缺点是加热时间长，部分麻黄碱被分解成胺和甲胺，从而影响产品的质量和收率。

（3）离子交换树脂法

麻黄碱和伪麻黄碱成盐后，如果酸水液通过强酸型阳离子交换树脂，生物碱的阳离子因交换作用而被吸附在树脂上。由于伪麻黄碱的碱性较强，被树脂吸附得牢固。因此，用洗脱液洗脱时，麻黄碱可先被洗脱下来，从而使两者达到分离。

9.6.1.4 化学鉴定

麻黄碱和伪麻黄碱不能与大多数生物碱的沉淀试剂发生沉淀反应，可用下列两种特征反应鉴定。

（1）二硫化碳-硫酸铜反应

在麻黄碱和伪麻黄碱的乙醇溶液中加入二硫化碳、硫酸铜和氢氧化钠各2滴，可产生黄棕色沉淀。

（2）铜配合盐反应

在麻黄碱和伪麻黄碱的水溶液中加入硫酸铜试剂，并加氢氧化钠试剂使溶液显碱性，则溶液呈蓝紫色。若于此溶液中再加入乙醚振摇，分层后，乙醚层为紫红色，水层为蓝色。

9.6.2 喜树

喜树为珙桐科植物喜树（*Camptotheca acuminata* Decne.）的果实或根。主产于江西、浙江、湖南、湖北、四川、云南、贵州、广西、广东等地。用于治疗各种癌症、急性白血病、慢性白血病、银屑病以及血吸虫病引起的肝、脾肿大等。

9.6.2.1 主要化学成分、结构与性质

喜树主要成分为喜树碱及其衍生物，羟基喜树碱、甲氧基喜树碱等其他多种生物碱，喜树碱在喜树根中含量约0.008%。10-羟基喜树碱的化学结构与喜树碱相似，仅10-位上的氢被羟基取代，经动物药理和临床试验证明，在治疗肿瘤方面比喜树碱具有更好的治疗效果和较低的毒副反应。1977年，10-羟基喜树碱作为临床治疗肿瘤的一类新药，在国内通过鉴定，并应用于治疗肝癌、胃癌和白血病等。

研究表明，喜树碱及其衍生物对卵巢癌、膀胱癌、胃癌、结肠癌、直肠癌和白血病等多种恶性肿瘤均有一定的疗效。而且，半合成的水溶性喜树碱衍生物拓扑替康（topotecan）（TPT）和伊立替康（irinotecan）（CPT-11）1992年已获美国FDA认证，是治疗卵巢癌和结肠癌的特效药。

	R^1	R^2
喜树碱	H	H
10-羟基喜树碱	OH	H
9-甲氧基喜树碱	H	OCH_3

9.6.2.2 主要化学成分提取与分离

（1）喜树根中喜树碱的提取分离

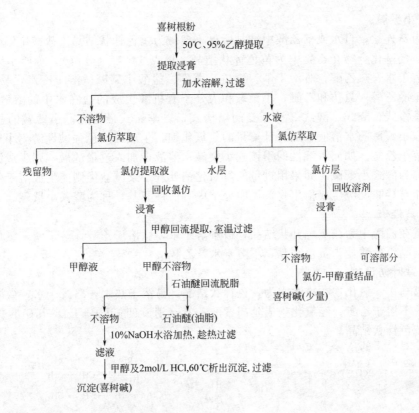

（2）喜树果实和叶子中喜树碱的提取分离

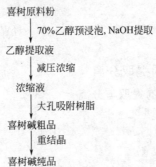

9.6.3 黄连

黄连为毛茛科多年生草本植物黄连（*Coptis chinensis* Franch.）、三角叶黄连（*Coptis deltoidea* C. Y. Cheng et Hsiao）或云连（*Coptis teeta* Wall.）的干燥根茎。以上三种分别习称"味连""雅连""云连"。主产于四川、贵州、湖北、陕西等地。黄连可去中焦湿热，用于湿热痞满，呕吐吞酸，泻痢，黄疸，高热神昏，心烦不寐，血热吐衄，目赤，牙痛，消渴，痈肿疔疮；外治湿疹，湿疮，耳道流脓。酒黄连善清上焦火热，用于目赤，口疮。姜黄连清胃和胃止呕，用于寒热互结、湿热中阻、痞满呕吐的治疗；萸黄连舒肝和胃止呕，用于肝胃不和、呕吐吞酸的治疗。

9.6.3.1 主要化学成分、结构与性质

黄连主含小檗碱，含量为 $5.20\% \sim 7.69\%$，还含黄连碱、甲基黄连碱、掌叶防己碱、药根碱、表小檗碱和5-羟基小檗碱等，由于它们有相似结构，常统称黄连生物碱。

（1）小檗碱

异名为黄连素，自水或稀乙醇中结晶所得小檗碱为黄色针状结晶。盐酸小檗碱为黄色小针状结晶，羟基化合物在乙醚中为黄色针状结晶，熔点145℃（分解）。游离小檗碱易溶于热水，略溶于水、热乙醇，难溶于苯、氯仿、丙酮。盐酸小檗碱微溶于冷水，易溶于热水，几乎不溶于冷乙醇、氯仿和乙醚。小檗碱和大分子有机酸生成的盐在水中的溶解度都很小。小檗碱有季铵式、醛式、醇式3种互变的结构式，以季铵式最稳定。小檗碱的盐都是季铵盐，于硫酸小檗碱的水溶液中加入计算量的氢氧化钡，生成棕红色强碱性游离小檗碱，易溶于水，难溶于乙醚。如向水溶性的季铵式小檗碱水溶液中加入过量的碱，则生成游离小檗碱的沉淀，称为醇式小檗碱。如果用过量的氢氧化钠处理小檗碱盐类则能生成溶于乙醚的游离小檗碱，能与羟胺反应生成衍生物，说明分子中有活性醛基，称为醛式小檗碱。

（2）黄连碱

黄连碱在乙醇中为浅黄色针状结晶，极难溶于水，微溶于乙醇，溶于碱。氯化物为橙黄色棱柱状结晶。硫酸盐为黄色结晶，不溶于水及乙醇。

（3）掌叶防己碱

异名巴马丁。氯化物在冷水中为黄色针状结晶，易溶于热水，略溶于水，微溶于乙醇和氯仿，几乎不溶于乙醚。经氯化生成延胡索酸乙素（消旋四氢巴马丁）。其硝酸盐在甲醇中可析出淡黄色针状结晶。

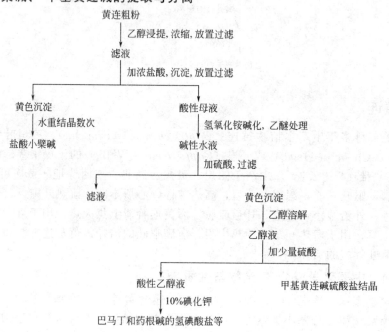

（4）其他成分

如木兰碱、3,4-二羟基苯乙醇葡萄糖苷、3-羧基-4-羟基苯氧葡萄糖苷、2,3,4-三羟基苯丙酸等。

9.6.3.2 主要化学成分的提取分离

（1）小檗碱、甲基黄连碱的提取与分离

（2）盐酸小檗碱的提取分离

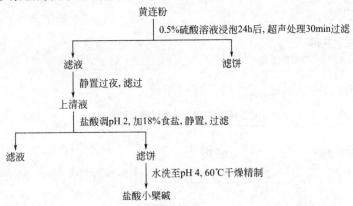

9.6.4 苦参

苦参系豆科槐属植物苦参（*Sophora flavescens* Ait.）的根，具有清热、祛湿、利尿、祛风、杀虫等作用。现发现槐属多种植物都含有苦参碱和氧化苦参碱。目前从苦参中大约分离出十多种生物碱，主要含有苦参碱、氧化苦参碱、N-甲基金雀花碱、安那吉碱、巴普叶碱、苦参烯碱、苦参醇碱及黄酮类成分等。临床上苦参总碱片剂和苦参注射液主要用于治疗急性菌痢，盆腔炎，心律失常，白细胞低下，活动性、慢性、迁延性肝炎等多种疾病的治疗。

9.6.4.1 主要化学成分、结构与性质

（1）成分与性状

苦参中所含 7 种主要生物碱均属喹诺里西啶衍生物，分子中都有两个氮原子，一个是叔胺状态；一个是内酰胺状态。苦参碱、氧化苦参碱及羟基苦参碱的 N^{10} 和 C^{15} 内酰胺结构可被皂化生成羧酸衍生物，酸化后又易脱水环合转为原来结构。α-苦参碱为针晶或棱晶，γ-苦参碱为液体，氧化苦参碱为无色柱状结晶。

（2）碱性

苦参生物碱的氮原子三价都结合在环上，使氮原子处在并合环之间，立体形象使它便于结合质子，所以碱性比较强，极性较大，亲水性较强；另一个是酰胺氮（N^{16}），几乎不显碱性。所以苦参生物碱只相当于一元碱。

（3）溶解性

苦参碱可溶于亲脂性有机溶剂，还可溶于水；氧化苦参碱的亲水性比苦参碱强，易溶于水，难溶于乙醚，但可溶于氯仿。可借此将两者分离。

含量较高的三种苦参生物碱的极性大小顺序是：氧化苦参碱＞羟基苦参碱＞苦参碱。

（4）水解性

苦参碱、氧化苦参碱、羟基苦参碱具内酰胺结构，在苛性碱中加热，可被水解皂化生成羧酸衍生物，酸化后又环合为原来的结构。

9.6.4.2 主要化学成分的提取分离

（1）总生物碱的提取

由于苦参生物碱易溶于水，用常规的酸碱处理难以得到较纯的产品，用有机溶剂提取的

过程也较烦琐。因此，一般采用以稀酸水渗漉，然后通过阳离子交换树脂纯化的方法提取总生物碱。流程如下：

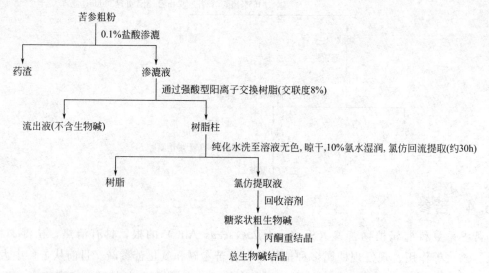

（2）苦参碱和氧化苦参碱的分离

利用总生物碱中的氧化苦参碱难溶于乙醚进行分离。流程如下：

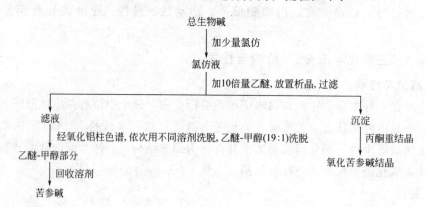

9.6.5 川乌

川乌为毛茛科植物乌头（*Aconitum carmichaeli* Debx.）的干燥母根，附子则为川乌子根的加工品。川乌具有祛风除湿、温经止痛的功效；附子具有回阳救逆、补火助阳、散寒止痛的作用。现代药理学研究表明，乌头和附子中的生物碱有镇痛、消炎、麻醉、降压及对心脏产生刺激等作用。

这类生物碱毒性剧烈，乌头碱给小鼠皮下注射的半数致死量为 0.295mg/kg，人的致死量为 4mg，口服 0.2mg 即可引起中毒反应。从日本附子中分离出消旋去甲乌药碱，含量甚少，但据报道，将其稀释为十亿分之一仍有强心活性。

9.6.5.1 化学成分

乌头和附子主要含二萜类生物碱，碳的骨架多为去甲二萜。据报道，从各种乌头中分离出的生物碱已达 400 多种，以乌头碱（aconitine）和次乌头碱（hypaconitine）为主要成分，结构如下：

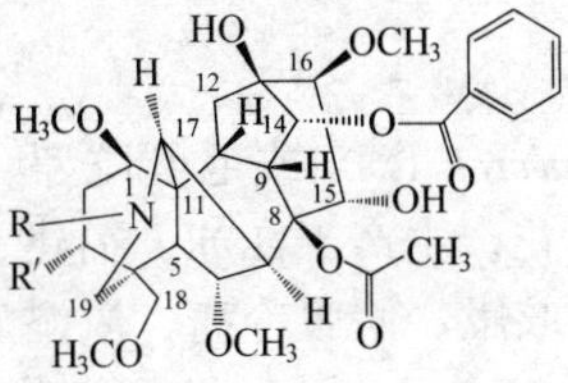

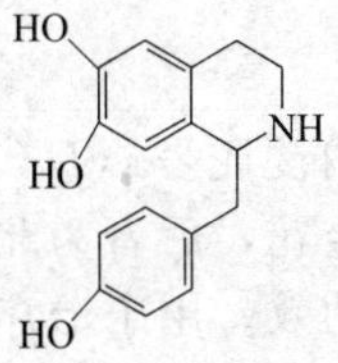

乌头碱　　R=C$_2$H$_5$　R'=OH
次乌头碱　R=CH$_3$　R'=H

消旋去甲乌药碱

乌头碱和次乌头碱分子结构中含一个叔胺氮；其 C^{14}、C^8 的羟基常和乙酸、苯甲酸结合成酯，故称它们为二萜双酯型生物碱，是乌头的主要毒性成分。产生毒性的原因是其结构中含有两个酯键，其中 C^{14}—OCOC$_6$H$_5$ 是致毒的决定性基团，C^8—OCOCH$_3$ 在致毒方面起重要作用。另外，两种生物碱还具有跨 A 环连接 C^{17}、C^{18} 氮的桥键。

9.6.5.2 理化性质

（1）**性状**

乌头碱为六方片状结晶；次乌头碱为白色柱状结晶。具麻辣味。

（2）**碱性**

乌头碱和次乌头碱具一般叔胺碱的碱性，能与酸成盐。

（3）**水解性**

乌头碱、次乌头碱等为双酯型生物碱，将双酯型碱经水解除去酯基，生成单酯型生物碱或无酯键的醇胺型生物碱，单酯型生物碱的毒性小于双酯型生物碱；而醇胺型生物碱几乎无毒性，而且它们均不降低原双酯型生物碱的疗效。传统炮制乌头及附子，是将其在水中长时间浸泡，或直接浸泡于水中加热使发生水解反应，这就是乌头炮制减毒的机制。

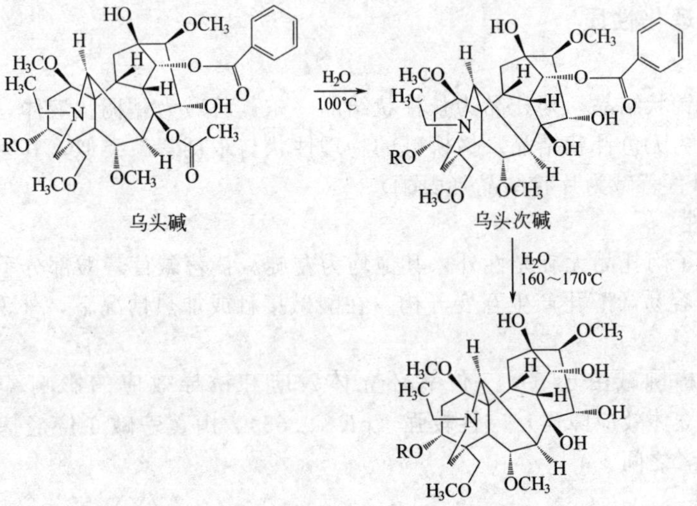

乌头碱 →（H$_2$O，100℃）→ 乌头次碱 →（H$_2$O，160~170℃）→ 乌头原碱

（4）**溶解性**

乌头碱、次乌头碱等双酯型生物碱亲脂性较强，这几种生物碱的盐酸盐均可溶于氯仿。乌头次碱（hypacotine）和乌头原碱（aconine）由于酯键被水解，产生醇胺结构，亲脂性相对减弱。

乌头和附子中非萜类生物碱如消旋去甲基乌药碱的盐酸盐为亲水性化合物，难溶于氯仿。

9.6.6 洋金花

洋金花为茄科植物白曼陀罗（*Datura metel* L.）或毛曼陀罗（*Datura innoxia* Mill.）的干燥花。前者为南洋金花，后者为北洋金花。主产于江苏、福建、广东等地。洋金花具有平喘止咳、镇痛解痉的功效。用于治疗哮喘咳嗽、脘腹冷痛、风湿痹痛、小儿慢惊风，还可以用于外科麻醉。

9.6.6.1 化学成分

洋金花主要活性成分为生物碱，是由莨菪醇和芳香族有机酸结合生成的一元酯类化合物，属于莨菪烷类生物碱。主要有莨菪碱（hyoscyamine）、山莨菪碱（anisodamine）、东莨菪碱（scopolamine）、樟柳碱（anisodine）、*N*-去甲莨菪碱（*N*-demethyl-hyoscyamine）。阿托品（atropine）为莨菪碱的外消旋体。化学结构如下：

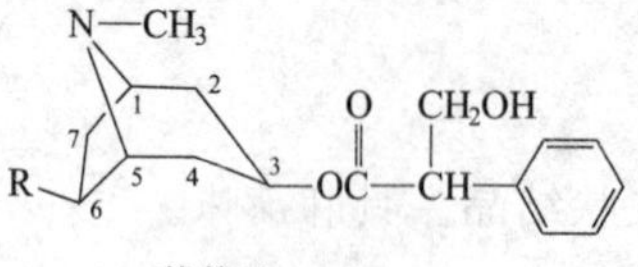

莨菪碱　R=H
山莨菪碱　R=OH

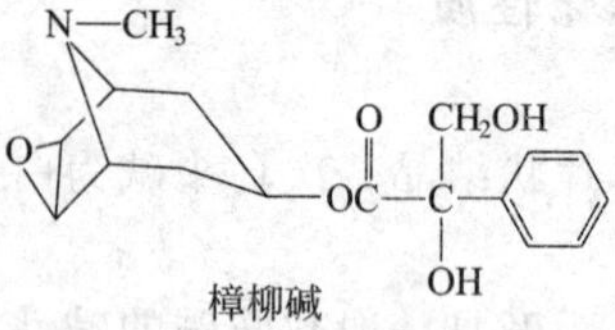

樟柳碱

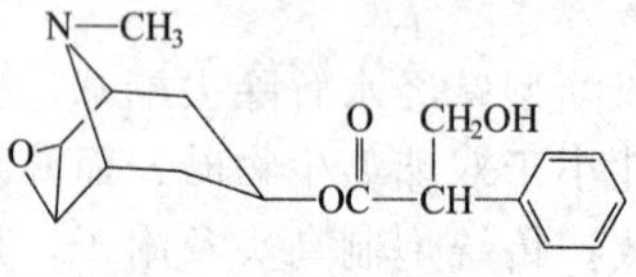

东莨菪碱

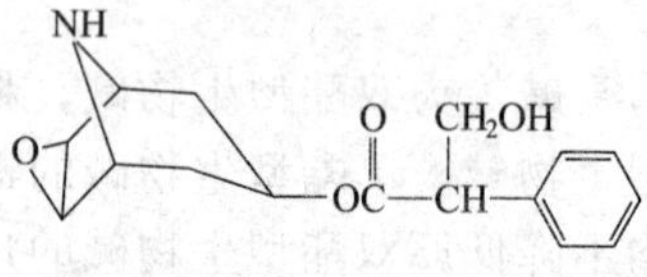

N-去甲莨菪碱

9.6.6.2 理化性质

（1）性状

莨菪碱为细针状结晶。阿托品为长柱状结晶。东莨菪碱为黏稠状液体，其水化物为结晶固体。山莨菪碱为无色针状结晶。樟柳碱的物理性状与东莨菪碱类似，其氢溴酸盐为白色针状结晶。*N*-去甲莨菪碱为片状结晶（丙酮）。

（2）旋光性

上述成分除了阿托品无旋光性外，其他均为左旋。莨菪碱莨菪酸部分手性碳原子的氢位于羰基的 *α*-位，容易烯醇化产生互变异构，在酸碱接触或加热情况下，外消旋为阿托品。

（3）碱性

东莨菪碱和樟柳碱由于 6-、7-位氧环立体效应和诱导效应的影响，碱性较弱（pK_a 7.5）。莨菪碱无立体效应障碍，碱性较强（pK_a 9.65）。山莨菪碱 6-位羟基立体效应影响较小，碱性介于二者之间。

（4）溶解性

莨菪碱亲脂性较强，溶于乙醇、氯仿、苯，稍溶于水和乙醚。东莨菪碱和樟柳碱亲水性较强，易溶于热水、乙醇、乙醚、氯仿，微溶于苯、石油醚和四氯化碳。山莨菪碱比莨菪碱多一个羟基，亲脂性弱于莨菪碱，能溶于水和乙醇。*N*-去甲莨菪碱略溶于水和乙醚，溶于乙醇和氯仿。

（5）水解性

莨菪烷类生物碱都是氨基醇形成的酯类，易水解，在碱溶液中更容易。莨菪碱水解生成莨菪醇和莨菪酸。东莨菪碱水解后生成的东莨菪醇不稳定，立即异构化成异东莨菪醇（scopoline）。

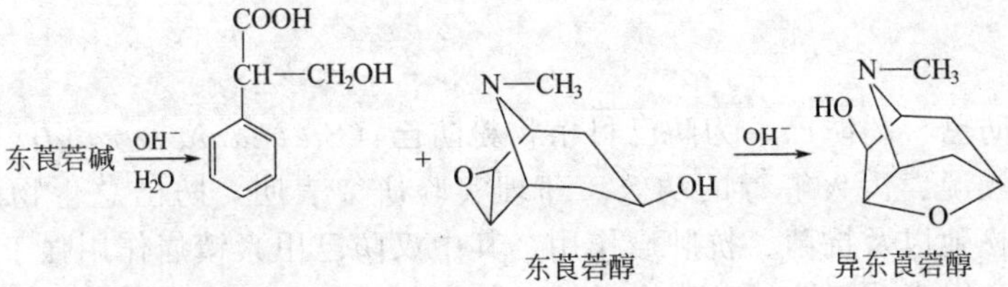

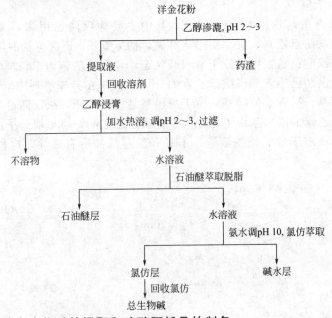

9.6.6.3 主要化学成分的提取分离

（1）洋金花中总生物碱的提取

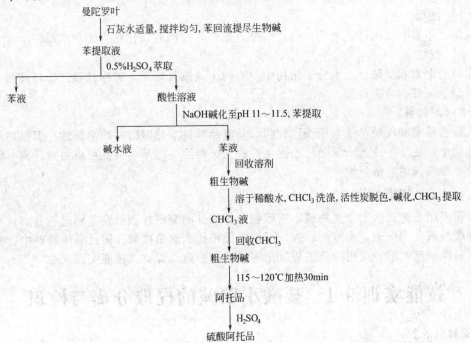

（2）曼陀罗叶中生物碱的提取和硫酸阿托品的制备

9.6.7 防己

防己又称汉防己、粉防己，为防己科植物粉防己（*Stephania tetrandra* S. Moore）的干燥根。具有清热燥湿、泻火解毒的功效。药理实验研究表明，防己总生物碱具有镇痛、消炎、降压、肌肉松弛以及抗菌、抗肿瘤作用。其中汉防己甲素镇痛作用强于汉防己乙素，已用于临床。汉防己甲素和汉防己乙素在碱性条件下与碘甲烷反应生成具有肌肉松弛作用的碘化二甲基汉防己碱，称为"汉肌松"，可作为中药麻醉的辅助药。

9.6.7.1 化学成分

防己中生物碱含量高达 1.5%～2.3%，其中主要为汉防己甲素，又称粉防己碱，约 1%～2%，其次是汉防己乙素，又称防己诺林碱，约 0.5%。还含少量的轮环藤酚碱。

汉防己甲素和汉防己乙素中氮原子呈叔胺状态，轮环藤酚碱为季铵型生物碱。结构中均含有异喹啉母核。汉防己甲素和汉防己乙素的分子结构只在异喹啉环中 C^7 位取代基上有所不同，前者为甲氧基，后者为酚羟基。由于酚羟基是极性基团，故汉防己甲素的极性小于汉防己乙素。汉防己乙素的酚羟基由于处于两个含氧基团之间，可形成分子内氢键或受到空间位阻的影响，使其难溶于氢氧化钠溶液，不具有酚羟基的所有通性，这种酚羟基称为隐性羟基。

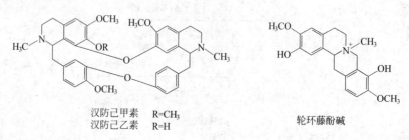

汉防己甲素　R=CH₃
汉防己乙素　R=H

轮环藤酚碱

9.6.7.2 理化性质

（1）性状

汉防己甲素和汉防己乙素均为白色结晶，轮环藤酚碱的氯化物为无色结晶。

（2）碱性

汉防己甲素和汉防己乙素分子结构中均有两个叔胺氮原子，碱性较强。轮环藤酚碱属原小檗碱型季铵碱，具强碱性。

（3）溶解性

汉防己甲素和汉防己乙素亲脂性较强，具有脂溶性生物碱的一般溶解性。但汉防己甲素的极性较小，能溶于冷苯；汉防己乙素极性较大，难溶于冷苯。借此可将两者分离。轮环藤酚碱符合季铵碱的溶解通性。

9.6.7.3 提取分离

目前多用乙醇提取出总生物碱，然后利用各成分的溶解性和极性差异进行分离。碱水中的轮环藤酚碱是季铵碱，水溶性较强，可用雷氏铵盐沉淀法提取；防己总生物碱中含有汉防己甲素和汉防己乙素，可用冷苯法或氧化铝柱色谱分离。详见"技能实训 9.2"。

技能实训 9.1　盐酸小檗碱的提取分离与检识

【实验目的】

1. 了解小檗碱的性质，掌握其不同提取方法的原理及操作要点。

2 了解盐酸小檗碱的性质，掌握其精制分离方法的原理及操作要点。

3．掌握渗漉法、盐析法、结晶法的基本操作过程及注意事项。

4．熟悉盐酸小檗碱的化学检识方法的原理及操作要点。

【实验原理】

黄柏为芸香科植物黄皮树（*Phellodendron chinense* Schneid）或黄檗（*Phellodendron amurense* Rupr.）的干燥树皮。前者习称"川黄柏"，后者习称"关黄柏"。黄柏为常用中药，其性寒、味苦，具清热燥湿、泻火解毒等功效，常用于湿热泻痢、黄疸、白带以及热痹、热淋等症。关黄柏含多种生物碱，主要为小檗碱，含量为0.6%～2.5%，其次为巴马丁、木兰花碱、黄柏碱、药根碱、康迪辛碱等。川黄柏的成分与关黄柏相似，但小檗碱的含量较高，为4%～8%。

小檗碱异名：黄连素、Umbellatine。一种常见的异喹啉生物碱，分子式［$C_{20}H_{18}NO_4$］$^+$，分子量336.37。自水或稀乙醇中结晶得到的小檗碱为黄色针状结晶；小檗碱能缓溶于冷水（1∶20），易溶于热水和热乙醇，难溶于丙酮、氯仿、苯。盐酸小檗碱为黄色小针状结晶，微溶于冷水，易溶于肥水和热乙醇，几乎不溶于冷乙醇、氯仿和乙醚。碘化物熔点263～265℃（分解）。

小檗碱为季铵型生物碱，其碱性较强，易与酸成盐；游离型的小檗碱在水中的溶解度最大，而其盐类以含氧酸盐在水中溶解度较大，不含氧酸盐难溶于水，其盐酸盐在水中溶解度更小，利用该性质并结合盐析进行小檗碱的提取。另外，由于黄柏富含黏液质，利用小檗碱的溶解性和黏液质能被石灰沉淀的性质，用石灰水渗漉从黄柏中提取小檗碱，并通过重结晶进行精制纯化。

【实验仪器和试剂】

1．仪器：渗漉筒、架盘天平、电炉、烘箱、小试管、pH试纸、抽滤装置、回流装置、蒸馏装置、紫外分析仪等。

2．试剂：黄柏药材、石灰、氯化钠、硫酸、盐酸、乙醇、氢氧化钠、丙酮、漂白粉、中性氧化铝、氯仿、甲醇、改良碘化铋钾试剂等。

【实验方法与步骤】

1．提取

① 酸水提取法

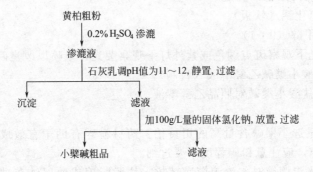

② 碱水提取法

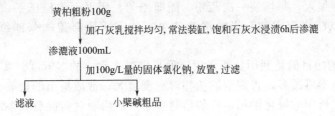

③ 乙醇提取法

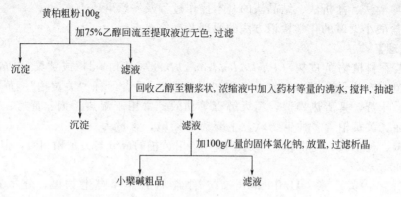

2. 精制分离

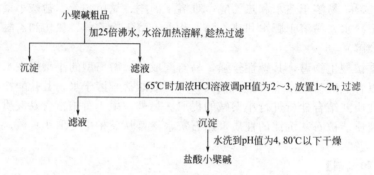

3. 检识

① 丙酮试验　取盐酸小檗碱约 50mg，加蒸馏水 5mL 缓缓加热溶解后，加 10％氢氧化钠试剂 2 滴，观察并记录颜色变化；待溶液放冷后，过滤，滤液加丙酮数滴振摇，观察并记录产生的现象。

② 浓硝酸或漂白粉试验　取盐酸小檗碱少许，加稀硫酸 2mL 溶解后，加少许漂白粉，观察并记录产生的变化。

③ 盐酸小檗碱的薄层色谱鉴定

吸附剂：中性氧化铝（软板）。

展开剂：氯仿-甲醇（9：1）。

显色剂：自然光下观察斑点颜色或紫外灯下观察荧光，或喷以改良碘化铋钾试剂。

试样：0.1％盐酸小檗碱乙醇溶液（自制）。

对照品：0.1％盐酸小檗碱对照乙醇溶液。

【注意事项】

1. 实验原料尽量选小檗碱含量高的川黄柏。药材粉碎有助于有效成分的溶出率，但为了控制渗滤液的流速，应注意粉碎程度不要过细。

2. 药材粗粉装入渗漉筒时，渗漉筒底部放一块脱脂棉或数层纱布进行初滤，然后将浸润的药材分次均匀加入，每填装一次药粉，随即摊匀，用平面木槌压平，压时用力要均衡，不能有松有紧，以防出现空隙，影响渗漉效果；装完后顶部盖一张滤纸并压上洁净的鹅卵石。

3. 加入氯化钠的目的是利用盐析作用降低小檗碱在水中的溶解度。其用量以 100g/L 计算，氯化钠的用量不可过多，否则溶液的相对密度增大，造成析出的盐酸小檗碱结晶呈悬浮状态难以下沉。盐析用的氯化钠用市售的精制食盐，因粗制食盐混有较多泥沙等杂质，影响产品质量。

4. 用硫酸水溶液浸泡时，一般以 0.2%～0.3%为宜。若硫酸水溶液浓度过高，小檗碱可成为重硫酸小檗碱，其溶解度（1∶150）明显较硫酸小檗碱（1∶30）小，从而影响提取效果。

5. 在精制盐酸小檗碱过程中，因盐酸小檗碱放冷极易析出结晶，所以加热煮沸后，应迅速抽滤或保温滤过，防止溶液在滤过过程中冷却，析出盐酸小檗碱结晶阻塞滤材，造成滤过困难，减低提取率。

【实验结果与分析】
1. 记录上述实验结果。
2. 分析药材粉碎度、浓度差、温度和时间对渗漉法的影响。

技能实训 9.2　防己中粉防己碱的提取分离与检识

【实验目的】
1. 掌握总生物碱的提取及脂溶性生物碱和水溶性生物碱分离、纯化的原理及操作要点。
2. 通过本实验，掌握回流法、萃取法、结晶法、薄层色谱法的基本操作过程及注意事项。
3. 学习生物碱的吸附柱色谱分离法，并掌握柱色谱法的基本操作要点。
4. 进一步了解粉防己碱和防己诺林碱的结构与性质上的同异，熟悉两者分离方法的原理及操作要点。

【实验原理】
多数生物碱或生物碱盐能溶于乙醇，选择乙醇作为溶剂，提取防己总生物碱；并通过溶剂萃取法分离脂溶性生物碱和水溶性生物碱。根据粉防己碱和防己诺林碱在结构上的差异，利用吸附柱色谱分离二者；或利用它们在冷苯中溶解度的不同而加以分离。

【实验仪器和试剂】
1. 仪器：电炉、回流装置、分液漏斗、天平、pH 试纸、蒸馏装置、抽滤装置、冰箱、小试管、色谱柱、色谱缸、显色喷瓶等。
2. 试剂：防己药材、乙醇、硫酸溶液、盐酸溶液、氨溶液、氯仿、无水硫酸钠、氢氧化钠溶液、色谱用氧化铝、环己烷、丙酮、苯、碘化铋钾试剂、碘-碘化钾试剂、硅钨酸试剂、硅胶 G-CMC-Na 板、甲苯、甲醇、改良碘化铋钾试剂等。

【实验方法与步骤】
1. 总生物碱的提取
取汉防己粗粉 100g，置于 500mL 圆底烧瓶中，加 95%乙醇 300mL，水浴上加热回流 1h，过滤，药渣再用 95%乙醇同法提取 3 次，合并滤液，放冷后如有絮状沉淀析出，应过滤除之，澄清减压浓缩至无醇味，呈糖浆状，得防己总生物碱提取物。

2. 防己生物碱的分离

（1）脂溶性生物碱和水溶性生物碱的分离
将总生物碱提取物移至大三角烧瓶中，逐渐加入 1%盐酸稀释，充分搅拌使生物碱溶解，不溶物呈树脂状析出，直至加酸水液不再发生浑浊为止（约需 100mL），静置，倾出上清液，瓶底的树脂状杂质用 1%盐酸少量分次洗涤，直至洗出液对生物碱沉淀试剂反应微弱时为止。

合并洗液和滤液，静置片刻，抽滤得澄清滤液，置 500mL 三角烧瓶中，滴加浓氨水至 pH 9 左右，此时亲脂性叔胺碱游离析出（如有发热现象，设法冷却），待溶液冷后，移至

500mL 的分液漏斗中，加氯仿 50mL 振摇萃取。分取氯仿层，氨碱性水溶液再以新鲜氯仿萃取数次，每次用氯仿 50mL，直至氯仿抽提液的生物碱反应微弱时为止（检查时取少量氯仿抽提液置表面皿上，待溶剂挥干，残留物中加 1%盐酸数滴使溶解，加改良碘化铋钾试剂一滴，无沉淀析出或明显浑浊时，表明生物碱已提尽，或基本提尽。反之，应继续提取再加生物碱沉淀试剂试之），合并氯仿液。此氯仿液中含亲脂性叔胺碱，氯仿萃取过的氨碱性水溶液含亲水性季铵碱。后者取出少量，加盐酸酸化至 pH 4~5，滴加雷氏铵盐饱和水溶液，观察有无沉淀出现。

（2）**亲脂性叔胺碱中酚性和非酚性生物碱的分离**

氯仿萃取液合并，移至 500mL 的分液漏斗中，以 2%氢氧化钠水溶液 80mL 一次，萃取 2~3 次，氯仿液再用水 20mL 一次，洗涤 2 次。分取氯仿层，加无水硫酸钠脱水干燥，过滤，滤液常压下回收氯仿，得粗总非酚性生物碱。2%氢氧化钠提取液合并后取出少量，加盐酸酸化后进行生物碱反应。

注：己防己诺林碱虽有酚羟基但不溶于氢氧化钠水溶液中因而和非酚性生物碱一起在氯仿层中。

（3）**叔胺生物碱的纯化**

在盛有非酚性生物碱的圆底烧瓶中，加丙酮加热溶解，过滤，用热丙酮洗涤滤纸，滤液、洗液合并，回收丙酮至适量，放冷，加塞静置待结晶析出。析出完全后抽滤收集。母液再浓缩重复处理，尚可得结晶。合并数次结晶即为粉防己碱和防己诺林碱的混合物。

（4）**低压柱色谱分离汉防己甲素和乙素**

取上述结晶状生物碱，加少量氯仿热溶（刚溶为度），用滴管加到 3 倍量硅胶上拌匀，水浴上蒸干，研细，即为上柱样品。取 20 倍硅胶用环己烷湿法装柱，将上柱样品通过一个长颈漏斗小心加在柱顶，轻轻垂直顿击，待样品表面平整不拌动时，上面再盖约 1~2cm 高的空白硅胶，压紧。用滴管顺色谱柱柱壁仔细加入少量洗脱剂（环己烷-乙酸乙酯，3:1），控制流速 1mL/min，每 10mL 左右一管，收集 12~15 份，洗脱全过程约 3h。然后通过 TLC 检查，吸附剂为硅胶 GF_{254}，展开剂为环己烷-乙酸乙酯（2:1，两滴氨水），改良碘化铋钾试剂喷雾显色，合并相同组分，分别浓缩后获得甲、乙素粗品，用丙酮重结晶，测定熔点。

（5）**季铵生物碱轮环藤酚碱的分离纯化**

将碱水液用 NH_4Cl 固体中和至 pH 7，置分液漏斗中，用正丁醇提取数次，直至碱水液生物碱反应微弱为止（取数滴碱水液于试管中，用稀 HCl 酸化后，再加生物碱沉淀试剂试之，或作薄层板点滴反应）。正丁醇液减压浓缩至干，用 95%乙醇溶解，滤除不溶物，乙醇液浓缩至小体积，放置，析晶。反复数次，可得轮环藤酚碱精制品，作 TLC 检查。

3. **粉防己生物碱的鉴定**

（1）**显色反应**

生物碱沉淀反应：取粉防己碱的酸水液分别置于 3 支小试管中，每份约 1mL，分别滴加碘化铋钾试剂、碘-碘化钾试剂、钨酸试剂各 2~3 滴，观察并记录产生的现象。

（2）**薄层色谱检识**

薄层板：硅胶 G-CMC-Na 板。

试样：0.1%粉防己碱乙醇液（自提）。

对照品：0.1%粉防己碱对照品乙醇溶液。

展开剂：氯仿-乙醇（10:1），甲苯-丙酮-乙醇（4:5:1），氯仿-丙酮-甲醇（4:5:1），氯仿-丙酮（1:1），氯仿-丙酮-甲醇（6:1:1）。

展开方式：上行法，在色谱缸中放置一小杯氨水，饱和 15min。

显色剂：改良碘化铋钾试剂。
观察记录：记录图谱及斑点颜色。

【注意事项】
1. 提取总碱时，回收乙醇浓缩至稀浸膏状为宜；若浓缩过干，当加入1‰盐酸液时，不溶性成分大量析出，包裹生物碱，溶出减少，影响提取效果。
2. 用氯仿洗涤酸水液是为了除去非碱性脂溶性杂质。
3. 两相溶剂萃取法操作时应注意既要力求萃取完全，防止生物碱丢失而影响收得率，又要避免或减少由于乳化的产生造成萃取分离不完全而损失有效成分。
4. 用1‰氢氧化钠洗涤氯仿液是为了除去酚性生物碱。防己诺林碱的结构中虽然存在酚羟基，但由于空间效应的影响和氢键的形成，大大削弱了其酸性，故不致由于碱洗除去。
5. 色谱柱可选用1cm×20cm规格柱子，吸附剂用量约为5g，干法装柱。洗脱速度控制在5mL/min，分别按10～15mL/份收集流分，各流分回收溶剂后，用薄层色谱法鉴定其所含的成分，合并成分相同流分。

【实验结果与分析】
1. 记录上述实验结果。
2. 粉防己碱和防己诺林碱在结构和性质上有何异同点？试论述本实验是如何利用这些特点设计实验操作而达到提取分离的目的。
3. 用生物碱沉淀试剂检识粉防己碱时，可否只用一种沉淀剂？操作时应注意些什么？

项目小结

在学习本项目内容时，首先要熟悉生物碱类化合物的结构类型和分类，掌握生物碱的理化性质、检识方法以及提取、分离方法；在学习中必须巩固基础化学知识，真正理解生物碱碱性与结构之间关系的规律，并将其灵活运用于设计提取分离工艺流程。

学习项目内容时要抓住共性，还要记住特殊性。如槟榔次碱有酸性、麻黄碱有挥发性、黄连中的小檗碱的盐酸盐不溶于水等。如秋水仙碱常用pH梯度分离法分离，汉防己甲素和乙素常利用二者的极性差异分离，水溶性生物碱常用雷氏铵盐沉淀法分离等。

本项目对结构鉴定部分要求较少，主要是化学成分的结构及由此引起的理化性质的差异和应用。如山莨菪碱比莨菪碱的分子中多了一个羟基，由于诱导效应其碱性弱于莨菪碱，但极性强于莨菪碱。

复习思考题

简答题
1. 请以麻黄草中麻黄生物碱为例（以麻黄碱与伪麻黄碱为主），讨论离子交换树脂法分离生物碱的原理与步骤。
2. 简析用盐析法分离小檗碱盐酸盐的原理。
3. 某植物药含有季铵碱、叔胺碱、酚性叔胺碱及水溶性、脂溶性杂质，试设计提取分离的试验流程，将其分离。
4. 影响生物碱碱性的因素有哪些？

项目10 其他类

Chapter 10

知识目标

- 了解牛黄、蟾酥中主要化学成分的结构及生物活性,主要矿物药成分、检测;
- 熟悉有机酸的分类、理化性质和鉴定方法,氨基酸、蛋白质的主要性质及鉴定方法;
- 掌握鞣质的结构、分类、理化性质和除去鞣质的方法,金银花中绿原酸的结构特点和生物活性。

技能目标

- 熟练利用其他天然药物化学成分的特点和性质进行提取、分离和鉴定。

知识点

- 有机酸;鞣质;氨基酸;蛋白质;海洋天然药物;动物药;矿物药。

案例导入

砒霜与白血病

2015年5月18日举行的上海市科学技术奖励大会上,陈赛娟牵头完成的"髓系白血病发病机制和新型靶向治疗研究"项目荣获自然科学特等奖,这是2012年上海市科技奖励大会设立特等奖以来的第二个特等奖,也是自然科学奖中的第一个特等奖。陈赛娟团队的协同靶向治疗的方法主要是用全反式维甲酸和三氧化二砷,辅以化疗,前者是维生素A的衍生物,没有化疗的副作用,后者就是人们常说的"砒霜"。全国多中心临床研究表明,全反式维甲酸加上化疗,不仅增加了治愈率,也降低了复发率,但仍有40%~50%的病人会复发。因此在20世纪90年代,他们与哈尔滨医科大学合作,发现对维甲酸和/或化疗耐药的APL(急性早幼粒细胞白血病)复发的病人应用三氧化二砷的话,完全缓解率可达90%以上。中医的理论是"以毒攻毒"。无论儿童还是成人,假如患有APL,可以不用造血干细胞移植,5年的无病生存期可达到90%。这种方法使患者可进行正常的工作,生育不受影响,无须服用免疫抑制剂。陈赛娟团队的工作在国际上产生了很大影响,美国血液界将其称为"上海方案"。

任务10.1 有机酸

有机酸是一类分子中具有羧基(氨基酸除外)的酸性有机化合物。广泛存在于植物界,在植物体中常与钾、钠、钙、镁等金属阳离子或生物碱结合成盐而存在,也有以酯形式存在。多数有机酸具有显著的生物活性如抗肿瘤、抑菌、抗血栓、抗艾滋病等，在抗菌消炎方面尤为突出。

10.1.1 结构与分类

有机酸按其结构特点分为脂肪族有机酸、香族有机酸、萜类有机酸。

（1）脂肪族有机酸

脂肪族有机酸为带羧基的脂肪族化合物，包括饱和脂肪酸、不饱和脂肪酸和含脂环有机酸。含 8 个以下碳原子的称为低级脂肪酸，含 8 个以上碳原子的称为高级脂肪酸；按结构中羧基的数目又分为一元酸、二元酸和多元酸；根据碳链长度的不同又分为短链脂肪酸（碳链上的碳原子数小于 6，也称作挥发性脂肪酸）、中链脂肪酸（碳链上碳原子数为 6～12，主要成分是辛酸和癸酸）和长链脂肪酸（碳链上碳原子数大于 12）。一般食物所含的脂肪酸大多是长链脂肪酸。脂肪族有机酸在生物体内几乎均以酯的形式存在。生物体内的多种生物活性物质均由脂肪酸合成而得，如柠檬酸、苹果酸、酒石酸、奎宁酸等。天然药物中含有脂肪族有机酸很多，如当归酸、琥珀酸、乌头酸等。

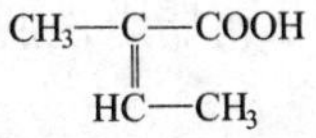

当归酸

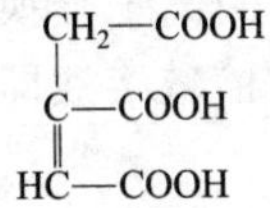

乌头酸

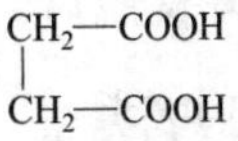

琥珀酸

（2）芳香族有机酸

芳香族有机酸基本结构为苯丙酸，取代基多为羟基、甲氧基等。在植物中羟基桂皮酸的衍生物几乎普遍存在，其中较为多见的有对羟基桂皮酸、阿魏酸、咖啡酸和芥子酸。

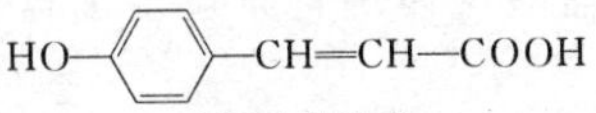

对羟基桂皮酸

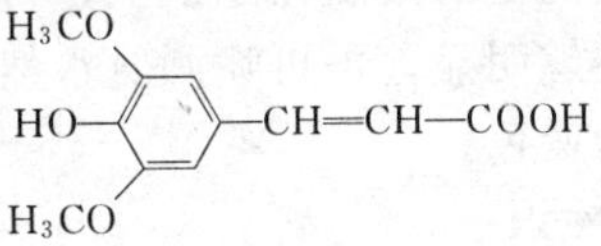

芥子酸

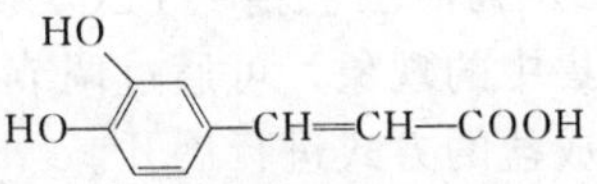

咖啡酸

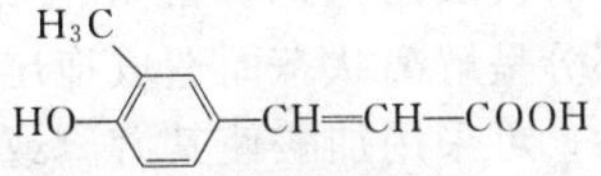

阿魏酸

除以上两类主要的有机酸外，其他还有属于萜类化合物的萜类有机酸如齐墩果酸、甘草次酸等。

10.1.2 理化性质

（1）性状

低级脂肪酸和不饱和脂肪酸大多为液体；高级脂肪酸、多元酸和芳香酸大多为固体。

（2）溶解性

有机酸的溶解度与结构有关，分子量小的低级脂肪酸和含极性基团较多的脂肪酸易溶于水或乙醇，难溶于亲脂性有机溶剂。多元酸比一元酸易溶于水，含羟基数目多的有机酸水溶性大。随分子中所含碳原子数目的增多，有机酸在水中的溶解度也迅速降低；高分子脂肪酸和芳香酸大多为亲脂性化合物，易溶于亲脂性有机溶剂而难溶于水。芳香酸易升华，也能随水蒸气蒸馏。有机酸因含羧基均能溶于碱水。

（3）酸性

有机酸分子中因含有羧基而具有较强的酸性，可生成酯、酰胺、酰卤等衍生物。能与碱金属、碱土金属结合成盐。其一价金属易溶于水，不溶于有机溶剂和高浓度的乙醇，二价、三价金属盐较难溶于水，如有机酸的铅盐、钙盐，可用于有机酸的提取和分离。

10.1.3 提取分离

（1）有机溶剂提取法

利用有机酸及其盐的溶解性，游离的有机酸（小分子量的除外）易溶于有机溶剂而难溶于水；有机酸盐易溶于水而难溶于有机溶剂。提取分离时一般先酸化使有机酸游离，再用合适的有机溶剂提取。

（2）离子交换树脂

将药材的水提液通过强碱性阴离子交换树脂，有机酸根离子交换到树脂上，碱性成分和中性成分不发生交换流出树脂柱被除去，用水洗脱树脂柱后，再用稀氨水洗脱，有机酸以铵盐形式溶于洗脱液中，将洗脱液减压浓缩，加酸酸化，即得游离总有机酸。也可用稀酸直接洗脱得游离总有机酸。

或将药材的水提液通过强酸性阳离子交换树脂，碱性成分发生交换而除去，酸性和中性成分流出树脂柱，流出液再通过强碱性阴离子交换树脂，中性和其他水溶性杂质流出树脂柱而除去。树脂用水洗脱后，再用稀酸或稀碱溶液即可将有机酸从树脂上洗脱。

10.1.4 检识方法

（1）pH试纸试验

将有机酸的提取液滴在pH试纸上，显酸性反应。

（2）溴酚蓝试验

将含有机酸的提取液滴在滤纸上，再滴加1%溴酚蓝试剂，立即在蓝色的背景上显黄色斑点。如显色不够明显，可再喷洒氨水然后暴露于盐酸气体中背景逐渐由蓝变为黄色，而有机酸盐的斑点为蓝色。

（3）色谱检识

天然药物中有机酸的检识，常采用纸色谱（PC）或薄层色谱（TLC）。在色谱分离中，为避免有机酸部分呈解离状态而造成拖尾或斑点不集中的现象，可通过调节展开剂的pH值来改善分离效果，可采用加酸使其游离或加碱使其成盐的方式进行展开。

用纸色谱检识时，展开剂用正丁醇-冰醋酸-水（BAW系统，4:1:5，上层）或正丁醇-吡啶-二氧六环-水（14:1:1:1）。用薄层色谱检识时，当用聚酰胺-淀粉-水（5:1:5）作吸附剂时，选用95%乙醇或氯仿-甲醇（1:1）为展开剂；用硅胶-石膏-水（10:2:30）作吸附剂时，选用乙酸乙酯-甲醇-浓氨水（90:5:3）或苯-甲醇-乙酸（95:8:4）为展开剂。显色通常采用0.05%溴酚蓝的乙醇溶液喷雾，于蓝色背景上呈现黄色斑点。当展开剂中含有酸性组分时，应先将薄层板在120℃加热挥尽展开剂中的酸，避免干扰。

10.1.5 中药实例——金银花

金银花为忍冬科植物忍冬（*Lonicera japonica* Thunb.）的干燥花蕾或带初开的花，性寒，味甘，入肺、心、胃经，具有清热解毒、疏散风热的功效。用于治疗热毒血痢、风热感冒等症。

（1）化学成分

金银花中含绿原酸类、苷类、黄酮类、挥发油类成分，有效成分为有机酸。普遍认为绿原酸和异绿原酸是金银花的主要抗菌有效成分。绿原酸为一分子咖啡酸与一分子奎宁酸结合而成的酯，即3-咖啡酰奎宁酸。绿原酸结构如下：

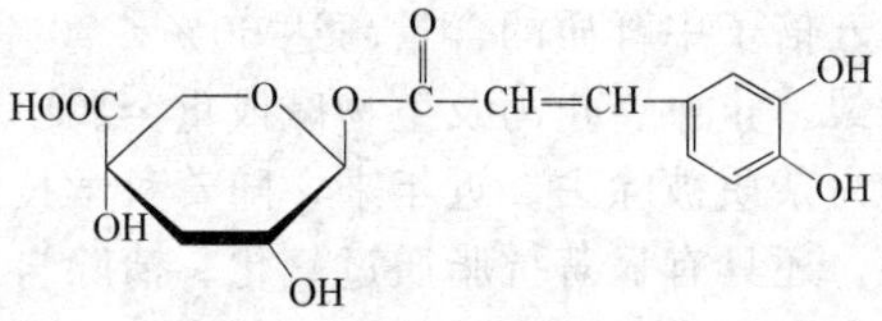

绿原酸

绿原酸为针状结晶。可溶于水，易溶于热水、乙醇、丙酮等亲水性溶剂，微溶于乙酸乙酯，难溶于乙醚、氯仿、苯等有机溶剂。

（2）绿原酸的理化性质

① 性状　针状结晶（水）；分子式 $C_{16}H_{18}O_9$，分子量 354.30；熔点 208℃；$[\alpha]_D^{24}-35.2°$（甲醇）。

② 酸性　呈较强酸性，能使石蕊试纸变红，可与碳酸氢钠形成有机酸盐。

③ 溶解性　溶于水，易溶于热水、甲醇、乙醇、丙酮等亲水性溶剂，微溶于乙酸乙酯，难溶于乙醚、三氯甲烷、苯等亲脂性有机溶剂。

④ 化学性质　分子结构中含酯键，在碱性环境中易被水解。在提取分离过程中应避免被碱分解。

（3）提取分离

① 离子交换法　利用绿原酸可与强碱性阴离子树脂进行交换而达到分离纯化目的。

② 聚酰胺吸附法　将提取水溶液通过聚酰胺柱，依次用水、30％甲醇、50％甲醇和70％甲醇进行洗脱，收集70％甲醇洗脱部分，浓缩得到粗品，再用重结晶法或其他色谱方法进一步分离。

金银花中绿原酸和异绿原酸的提取分离流程如下：

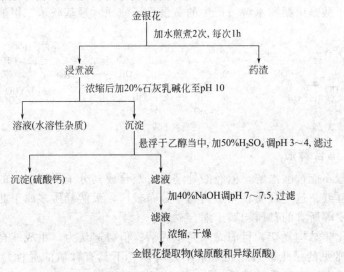

任务10.2　鞣质

鞣质又称鞣酸或单宁，是一类具有涩味和收敛性、分子量较大的复杂多元酚类化合物。这类物质能与蛋白质结合形成不溶于水的沉淀，故可与生兽皮的蛋白质形成致密、柔韧、不易腐败又难以透水的皮革，所以称为鞣质。

鞣质广泛存在于植物界，约70％以上的中药含有鞣质类成分，特别在种子植物中分布很普遍。鞣质存在植物的皮、茎、叶、根、果实等部位。某些寄生于植物体的昆虫所生的虫瘿中也含有较多的鞣质,如五倍子中鞣质的含量高达60%～70%。

鞣质在医药上可作为收敛、止血、止泻及生物碱或重金属中毒的解毒剂等良好药物。在中药的注射剂中,鞣质常作为杂质被除去。近年来,随着科学技术的不断发展,人们发现鞣质除具有收敛、止血作用外,还具有显著抗脂质过氧化、清除自由基、抑制肿瘤和抗人体免疫缺陷病毒等作用。鞣质研究现已变得十分活跃。

10.2.1 结构与分类

鞣质的结构按其水解情况分为可水解鞣质和缩合鞣质两类。

10.2.1.1 可水解鞣质

可水解鞣质是由酚酸与多元醇通过酯键和苷键形成的化合物,可在稀酸、碱和酶的作用下水解,从而失去鞣质的性质。根据水解后产生多元酚的不同,又可将其分为没食子酸鞣质和逆没食子酸鞣质。

(1) 没食子酸鞣质

水解后能生成没食子酸和糖(或多元醇),如五倍子中鞣质和大黄鞣质等。

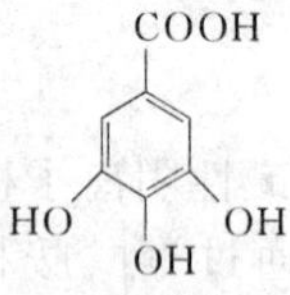

没食子酸

(2) 逆没食子酸鞣质

这类鞣质水解后产生逆没食子酸和糖。有些逆没食子酸鞣质的原生物并无逆没食子酸的组成,其逆没食子酸是由鞣质水解所产生的黄没食子酸或六羟基联苯二甲酸脱水转化而成。

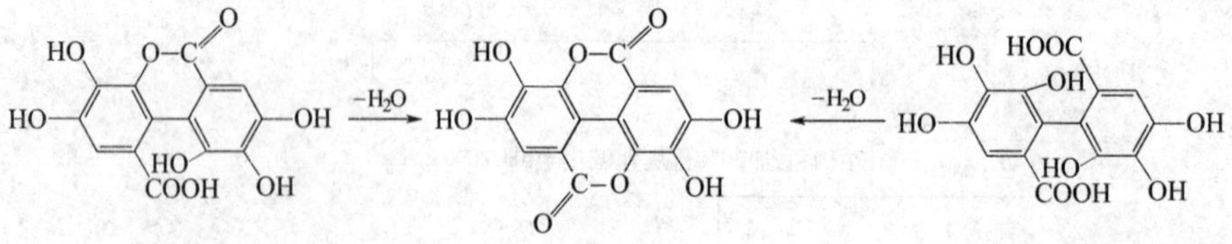

黄没食子酸　　逆没食子酸　　六羟基联苯二甲酸

10.2.1.2 缩合鞣质

缩合鞣质一般不能被酸水解,但经酸处理后可缩合成高分子不溶于水的无定形棕红色沉淀,称为鞣酐或鞣红。这类鞣质在天然药物中分布较广,天然鞣质多属于此类,如茶叶、虎杖、四季青、桂皮等所含的鞣质均属于缩合鞣质。

缩合鞣质的化学结构复杂,目前尚未完全弄清。但普遍认为,组成缩合鞣质的基本单元是黄烷-3-醇,最常见的是儿茶素。儿茶素不是鞣质,不具有鞣质的通性,当它们相互缩合成大分子多聚物后即具有鞣质的特性。

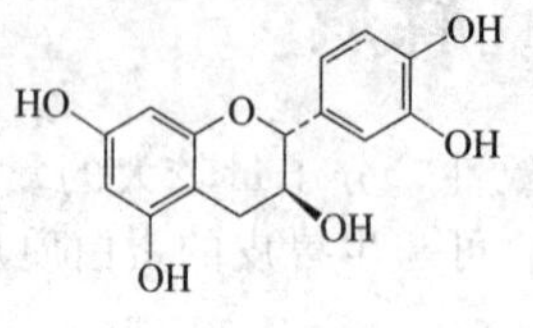

(+)-儿茶素(2R,3S) 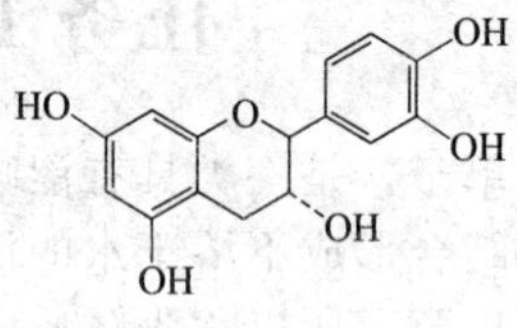　　(-)-儿茶素(2S,3R)

10.2.2 理化性质

（1）性状

多为无定形粉末，分子量在 500～3000，具引湿性。

（2）溶解性

鞣质具有较强的极性，可溶于水、甲醇、乙醇、丙酮等亲水性溶剂，也可溶于乙酸乙酯，难溶于石油醚、乙醚、三氯甲烷等亲脂性溶剂。

（3）还原性

鞣质是多元酚类化合物，易氧化，具有较强的还原性，能还原多伦试剂和费林试剂。

（4）与蛋白质作用

鞣质可与蛋白质结合生成不溶于水的复合物沉淀。实验室一般使用明胶沉淀鞣质。这是用以检识、提取或除去鞣质的常用方法。

（5）显色反应

鞣质的水溶液可与三氯化铁作用呈蓝黑色或绿黑色，通常用以作为鞣质的检识反应。蓝黑墨水的制造也是利用鞣质这一性质；鞣质的水溶液与铁氰化钾氨溶液反应呈深红色，并很快变成棕色。

（6）与重金属盐的作用

鞣质的水溶液能与乙酸铅、乙酸铜、氯化亚锡等重金属盐产生沉淀反应。这一性质通常用于鞣质的提取分离或除去中药提取液中的鞣质。

（7）与生物碱的作用

鞣质为多元酚类化合物，由于具有酸性，故可与生物碱结合生成难溶于水的沉淀。常作为检识生物碱的沉淀试剂。

10.2.3 提取分离

（1）提取

鞣质是强极性的物质，通常使用水、乙醇、丙酮等极性强的溶剂，采用冷浸或渗漉法提取。其中含水丙酮是一种比较理想的提取溶剂，因提取率高、沸点低、易于回收、与鞣质无溶剂化作用、鞣化作用，现多采用 50%～80%的含水丙酮来提取鞣质，提取方法如下：

将原料置高速搅碎机内，加入 50%～80%含水丙酮，于室温下破碎成匀浆状，甩滤，反复提取 3 次，减压浓缩提取液（浓缩过程中有色素沉淀时可滤出），即得粗总鞣质。

在提取时间应注意以下几点：①鞣质是多元酚类化合物，在水、空气、光线和酶等因素的作用下易发生变化。用于鞣质提取的植物材料最好是新鲜的，且应尽快提取。②提取时要避免使用铁、铜等金属容器。③提取和浓缩温度应尽可能低，特别是对于极不稳定的可水解鞣质，温度应控制在 50℃以下。④鞣质在酸、碱或氧化剂的作用下均不稳定，故提取浓缩过程应尽量避免与之接触。

（2）分离

通常将提取的浸膏用热水溶解后，滤除不溶物，滤液用乙醚等亲脂性有机溶剂除去脂溶性成分，再用乙酸乙酯从水溶液中萃取鞣质，回收乙酸乙酯，加水溶解，在水溶液中加入乙酸铅或咖啡碱沉淀鞣质，经处理后再用色谱法进一步分离。

葡聚糖凝胶柱色谱法也是分离鞣质的常用方法，以水、不同浓度的甲醇和丙酮作洗脱剂。依次用水洗脱糖类成分，10%～30%甲醇的水溶液洗脱出酚性苷类成分（如黄酮苷），40%～80%甲醇洗脱出分子量为 300～700 的鞣质，100%甲醇洗脱出分子量为 700～10000 的鞣质，50%丙酮的水溶液洗脱出分子量大于 10000 的鞣质。

薄层色谱、纸色谱和高效液相色谱也广泛用于鞣质的分离。

（3）除去鞣质的方法

鞣质具有收敛性，能与蛋白质结合成水不溶性沉淀，所以中药注射剂若含有鞣质，在肌内注射后往往局部出现硬结和疼痛。另一方面由于鞣质具有还原性，易于被氧化，使注射剂在灭菌和贮藏过程中，颜色变深，发生浑浊，生成沉淀，对注射剂的澄明度和稳定性影响很大，所以在中药注射剂制备过程中必须注意除尽鞣质，常用的去除鞣质方法有以下几种。

① 热处理法　鞣质的水溶液为胶体溶液，高温可破坏胶体的稳定性使之聚集沉淀，而低温可降低其运动速度，使之沉淀析出。因而可将中药的液体制剂加热煮沸后，再冷冻静置，滤过，即可除去大部分鞣质。

② 明胶沉淀法　天然药物的水提取液加4%明胶水溶液，至沉淀完全，过滤，滤液减压浓缩至小体积，加3~5倍乙醇，使过量明胶沉淀，然后滤去沉淀。如果过量明胶尚未除尽，可将滤液浓缩后再做一次乙醇沉淀。

③ 乙酸铅沉淀法　在天然药物的水提取液中加入饱和的乙酸铅或饱和的碱式乙酸铅溶液，使鞣质沉淀完全，过滤后滤液再用常法脱铅。

④ 钙盐沉淀法　因钙离子能与鞣质结合产生沉淀，可向天然药物水溶液中加入氢氧化钙，使鞣质沉淀除去。或在提取前在药材中拌入石灰乳，使鞣质与钙结合成不溶性化合物，选用适宜的溶剂提出有效成分，使鞣质留于药材渣中，不被提出。此方法仅适用于有效成分不被钙盐沉淀的中药提取液。

⑤ 聚酰胺吸附法　鞣质为多元酚类化合物，能和聚酰胺形成较牢固的氢键，不易被洗脱。将中药的水或醇提取液通过聚酰胺吸附柱，鞣质被吸附于柱顶端，不易被洗脱而被除去。

10.2.4　检识方法

（1）理化检识

常用检识鞣质的化学反应有三氯化铁反应、明胶反应、生物碱沉淀反应。这些方法既可用于原药材中的鞣质类成分的检识，也可用于鞣质成品检识，其检识方法如下：

① 三氯化铁反应　取供试液，滴加1%三氯化铁乙醇溶液1~2滴，如有鞣质成分存在，应产生蓝色、蓝黑色或绿色至墨绿色反应或沉淀。

② 蛋白质沉淀反应　取供试液，滴加氯化钠-明胶试剂1~2滴，如有鞣质成分存在，应产生白色浑浊或沉淀。

③ 生物碱沉淀反应　取供试液，加0.1%咖啡碱溶液或其他生物碱盐溶液数滴，如有鞣质成分存在，应产生棕色沉淀。

（2）薄层色谱检识

① 吸附剂　鞣质的薄层色谱常用硅胶和纤维素为吸附剂，聚酰胺只能用于检测结构简单的鞣质，因许多鞣质可与聚酰胺形成不可逆的吸附。

② 展开剂　常用于硅胶薄层色谱的展开系统为苯-甲酸乙酯-甲酸，不同的比例适用于不同类型和不同分子量大小的鞣质。当比例为2:7:1时，适用于三聚体以下的鞣质；当比例为1:7:1时，适用于三聚体以上、六聚体以下的缩合鞣质；当比例为1:5:2时，适用于逆没食子酸型可水解鞣质。对于纤维素薄层色谱和纸色谱，展开系统常用2%乙酸水溶液或正丁醇-乙酸-水（4:1:5，上层），前者适用于儿茶素单体和可水解鞣质，后者适用于逆没食子酸鞣质。

③ 显色剂

a. 1%~5%三氯化铁水溶液或乙醇溶液，加盐酸少许。

b. 茴香醛浓硫酸试剂：1mL 浓硫酸加到含 0.5mL 茴香醛的 50mL 冰醋酸溶液中。

10.2.5　中药实例——五倍子

五倍子为漆树科植物盐肤木（*Rhus chinensis* Mill.）、青麸杨（*Rhus potaninii* Maxim.）或红麸杨 [*Rhus punjabensis* Stew. var. *sinica* (Diels) Rehd. et Wils.] 叶上的虫瘿，主要由五倍子蚜 [*Melaphis chinensis* (Bell) Baker] 寄生而形成。秋季采摘，置沸水中略煮或蒸至表面呈灰色，杀死蚜虫，取出，干燥。按外形不同，分为"肚倍"和"角倍"。性寒味酸、涩，具有敛肺降火、涩肠止泻、敛汗止血、收湿敛疮的功效。

（1）五倍子中的活性成分结构及性质

五倍子主要含五倍子鞣质，医学上称五倍子鞣酸（gallotannic acid），含量约 60%～70%，另含有游离的没食子酸 2%～5%，还含有脂肪、树脂、蜡质、淀粉等成分。

五倍子鞣质为混合物，由 1 分子 D-葡萄糖与 6～8 分子没食子酸缩合而成，属于 β-苷键衍生物。浅黄色或浅棕色无定形粉末，或疏松有光泽的鳞片，或为海绵状块，有微弱特殊臭味、涩舌。易溶于水、乙醇或稀乙醇，极易溶于甘油，几乎不溶于苯、乙醚、三氯甲烷、石油醚。

（2）五倍子鞣质的提取分离

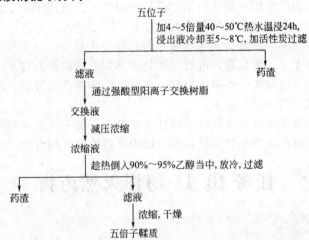

（3）五倍子中没食子酸的鉴别

取本品粉末 0.5g，加甲醇 5mL，超声处理 15min，滤过，滤液作为供试品溶液。另取五倍子对照药材 0.5g，同法制成对照药材溶液。再取没食子酸对照品，加甲醇制成每 1mL 含 1mg，作为对照品溶液。照薄层色谱法试验，吸取上述三种溶液各 2μL，分别点于同一硅胶 GF_{254} 薄层板上，以三氯甲烷-甲酸乙酯-甲酸（5∶5∶1）为展开剂，展开，取出，晾干，置紫外光灯（254nm）下检视。供试品色谱中，在与对照药材色谱和对照品色谱相应的位置上，显相同颜色的斑点。

任务10.3　氨基酸和蛋白质

10.3.1　氨基酸

（1）简介

氨基酸（amino acid）是一类既含氨基又含羧基的有机化合物的通称，是生物功能大分子蛋白质的基本组成单位,是构成动物营养所需蛋白质的基本物质。除构成蛋白质的氨基酸外,其他游离氨基酸也大量存在于中药中,有些氨基酸为中药的有效成分。例如,使君子中的使君氨酸具有驱蛔作用;毛边南瓜子中的南瓜子氨酸具有治疗丝虫病和血吸虫病的作用;天冬、玄参、棉根中的天门冬素具有镇咳和平喘作用;三七中的田七氨酸具有止血作用。

(2)性质、提取分离及检识

氨基酸分子中既有羧基又有氨基,呈两性反应,一般能溶于水,易溶于酸水和碱水,难溶于亲脂性有机溶剂。当调节溶液的 pH 值达氨基酸的等电点时,氨基酸的分子以内盐形式存在,此时溶解度最小,可以沉淀析出。常利用这一特性进行氨基酸的分离和精制。

一般用水提醇沉法从中药中提取氨基酸,滤除沉淀,浓缩至无醇味,再依次通过强酸型阳离子交换树脂柱和强碱型阴离子交换树脂柱,用稀酸或稀碱洗脱即可得到总氨基酸。

氨基酸的检识试剂有茚三酮试剂、吲哚醌试剂及 1,2-萘醌-磺酸试剂。茚三酮试剂监测灵敏度最高,也最为常用。后两种试剂对不同氨基酸显示不同的颜色。

10.3.2 蛋白质

蛋白质大量存在于中药中,但在中药制剂工艺中,大多数情况下均作为杂质除去。随着对中药化学成分的深入研究,陆续发现有些天然药物中的蛋白质具有不同活性。例如,天花粉中的天花粉蛋白有引产作用,临床用于中期妊娠引产,并可用于治疗恶性葡萄胎;蜂毒素中的主要成分蜂毒肽,有强溶血作用和表面活性。

蛋白质是一种由氨基酸通过肽链集合而成的高分子化合物,分子量可达数百万甚至上千万。多数蛋白质能溶于水,形成胶体溶液,加热煮沸则变性凝结而自水中析出,振摇蛋白质水溶液能产生类似肥皂的泡沫。不溶于甲醇、乙醇、丙酮等有机溶剂,故中药制剂中常用水提醇沉法使药液中的蛋白质沉淀除去。

蛋白质由于存在大量肽链,将其溶于碱性水溶液中,加入少量硫酸铜溶液,即显紫色或紫红色。这种显色反应称为双缩脲反应,也是检识蛋白质的常用方法。

任务 10.4 海洋天然药物

10.4.1 简介

海洋占地球表面积的 71%,生物量约占地球生物总数的 87%,生物种类多达 200 多万,是地球上最大的资源能源宝库。海洋生物生活在特定的环境,如一定的水压、较高的盐度、较低的温度、有限的溶氧、有限光照的海水化学缓冲体系等。由于生活环境的特殊性,海洋生物在新陈代谢、生存繁殖方式、适应机制等许多方面具有显著的特性,在其生长和代谢过程中产生多结构特殊的生命活性物质和代谢产物。现研究发现这些物质具有显著的药理稳定性和强效性,毒副作用相对较小,对防治癌症、心脑血管疾病、老年病等疑难杂症方面具有独特效应,已成为新药开发的主要方向之一。

10.4.2 海洋天然药物研究概况

海洋天然药物研究始于 1964 年,以日本学者研究河豚毒素(tetrodotoxin, TTX)为开端。1968 年美国 NCI 对海洋生物资源的抗癌活性筛选使海洋药物的研究成为一个独立的领域。NCI 每年研究、检测的上万个天然产物中,1/4 来自海洋生物。头孢菌素钠(cephalosporin sodium)为海洋微生物中发现并开发成功的第一个"海洋新抗",开创了开发海洋新抗生药的先例。海绵中获得海绵尿嘧啶核苷(spongouridine),后研究成功合成方法,获得有效抗癌药物阿糖胞苷（cytarabine），目前在市场上获得广泛应用。80年代后期，科学技术的进步，尤其是现代生物工程技术，使海洋药物的广泛开发成为可能。对海洋药物的研究与开发获得不少具有突破性的成果，已从海葵、海绵、腔肠动物、被囊动物、棘皮动物和微生物体内分离得到具有抗菌、抗病毒、止血、镇痛、抗炎、抗肿瘤和心血管等生物活性的多种新型化合物。如从海蛤提取的蛤素（mercenene）有很好的抗癌作用；存在于海鞘中的膜海鞘素（didemnin）为强的抗肿瘤、免疫抑制剂；鲸鲨软骨中提取的6-硫酸软骨素（chondroitin sulfate A）具有降血脂、抗动脉硬化的作用；从黄海葵提取的海葵毒（anthopleurin）A和B是新型强心药物等。1994年《联合国海洋法公约》正式生效，许多沿海国家都把开发利用海洋作为基本国策。美、日、英、法、俄等国分别推出包括开发海洋药物在内的"海洋生物技术计划""海洋蓝宝石计划""海洋生物开发计划"等，投入巨资发展海洋药物及其他海洋生物技术。世界上一些著名大学也相继建立了海洋药物研究机构。现代分离分析技术的发展与应用，使复杂的海洋生物微量活性成分得以快速地分离和鉴定。新的基因工程、细胞工程和酶工程等生物技术的研究与应用，进一步促进了海洋药物的研究与开发。海洋药物这一新生领域已成为世界关注的热点。

10.4.3　海洋天然药物的主要化学类型

海洋天然药物中的化学机构比较独特，许多化合物具有在陆地上从未发现过的新型骨架结构。迄今为止，海洋中分离和鉴定的天然有机化合物的主要类型有烃类、萜类、多异戊二烯衍生物、胡萝卜素、前列腺素类似物、皂苷、甾体、大环内酯、聚醚、环肽等等。

（1）大环内酯类

是海洋生物中最常见的一类化合物；结构中均含有内酯环；环的大小差别较大，从十到六十元都有；多具有明显的抗肿瘤活性。可分为简单大环内酯类、内酯环含有氧环的大环内酯类、多聚内酯类以及其他大环内酯类。

（2）聚醚类化合物

是海洋生物中的一类毒性成分，按照化学结构可分为脂溶性聚醚、水溶性聚醚和聚醚三萜。它们在甲藻、蓝藻、腔肠动物、软体动物、被囊动物以及鱼类中均有发现。

① 脂溶性聚醚　特点：结构中含有多个以六元环为主的醚环；醚环间反式并合，形成并合后聚醚的同侧为顺式结构，氧原子相间排列成一个梯子样结构，故有聚醚梯之称。聚醚梯上有无规则取代的甲基；极性低，为脂溶性毒素。如maitotoxin，是目前分离得到的结构最大的聚醚类化合物，被认为是毒性最大的非蛋白质类化合物。

② 水溶性聚醚　特点：有高度氧化的碳链，仅部分羟基成醚环，多数羟基游离，多为线型，极性较大，为水溶解性聚醚。

③ 聚醚三萜　特点：高氧化度，由角鲨烯衍生而来。

（3）肽类化合物

是海洋生物中另一大类生物活性物质。组成海洋多肽化合物的氨基酸除常见的外，尚有大量特殊氨基酸，如 β-氨基异丁酸、L-baikiain、海人酸、软骨藻酸等。

β-氨基异丁酸　　L-baikiain　　海人酸　　软骨藻酸

(4) 前列腺素类似物

前列腺素是一类生理活性很强的化合物。获得较大量的前列腺素十分困难。从海洋生物中寻找前列腺素资源，是各国科学家广泛关注的问题。1969 年 Weiheimer 从佛罗里达柳珊瑚（*Plexaura homommalla*）中首次分离得到前列腺类似物 15R-PGA2，这一发现在世界上引起广泛的注意。从海洋生物中分离得到的前列腺素类化合物，除具有前列腺素样的活性外，往往还具有一些特殊的生物活性，如抗肿瘤作用等。

(5) 甾体化合物

甾体化合物是海洋生物含有的一类重要生物活性成分。与陆生植物所含甾体结构相比，具有更为丰富的骨架和支链。除了简单甾体化合物外，还含有开环甾体化合物，按照开环的位置可以分为六类：5,6-开环、9,10-开环、8,9-开环、8,14-开环、9,11-开环和 13,17-开环甾体化合物；其中 9,11-开环为主要结构类型。

已上市和处于临床研究中的海洋药物举例见表 10.1。

表 10.1 已上市和处于临床研究中的海洋药物举例

药物名称及结构类型	研发阶段	结构式	生物来源及适应证
阿糖胞苷（cytarabine, Ara-C）核苷酸类	已上市	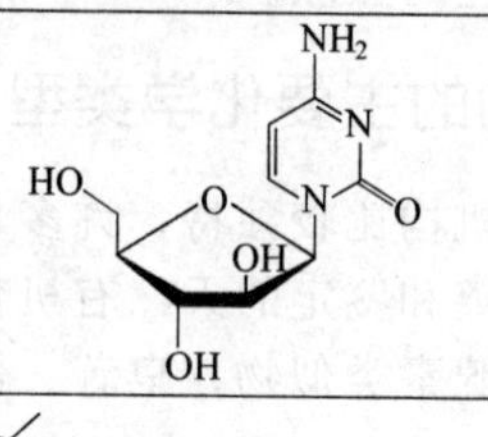	海绵急性、慢性淋巴细胞和髓细胞性白血病
甲磺酸艾日布林（eribulin mesylate, E7389）大环内酯类	已上市	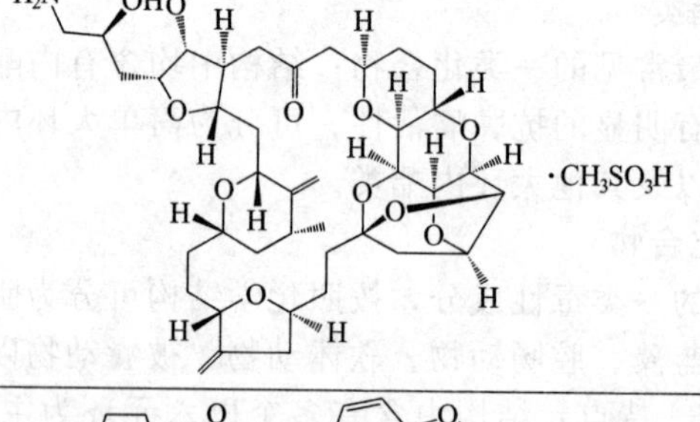	海绵晚期难治性乳腺癌
普利提环肽（plitidepsin）环肽类	III 期临床	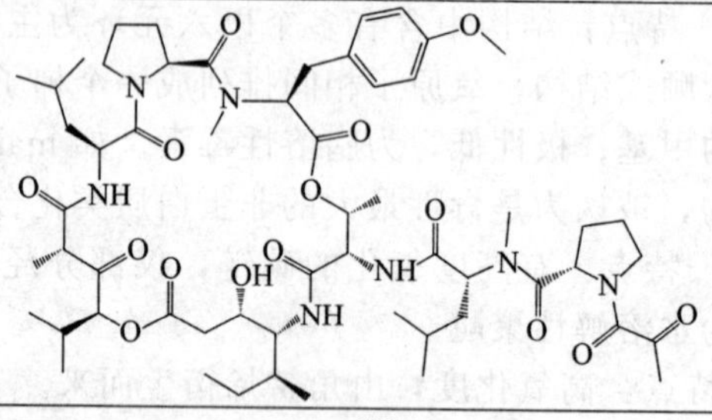	海鞘急性淋巴母细胞性白血病、多发性骨髓瘤
河豚毒素（tetrodotoxin）生物碱类	III 期临床	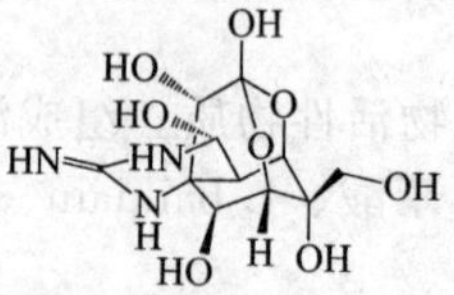	河豚慢性疼痛
squalamine lactate（MSI-1256F）甾体生物碱类	II 期临床	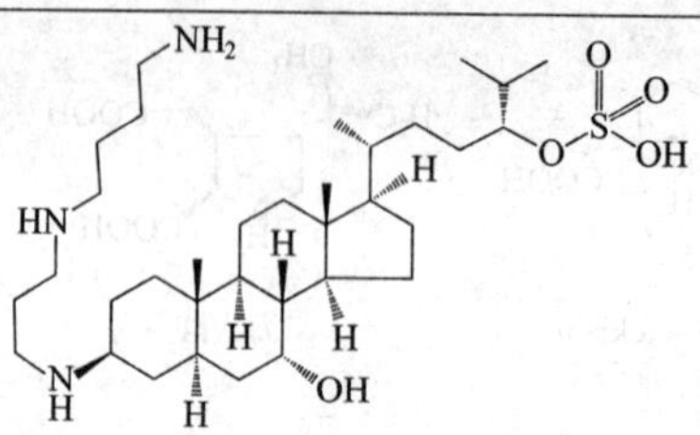	鲨鱼肝脏老年性黄斑变性、非小细胞肺癌

续表

药物名称及结构类型	研发阶段	结构式	生物来源及适应证
IPL576,092 甾醇类	Ⅱ期临床	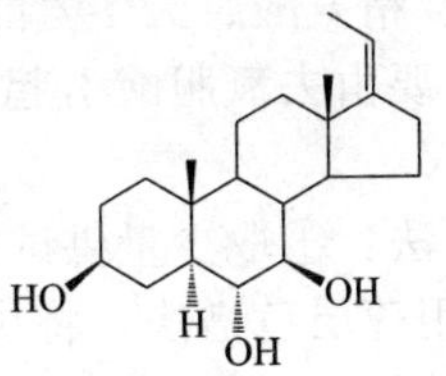	海绵抗炎平喘
玛丽佐米 (marizomib, salinosporamide A, NPI-0052) β-内酯-γ-内酰胺类	Ⅰ期临床	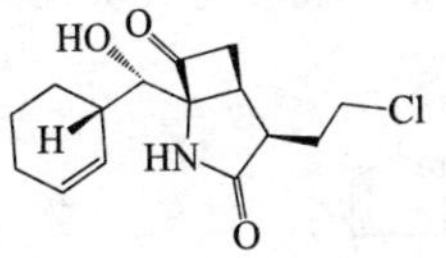	海洋放线菌多发性骨髓瘤
拟柳珊瑚素 (pseudopterosins) 二萜糖苷类	Ⅰ期临床	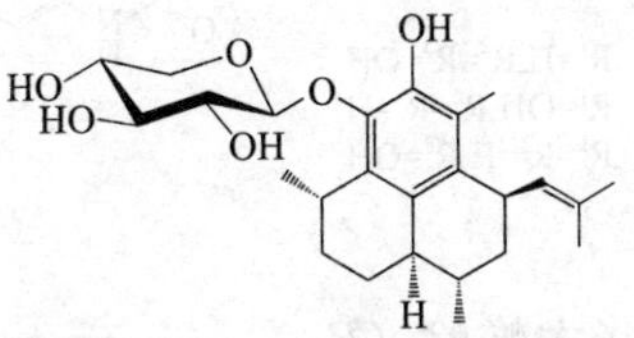	珊瑚创伤修复

任务10.5 动物药

10.5.1 基本概况

动物药在我国有悠久的使用历史,远在战国时期《山海经》中就有关于药用动物麝、鹿、犀、熊、牛等的记载。《神农本草经》中就记载有动物药65种,明代的《本草纲目》收载药物1892种,其中有动物药444种,约占1/4。目前我国现有中药资源12800余种,其中动物类1581种(列入国家保护的野生动物161种),供药用的动物药达800余种,中医临床常用的动物药约有200多种,其中不少疗效显著,如牛黄、熊胆、麝香、蟾酥、阿胶等。

动物药具有疗效高、活性强的特点,越来越受到国内外药学工作者的重视。近年来,对动物药的临床、药理及活性成分研究取得了迅速的发展。例于从蟾酥中分离得到20余种蟾酥毒配基,其中脂蟾酥毒配基兼有升压、强心、兴奋呼吸等作用,可用于呼吸循环衰竭和失血性低血压休克。从动物胆汁中发现的胆汁酸不下百种,其中鹅去氧胆酸、熊去氧胆酸有溶解胆结石作用。蜂毒明肽是蜂毒治疗风湿性关节炎的有效成分之一。

总之,以现代生化技术为手段,吸收动物生化药物的研究成果来发展天然药物是一条大有前途的道路。

10.5.2 常用动物药举例

(1) 牛黄

牛黄为牛科动物黄牛(*Bos Taurus domesticus* Gmelin)干燥的胆结石。味甘性凉,具有清心、豁痰、开窍、凉肝、熄风、解毒的功效。许多著名的中成药如安宫牛黄丸、牛黄解毒丸、牛黄清心丸等中均含有牛黄。

牛黄中主要含72%~76.5%胆红素，8%胆汁酸（主要成分为胆酸、去氧胆酸和石胆酸），7%SMC（smooth muscle contractor）。此外，还含胆固醇、麦角固醇和多种氨基酸（如丙氨酸、甘氨酸、牛磺酸、精氨酸、天冬氨酸、蛋氨酸等）、无机盐等。牛黄具有解痉作用，其对平滑肌的松弛作用主要由去氧胆酸引起，而SMC作用相反，能引起平滑肌的收缩作用，SMC为一肽类化合物。

牛黄的鉴别常采用以下方法：①取少量供试品，加清水调和，涂于指甲上，能将指甲染成黄色，称为"挂甲"。②采用薄层色谱法，将供试品与胆酸、去氧胆酸、胆红素对照品共薄层，在色谱相应位置上显相同颜色的斑点。③采用高效液相色谱法，测定胆酸、胆红素的相对保留时间，且胆红素的含量不得少于35.0%。

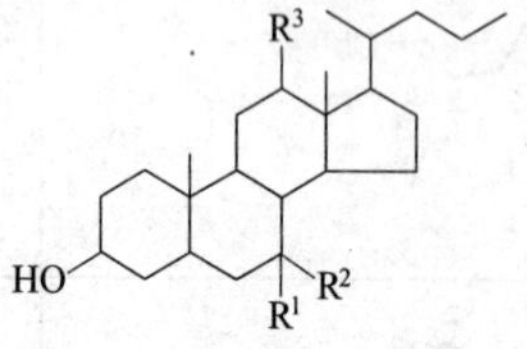

胆酸　　　$R^1=H, R^2=R^3=OH$
鹅去氧胆酸　$R^1=OH, R^2=R^3=H$
去氧胆酸　　$R^1=R^2=H, R^3=OH$

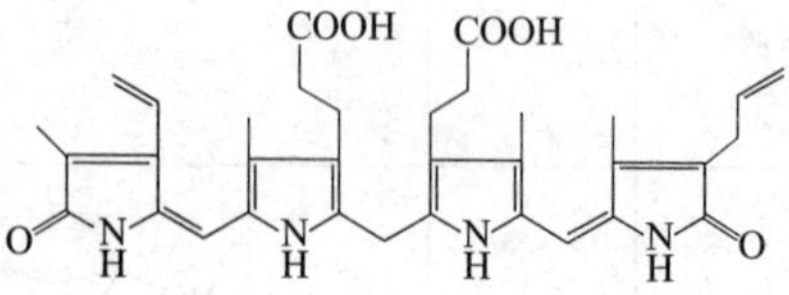

胆红素

（2）蟾酥

蟾酥为蟾蜍科动物中华大蟾蜍（*Bufo gargarizans* Cantor）或黑眶蟾蜍（*Bufo melanostictus* Schneider）的干燥分泌物，由蟾蜍的耳后腺及皮肤腺分泌的白色浆液加工干燥而成。蟾酥多呈团块状或片状，断面呈棕褐色或红棕色，气微腥，味初甜而后有持久的麻辣感，性温，有毒。药理研究表明，蟾酥具有强心、升压、解毒、止痛、消炎、抗肿瘤、局部麻醉等作用，对于咽喉肿痛、中暑神昏、痧胀腹痛、痈疽疔疮等症状效果显著。

蟾酥的主要成分为强心甾烯蟾毒类、蟾蜍甾二烯类、甾醇类、吲哚生物碱类以及肾上腺素类化合物等，其中强心甾烯蟾毒类和蟾蜍甾二烯类两类化合物具有强心作用。这两类化合物的分子结构中均含有甾体母核，其中强心甾烯蟾毒类化合物的母核结构与甲型强心苷元相同，蟾蜍甾二烯类化合物的母核结构与乙型强心苷元相同。与强心苷的区别在于：强心甾烯蟾毒类和蟾蜍甾二烯类母核结构中C-3位的羟基多呈游离状态或与酸结合成酯，而强心苷母核结构中C-3位的羟基常与糖链相连接。

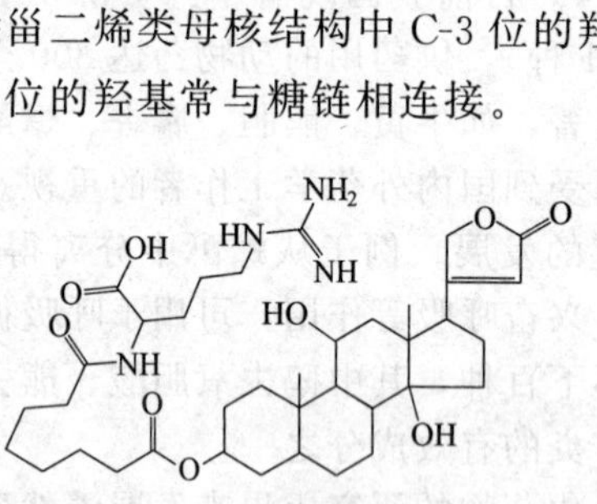

沙门苷元-3-辛二酸精氨酸酯
强心甾烯蟾毒类

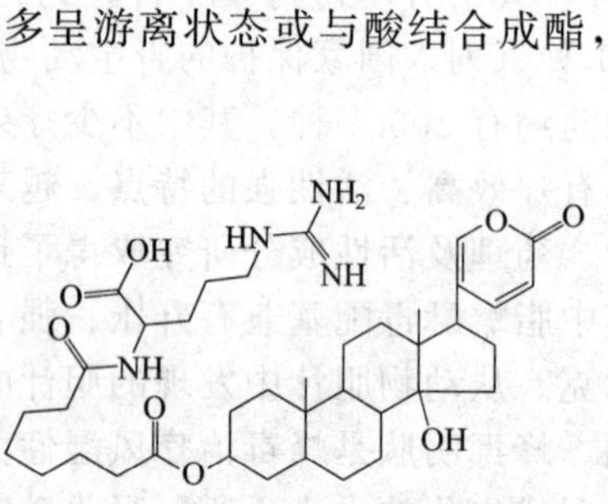

蟾毒灵-3-辛二酸精氨酸酯
蟾蜍甾二烯类

蟾酥的鉴别常采用以下方法：①采用显色反应，legal、Raymond、Kedde等试剂可使强心甾烯蟾毒类化合物发生显色反应，浓硫酸可使蟾蜍甾二烯类化合物发生显色反应。②采用薄层色谱法，将硅胶薄层板置于140℃下活化60min，展开剂选用环己烷-三氯甲烷-丙酮（4:3:3），以硫酸和20%三氯化锑显色。③采用高效液相色谱法测定蟾蜍甾二烯类化合物的相对保留时间。

任务 10.6 矿物药

10.6.1 简介

矿物是由地质作用形成的天然单质或化合物。矿物药可分为天然矿物、矿物加工制品两大类。中医应用矿物药预防和治疗疾病有着悠久历史,最早起源于炼丹术,公元前 2 世纪,已能从丹砂中提炼出水银;早在《周礼》就有"五毒"(石胆、丹砂、雄黄、矾石和磁石 5 种矿物药烧炼的升华物)等的记载。第一部中药学专著《神农本草经》收载矿物药 46 种。明代李时珍的本草学巨著《本草纲目》中记载的矿物药多达 161 种。

矿物药在实际应用中是一类很重要的药物,其功效具有多样性,例如石膏为清热泻火药,朱砂为安神药,赤石脂为收敛药、芒硝为泻下药。现代临床和药理研究证实,矿物药大多具有降低体温、利尿、通便、镇静等作用,与矿物药大多偏于寒凉、质重沉降、清热、利尿、泻下、理气等中医药药性理论一致。矿物药可单独应用或组成复方。

矿物药的毒副作用也日益受到关注。如常用的矿物药朱砂、硫黄均为含汞、含砷的毒物,密陀僧为含铅化合物,砒石为剧毒的三氧化砷,按国际惯例是严禁入药的。面对这种矛盾的情况,除了临床上慎用之外,还应严格规定此类药物使用限度,并制定严格的质量标准。

矿物药的主要成分为无机化合物,可采用一般的物理和化学分析方法对其进行定性鉴别和定量分析。现代技术手段如原子发射光谱分析法、X 射线分析法、热分析法、荧光分析法等,均能快速而有效地鉴别矿物药的组分和量比。此外,还常采用火焰光度法、物相分析、极谱分析以及等离子体光谱分析等方法来研究矿物药的成分和化学性质,从而鉴定矿物药的品质。

10.6.2 矿物药的成分及检测

《中国药典》2015 年版一部正文部分,收载矿物药占 24 种,有主成分化学鉴别和含量测定的品种达 80% 左右,比植物药和动物药的比例大得多,但缺乏专属性。品种相关情况见表 10.2。

表 10.2 《中国药典》2015 年版一部收载矿物药简介

品名	主要化学成分	检测方法	品名	主要化学成分	检测方法
石膏	$CaSO_4 \cdot 2H_2O$	EDTA 滴定法	赤石脂	$Al_4(Si_4O_{10})(OH)_8 \cdot 4H_2O$	—
煅石膏	$CaSO_4$	EDTA 滴定法	花蕊石	Ca 和 Mg 的碳酸盐	—
白矾	$KAl(SO_4)_2 \cdot 12H_2O$	EDTA 滴定法	皂矾(绿矾)	$FeSO_4 \cdot 7H_2O$	Fe 鉴别法
玄明粉	Na_2SO_4	$BaCl_2$ 沉淀法	青礞石	Mg、Al、Fe 和硅酸	—
芒硝	$Na_2SO_4 \cdot 10H_2O$	$BaCl_2$ 沉淀法	金礞石	K、Mg、Al 和硅酸	灼烧后体积膨胀
朱砂	HgS	氧化还原滴定法	炉甘石	$ZnCO_3$	Zn^{2+}、CO_3^{2-} 检查、EDTA 滴定法
自然铜	FeS_2	Fe 鉴别法	轻粉	Hg_2Cl_2	Cl^- 检查、碘滴定法
红粉	HgO	硫氰酸铵滴定法	钟乳石	$CaCO_3$	EDTA 滴定法

续表

品名	主要化学成分	检测方法	品名	主要化学成分	检测方法
禹余粮	$FeO(OH)$	Fe 鉴别法	滑石	$Mg_3(Si_4O_{10})(OH)_2$	理化鉴别
硫黄	S	中和滴定法	滑石粉	同滑石	理化鉴别
雄黄	As_2S_2	砷盐检查、碘滴定法	磁石	Fe_3O_4	Fe^{3+} 检查、重铬酸钾滴定法
紫石英	CaF_2	重结晶显微、紫外观察、理化鉴别、EDTA 滴定法	赭石	Fe_2O_3	理化鉴别,含量测定同磁石

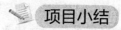

项目小结

通过本项目的学习,能够熟悉了解其他类天然药物化学成分,为后续课程的学习奠基础。

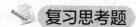

复习思考题

简答题

1. 从中药提取液中除去鞣质常用的方法有哪些?
2. 什么是氨基酸的等电点?氨基酸在等电点时有何性质?
3. 含有砷元素的矿物药有哪些?分子式是什么?

项目11 植物提取物

Chapter 11

知识目标

- 掌握植物提取物的概念；
- 熟悉植物提取物的特点；
- 了解植物提取物的类型；
- 了解提取植物提取物的方法；
- 了解植物提取物的质量控制标准。

技能目标

- 能够利用掌握的植物提取物的知识，解决生产、销售中有关提取物方面的问题。

知识点

- 植物提取物。

案例导入

中药提取物国内开花国外香

2014年，自中国医药保健品进出口商会的统计数据显示，我国中药提取物出口17.78亿美元，占我国中药产品出口49.48%的份额，同比增长25.88%。中药提取物占我国中药类出口额比重越来越大，远高于我国医药保健品和中药类产品的出口增速，已成为中药类产品出口中发展最为迅速的一个产业。现在很多国人出国旅游喜欢购买国外的膳食补充剂和生物医疗药品，看好的就是"纯天然""植物提取"等概念。实际上，很多国外产的保健品都使用了我国的植物提取物成分。泰国的精油类和一些日化产品需要我们的植物提取物，印度的食品色素有我们的植物提取物。但是，绝大部分国内消费者因为担心质量而不认可国产保健产品，选择从国外购买自己心仪的天然健康产品。中药提取物"出口转内销"的原因值得我们深思。

任务 11.1 植物提取物概述

11.1.1 植物提取物的定义

植物提取物（plant extracts）指采用适当的溶剂或方法，以植物（植物全部或者某一部分）为原料提取或加工而成的物质，可用于医药行业、食品行业、健康行业、美容行业以及其他行业。

11.1.2 植物提取物的分类

植物提取物种类众多，目前进入工业化提取的种类超过 300 种。其分类方法有多种，根据有效成分的含量可分为有效单体提取物、标准提取物和比率提取物三类；按成分可分为苷、酸、多酚、多糖、萜类、黄酮、生物碱等；按照产品形态可分为植物油、浸膏、粉、晶状体等。按照用途，植物提取物又可分为天然色素制品类、中药提取物制品、提取物制品类和浓缩制品类。目前，国际上流行的植物提取物主要有以下几种：

抗抑郁剂：贯叶连翘提取物等。

抗氧化剂：葡萄籽提取物、绿茶提取物、松树皮提取物等。

免疫调节剂：人参提取物、刺五加提取物、黄芪提取物、灵芝提取物等。

镇静剂：啤酒花提取物等。

护肝类：水飞蓟提取物、五味子提取物等。

改善心血管系统功能类：银杏叶提取物、丹参提取物、莲子心提取物、红景天提取物等。

植物激素与妇女保健类：当归提取物、红车轴草提取物、大豆提取物（大豆异黄酮）、黑升麻提取物等。

运动营养类：蒺藜提取物、枳实提取物等。

减肥类：乌龙茶提取物、枳实提取物、麻黄提取物等。

改善记忆类：千层塔提取物、积雪草提取物等。

男性保健类：淫羊藿提取物、锯齿棕提取物等。

抗病原微生物类：大蒜提取物、石榴皮提取物、博落回提取物、白柳皮提取物、北美黄连提取物等。

任务 11.2　植物提取物发展状况

11.2.1 行业发展概况

我国植物提取物行业国内需求相对较小，主要销往海外市场，是中药产品出口最主要形式之一。受益于海外市场对我国植物提取产品需求旺盛，除了 2007 年受金融危机影响，以及 2012 年受欧债危机和出口监管政策调整影响外，我国植物提取物出口保持了快速增长的态势，由 2005 年的近 3 亿美元提高到 2015 年的 21.6 亿美元，自 2010 年以来复合增速超过 20%。植物提取物出口占我国中药产品出口的比重也随着出口快速增长而提高，由 2005 年的约 35% 提高到 2015 年的 57%。

我国植物提取物出口市场较为分散，包括了 100 多个国家和地区，主要的市场有美国、日本、欧洲和东南亚，其中美国和日本是第一、第二大市场，分别约占我国植物提取物出口份额的 19.5% 和 10.6%。不同的出口市场对产品需求也存在较大差异，美国对我国植物提取物需求来自膳食补充剂和食品添加剂，出口日本市场产品主要用于保健品和汉方药生产，对东南亚的出口主要为天然色素、香精香料，对德国的出口主要是芦丁等药用植物成分。

我国出口植物提取物种类众多，单一品种的占比较低，最大的出口产品甜菊提取物占比也仅约 7%。根据 2014 年市场分析，出口排名前十大的植物提取物为甜菊、桉叶油、甘草、辣椒、越橘、桂油、万寿菊、肌醇、芸香苷及其衍生物、罗汉果提取物。

在国际上,目前比较畅销的植物提取物应用于健脑、益智、防治阿尔茨海默病、减肥、降血糖兼防治糖尿病、天然抗癌、增强克疫力、增强人体克疫系统等领域,产生了研发实力较强、技术先进的代表性企业,如德国的 Martin Bauer、美国的 A. M Todd Group 和意大利的 Indena SPA。分区域看,欧洲和亚太地区是植物提取物的主要市场,根据美国市场研究咨询机构透明市场研究(Transparency Market Research)报告显示,2011 年欧洲植物提取物消费量占全球消费总额的 39.8%,排名世界第一;亚太地区消费量占比 37.2%,排名第二。不同国家植物提取物应用有所差异,在北美主要市场美国,植物提取物主要作为膳食补充剂;欧洲市场以德国、法国为主,植物提取物应用于保健品、化妆品和植物药品;而亚洲的日本和韩国,植物提取物依托汉方药和韩药获得发展。

11.2.2 提取技术

我国植物提取物行业源自传统的中药行业,总体发展时间较晚。20 世纪 70 年代,部分中药厂开始采用机械设备提取植物成分,但仅作为生产的一个环节,未形成独立的行业;随着国际"回归自然潮"的兴起和我国对外贸易的兴起,20 世纪 90 年代,我国植物提取物行业进入起步期;到 21 世纪,随着更先进的植物提取物技术如酶法提取、超声提取、超临界提取、膜分离技术、微波萃取等技术被采用(表 11.1),植物提取效率得到极大提升,我国的植物提取物行业进入黄金发展期。

表 11.1 现代技术在植物提取物生产中的应用

工艺技术	应用举例	工艺技术	应用举例
大孔吸附树脂分离技术	银杏叶提取物、大豆异黄酮	连续逆流提取技术	红车轴草提取物
离子交换树脂分离技术	辛弗林、石杉碱甲	超临界萃取技术	芳香油类、天然维生素 E
吸附色谱技术	紫杉醇、白果内酯	冷冻干燥技术	大蒜提取物
高速逆流分配色谱技术	茶叶儿茶素	微囊化包合技术	当归提取物(包含挥发油)
膜分离、膜浓缩技术	绿茶提取物	酶解技术	白藜芦醇

11.2.3 分析检测技术

植物提取物要求对效标性成分和有害物质进行定量分析。对药效成分清楚的,应针对药效成分定量;对有效部位清楚的可建立指纹图谱定性与有效单体定量的检测方法;对原料、生产过程和成品均需进行严格检测。因此,植物提取物的质量控制中,现代的分析仪器必不可少,通常用于植物提取物含量测定的方法有 UV 法和 HPLC 法。由于 UV 法在检测植物提取物中药效成分中存在一些缺陷,如重现性差、准确度低(易受杂质干扰)和对于是否为该提取物或是否含有添加的化学合成成分检测不出等,故以 HPLC 法应用最为广泛,国外大多数植物提取物使用厂家特别是一些大的公司都要求使用高效液相和高效薄层色谱的指纹图谱检测功效成分;同时 GC、GC-MS、HPLC-MS、高效毛细管电泳技术、原子分光等方法和仪器也常常用到。据统计,有 755 种以上的中药提取物检测采用 HPLC 法,而《中国药典》收载的中成药只有 10.9% 采用。国内植物提取物行业科研水平和仪器设备水平有限,导致国内植物提取物产品在整个国际市场上竞争地位不高的状况。

11.2.4 植物提取物标准化的现状

目前,绝大多数的中药提取物没有国家标准或行业标准,企业多以合同中的质量条款作为产品交付的依据,产品质量的检测方法较为混乱,给生产经营带来了障碍,同时给产业的发展提出了挑战。

2005 年 4 月 1 日起商务部实施了六项推荐性外经贸行业标准。这六项标准是《贯叶连翘提取物》《当归提取物》《枳实提取物》《红车轴草提取物》《缬草提取物》和《药用植物及制剂外经贸绿色行业标准》。商务部以实施六项推荐性外经贸行业标准为突破口，选择出口量大的植物提取物品种制定外经贸标准。

业内少数企业已初步建立企业技术标准体系，如湖南宏生堂制药有限公司的"两个标准三个规程"：药材质量标准和提取物质量标准，药材种植规程、提取物生产工艺规程和检验操作规程。

日本把地道药材饮片配方煎煮得到的煎汁作为标准提取物，标准提取物的指纹图谱即为标准指纹图谱，以此对生产的原料、配方和工艺作严格控制，使成品指纹图与标准指纹图一致。法国和德国的植物药制剂大多以"标准浸膏"投料，减少了以植物药为直接原料带来的不稳定性，然后严格控制生产工艺的各个过程，保证成药指纹图谱的稳定性。美国FDA也开始接受指纹图谱，在申报IND（investigational new drug）的CMC（chemisty, manufature and control）资料时，植物药物质（botanical drug substance）和植物药产品的质量控制可以采用指纹图谱。

此外，英国、印度以及WHO等都采用指纹图谱技术进行植物药（草药）的质量评价。国外开展药材标准提取物的工作已经有近20年，并且形成了一定的市场，如银杏叶提取物及其制剂形成了年销售几十亿美元的规模。植物提取物的标准化、规模化生产是当前中药现代化的重要环节。要逐个品种探索植物提取物的标准化、规模化、商品化，条件成熟后大力推行。经济全球化大势当前，这也是最现实的实现中药走向世界的突破口。

任务11.3 植物提取物实例

11.3.1 银杏提取物

（1）有效成分及功效

从银杏叶中提取有效成分主要为黄酮类、银杏内酯、烷基酚和烷基酚酸类。其作用各异，其中：银杏黄酮醇苷为血管动力学因子，可增加脑血流量，扩张动脉血管，有效地防治心血管疾病，对治疗心绞痛、心肌梗死等有特殊疗效；黄酮醇苷还是一种过氧化自由基的清除剂，能消除对心、脑血管内皮细胞有毒害作用的自由基，具有抗衰老、防癌等保健作用。银杏萜内酯为血小板凝聚因子，可治疗气喘、肺过敏、心力衰竭等疾病。白果内酯为神经系统疾病的有效药物，对阿尔茨海默病有显著的疗效；它还具有抗神经末梢衰老的功能，因而具有抗衰老作用。

（2）质量标准

银杏提取物（GBE）质量标准目前国际上认同德国提出的标准，即：黄酮醇苷含量$\geqslant$24%，银杏内酯$\geqslant$6%，白果酸$<10^{-6}$。制定银杏提取物质量标准的难点在于银杏内酯的检测方面。GBE在保健食品、饮料、化妆品等方面的标准为：黄酮醇苷$\geqslant$20%，原花色素$\leqslant$10%，烷基酚$\leqslant 10^{-5}$，银杏内酯因具体品种而定。

（3）提取方法

银杏提取物的提取方法大致可分为4种类型。

① 水蒸气蒸馏法 该方法设备简单，但收率较低，现已很少采用。

② 有机溶剂萃取法 这是最广泛的方法。

③ 超临界液体提取法 该方法提取率高，无残留溶剂、活性成分和不稳定成分不易被破坏。

④ EGB761的提取法 是目前国际上公认的提取方法。

（4）研究应用状况

20世纪60年代德国、法国、美国、英国、日本等国开始对银杏的化学成分、药理作用进行深入系统的研究工作。从70年代起，国际上出现了以银杏为代表的天然热潮，以银杏叶提取物为原料制成的各种胶囊、片剂、针剂已开始用于治疗心脑血管疾病。1972年联邦德国学者获得应用银杏叶提取物治疗心脑血管疾病的专利。1984年法国学者发现银杏内酯为血小板活化因子（PAF）的强效拮抗剂。

尽管我国将银杏作为药用距今已有600多年历史，但真正掀起开发热潮是在20世纪90年代初期（80年代中期处于研究试制阶段）。受国际热潮的影响，我国银杏叶的粗加工企业遍地开花，十分混乱。

在应用方面，目前我国已经研制出全天然银杏汁、银杏罐头、银杏叶桃果汁，以银杏为主要原料的系列食用保健品的制备方法和加工工艺已获得10多项国家专利，而且，对银杏其他保健食品的研究也很深入，涉及加工品的营养与功能及质量控制等方面。

银杏用于化妆护肤系列产品的研制是近几年开辟的新领域。目前，已成功地研制出用银杏叶提取物制作护发乳、生发油、护肤膏、减肥雪花膏等专用化妆护肤品的配方。以多酚与银杏树提取液配制化妆品或药物组合、白果白芨系列护肤用品及其制备方法都已获得国家专利。另外生产用银杏叶和含苷植物制成的防治心脑血管症单复方制剂企业数目也很多。

11.3.2 大豆异黄酮

（1）有效成分及功效

大豆异黄酮主要分布于大豆种子的子叶和胚轴中，80%～90%存在于子叶中，浓度为0.1%～0.3%，种皮含量极少。目前发现的大豆中异黄酮共有12种，分为游离型的苷元（aglycon）和结合型的糖苷（glucoside）两类。苷元占总量的2%～3%，包括染料木素、大豆苷元和glycitein（Gly）。糖苷约占总量的97%～98%，主要以丙二酰染料木素、丙二酰大豆苷、染料木苷和大豆苷形式存在。大豆异黄酮对乳腺癌、前列腺癌、心脏病、骨质疏松症、心血管疾病及妇女更年期综合征等多种疾病具有独特疗效。

（2）质量标准

2000年，华北制药股份有限公司召开了大豆异黄酮企业标准审定会。经河北省和石家庄市药品监督管理局和药检所等多家单位共同评审，通过了以华药产品为标准制订的《河北省大豆异黄酮企业标准》，并正式执行。该标准严格规定了大豆异黄酮的技术要求、试验方法、检验规则、标志、包装、运输、贮存、保质期等，为大豆异黄酮的生产、检验及市场开发等确立了科学依据。这一标准的出台，填补了国内空白。

（3）提取方法

① 吸附树脂法（南开大学采用方法）。

② 2000年《日经生物技术》报道：美国杜邦公司小组成功地克隆出作为大豆机能成分之一而受到关注的异黄酮合成酶基因，并用重组植物生产异黄酮获得成功。

③ 另有报道：我国生物工程专家姜浩奎博士经过多年研究，成功地从大豆中提取出异黄酮、皂苷，而且纯度达95%以上，并申请了国家专利。

（4）研究应用状况

异黄酮（isoflavone）类化合物是一种天然存在的植物雌激素，在植物中它们的主要作用是抗氧化剂，在人和动物体内这类物质除有雌激素样作用外，还有其他生物活性。研究发现该类化合物大量存在于豆类作物中，是大豆中的一类非营养成分，但对人类有明显的保健作用，且无明显毒性，因此受到广泛重视。大豆异黄酮对肿瘤、心血管疾病和更年期综合征等是一种很有潜力的化学防治剂，加之我国大豆资源丰富、大豆食品是我国的传统食品，如能开发富含异黄酮的大豆制品可作为功能食品或开发成新药，对降低肿瘤、心血管疾病和更年期综合征的发病率或发挥其治疗作用将具有重要意义。

目前对于大豆异黄酮的开发与应用仅停留在生产原料药及档次较低的保健品。

11.3.3 当归提取物

（1）有效成分及功效

当归提取物含有挥发油类成分和有机酸，主要为含丁二酸、菸酸、嘧啶、腺嘌呤、藁本内酯、维生素 B_{12}、维生素 E、谷固醇、亚叶酸、丁烯基酞内酯、阿魏酸等。具有镇静、消炎、抗维生素 E 缺乏症、降低血脂、改善动脉硬化的作用，对肝脏有保护作用，对链球菌、痢疾杆菌有抑制作用。

（2）质量标准

一般以藁本内酯的含量为标准。

（3）提取方法

生产中利用乙醇回流提取，过滤，减压回收乙醇，得到当归挥发油和固体提取物。

（4）研究应用状况

目前当归提取物的研究和应用主要集中在藁本内酯的药理研究与提纯上。

当归提取物除了在医药上被广泛应用外，还可应用在化妆品上，它有行血、补血、止痛、润肤之功效，能扩张头皮及皮肤的毛细血管、促进血液循环，抗维生素 E 缺乏，如用当归提取物制成的当归洗发剂能防止脱发，滋润皮肤毛发，并使头发乌黑发亮，还能防止黄发和白发。因此可以开发为护肤品、洗发液和护发品。

11.3.4 贯叶连翘提取物

（1）有效成分及功效

含双蒽酮化合物：金丝桃素（hypericin）、伪金丝桃素（pseudohypericin）、原金丝桃素（protohypericin）。金丝桃素含量在幼嫩植物中较低，花期较高；花瓣中较高，叶中较低，茎中最低。金丝桃素在体内、体外均有抗反转录病毒的作用，对艾滋病毒早期复制有较强的抑制作用；有抑制中枢神经和镇静作用，用作中枢神经抑制剂和抗抑郁症。

（2）质量标准

目前，国外对贯叶连翘取物质量标准为：总金丝桃素的含量大于0.3%；浸膏的指纹图谱按国际标准。

（3）提取方法

药材用甲醇提取，过滤→滤液用 HCl 沉淀，过滤得结晶→纯化。

（4）研究应用状况

关于金丝桃属植物的化学成分研究，在国外已对该属 70 余种植物进行了植物化学研究，已发现 90 多种成分，且这些成分多数具多种药理作用，如金丝桃素和假金丝桃素具有抗菌、抗病毒、抗抑郁、抑制中枢神经等作用。在国外研究的种类中，也涉及我国产的 10 余种以及其他广泛种植的 30 余种的成分。但是，从潘映红（1993）、梁小燕（1998）等的三篇综述论文所引用的 113 篇文献分析，其中仅有 13 篇国内论文，且都属药理临床内容。同时我国绝大部分特有种尚无任何研究，如开展国家金丝桃属植物的植化、药理研究预计会有新的发现。此外，根据我国民间用药情况，该属药用植物的功效涉及 11 种，其中利用地耳草治疗黄疸性肝炎，能降低谷-丙转氨酶；黄海棠治疗支气管炎效果显著。为此，据此深入研究探索，还可开发出治疗肝炎和支气管炎的新药。金属桃属植物的基础研究也十分重要,是原料植物正确选择、采集部位和季节正确选定的基础,直接影响到药品的产量和质量。

德国医学界首先采用贯叶连翘为抗忧郁处方药。而根据最新的一次实验研究结果,进一步证实了由贯叶连翘内萃取的活性成分金丝桃素(hypericin)可以治疗中度抑郁的病人,而且产生极少不良副作用。

目前国内还没有以贯叶连翘的有效单体来开发的新药上市。

11.3.5 月见草提取物

11.3.5.1 有效成分及功效

含有棕榈酸、油酸、亚油酸、硬脂酸、γ-亚麻酸(含量在7%～10%)。月见草油在治疗高血压,预防脑血栓、降脂、降糖、抗衰老等方面有广泛的保健和药用价值。

11.3.5.2 质量标准

企业精制月见草油标准见表11.2。

表11.2 企业精制月见草油标准

项目	指标	项目	指标
色泽	浅黄色	棕榈酸/%	6～8
折射率(25℃)	1.4710～4.4830	铅	无
相对密度(25℃)	0.1950～0.9250	砷	无
黏度/(mm^2/s)	40～45	霉菌	无
过氧化值/(mep/kg)	<3.5	酵母菌	无
酸值/(mg KOH/g)	<2.0	耐热细菌	无
皂化值/(mg KOH/g)	140～175	大肠杆菌	无
碘值/(g I/g)	135～160	沙门氏菌	无
r-亚麻酸/%	>8	放射性	无
α-亚麻酸/%	0.1～0.3	残留农药	无
油脂/%	1～9	P.C.B	无
硬脂酸/%	1.0～1.7		

11.3.5.3 提取方法

(1) CO_2-SFE

CO_2-SFE是近年来迅速发展起来的一种新型提取技术,用超临界流体萃取技术从月见草种子中提取月见草油,与传统提取方法相比,在提取过程中,各种营养成分不会逸散和氧化,脂肪油含量高,油纯度好,无溶剂残留,避免有害物质对油的损害。分离工艺中可以根据不同馏分在不同的CO_2中溶解度的差别进行分离,因而产品品质高。但是设备较昂贵,投资多。整个过程需要保持各个不同的压力范围,对设备的制造和维护能力要求较高,对生产工艺的操作能力也有较高要求。

(2) 冷冻结晶法

此法根据各种不同脂肪酸的不同熔点及低温下γ-亚麻酸可以形成结晶的性质选取-50℃条件进行分离,结果分离后的月见草种子油中的主要成分是亚麻酸和γ-亚麻酸的甘油酯,二者含量约占90.9%,其中γ-亚麻酸的含量可提高4～5倍,回收率近20%,此法操作简单,可以进行大批量分离,适用于工业制备。

(3) 尿素包合法

此法系利用尿素可与脂肪族化合物形成包合物,并根据不同分子结构的化合物包合程度不同的原理,将γ-亚麻酸脂质中的其他组分分离出来。据报道日本采用此法进行重复二次包合,可使γ-亚麻酸的含量提高至62%。我国也有报道,经一次包合即可使其含量达

80%，此法简便，是目前较为普遍的方法。

（4）硝酸银柱色谱法

属于络合色谱法，系将硅胶加入浓的硝酸银溶液中处理。由于吸附在硅胶上的银离子与不饱和键之间发生了电子转移形成可络合物，从而改变了分配系数，使饱和度不同的化合物得以分离。此法分离效果好、纯度高，但产量小、成本高，难以进行大规模生产。日本曾报道，通过此法得到纯 γ-亚麻酸，我国也有报道用此法得到含量 98% 的 γ-亚麻酸甲酯。

（5）微生物发酵法

发酵法生产 γ-亚麻酸其原料来源广泛，不受气候、产地等条件限制，生产周期短，精制成本低，产品质量稳定，易形成大规模生产。1986 年以来，英日等国已相继投入工业化生产，我国发酵法生产 γ-亚麻酸也已进入工业化生产阶段。

11.3.5.4 研究应用状况

早在公元 7 世纪，美洲印第安人就将月见草用于治疗疾病，后传入欧洲，成为英国"王室御药"。1917 年，德国化学家对月见草进行了分析研究，发现植物中含有一种其他植物体中极为少见的脂肪酸——γ-亚麻酸，又叫维生素 F。目前，月见草油及 γ-亚麻酸作为具有生理作用的药物，已经广泛受到国内外临床界的重视。1986 年我国首先在世界上以月见草胶囊形式将其作为降血脂药物应用于临床，治疗高血压、脑血栓、动脉粥样硬化、冠心病等；1988 年英国批准 Scotia 公司的月见草油胶囊用于治疗特应性湿疹，1990 年又批准用于治疗妇女乳腺癌。该公司还在坦桑尼亚用 γ-亚麻酸和甘碳五烯酸合并，对艾滋病人进行非对照性实验，结果表明该药物能使病人感觉良好。

月见草油及 γ-亚麻酸在营养学方面被誉为"21 世纪功能性食品的主角"。美国、加拿大、德国、英国、日本等以富含 γ-亚麻酸的月见草油作为高效营养减肥、健美油供应市场；作为食品添加剂或制成营养补充剂，长期食用可以改善人类食品结构，纠正脂质代谢紊乱，增强机体免疫能力。目前，国外的一些保健和制药公司已开发出许多种月见草油保健品和药品。用 γ-亚麻酸制成的化妆品，其有效成分经皮肤吸收少量即可产生作用，从血液循环到细胞壁的磷脂中，可延缓皮肤老化。γ-亚麻酸与曲酸反应生成的曲酸单 γ-亚麻酸酯可作为酪氨酸酶的抑制剂，具有抗黑色素生成作用，可作为增白化妆品的有效成分，也可以药膏的形式用于色素沉着。

随着人们对月见草油和 γ-亚麻酸的认识和研究，其应用范围已越来越广泛，因而，其资源的开发必将有十分广阔的经济效益前景。

项目小结

通过本项目的学习，能够掌握植物标准提取物的概念、特点、类型、中药标准提取物的发展概况，清楚制备工艺并列举几种常见的植物标准提取物。为以后走上工作岗位打基础。

复习思考题

一、名词解释

植物提取物。

二、简答题

1. 植物提取物如何分类？按作用与功效可分为几类？
2. 举例说明在植物提取物生产中应用的现代技术有哪些。

项目 12　天然药物活性成分的研究

Chapter 12

知识目标

- 了解天然药物活性成分研究的目的和意义；
- 熟悉天然药物活性成分研究的一般过程；
- 掌握天然药物活性成分的研究方法。

技能目标

- 学会文献查阅；
- 能够通过预试验的方法对中药主要的化学成分进行检识和鉴定。

知识点

- 天然药物活性成分；　研究方法；　研究过程；　结构改造。

任务 12.1　天然药物活性成分的研究过程

从天然药物中开发一类创新药物的前提在于能从中药中分离得到新的活性化合物。没有新的活性化合物，新药研究就成了无源之水、无本之木。根据国际上开发新药的成熟经验，对未知活性成分的中药进行研究开发可按图 12.1 进行。

任务 12.2　天然药物活性成分的研究方法

12.2.1　选定目标

我国中药的使用和研究已有几千年的悠久历史，广大的劳动人民在长期的实践中积累了丰富的用药经验和医药文献，这些宝贵的经验是我们寻找和开发中药活性成分时值得充分挖掘和利用的一个伟大宝库。因此，研究中药的活性成分，首先要注意文献的调研和现有临床使用药物的效果。当确定了要研究的对象后，就要着手进行相关的调查研究工作。这其中包括临床使用情况的调查、药材资源调查和文献资料调研三个方面。

（1）临床使用情况的调查

包括临床疗效的考察和实际应用效果（民间使用情况）。由于影响中药疗效的因素较多，

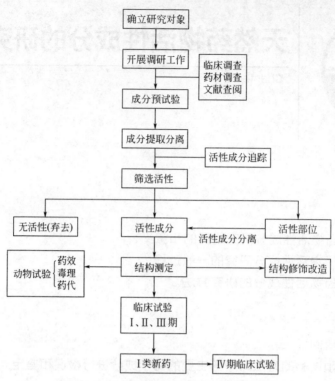

图 12.1 天然药物活性成分研究的一般过程

在确定其功效的基础上第一步就是确定品种类别,特别是植物或中药同名异物和同物异名现象较多;植物的科、属不同,成分各异,药效作用也有很大差别,品种的鉴别、鉴定显得尤为重要,如果品种没有鉴别准确,实验结果很难会有好的重现性。其次考察其生长环境、采收季节、加工与炮制方法等,这些因素都会影响药物的疗效。同时,对这些因素的考察,还会为研究有效成分的提取、分离方法提供参考。

（2）**药材资源调查**

药材的生长环境、资源分布、品种的多少都是研究中药要考虑的因素。对于资源少的以及有效成分的含量甚微的药材,在研究的开始阶段,就要考虑到如何解决资源缺乏的问题。也可待有效成分的结构确定后,再进一步检测其他天然产物中是否也存在该成分,如果含有该成分,就可以扩大含有该有效成分的中药资源。例如,1954 年有研究者从 500kg 的蚕蛹中分离得到 25mg 的蜕皮素结晶,由于样品量少,研究工作在当时非常困难,直到 1965 年才用 X 晶体衍射法测定量蜕皮素结晶的两种成分 α-蜕皮素和 β-蜕皮素,有趣的是这种成分在植物中也广泛存在,统称为植物蜕皮素,且含量更高。

（3）**文献资料调研**

文献资料是人们获取知识的重要媒介,文献的内容反映了人们在一定社会历史阶段的知识水平。任何一项科学研究都必须广泛搜集文献资料,查阅文献总结前人研究取得的经验和成果是贯穿活性成分研究全过程的一项重要工作。通过文献的查阅和整理分析不仅可以吸取前人的经验教训,少走弯路,更重要的是可以充分全面了解同类研究的进展和水平,为制定研究方案提供宝贵的借鉴。

此外,随着计算机技术的普及和网络的发展,通过计算机网络可快速、远程、方便地查阅世界各地图书馆目录、工具书、期刊索引、电子出版物、科技论文、数据库等。

12.2.2 天然药物化学成分的预试验

天然药物中的有效部位是一种或多种有效成分与无效成分组成的混合物。预试验通常利用各类化学成分的溶解度差异和特征性化学反应来初步判断化学成分的类型，以指导有效成分提取分离。预试验方法分为单项预试验和系统预试验两类。

12.2.2.1 单项预试验

（1）单项预试验溶液的制备

① 水提取液　供检查氨基酸、多肽、蛋白质等、糖、多糖、皂苷苷类、鞣质、有机酸及水溶性生物碱。

② 中性醇提取液　检查黄酮、蒽醌、香豆素、萜类、甾体。

③ 酸性醇提取液　检查生物碱。

④ 石油醚提取液　检查挥发油、萜类、甾类及脂肪等。

（2）各类成分检查方法

各类成分检查方法有纸片斑点法、试管法、圆形滤纸色谱法。

① 试管法与纸片斑点法　某些类型的成分可采用试管法的颜色及沉淀的反应来进行判断。常用反应见表12.1。

表 12.1　预实验中常用定性反应试剂及检出成分类型

待检查化合物类型	反应类型	正反应现象	待检查化合物类型	反应类型	正反应现象
还原糖、多糖、苷类	费林试剂	呈红色氧化亚铜沉淀	生物碱	碘化铋钾试剂	橘红色沉淀
黄酮	盐酸-镁粉反应	溶液呈红色、紫色、橙色等色	甾体化合物	乙酐-浓硫酸反应	黄色—红色—紫色—污绿色沉淀
皂苷	泡沫试验	大量持久泡沫	蒽醌	乙酸镁反应	红色沉淀
蛋白质、多肽	双缩脲反应	显紫色、红色或紫红色	香豆素、萜类内酯	异羟肟酸铁反应	红色沉淀

② 圆形滤纸色谱法

圆形滤纸色谱法的操作步骤分为四步，即点样、展开、显色、计算 R_f 值。R_f 值和斑点的颜色可作为初步定性鉴别化合物的依据。

（3）显色剂与结果判断

① 检查生物碱，用碘化铋钾试剂显色，如呈橘红色斑点为正反应。

② 检查酚性成分，用2％三氯化铁乙醇液与2％铁氰化钾水溶液，如呈蓝色斑点为正反应。

③ 检查有机酸可用0.1％溴酚蓝试剂，如在蓝色背景上显黄色斑点为正反应。

④ 检查植物甾醇、甾体皂苷、三萜皂苷可用新鲜配制的5％磷钼酸乙醇液喷雾，并于120℃烘至显色，如显蓝色至蓝紫色斑点为正反应。

⑤ 检查内酯、香豆精类可用异羟肟酸铁喷洒，如呈蓝色-紫色斑点为正反应。

⑥ 检查黄酮类成分，用1％三氯化铝乙醇液、氨蒸气薰、3％氯化铁或1％乙酸镁甲醇溶液显色均可使斑点颜色加深和荧光增强为正反应。

⑦ 检查蒽醌类，喷5％氢氧化钾试剂呈红色为正反应。

⑧ 检查强心苷先喷2％ 3,5-二硝基苯甲酸乙醇液，再喷4％氢氧化钠乙醇液，如显紫红色斑点为正反应。

⑨ 检查氨基酸，用0.2％茚三酮醇溶液喷匀后在80~95℃下烘干10min，如呈红色、蓝色或紫色斑点为正反应。

⑩ 检查挥发油，首先观察样品点在纸上加热后油斑是否消失，不消失为脂肪油，消失为挥发油。

12.2.2.2 系统预试验

系统预试验通常是根据各类成分亲脂性的强弱，即利用各类成分极性大小的不同进行初步分离。方法是用极性由小到大的各种有机溶剂连续抽提，而将亲脂性成分（极性小的成分）按亲脂性由大到小的顺序和亲水性成分（极性大的成分）分开。但化合物结构类型虽然不同，极性却可能相近，所以按成分的极性大小分离，不能完全排除各类化学成分之间相互交叉的现象。

12.2.3 中药活性成分的筛选

12.2.3.1 提取分离

天然药物化学成分的提取分离方案的设计应根据预实验的结果进行。分离得到的每一部位都要按照药理指标进行取舍，直到得到有效成分。一般活性成分的分离要经过部位分离、组分的分离和单体分离三个阶段。

（1）部位分离

即利用极性由小到大的各种有机溶剂连续提取，将化学成分分为极性不同的各个部位。部位分离法有许多种，如七部位法、五部位法、四部位法等。这些方法各有特点，但基本原理都是利用极性不同的有机溶剂依次提取药材并分成不同极性的部位。由于使用的溶剂系统不同，分离的部位也有多有少。近年来，部位分离更多地采用石油醚（或苯）-氯仿（或乙醚）-乙酸乙酯-正丁醇-水的五部位法。所得五个部分大体的成分为：①石油醚部分：油脂、叶绿素、亲脂性苷元、甾醇等；②氯仿部分：生物碱、多数苷元、脂肪酸等；③乙酸乙酯部分：亲脂性单糖苷、酚性物、极性大的苷元等；④正丁醇部分：大多数苷类、水溶性生物碱等；⑤水部分：糖、氨基酸、可水解鞣质等。

在需要重点研究某一极性部位时，可以略去某些提取阶段，以减少分离的部位。

（2）组分的分离和单体分离

组分分离是在部位分离的基础上，根据组分的化学性质和物理性质的不同，再细分为性质相近的组分，以减少组分间的相互干扰，为组分的单体分离创造条件。组分分离的方法很灵活，而且常与组分的分离紧密结合。利用色谱方法结合溶剂结晶法进行组分的分离仍然是基本的和普遍使用的手段。随着各种新型吸附试剂、凝胶、树脂等材料的不断出现，不同类型化合物的分离变得越来越容易。

12.2.3.2 活性的筛选方法

天然药物活性成分筛选分为三个层次，分别是组织动物整体水平、细胞水平和生化分子水平。与之对应的筛选模式分别是动物模型、细胞模型、受体模型。

（1）动物模型

经典的天然药物活性成分研究方法是通过提取中药中单一成分或抽提出某一馏分，再进行药理实验确定其活性成分。近年来，应用生物模型及药物作用靶标进行药物筛选的研究工作得到很大提高，这些方法和技术在中药活性成分研究中也得到了一定程度的应用。利用动物模型研究天然药物活性成分是采用特殊的实验动物模型，将天然药物模拟中医临床给药，然后从受体动物体内分析中药活性成分的方法。理想的动物模型应具有与临床疗效的一致性。几种常见天然药物活性成分的动物模型试验及活性成分见表12.2。

表 12.2　天然药物活性成分及动物模型

供试材料	生理作用	动物模型	目的活性物质
大黄	健胃、缓泻	致泻活性（小鼠）	番泻苷
茵陈蒿	利胆、抗炎	小鼠散瞳率试验	茵陈原色酮
乌头	强心、利尿、兴奋、镇痛	离体蛙心法	去甲基乌药碱

目前虽然已经建立了大量的药物筛选模型，但仍然有许多疾病还不能在动物身上复制出来，加上生物体内大量内源性物质的干扰，从受药动物体内分析天然药物中的活性成分比较困难。所以建立重大疾病、疑难疾病以及中医病症的动物模型，应通过多方面分析中医证候形成的原因，使动物模型能够比较全面反映中医的证型实质。美国国立癌症研究中心筛选过程如图 12.2 所示。

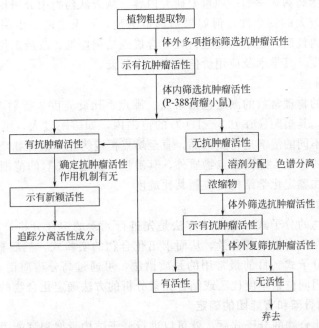

图 12.2　美国国立癌症研究中心从植物粗提取物抗肿瘤活性的筛选方案

（2）细胞模型

在保持细胞、细胞膜及受体的原位、完整性和活性的条件下，进行中药活性成分筛选、分离，并反映出中药中何种或哪些成分与哪一种受体作用及其亲和力大小，是中药有效成分研究比较理想的方法。细胞水平的筛选模型可以应用到各种人类疾病的研究和治疗药物的筛选中，由于细胞的生长条件和来源较实验动物更经济方便，细胞水平的筛选模型可以进行大规模药物筛选，是高通量药物筛选的重要研究领域。随着生命科学和生物工程技术的迅猛发展，生物膜技术不断成熟并进入药物筛选领域。若将活性组织细胞膜固定在特定载体表面，制备成细胞膜固定相，用液相色谱的方法研究药物或化合物与固定相上细胞膜及膜受体的相互作用则构成细胞膜色谱法。细胞水平筛选模型的最大优势是能够反映内外环境综合因素引起的整个细胞变化，更易于评价药物的作用和药用价值，其不足之处在于不能像分子水平筛选模型那样准确地反映药物作用的机制。

（3）受体模型

随着酶学和受体理论的形成和发展，药物的作用靶点逐渐被揭示，迄今为止，已经发现的药物作用靶点超过 400 种。以受体靶点为目标，寻找与之作用的药物，是药物筛选的重要途径，它克服了很多疾病没有合适的动物模型以及有些药物喂给动物，未到达受体时就在肠道或肝脏中被代谢而无法观察到其活性等缺点。受体筛选药物的方法，已取得了较大进展。药物作用靶点可以分为受体、酶等类型，为了解中医用药的机理提供了一些实验依据。重组受体是近年来发展起来的一项技术，与传统的制备方法相比，用重组受体技术制备的受体具度高、制备量大、成本低、用它试验的结果与在人体试验的结果直接相关等优点。

任务 12.3　天然药物有效成分结构测定和结构修饰

12.3.1　天然药物有效成分结构测定的一般步骤

结构研究是天然药物化学的一项重要研究内容。从天然药物中分离得到的单体成分即使具有很强的活性与较大的安全性，但如果结构不清楚，则无法进一步深入探讨其的生物活性、构效关系、体内代谢，也不可能进行人工合成或结构修饰、改造工作，更谈不上进行高质量的新药研究开发，其学术及应用价值将会大大降低。

（1）纯度检测

用于纯度检测的物理常数的测定包括熔点、沸点、比旋光度、折射率和密度等的测定。固体纯物质的熔点，其熔距应在 0.5~1.0℃ 的范围内，如熔距过大，则可能存在杂质，应进一步精制或另用不同的溶剂进行重结晶，直至熔点恒定为止。液体物质可测定其沸点。液体纯物质应有恒定的沸点，除高沸点物质外，其沸程不应超过 5℃ 的范围。中药的有效成分多具有光学活性，在鉴定化学结构时应测其比旋度。

（2）分子式确定

确定一个化合物的分子式，经典的方法是先进行元素的定性分析，检查含有哪几种元素，再测定各元素在化合物中的含量，从而求出化合物的实验式，然后根据测出的分子量，计算出该化合物的分子式。目前最常用的是质谱法，可通过高分辨质谱（HR-MS）直接给出分子式，也可以用同位素丰度比法或结合元素分析的方法确定化合物的分子式。

（3）分子结构骨架和官能团的确定

在确定了一个化合物的分子式后，就可以进行分子结构骨架和官能团的确定。判断未知化合物的基本骨架或结构类型。除了用波谱测定推断结构类型（如红外光谱测定官能团）外，由于同科、同属生物常含有相同或类似的化合物，应对文献中有关其原生物或近缘生物成分的报道进行调查，以此作为依据做一个母核的初步判断。并且，在进行提取、分离、精制过程中可获得对该化合物的部分理化性质（如酸碱性、极性、色谱行为及显色反应等）的认识，两者结合为判断该化合物的基本骨架或结构类型提供重要的参考依据。

（4）结构测定

化合物的分子结构骨架、官能团被确定之后，就需要进行分子具体结构的确定。主要是通过波谱解析得到其结构，另外，通过一定的依据判断其可能为已知化合物时（如前面进行的母核测定等），在有对照品的情况下，最好用对照品同时进行熔点、混合熔点、色谱和红外光谱对照。如果样品与对照品的熔点相同，混合熔点不降低，色谱中的 R_f 值相同，IR 谱相同，则可判定样品与对照品为同一化合物。

12.3.2　天然药物有效成分结构测定的主要方法

结构测定中常综合应用紫外光谱（UV）、红外光谱（IR）、核磁共振谱（NMR）和质谱（MS）等分析方法，这些方法的联合应用使中药化学结构测定变得越来越方便、快捷，大大提高了准确性。常用色谱方法在鉴定化合物结构中的应用见表12.3。

表 12.3 常用波谱及在结构鉴定中的应用

波谱类型	在鉴定结构中的应用
IR 光谱	确定其分子中的官能团的种类及其大致的周围化学环境；鉴定已知化合物的结构
UV 光谱	主要用于推断化合物的骨架类型；某些情况下，如香豆素类、黄酮类等化合物，它们的 UV 光谱在加入某种诊断试剂后可因分子结构中取代基的类型、数目及排列方式不同而改变，故还可用于测定化合物的精细结构
NMR 谱 ^{1}H-NMR 谱	参数质子数、化学位移(δ)偶合常数(J)推断分子中有关氢原子的类型、数目、互相连接方式、周围化学环境，以及构型、构象等结构信息
^{13}C-NMR 谱	利用去偶碳谱，数目，类型信号化学位移决于周围的化学环境及电子密度据此判断^{13}C 的类型
MS 谱	利用电子轰击质谱(EI-MS，提供分子离子峰和碎片离子峰)、场解析质谱(FD-MS，可得到明显的分子离子峰)、快原子轰击质谱(FAB-MS，糖和苷分子离子、糖和苷元的结构片段)等；据分子离子峰推断化合物分子量；据高分辨质谱推断元素组成、分子式；据碎片离子峰辨认化合物类型、推导碳骨架等

12.3.3 结构改造

从天然药物中筛选追踪得到的活性化合物只是一类创新药物研究的前期阶段。不少天然活性化合物因为存在某些缺陷而难以直接开发利用，如药效不理想、存在一定的毒副作用、水溶性差、生物利用度差等等。因此，我们只能以它们为先导化合物，在经过一系列的化学修饰或结构改造后，对得到的衍生物进行定量构-效关系的比较研究，才有可能发现比较理想的活性化合物，并开发成新药。实例如下：

（1）喜树碱

喜树碱［20(S)-camptothecin，CPT］是从珙桐科植物喜树（*Camptotheca acuminata* Decne.）中得到的一种生物碱，也是重要的广谱抗癌活性天然产物。临床上治疗胃癌、直肠结肠癌、肝癌、白血病等恶性肿瘤有较好疗效，但它有骨髓抑制、出血性膀胱炎及腹泻等严重的毒副反应，水溶性差。喜树碱的结构修饰之一是氧化得10-羟基喜树碱，随后继续修饰。也有的从10-位羟基进行修饰，其中修饰产物之一 9-二甲胺甲基-10-羟基喜树碱［9-(dimethylamino)methyl-10-hydroxycampotothecin，TPT］是一种水溶性的半合成喜树碱衍生物，显示广谱抗肿瘤活性。TPT 用于晚期难治的卵巢癌，甚至用于其他化疗药无效的卵巢癌的治疗。

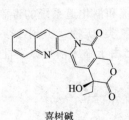

喜树碱   9-二甲胺甲基-10-羟基喜树碱

（2）长春碱

长春碱（vinblastine，VLB）和长春新碱（vincristine，VCR）均是从夹竹桃科植物长春花（*Vinca rosea* L.）中分离得到的双分子吲哚生物碱，它们均有抗白血病作用。长春碱和长春新碱因神经毒性而限制临床应用，进行了一系列结构修饰得到长春地辛（vindesine，VDS）。

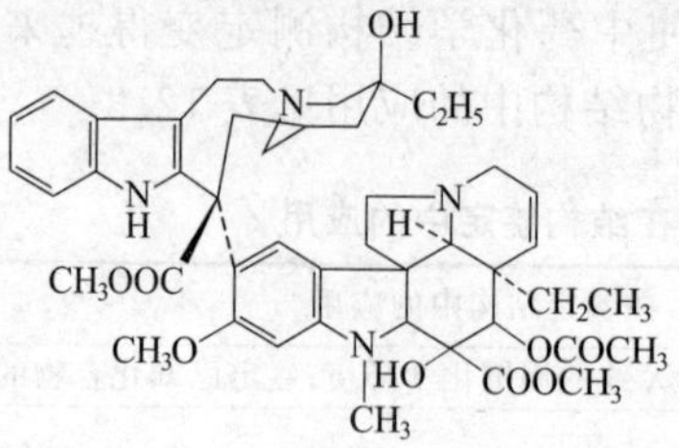

长春碱 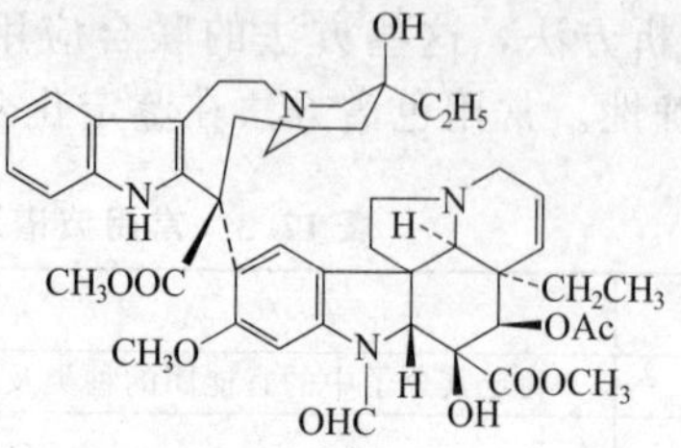　　　　　　　　　　　长春新碱

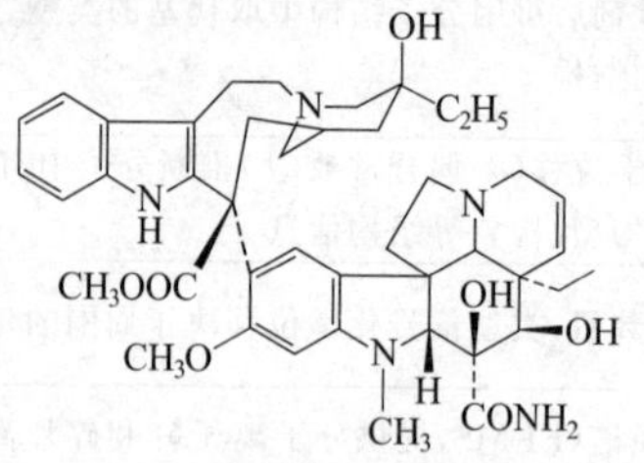

长春地辛

（3）紫杉醇

紫杉醇（taxol）是近年来发现的疗效显著的抗癌药物之一，用于治疗卵巢上皮癌，也可用于转移性乳腺和小细胞肺癌及头颈部癌的治疗。

紫杉醇在植物体内含量极低，目前临床上紫杉醇用药靠植物中提取，由于该类植物生长缓慢，天然资源有限。紫杉醇也存在水溶性差、对某些癌症无效、易产生多药耐受性等缺点，紫杉醚（taxotere）是$N^{3'}$上修饰改造最成功的代表，其活性甚至高于紫杉醇。实验表明紫杉醚具有很强的活性，紫杉醚对外植人体肿瘤具有广泛的生物活性。临床研究表明，紫杉醚用于治疗乳腺癌、卵巢癌、胰腺癌、非小细胞肺癌和头颈部癌等疾病，疗效显著。

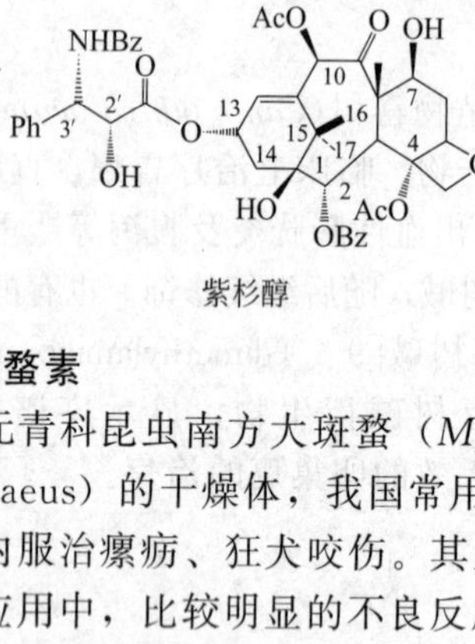

紫杉醇 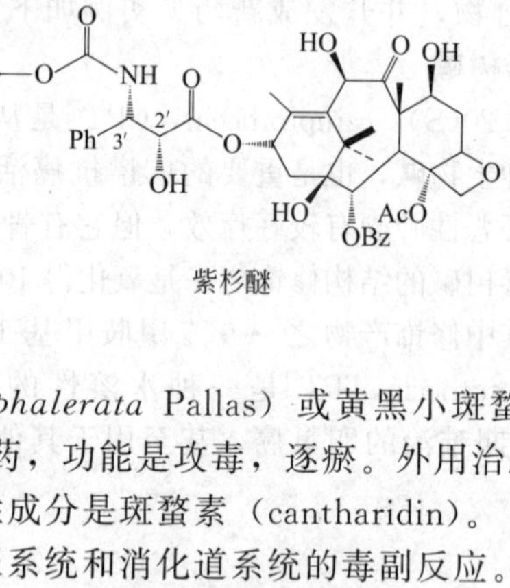　　　　　　　　　　　紫杉醚

（4）斑蝥素

斑蝥为元青科昆虫南方大斑蝥（*Mylabris phalerata* Pallas）或黄黑小斑蝥（*Mylabris cichorii* Linnaeus）的干燥体，我国常用动物中药，功能是攻毒、逐瘀。外用治恶疮、顽癣、口眼歪斜；内服治瘰疬、狂犬咬伤。其主要活性成分是斑蝥素（cantharidin）。

在临床应用中，比较明显的不良反应是泌尿系统和消化道系统的毒副反应。斑蝥素为酸酐化合物，经结构修饰改造已经合成了许多类似物，其中之一如去甲斑蝥素（norcantharidin）毒性均已较大地降低，该化合物已用于临床治疗原发性肝癌。

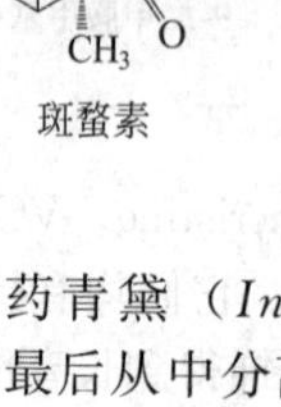

斑蝥素 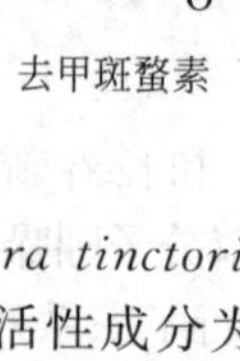　　　　去甲斑蝥素

（5）靛玉红

靛玉红（indirubin）是从中药青黛（*Indigofera tinctoria* L.）分离得到的有效成分，研究发现青黛有抗白血病活性，最后从中分离得到活性成分为双吲哚类化合物——靛玉红。

靛玉红无论对动物移植肿瘤及人体肿瘤都有一定的治疗作用,经临床证实其对慢性粒细胞白血病有一定疗效,但其水溶性与脂溶性均低,口服吸收受到限制,因而临床生效较慢,部分病人引起腹痛、腹泻,甚至便血等胃肠道刺激症状。通过对靛玉红进行构效关系和结构修饰研究,寻找疗效更好、毒副反应低的类似物。

如靛玉红的位置异构体靛蓝或异靛蓝本无抗癌活性,同样在 $N^{1'}$ 上引入取代基如甲基、乙基也产生抗癌活性。靛玉红 $N^{1'}$ 引入甲基,即为甲基靛玉红,而当甲基靛玉红的羰基转变为相应肟后,抗癌活性则更强。

靛玉红　　　　　靛蓝

异靛蓝　　　　　甲基靛玉红

(6) 其他

其他通过结构改造创造的新药还有以古柯碱(可卡因,最强的天然中枢兴奋剂。是人类发现的第一种具有局麻作用的天然生物碱)结构为基础合成的普鲁卡因(局部麻醉药,临床常用其盐酸盐,又称"奴佛卡因"。白色结晶或结晶性粉末,易溶于水。毒性比可卡因低)。进行结构改造工作需要多学科的相互配合,如药理学、毒理学、生物合成药物学等。

技能实训　天然药物化学成分预试验

【实验目的】

1. 学会常见天然药物化学成分的鉴别原理及实验技术。
2. 熟练运用实验结果来判断检品中所含化学成分的类型。

【实验原理】

系统预试和单项预试的基本原理基本相似,首先制备供试液,然后进行各类成分的检识。制备供试液主要是利用各类化学成分在不同溶剂中的溶解度不同分成数个部分,如水溶性、醇溶性及石油醚溶性部分。有时还可结合化合物的酸碱性不同,采用酸或碱处理,使其再细分为含酸性、含碱性及含中性的化合物部分。如欲进一步了解预试的结果,也可根据化合物极性大小和分子分配子数不同采用吸附薄层色谱或纸色谱进行观察。

制成供试液后就可分别进行各类成分的检识,根据检出结果确定药材中含有哪些类型的化学成分。一般预试的结果只能参考,因为预试所采用的检出反应往往不是专属性很高的反应,或是各类成分之间存在干扰,使结果不明显或不正确。因此,要学会根据检识反应的检识范围及供试液的制备方法和色谱结果诸因素综合考虑后再做一个恰当的结论。

【实验仪器和试剂】

1. 仪器:电热套、水浴锅、回流装置、分液漏斗、天平、pH 试纸、蒸馏装置、抽滤装置、冰箱、小试管、色谱柱、色谱缸、显色喷瓶等。
2. 试剂:防己、大黄、槐米、皂角及各类试剂等。

【实验方法与步骤】
1. 实训样品制备方法

① 水提液　取药材粉末 4g,加 40mL 蒸馏水浸泡过夜,滤取 3mL 滤液供检查氨基酸、多肽和蛋白质,其余部分放在 60℃ 水浴加热约 10min,过滤,滤液供糖、多糖、有机酸、皂苷、苷类、酚类、鞣质等项的预试。

② 乙醇提取液　取药材粉末约 5g,加 60mL 95% 乙醇,于水浴中加热回流 20min,过滤。其中 30mL 滤液供黄酮类化合物、蒽醌、鞣质、苷类、有机酸、香豆素、萜类、内酯、甾体等项的预试。

如药材中的叶绿素较多,应先除去。可将药材用 95% 乙醇加热回流,提取液加水使其含醇量为 70%,再倾入分液漏斗中,用等体积的石油醚提取两次,以除去叶绿素,分出下层 70% 乙醇提取液,减压浓缩至糖浆状,冷却过滤,再做上述试验。

③ 酸性醇提取液　取药材粉末 2g,加 0.5% 盐酸的乙醇溶液 10mL,水浴上回流 10min,过滤,滤液供生物碱检查用。

取少量防己按上述方法 3 制备滤液备用;分别取少量大黄、槐米按上述方法 2 制备滤液备用;皂角按上述方法 1 制备滤液备用。

2. 检验技术（试管及滤纸片预试法）

① 检查生物碱

a. 碘化汞钾试剂（Mayer）：取滤液 1mL,加入试剂 1~2 滴,如有浅黄色或白色沉淀,可能有生物碱。

b. 碘化铋钾试剂（Dragendorff 试剂）：取滤液 1mL,加入试剂 1~2 滴,如有红色沉淀产生,可能有生物碱存在。

c. 硅钨酸试剂：取滤液 1mL,加入试剂 1~2 滴,如有浅黄色或灰白色沉淀可能含有生物碱。

② 检查还原糖、多糖和苷

α-萘酚试验（Molish 反应）：取水提取液或乙醇提取液 1mL,加入 5% α-萘酚乙醇液 2~3 滴,摇匀,沿试管壁缓缓加入少量浓硫酸,如在浓硫酸的接触面产生紫红色环,证明含有糖类、多糖或苷类。

③ 检查皂苷

a. 泡沫试验：取热水提取液 1~2mL 于试管内,激烈振摇,发泡产生多量蜂窝状泡沫,放置 10min 以上,甚至加入乙醇,泡沫也不明显地减少,表明含有皂苷。

b. 乙酸酐-浓硫酸反应（Liebermann-Burchard 反应）：取乙醇提取液 1~2mL,挥去乙醇,残渣溶解或悬浮于乙酸酐中,滴加 1 滴浓硫酸,如呈紫红色,并且在溶液上层逐渐变绿,证明含有甾体、三萜类或皂苷。

④ 检查黄酮类化合物

a. 盐酸-镁粉反应：取乙醇提取液 1mL 于试管中加镁粉少许,再滴入浓盐酸数滴（必要时在沸水中加热 3min）,如显红紫色说明有黄酮类化合物存在的可能。

b. 碱液试验：取乙醇提取液点于滤纸片上,与氨蒸气接触,如显黄色,当滤纸离开蒸气数分钟后,黄色又消退,说明有黄酮类化合物存在的可能。

c. 1% 的三氯化铝乙醇溶液：将样品点在滤纸片上,喷洒 1% 的三氯化铝乙醇溶液试剂,干燥后如呈黄色斑点,而于紫外灯光下如显极明显的黄色或黄绿色荧光,表明可能有黄酮类化合物存在。

⑤ 检查内酯、香豆素及其苷

a. 取乙醇提取液及水提取液点于滤纸片上,放在紫外灯光下观察,如有蓝色荧光,加碱后变成黄色荧光，表明可能含有香豆素及其苷类。

b. 重氮化试验：取乙醇提取液 1mL，加等量 30％碳酸钠于水浴上煮沸 3min，冷却后，加新配制的重氮化试剂 1～2 滴，如显红色，表明可能含有香豆素及其苷类。

⑥ 检查蒽醌类

a. 5％KOH 水溶液：将乙醇提取液点于滤纸片上，喷洒 5％KOH 水溶液，如呈黄橙、红色或荧光，表明含蒽醌及其苷类。

b. 碱性试验：取乙醇提取液 1mL，加入 1％NaOH 溶液 1mL，如产生红色，加入少量 30％过氧化氢液，加热后，红色不褪，用酸液酸化，如红色消退，表明含有蒽醌及其苷。

【操作说明及注意事项】

1. 系统预试结束以后，首先对反应结果明显的成分进行分析判断，做出初步结论。某些反应的结果不十分明显，应处理供试液，再进行检识或再选择一些试剂进行检识。

2. 判断各反应结果时，应进行综合考虑。例如，酚类的检识为阳性反应时，应当考虑简单酚类化合物、鞣质以及黄酮、蒽醌、香豆素等含酚羟基化合物都有可能呈现阳性反应。此时应配合这些化合物的检识反应，方能做出合理的判断。

3. 药材中成分十分复杂，在经过水、乙醇等溶剂的提取得到的提取液中仍混有多种化合物，进行检识反应时，成分间的相互干扰仍然存在。另外，由于检识反应本身的限制，（如反应的灵敏度不高、专属性不强等），通过系统预试，一般只能提供样品中可能含有哪类化学成分，而不能确定是何种单一的成分。

【实验结果与分析】

1. 记录上述实验结果。
2. 如何才能提高预试验的准确性？
3. 在判断预试验结果时应注意哪些问题？
4. 根据各试验现象，预判药材中所含化学成分类型。

项目小结

通过本项目的学习，学会文献查阅，能够通过预试验的方法对天然药物中主要的化学成分进行检识和鉴定，为今后进一步深造打下基础。

复习思考题

简答题

1. 研究天然药物化学活性成分在新药开发方面有什么意义？
2. 简述天然药物化学活性成分研究的主要途径。
3. 天然药物活性成分研究过程中，对化学成分进行预试验有何作用？
4. 如何正确对待预试验的结果？哪些方法可以提高预试验结果的准确性？

参 考 文 献

[1] 姚新生. 中药化学 [M]. 第2版. 北京：人民卫生出版社，1994.
[2] 杨宏建. 中药化学 [M]. 郑州：郑州大学出版社，2004.
[3] 李端. 中药化学 [M]. 北京：人民卫生出版社，2005.
[4] 吴立军. 天然药物化学 [M]. 第6版. 北京：人民卫生出版社，2011.
[5] 吴剑锋，王宁. 天然药物化学 [M]. 第2版. 北京：人民卫生出版社，2013.
[6] 中国科学院上海药物研究所植物化学研究室. 黄酮体化合物鉴定手册 [M]. 北京：科学出版社，1981.
[7] 石任兵，李翔. 中药化学 [M]. 北京：科学出版社，2009.
[8] 林启寿. 中草药成分化学 [M]. 北京：科学出版社，1977.
[9] 徐任生. 天然产物化学 [M]. 北京：科学出版社，1997.
[10] 姚新生. 天然药物化学 [M]. 第3版. 北京：人民卫生出版社，2002.
[11] 杨其菖. 天然药物化学 [M]. 北京：中国医药科技出版社，1997.
[12] 于生兰. 天然药物化学实用技术 [M]. 北京：中国农业大学出版社，2009.
[13] 杨俊杰. 中药化学实用技术 [M]. 重庆：重庆大学出版社，2016.
[14] 国家药典委员会. 中华人民共和国药典（2015年版）. 北京：中国医药科技出版社，2015.